全国中医药行业高等教育经典老课本

新世纪（第二版）全国高等中医药院校规划教材

新世纪全国高等中医药优秀教材

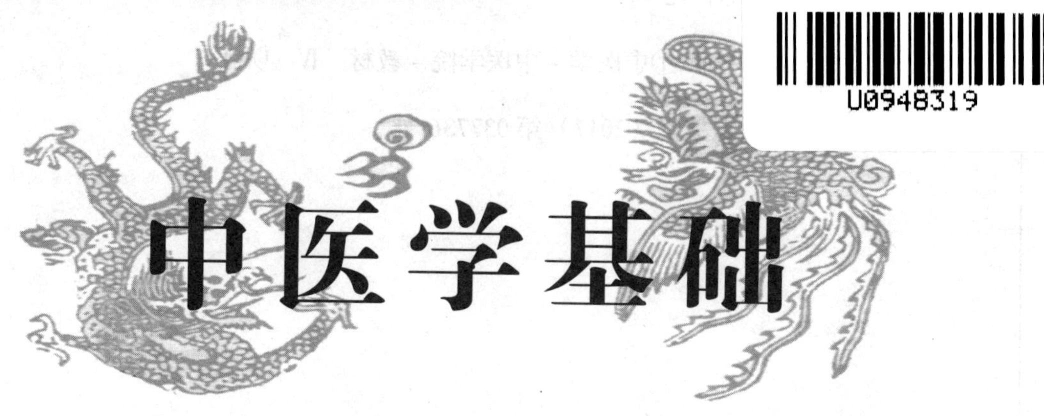

中医学基础

（供中药类专业用）

主　编　张登本（陕西中医学院）

副主编　郑洪新（辽宁中医药大学）

皮明钧（湖南中医药大学）

祁守鑫（湖北中医学院）

孙理军（陕西中医学院）

董连荣（北京中医药大学）

主　审　王新华（南京中医药大学）

中国中医药出版社

·北　京·

图书在版编目（CIP）数据

中医学基础/张登本主编．—北京：中国中医药出版社，2017．3（2019.2重印）

全国中医药行业高等教育经典老课本

ISBN 978－7－5132－4051－2

Ⅰ．①中…　Ⅱ．①张…　Ⅲ．①中医学－中医学院－教材　Ⅳ．①R2

中国版本图书馆 CIP 数据核字（2017）第 037736 号

中国中医药出版社出版

北京市朝阳区北三环东路 28 号易亨大厦 16 层

邮政编码　100013

传真　010 64405750

三河市同力彩印有限公司印刷

各地新华书店经销

开本 850×1168　1/16　印张 20　字数 457 千字

2017 年 3 月第 1 版　2019 年 2 月第 2 次印刷

书　号　ISBN 978－7－5132－4051－2

定价　49．00 元

网址　www．cptcm．com

社长热线　010 64405720

购书热线　010 64065415　010 64065413

微信服务号　zgzyycbs

书店网址　csln．net/qksd/

官方微博　http：//e．weibo．com/cptcm

淘宝天猫网址　http：//zgzyycbs．tmall．com

全国高等中医药教材建设
专家指导委员会

新世纪全国高等中医药院校规划教材

《中医学基础》（新世纪第二版） 编委会

主　编　张登本（陕西中医学院）

副主编　郑洪新（辽宁中医药大学）

皮明钧（湖南中医药大学）

祁守鑫（湖北中医学院）

孙理军（陕西中医学院）

董连荣（北京中医药大学）

编　委　（按姓氏笔画排序）

王　莉（江西中医学院）

苏　颖（长春中医药大学）

李如辉（浙江中医药大学）

张安玲（山东中医药大学）

张丽萍（广西中医学院）

林齐鸣（成都中医药大学）

孟静岩（天津中医药大学）

贺晓慧（宁夏医学院中医学院）

梅晓云（南京中医药大学）

崔应珉（河南中医学院）

穆俊霞（山西中医学院）

主　审　王新华（南京中医药大学）

出版说明

“新世纪全国高等中医药院校规划教材”是全国中医药行业规划教材，由“政府指导，学会主办，院校联办，出版社协办”，即教育部、国家中医药管理局宏观指导，全国中医药高等教育学会和全国高等中医药教材建设研究会主办，全国26所高等中医药院校各学科专家联合编写，中国中医药出版社协助管理和出版。本套教材包含中医学、针灸推拿学和中药学三个专业共46门教材。2002年相继出版后，在全国各高等中医药院校广泛使用，得到广大师生的好评。

“新世纪全国高等中医药院校规划教材”出版后，国家中医药管理局、全国中医药高等教育学会、全国高等中医药教材建设研究会高度重视，多次组织有关专家对教材进行评议。2005年，在广泛征求、收集全国各高等中医药院校有关领导、专家，尤其是一线任课教师的意见和建议基础上，对“新世纪全国高等中医药院校规划教材”进行了全面的修订。“新世纪（第二版）全国高等中医药院校规划教材”（以下简称“新二版”教材）语言更加精炼、规范，内容准确，结构合理，教学适应性更强，成为本学科的精品教材，多数教材至今已重印数十次，有16门教材被评为“‘十二五’普通高等教育本科国家级规划教材”。

当今教材市场“百花齐放”“百家争鸣”，新版教材每年层出不穷，但仍有许多师生选用“新二版”教材。其中有出于对老主编、老专家的敬仰和信任，当时的编者，尤其是主编，如今已经是中医学术界的泰斗；也有些读者认为“新二版”教材的理论更为经典；还有部分读者对“绿皮书”有怀旧情结，等等。为更好地服务广大读者，经国家中医药管理局教材建设工作委员会、中国中医药出版社研究决定，选取“新二版”中重印率较高的25门教材，组成“全国中医药行业高等教育经典老课本”丛书，在不改动教材内容及版式的情况下，采用更优质的纸张和印刷工艺，以飨读者，并向曾经为本套教材建设贡献力量的专家、编者们致敬，向忠诚的读者们致敬。

热忱希望广大师生对这套丛书提出宝贵意见，以使之更臻完善。

国家中医药管理局教材建设工作委员会

中国中医药出版社

2017年2月

再版前言

“新世纪全国高等中医药院校规划教材”是全国唯一的行业规划教材。由“政府指导，学会主办，院校联办，出版社协办”。即：教育部、国家中医药管理局宏观指导；全国中医药高等教育学会及全国高等中医药教材建设研究会主办，具体制定编写原则、编写要求、主编遴选和组织编写等工作；全国26所高等中医药院校学科专家联合编写；中国中医药出版社协助编写管理工作和出版。目前新世纪第一版中医学、针灸推拿学和中药学三个专业46门教材，已相继出版3~4年，并在全国各高等中医药院校广泛使用，得到广大师生的好评。其中34门教材遴选为教育部“普通高等教育‘十五’国家级规划教材”，41门教材遴选为教育部“普通高等教育‘十一五’国家级规划教材”（有32门教材连续遴选为“十五”、“十一五”国家级规划教材）。2004年本套教材还被国家中医药管理局中医师资格认证中心指定为执业中医师、执业中医助理医师和中医药行业专业技术资格考试的指导用书；2006年国家中医、中西医结合执业医师、执业助理医师资格考试和中医药行业专业技术资格考试大纲，均依据“新世纪全国高等中医药院校规划教材”予以修改。

新世纪规划教材第一版出版后，国家中医药管理局高度重视，先后两次组织国内有关专家对本套教材进行了全面、认真的评议。专家们的总体评价是：“本次规划教材，体现了继承与发扬、传统与现代、理论与实践的结合，学科定位准确，理论阐述系统，概念表述规范，结构设计合理，印刷装帧格调健康，风格鲜明，教材的科学性、继承性、先进性、启发性及教学适应性较之以往教材都有不同程度的提高。”同时也指出了存在的问题和不足。全国中医药高等教育学会、全国高等中医药教材建设研究会也投入了大量的时间和精力，深入教学第一线，分别召开以学校为单位的座谈会17次，以学科为单位的研讨会15次，并采用函评等形式，广泛征求、收集全国各高等中医药院校有关领导、专家，尤其是一线任课教师的意见和建议，为本套教材的进一步修订提高做了大量工作，这在中医药教育和教材建设史上是前所未有的。这些工作为本套教材的修订打下了坚实的基础。

2005年10月，新世纪规划教材第二版的修订工作全面启动。修订原则是：①有错必纠。凡第一版中遗留的错误，包括错别字、使用不当的标点符号、不规范的计量单位和不规范的名词术语、未被公认的学术观点等，要求必须纠正。②精益求精。凡表述欠准确的观点、表达欠畅的文字和与本科教育培养目的不相适应的内容，予以修改、精练、删除。③精编瘦身。针对课时有限，教材却越编越厚的反应，要求精简内容、精练文字、缩编瘦身。尤其是超课时较多的教材必须“忍痛割爱”。④根据学科发展需要，增加相应内容。⑤吸收更多院校的学科专家参加修订，使新二版教材更具代表性，学术覆盖面更广，能够全面反应全国高等中医药教学的水平。总之，希冀通过修订，使教材语言更加精炼、规范，内容准确，结构合理，教学适应性更强，成为本学科的精品教材。

根据以上原则，各门学科的主编和编委们以极大的热情和认真负责的态度投入到紧张的修订工作中。他们挤出宝贵的时间，不辞辛劳，精益求精，确保了46门教材的修订按时按质完成，使整套教材内容得到进一步完善，质量有了新的提高。

教材建设是一项长期而艰巨的系统工程，此次修订只是这项宏伟工程的一部分，它同样要接受教学实践的检验，接受专家、师生的评判。为此，恳请各院校学科专家、一线教师和学生一如既往关心、关注新世纪第二版教材，及时提出宝贵意见，从中再发现问题与不足，以便进一步修改完善或第三版修订提高。

全国中医药高等教育学会

全国高等中医药教材建设研究会

2006年10月

修订说明

《中医学基础》教材系第二版“新世纪全国高等中医药院校规划教材”之一。新世纪全国高等中医药院校规划教材第一版《中医学基础》自2003年1月出版后，经全国各高等中医药院校4年来的教学实践，得到了多数专家、教师及学生的好评，同时也提出了一些改进意见。为了使本套教材能更好地适应新世纪中医药院校的教学需要，也为了争创精品教材，全国高等中医药院校教材建设研究会决定在第一版的基础上对此教材进行修订。该教材由全国16所高等中医药院校共同编写修订，供全国高等中医药院校中药类专业本科使用。

《中医学基础》是中药类专业学习中医药学知识的专业基础课。本教材是根据四年制中药类专业的教学计划和教学大纲要求进行修订的。该书系统地阐述了中医学理论体系的形成和发展、中医学的基本特点、阴阳五行、藏象、精气血津液、经络、体质、疾病发生的原因与机理、疾病的诊察方法与辨证、疾病的防治与养生康复等方面的基本概念、基本理论、基本知识和基本操作技能。通过本课程的教学，可以为学生进一步学习中医药学的其他课程奠定必要的基础。

本教材是根据专家对“新世纪”第一版《中医学基础》的评议意见、全国高等中医药教材建设研究会对本教材的修订原则，以及全国执业药师资格考试大纲的要求进行修订和编写的，为了确保中药类专业教材的连续性、先进性，本教材吸纳了各兄弟院校在中医基础理论和中医诊断的教学、教改方面的经验和成果，以及许多国内著名专家的修改意见。在教材的修订编写过程中，坚持“以人为本”的教育理念，坚持学科的定位意识，坚持教材的精品意识，遵循“中医要发展，教材要改革”，保障中医理论的传统性和系统性原则，结合中药类专业学生知识结构的特点，对教材的内容进行了进一步充实和优化；对中医理论的主要学术观点和内容，力求运用准确、严谨的现代语言进行表述；对教材的结构作了进一步相应的整合，较妥当地处理了教材内容的前后重复及不一致等问题，力求使本教材最大限度地达到科学、缜密和先进的水平。

教材建设是高等中医药院校教学非常重要的基础性工作，也是一项十分艰巨的任务。于是我们在进行认真修改和充分交换意见的基础上，于2006年7月中旬在成都又予以认真反复的推敲和商讨，然后张登本、孙理军又对全稿进行了细致的统稿，在此期间，阴小爱也为此付出了艰辛的努力。虽然各编委十分尽职尽责，倾其多年积累的教学经验和学识，但不尽人意之处在所难免，敬祈各院校的师生在使用本教材的过程中，不断地总结经验，提出宝贵的意见，以便进一步修订和提高。

编　者

2007. 3

修订说明

[illegible]

2007.3

目录

绪论

第一章 阴阳五行

第二章 藏 象

第三章　精、气、血、津液

第四章 经 络

第五章 体 质

第六章 病 因

第七章　病　机

第八章 诊 法

第九章 辨 证

第十章 养生·防治·康复

绪 论

中医学，是指在中华民族传统文化深刻影响下形成的，专门研究人体生理功能、病理变化、疾病的诊断、治疗，以及养生、康复的一门知识体系。因此中医学是具有浓郁中国传统文化特色的医学，是中华民族在长期的生产、生活和医疗实践中逐渐积累总结而成的，具有独特理论体系和丰富诊疗手段的医学。在历史的长河中，中医学对中华民族的繁衍昌盛做出过巨大的贡献。时至今日，中医学仍以其特有的理论体系和卓越的诊疗效果屹立于世界医学之林，颇受世人瞩目。中医学理论，是以研究阐发中医学的基本概念、基本原理，以及遵循中医学的逻辑思维所推演的科学结论（即科学规律）构成的医学体系。

《中医学基础》是中药专业的基础课，系统地阐述了中医学理论体系的形成和发展、中医学的基本特点、中医学与古代哲学、人体的结构与功能、病因与病机、诊法和辨证、养生预防与治则等方面的基本理论、基本知识和基本技能。因此对进一步学习《中药学》和《方剂学》，以及中药药理的研究、新药的开发应用等，均有十分重要的作用。

第一节 中医学理论体系的形成和发展

理论源于实践。人类在漫长的生活、生产实践中，逐渐积累了大量的医药知识。如传说中的神农尝百草，伏羲制九针，就反映了远古时代人类医药知识积累的过程。随着时代的发展，医药知识的丰富积累，文化科学的不断进步，医药知识也和其他理论一样，逐渐地从实践经验升华到理性认识，从而产生了中医学理论。

一、中医学理论体系的形成

中医学理论形成于先秦两汉时期，《黄帝内经》《难经》《伤寒杂病论》《神农本草经》是其形成的标志。这些医著分别从中医基础理论、临床辨证、治疗法则，以及药物等方面，为中医学理论体系的形成和发展奠定了坚实的基础。

中医学理论是在诸多因素的综合影响下形成的，主要有以下四个方面：

（一）以古代解剖知识为基础

春秋战国时期，社会发生了急剧变革，政治、经济、文化都有了显著的发展，各种学术思想也随之日趋活跃。在这种文化及学术氛围中，出现了我国现存最早的医学巨著——《黄帝内经》。该书撷取了秦汉以前的天文、历法、气象、物候、数学、生物、地理、哲学等多学科的重要成果，在精气、阴阳、五行学说的指导下，总结了当时的医学成就，使长期积累的医药知识系统化、理论化，确立了中医学的理论原则，是中医理论体系确立的标志。

该书较系统地阐述了人体的形态结构、生理功能、病因病机，以及疾病的诊断、治疗、养生、防治等方面的内容，确立了中医理论的基本框架；最早发现人体的血液是在心脏的主导作用下，沿着脉道在体内“流行不止，环周不休”，这一认识较英国哈维氏发现血液循环要早1000多年；首先运用了“解剖”的方法，提出了解剖的概念，并将这一技术运用于医学研究，成为中医学理论形成的主要条件之一。

《黄帝内经》认为，要进行医学研究，必须重视人体的形态结构，明确地指出：“若夫八尺之士，皮肉在此，外可度量切循而得之，其死可解剖而视之”（《灵枢·经水》）。书中记载的人体骨骼、血脉长度、内脏器官的大小和容量等，基本上符合人体的实际情况。例如食道与肠管的长度之比为1∶35，现代解剖为1∶37，两者十分接近。《难经》的解剖学较《黄帝内经》又有了发展并获得了巨大成就，其对人体脏腑器官解剖形态的认识已达到了相当高的科学水平。由于这些认识是来自人的尸体解剖实践，所记载的五脏、六腑等器官的形态结构与现代人体解剖基本一致。这些认识虽然局限于宏观的表层的认识，但为藏象学说的形成奠定了形态学方面的科学基础。如果没有古代的人体解剖知识，完全不了解脏腑器官的位置、形态、结构与联系，而试图确定脏腑器官的名称，推论脏腑器官的生理功能，以及病理变化规律，是完全不可能的。

（二）长期对疾病的认识和治疗经验的积累

古代长期医疗实践经验的积累，为中医学理论体系的形成奠定了丰富而坚实的实践基础。自从有了人类社会，就有了人类与疾病作斗争的经验积累，人们在长期的实践过程中对疾病的认识逐步深化，并有了部分疾病的专名。如成书于战国时期的医著《五十二病方》，记载52病，药物247种；《易经》《诗经》等十三经中，记载的病症名称约180余种；春秋时期的《山海经》，明确地记载了38种疾病名称，一百多种药物；《周礼·天官》中记载了当时宫廷医生的分工、医政组织措施，以及医疗考核制度等；《左传》多次言及扁鹊、医缓、医和等当时著名专职医生的诊疗实迹。这都表明当时人们对疾病已有相当深刻而广泛的认识，积累了较为丰富的医疗实践经验和药物治疗的知识，为医学规律的总结，理论体系的整理，医学概念的抽象提供了丰富的资料，奠定了扎实可靠的实践基础。

东汉末年，著名医学家张机在《黄帝内经》《难经》等医学论著的影响下，进一步总结了前人的临床医学成就，结合他自己的实践经验，著成了《伤寒杂病论》，使《内经》《难经》确立的基础理论与临床实践知识紧密地结合在一起，确立了辨证论治及理、法、方、药的理论体系，是中医学论述辨证论治的第一部专著。

这一时期药物知识有了新的积累和发展，《神农本草经》集东汉以前药物学研究之大成，是我国现存最早的一部药物学典籍。该书收录药物365种，其中多数为常用药，为《中华人民共和国药典》所收载，成为中药学发展的奠基之作。

（三）社会科学、自然科学知识的渗透

从春秋战国到秦汉之际，各种文化学术流派如儒家、道家、墨家、法家、名家、阴阳家、兵家等进行了广泛的学术争鸣与交流，呈现出“诸子百家”的繁荣景象，这就为中医学理论体系的确立奠定了坚实的社会科学和人文科学的基础。这是《黄帝内经》博大精深

的文化底蕴之根源。

自然科学的发展从来都是互相渗透、相互促进的。中医学理论体系的形成和发展，与我国古代科学技术的成就是分不开的。中医学理论体系在形成和发展过程中，广泛地吸纳了当时高度发展的天文、历法、气象学、地理学、物候学、数学等多学科知识，如医和的“六气致病”说，就反映了气象学知识对病因理论形成的影响。再如“五运六气学说”，更是全面吸收古代天文学、历法、气象、地理、物候、数学知识，并将其与医学知识有机联系在一起的范例。可见古代自然科学知识的渗透，为中医学理论体系的形成奠定了丰厚的科学技术基础。

（四）古代哲学理论的影响

哲学是人们对世界（自然、社会、思维）最一般规律的理性认识。任何一门自然科学的形成和发展，都必然地要接受哲学思想的支配。中医学在其形成的过程中，毫无例外地受到哲学思想的深刻影响，古代医家在整理长期积累的医药实践知识时，有意识地运用了当时先进的唯物论和辩证法观点，如采用精气学说（也称气一元论）、阴阳学说、五行学说，把零散的、原始的、初级的医疗实践经验，通过归纳总结和分析研究，使之逐步地系统化，把感性的医疗知识升华为理性的医学理论，使之成为比较完整而系统的医学理论体系。中医学理论形成乃至辉煌，根本原因在于有坚实的医疗实践基础、深厚的中国传统文化底蕴，以及丰富而合理的哲学渊源与内涵。

二、中医学理论体系的发展概况

《黄帝内经》《难经》《伤寒杂病论》《神农本草经》的出现，使中医学理论体系的发展初具规模，并有了统一的范式，从此医学呈现出较快发展的趋势。两晋隋唐时期，基础理论和临床学科有了较大的发展，出现了《脉经》《针灸甲乙经》《诸病源候论》《千金要方》等著名医书。两宋金元时期，学派分争，学术活跃，产生了陈无择的“三因学说”和寒凉、攻邪、补土、滋阴学术流派，使中医理论有了突破性的进展。明清时期，中医学的发展进入到学科分化，医学集成的阶段；同时《本草纲目》巨著问世，“命门学说”、“瘀血理论”及温病学派兴起，使中医学理论体系得到了进一步的深化并日趋完善。近现代时期，中医学理论在自身发展的同时，逐步走向中西医理性结合发展的新路。

（一）基础医学

中医的基础医学，主要是研究、阐述中医学的基本概念、基本理论、基本规律和基本原则，是以脏腑经络、气血津液、病因病机为理论基础，以精气、阴阳、五行学说为基本方法，以整体观念和辨证论治为主要特点的医学学科。《黄帝内经》创立的诊脉方法，是中医诊法内容的重要组成部分，《难经》予以发展和弘扬。晋代王叔和的《脉经》在总结前人脉诊知识的基础上补充了新的内容，详述了24脉法，使《内》《难》确立的诊脉方法得到实施和推广。隋朝巢元方的《诸病源候论》对病源、症状及其形成机理的研究达到了空前的水平，其对糖尿病、脚气病、麻风病等的认识十分准确，该书是这一时期学术发展的代表著作，对后世医学的发展影响很大。

宋代陈无择著《三因极一病证方论》，详细地阐述了“三因致病说”，把复杂的致病因素概括为外因、内因、不内外因三类，发展了《黄帝内经》及《金匮要略》的病因理论，使中医的病因学理论更加系统化。

金元时代涌现了各具特色的学术流派，其中刘完素、张从正、李杲、朱震亨，被尊为“金元四大家”。刘完素以火热立论，认为“六气皆从火化”、“五志过极皆能化火”，故用药以寒凉为主，被后世尊为“寒凉派”。他的学术思想对温病学派的创立有启迪作用。张从正认为病由邪生，邪去正安，用药以攻邪为主，对汗、吐、下的祛邪之法有所发挥，后世尊为“攻邪派”。李杲提出“内伤脾胃，百病由生”的观点，治疗用药以补脾胃为主，后世尊其为“补土派”。朱震亨倡导“相火论”，提出“阳常有余，阴常不足”的重要观点，治病以滋阴降火为主，是“滋阴派”的代表。金元时期的四大医家，立论不同，但互有发明，各具创见，分别从不同的角度丰富了中医学的内容，促进了中医理论的发展。

明代吴有性著《温疫论》，提出“异气”致病观点，为中医传染病学的形成与发展作出了重要贡献。清代叶桂在继承明代温病学成就的基础上，创立了卫气营血辨证的方法；清代吴瑭所著的《温病条辨》提出了三焦辨证的新思路。

明代温补学派的代表医家赵献可、张介宾等提出了命门学说，丰富了藏象学说的内容。清代王清任重视解剖，所著的《医林改错》，修正了前人在人体解剖方面的一些错误认识，并发展了瘀血致病的理论，对中医基础理论的发展产生了积极的影响。

（二）临床医学

自东汉张机的《伤寒杂病论》奠定了辨证论治的诊疗思路以后，两晋隋唐时期的中医临床医学，逐渐趋向于学科分化，向专科化发展。

南北朝时期，北齐徐之才首次提出了“十月养胎法”。唐代孙思邈在《千金要方》中对妇女的经、带、胎、产诸疾论之甚详。唐末昝殷在继承前人经验的基础上，著成现存最早的妇产科专书《经效产宝》。宋人陈自明的《妇人大全良方》，更是影响深远、内容丰富的妇产科专著。

内科学的发展更为显著。《诸病源候论》详列内科病候达 784 条。其中对绦虫病、蛲虫病、麻风病的研究达到较高水平。唐·孙思邈《千金要方》记载的谷白皮治脚气、消渴病的饮食疗法及饮食宜忌等，均反映了唐代以前内科发展的水平。明清时期温病学派的形成，标志着中医学对传染性疾病的认识水平。明朝张介宾提出内科疾病辨证的“两纲六要”思路，为“八纲辨证”的创立奠定了基础。

此外，南齐龚庆宣的《刘涓子鬼遗方》，元代危亦林所撰《世医得效方》，明代陈实功的《外科正宗》等，代表了外科学的发展水平。宋代钱乙《小儿药证直诀》是现存最早的儿科专著。金代宋慈撰写的《洗冤录》是世界上最早的法医专著。

（三）药物学

继《神农本草经》之后，南北朝雷敩的《炮炙论》，反映了汉以后药物加工技术的水平。陶弘景的《神农本草经集注》，总结了魏晋时期药物学发展的成就，载药 730 种。

唐代医药学有了较大的发展，各地使用的药物达千种之多。唐显庆四年，政府颁行了由李勣、苏敬等主编的《新修本草》，又称《唐本草》，是世界上最早的药典，比欧洲《纽伦堡药典》早800多年。全书收录药物844种，附有药物图谱并加以文字说明，开创了世界药物学著作图文对照方法的先例。后来陈藏器编撰了《本草拾遗》，详细地描述了辨识药物品类的方法，补充了大量的民间药物。唐至五代，孟诜的《食疗本草》补充了食物药，李珣的《海药本草》增添了舶来药物，扩大了药物研究的范围，丰富了中药学的内容。

宋代应用的药物种类大幅度地增加，重视道地药材和质量规格，尤其是对生药鉴别及药物生长环境的研究有了很大的发展。这一时期将药物配伍禁忌总结为“十八反”、“十九畏”，并为后世所遵循。北宋政府组织重修本草，如公元975年刊行了《开宝本草》，公元1060年刊行了《嘉祐补注本草》，公元1061年刊行了《本草图经》等。这一时期还出现了个人的本草专著，尤为突出的是蜀中世医唐慎微，在继承宋以前历代本草研究成就的基础上，广集民间方药经验，收录古方、经史杂家、佛书道藏中记载的有关药物知识，著成规模空前的《经史证类备急本草》，收载药物1558种，有很高的文献价值。此书后经政府多次修订增补，于1249年修订时更名为《重修政和经史证类备急本草》，载药1746种，成为宋代最完备的本草专著，在中国医药史上占有极为重要的地位。

金元时代的张元素重视药物气味厚薄和升降浮沉关系的研究，倡导药物“归经”、“引经”的观点。明清时期有大量的本草书籍涌现，以李时珍的《本草纲目》成就最大，在国内外的影响最为深远，载药1892种，绘图1100余幅，附方11000余首。李氏采用了当时最先进的自然分类法，将收载的药物分为16部62类。清代杰出医学家赵学敏的《本草纲目拾遗》，是这一时期有研究价值的名著。

综上所述，中药学自汉代至清末，每个时期各有成就，历代相承，日渐丰富与成熟，历代累计的药学著作达400余种。

（四）方剂学

方剂学是专门研究方剂配伍规律及临床应用的学科。最早记载方剂的书籍是《五十二病方》，其成书于《黄帝内经》之前，载方280余首。《黄帝内经》载方13首，剂型有汤、丸、酒、膏，书中已有君、臣、佐、使和七方（大、小、缓、急、奇、偶、复）的组方原则，奠定了方剂学的理论基础。《伤寒杂病论》总结了汉以前临床实践经验，创造性地融理、法、方、药于一体，辨证明确，立法严谨，组方全面而精当，是时至今日处方用药的圭臬，后世尊为“方书之祖”。晋代葛洪《肘后备急方》以急症方为主，首创臌胀病的“筩针”放腹水疗法。唐代孙思邈《千金要方》载方5300首，多为仲景之方及历代验方，首创葱管导尿术。王焘的《外台秘要》载方6000首，其中载有已佚的唐以前历代方书内容。宋代著名的大型方书有《太平圣惠方》和《圣济总录》，前者载方16834首，是第一部国家组织编著的方书；后者载方2万多首，是一部理、法、方、药齐备的医学巨著；还有国家“太医局熟药所”颁布的处方规范著作《太平惠民和剂局方》，虽然载方仅为800首，但却是第一部成药典籍。金元时期医学流派纷呈，丰富和发展了方剂学的内容。明清时期，从制方到方论，从分类到歌诀，都有很大的发展，其中资料最为丰富的是明代朱棣编著的《普济方》，收载了15世纪以前所有方书的内容，载方61139首。清代汪昂的《医方集解》、吴仪洛的《成方切用》，对每方的证治机理和组方原则都作了详细的阐述。

（五）针灸学

据《左传》记载，春秋战国的医缓、医和擅长于针灸疗病，扁鹊运用针灸抢救重危急证。《黄帝内经》以前就有《足臂十一脉灸经》和《阴阳十一脉灸经》的文献，反映了针灸理论的古朴面貌。《黄帝内经》中详述了经络、腧穴、针法、灸法内容，尤其是《灵枢经》，对针灸学作了较系统的总结，故其初名为《针经》。《难经》完善和补充了“奇经八脉”及针刺方法的内容。晋代皇甫谧所撰的《针灸甲乙经》是现存最早的针灸学专著，确定了349个腧穴的部位、主治和刺治方法。北宋王惟一于1026年撰成《铜人腧穴针灸图经》，并铸造2具针灸教学的铜人模型。元代滑寿著《十四经发挥》，对后世针灸理论的发展有重要的影响。明代杨继洲撰著的《针灸大成》，汇集了历代研究的成果，是后世研习针灸的重要文献。清代吴谦主持编撰的《医宗金鉴·刺灸心法要诀》，是当时政府主编的第一部针灸教材，对针灸学的普及和推广产生了积极的作用。

中国医药学具有悠久的历史，是我国各族人民在长期的生产、生活，以及同疾病作斗争的实践经验的总结，有其独特的理论体系和丰富的内容，是中华民族宝贵文化遗产的重要组成部分。我们一定要认真学习，努力继承和弘扬，更好地为人类健康事业服务。

第二节　中医学理论体系的基本特点

中医学理论体系是在古代唯物论和辩证法思想的指导下，通过长期对生活现象、生理表现、病理变化，以及临床治疗效应的实践观察，经过反复地综合与归纳、分析与对比，逐渐地升华与抽象而成。这一理论体系是以精气、阴阳、五行学说为哲学基础，以整体观念为指导思想，以脏腑经络的生理病理为理论基础，以辨证论治为诊疗特点的学术体系。该理论体系主要由中医基础医学、中医临床医学和中医养生康复医学组成。中药学、方剂学是中医基础医学的主要部分。

中医理论体系有诸多特征，其中整体观念和辨证论治是最基本、最重要的特点。

一、整体观念

所谓整体观念，是关于人体自身的完整性及人与自然和社会环境统一性的认识，是整体思维方法在中医理论中的体现。中医学非常重视人体的统一性和完整性，包括内在的脏腑器官之间，心理活动与生理机能之间，以及人与外界环境之间的相互联系。认为人是一个有机的整体，构成人体的各个组织器官，在结构上相互沟通，在功能上相互协调、互相为用，在病理上互相影响；认为人与外界环境也有密切的关系，人体在能动地适应环境的过程中，维持着自身稳定的机能活动。这一观念贯穿于中医学对人体结构、生理、病理、诊法、辨证、治疗及养生等各个方面的理性认识之中。

（一）人是一个有机的整体

中医学认为，人体是一个以心为主宰，五脏为中心，通过经络“内属于脏腑，外络于肢节”联系的有机整体。就形体结构而言，任何局部都是整体的一个组成部分，与整体密切相联；就基本物质而言，各组织器官活动的物质是同一的（即精、气、血、津液）；就功能活动而言，结构上的整体性和基本物质的统一性，决定了各种不同功能活动之间的密切相关性。彼此之间相互协调，互相制约，共同完成人体的生理活动，从而表现出生命活动的整体联系。

中医学不仅从整体上探索人体生命活动的基本规律，而且在分析疾病的病因病机时，亦立足于整体，着眼于局部病变的整体病理反应。认为任何一个局部的病变，都可以影响整体。所以中医学的病理整体观，主要体现在病变的相互影响和传变，如脏与脏、腑与腑、脏与腑、脏腑与形体官窍之间，均可通过经络的感传作用而相互影响，发生疾病的传变。

中医学是以“有诸内必形诸外”（《孟子·告子下》）为理论依据进行临床察病的。局部病变常与全身脏腑、气血、阴阳的盛衰虚实有关，局部的症状常是整体功能失调在局部的反映。因此通过观察分析五官、形体、色脉等外在的病理表现，就可判断内在脏腑的病理变化。现代生物全息理论认为生物体某些局部的变化，在相当程度上以一定方式反映整体的、内在的规律。所以中医的诊法是通过察脉、验舌，以及观察体表的变化，测知内脏及全身机能活动的识病方法，是整体观念指导下的创举。

整体观念也融贯于中医学的治疗用药之中。对于局部的病变，不是头痛医头，脚痛医脚，而是主张通过整体加以调治，如齿龈红肿疼痛可以通过清泻胃火治愈，因为足阳明胃经循行于此。耳鸣、耳聋，补肾可愈，因为肾开窍于耳。如此等等，都是整体观念在治疗学中的体现。

综上所述，中医理论在形体结构、生理病理、诊断治疗等方面均充分体现着整体思想，都基于人是一个有机的整体这一基本观点。

（二）人与自然环境的统一性

人是自然进化的产物，生活在自然环境之中。人不仅与自然环境有着物质的同一性，而且自然环境中存在着人类赖以生存的必需条件。中医学历来重视人与自然环境的联系。这一认识体现在以下诸方面：

在生理方面，中医学认为人体通过内在的调节机能，保持着与自然界的统一。如盛夏天气炎热，人体的气血趋向于体表，故表现为皮肤松弛，汗孔开张而多汗；隆冬天气严寒，人体的气血趋向于里，故表现为皮肤致密，汗孔关闭而少汗。这种适应性的生理变化，既维持了人的体温恒定，也反映了冬夏不同气温，人体气血运行和津液代谢的状况。

人体的阴阳气血亦受昼夜晨昏的影响。人体的阳气，在白昼运行于体表，有利于脏腑机能活动；夜晚则阳气内敛，便于人体睡眠休息，反映了机体受昼夜的影响而产生的阴阳消长变化。此外人的体温、脉搏、呼吸、血压、能量代谢等，都有昼夜高低的节律变化。

地理环境也是影响人体的一个重要的外在因素。地理环境的差异，包括区域性气候、人文习俗、生活习惯等的不同，在一定程度上影响着人体的生理机能和心理活动。如江南海拔低，气温高，湿度大，生活在这一地区的人，腠理疏松，体格柔弱瘦小；西北海拔高，气温低，湿度小，生活在这一地域的人，腠理致密，体格壮实粗犷。正由于人生活在不同地理环境之中，长期受特定环境的影响，逐渐地在机能活动方面表现出某些适应性变化。因此一旦易地而居，许多人初期会有不适的感觉，甚或因此而罹病，即所谓“不服水土”。

自然环境对疾病的发生和病理变化也有影响。如“春善病鼽衄，仲夏善病胸胁，长夏善病洞泄寒中，秋善病风疟，冬善病痹厥”（《素问·金匮真言论》），即指出受季节气候变化的影响，各季节有不同的多发病。不同的地理环境，既可导致人群体质的差异，也可因气候、水土的因素而形成不同性质的致病因素，因而会导致地域性的多发病与常见病。如克山病、血吸虫病、囊虫病、瘿瘤、疟疾等，均有其地域性的发病特点。

中医对疾病的诊治用药，强调结合机体的内外因素进行全面考虑，对任何疾病都不能孤立地看待，应该联系四时气候、地方水土、生活习惯、性情好恶、体质强弱、年龄性别、职业特点等，运用望、闻、问、切的诊病方法，全面地了解病情，准确地把握疾病的原因、性质、部位等，才能作出正确的诊断与治疗。在具体处方用药时，还应结合具体的地理环境及气候特点，才能取得理想的疗效。

人受自然环境的影响不完全是消极的、被动的，有时也可以积极、主动地适应自然，有限的改造自然，从而提高健康水平，减少疾病。“动作以避寒，阴居以避暑”（《素问·移精变气论》），以及“沟渠通浚，屋宇清洁无秽气，不生瘟疫病”（《养生类纂》），这都体现了人类主动适应自然和改造自然环境的能力。

（三）人与社会环境的统一性

每一个人都生活在社会群体之中，社会环境的不同可造成人们身心机能上的某些差异。就社会经济和政治地位而言，“大抵富贵之人多劳心，贫贱之人多劳力；富贵者膏粱自奉，贫贱者藜藿苟充；富贵者曲房广厦，贫贱者陋巷茅茨；劳心则中虚而筋柔骨脆，劳力则中实而骨劲筋强；膏粱自奉者脏腑恒娇，藜藿苟充者脏腑恒固；曲房广厦者玄府疏而六淫易客，茅茨陋巷者腠理密而外邪难干。故富贵之疾，宜于补正；贫贱之疾，利于攻邪”（明·李中梓《医宗必读·富贵贫贱治病有别论》）。强调了社会地位的不同，经济状态的差异，可使身心机能产生诸多的差别。社会的进步，无疑给人们的健康带来更多的益处。如食品衣着的日渐丰富，居住环境的日益舒适，人类对疾病认识的更加深刻，对自身的养生保健愈加重视，因此人类寿命随着社会的进步而愈加延长。但是人们应当清醒地认识到，社会的进步也会给人类健康带来一些新的不利因素，如社会技术水平愈高，竞争便愈加激烈，过度激烈、紧张的快节奏生活，会给人带来更多的精神压力。再如人口急剧增长，工业高度发展，矿产资源的过量开采，生态环境的破坏也日趋严重，由此产生的疾病也会随之增加。另外，随着社会环境的改变，人们的人生、价值取向和生活方式也会改变，一些新的身心疾病就会产生，如焦虑、头痛、眩晕、失眠、心悸等病症。所以社会的变迁可造成人群体质和发病的差异，这就是中医学诊治疾病非常重视社会环境的原因所在。

二、辨证论治

辨证论治是中医学认识疾病和治疗疾病的基本思路，是中医理论体系的基本特点之一。辨证论治包括辨证和论治两个思维阶段。辨证的任务是分析疾病，寻找疾病过程中某一阶段的主要矛盾或矛盾的主要方面；论治则是采取相应的措施，对所找出的主要矛盾进行治疗。

“证”，原意即证据、凭证，是医生识病用药的依据，是医生通过望、闻、问、切四诊所搜集的症状和体征等资料。现代将证候简称为“证”，是对机体在疾病发展过程中某一阶段病理本质的概括。一般由一组相对固定的、有内在联系的、能揭示疾病某一阶段或某一类型病变本质的症状和体征构成。证候是病机的反映，病机决定证候。由于病机是病因、病位、病性、病势四个要素及其关系的总括，故证候的病理本质包括疾病的原因、病变的部位、性质、邪正关系等多方面的病理特征，反映疾病过程特定阶段的本质。症状简称为“症”，虽然是明清以来由“证”演化的俗字，但现代的中医学则将二者进行了严格的界定。症状和体征是疾病的临床表现，是病人主观感觉或医生检查所获得的结果。同一症状可以出现在不同的证候之中。“病”是疾病的简称，是指有特定的病因、发病形式、病变机理、发病规律和转归的一种病理过程，反映疾病全过程的根本矛盾。病的全过程可以形成不同的证，而同一证又可见于不同的病种，因此病与证间形成了错综复杂的关系。

所谓辨证，就是将四诊所搜集的症状、体征及其他资料，在中医理论指导下进行分析，辨清其原因、性质、部位、邪正关系，概括、判断为某种性质的证候，这一识病方法就是辨证。因此辨证的过程就是医生从机体反应性的角度来认识临床表现的内在联系，并以此反映疾病本质的思维过程。

所谓论治，是根据辨证的结果，确定相应的治疗方法。辨证是确定治疗方法的前提和依据，论治是辨证的目的。通过论治的效果，可以检验辨证是否正确。所以辨证论治的过程，就是认识疾病和治疗疾病的过程，是指导中医临床医学的基本原则。

由于病与证之间有纵横交错的关系，在辨证论治的同时须掌握病与证的关系，既要辨病又要辨证。辨病治疗，是指针对某一疾病采用专方专药的治疗。中医辨病治疗有较辨证论治更为悠久的历史，一直是中医诊疗疾病的重要方法和手段，更着眼于疾病过程中的根本矛盾予以治疗，具有很强的针对性，并且可以解决当疾病的症状、体征轻微或缺失而无证可辨可治的问题，如古人治疗肠痈用大黄牡丹汤，治疗脏躁用甘麦大枣汤，用常山截疟、黄连止痢等，均体现了专方、专药对专病的辨病治疗原则。

辨证论治的原则要求人们辩证地看待病与证的关系。既要重视一病可能出现的多种证候，又要关注不同的病可以出现相同性质的证候，因而临床实践中常有“同病异治”和“异病同治”的方法。相同的证候反映着相同性质的矛盾，因而可用相同的治疗方法。不同的证候反映着不同性质的矛盾，因而要用不同的方法治疗。所谓“同病异治”，就是指同一疾病，在疾病发展过程中出现了不同的病机，即所表现的证候不同，因而治疗方法也不相同。例如水肿病，有实有虚，有因肺、因脾、因肾功能失调所致，所以治水肿的方法就必然不同，这就是“同病异治”原则的具体运用。所谓“异病同治”，是指不同类型的疾病，在其发展过程中出现了相同的病机，即所表现的证候相同，就可采用相同的治疗方法。例如久病泄泻、慢性水肿、哮喘等不同的病，在发展过程中都可以有肾阳不足的病理本质阶段，因而可用温补肾阳的相同方法治疗，这就体现了“异病同治”的治疗原则。

总之，中医治病注重病机的异同，其次才是病的异同。所谓“证同治亦同，证异治亦异”，即指相同的病机可以表现为相同的证候，不同的病机表现为不同的证候。病机体现着疾病特定阶段的病理本质，是该阶段的主要矛盾，决定了疾病在此阶段所表现的证候。显然这种针对疾病发展变化过程中，不同质的矛盾用不同的方法进行解决的原则，就是辨证论治的精神实质。

第三节 中医学思维方法特点

思维是人脑对客观事物间接的、概括的反映，是认识的理性阶段，它是在实践的基础上产生和发展的，其主要特征是间接性和概括性。中医学在长期医疗实践的基础上，运用中国古代哲学的思维方法，对人体的组织结构、生理功能、病理变化，以及疾病的诊断、治疗和预防等方面进行了分析、归纳和总结，逐渐形成了中医学的理性认识。中医学的思维方法，是中医学理论体系构建过程中理性的认识方法，其借助于语言，运用概念、判断、推理等思维形式，反映人体内外的本质联系及其规律性。因此了解并掌握中医学所特有的思维方法特点，是学习和理解中医学基本理论的门径和钥匙，是深入研究中医学的必要手段。

中医学的思维方法特点，主要有下列五个方面：

一、司外揣内

司外揣内是指通过观察事物的外在表象，以推测、分析其内在变化规律的方法，又称作“以表知里”。人体内外是一个整体，相互间通过脏腑经络相连。“有诸内，必形诸外”，机体的内在变化，可通过某种方式在外部表现出来；通过观察机体的表象，可在一定程度上认识疾病内在的变化机理。中医学关于人体的生理病理的许多理论皆发生于此，如心主血脉，其华在面；肝开窍于目等等。藏象学说就是借助对外在生理、病理现象的观察，推测和判断内在脏腑的生理病理变化，并以此作为诊断和治疗的依据。

司外揣内方法与现代控制论的某些方法有所类同，都是根据外部表现测知研究对象内部大致联系与变化，获得较多的信息。由于司外揣内法是在未全面了解内在结构的具体细节情况下进行研究的，虽然可从总体上把握研究对象内在的联系与变化，但是仍较为笼统，故有一定的局限性。

二、整体思维

整体思维是在整体观的基础上形成的，是指世界上一切事物都是广泛联系的思维方法。中医学认为，人是一个有机整体，人与环境之间存在着密切联系。基于这一思维方法，中医学研究人体正常生命活动和疾病变化时，注重从整体上、从自然界变化对人体的影响上来认识。这一思维方法既注重人体解剖结构、内在脏腑器官的客观存在，又重视人体各脏腑组织器官之间的功能联系，更强调人体自身内部以及人与外界环境之间的统一和谐关系。

中医学的整体观反映在思维和方法上，往往是采用由整体到局部，或从局部推测整体的考察研究方法，这种整体研究方法体现在中医基础理论方面尤为突出。如阴阳学说认为，世界是物质性的整体，世界的本质是阴阳二气对立统一的结果，阴阳二气的相互作用，促成了事物的发生，并推动着事物的发展和变化。人生活在自然界，人的生命活动也必然受到自然界的影响而产生与之相适应的变化。因此，中医学在研究人体的生理功能、病理变化，以及疾病的诊断、治疗与养生等方面，均注重人与自然界的统一性，形成了中医学特有的天人一体的整体思维模式。

三、援物比类

援物比类，又称“取象比类”，是运用形象思维，根据被研究对象与已知对象在某些方面的相似或类同，从而认为两者在其他方面也可能相似或类同，并由此推测被研究对象某些性状特点的认知方法。《素问·示从容论》说：“援物比类，化之冥冥”，“不引比类，是知不明也”。表明它是中医学常用的认知与思维方法。五行学说认为宇宙间的一切事物，都是由具有木、火、土、金、水五类属性的物质构成的，事物的发生、发展、变化，都是这五类属性的物质运动和相互作用的结果。中医学采用取象比类的方法，把人体的脏腑组织功能特性按照五行的各自特性相配归属，如将肝、胆、筋、目等归属于木，将心、小肠、脉、舌等归属于火等，脾、肺、肾等内脏以此类推，从而形成了人体的肝、心、脾、肺、肾五大生理、病理系统。

中医学还运用取象比类的思维创造了不少的治疗方法。如用“釜底抽薪法”治疗火热上炎，“增水行舟法”治疗肠燥便秘等等，并成为临床上常用的治疗方法。

四、形象思维

形象思维又称为意象思维，是将各种感官所获得并储存于大脑中的客观事物的信息，运用分析、比较、归类、抽象、综合、概括等方法，加工成为能反映事物本质或共性规律的一系列意象，运用这些意象为基本单元，再通过联想、类比等思维形式，形象地反映客观事物本质和规律的思维过程。形象思维一直是中国传统的思维方式，中医学充分地运用了形象思维，从客观的层次上把握了自然、社会、人体和疾病之间的联系和相关的本质，构建了自己的理论体系。如运用五行学说建立的藏象理论，诸如对肝脏有主升、主动、喜条达、恶抑郁特性的认识等，以及对六淫病因理论的认识等等，都体现了形象思维的特征。由于中医学较多地应用了形象思维，因此其理论多表现为直观可感性、整体性和内涵模糊性的特征。

五、直觉思维

直觉思维也称为“心法”、“领悟”或者“灵感”，是一种不遵循严格逻辑的思维方式。这种思维是在已掌握的数据资料、知识信息和经验体会的基础上，调动一切已知的思维材料和思维（或想象）能力，迅速地对客观事物的本质及其规律作出识别，靠思维的直接领悟和敏锐的洞察，作出具体判断的思维方法。直觉思维是逻辑思维的对称，因此其不像逻辑思维那样有严格的思维步骤和程式，而是以突然的“领悟”作为认识事物的基本形式，通过主观的内省体验，使主体与客体直接冥合，实现认识上的突变和飞跃，因此直觉思维有突发性、简约性及模糊性。文学创作、艺术创作过程多采用这一思维。直觉思维需要以大量的知识积累和长期的实践过程为基础，决不是随意、凭空就能发生的，中医理论和实践经验中有历代名医直觉思维的大量范例。

第四节 《中医学基础》的主要内容和学习方法

一、《中医学基础》的主要内容

《中医学基础》是中医理论体系的基础学科，是学习中医药学的入门课程。《中医学基础》所体现的思维方式，是从整体、联系、运动的观念出发，认识和解决医药学的相关问题。《中医学基础》以其独特的思维方法和原理法则，客观地概括了人体生命活动、病理变化、诊断治疗、养生康复的基本规律，指导着临床实践和药物学的研究开发。

《中医学基础》的主要内容有中医学的哲学基础、藏象、精气血津液、经络、体质、病因、病机、诊法、辨证、养生、防治及康复等内容。

中医学的哲学基础　任何一门科学都必须以一定的哲学思想为指导。产生于中国古代的中医学凭借着精气学说、阴阳学说、五行学说构建了自己的理论体系，用来解释人体的结构、生理、病因、病机，并指导临床的诊断和防治，渗透到中医学的所有领域，成为中医学的主要思维方法。

藏象　藏象理论是研究人体脏腑器官的形态结构、物质基础和生理功能、病理变化、相互关系，以及与外环境相互联系的理论，是中医理论体系的核心和基础。藏象理论包括脏腑（五脏、六腑、奇恒之腑）和形体（五体、五华）官窍（五官九窍），这一理论涵盖了人体结构与功能的诸多内容，但本章仅介绍脏腑系统联系及其相关生理作用。

精、气、血、津液　精、气、血、津液既是生命活动的产物，也是构成人体、维持人体生命活动的物质基础，因此这些精微物质的生成、输布、运行、生理作用的发挥等，都与脏腑、形体官窍、经络等有着十分密切的关系。

经络　经络是人体结构的主要组成部分，与脏腑、形体官窍等器官共同构成了完整的人体结构。经络是人体运行气血，联络脏腑肢节，沟通上下内外，调节人体机能的特殊网络系统。

体质　体质是不同生命个体在生理上身心特征的差异。中医体质理论可用以说明人体对某些病因的易感性、耐受性和发病的倾向性，因此体质理论可用以阐释发病原理、解释病理，并能指导临床的辨证、治疗用药和养生，因而具有广泛的临床意义。

病因　病因是引起疾病发生的原因。中医学将病因分为外感病因（六淫、疫气）、内伤病因（七情内伤、饮食失宜、劳逸失度）、病理产物性致病病因（痰饮、瘀血、结石）和其他病因（外伤、药邪等）四类。中医学认识病因的思维方法是“审证求因”，因此中医病因学的内容，着重阐述各种致病因素的性质和致病特点，以及所致疾病的临床表现。

病机　病机是指疾病发生、发展、变化的机理，是疾病变化的本质所在，是疾病演变过程中的主要矛盾，也是医生临证工作中所要寻求和把握的关键。中医病机学包括发病机理和基本病机。

诊法　诊法就是医生通过望诊、闻诊（听声音和嗅气味）、问诊、切诊诸种方法，对疾病进行全面了解的感性认识过程。

辨证　辨证是医生将四诊所搜集的症状、体征等资料，进行更深入的理性认识的过程。中医学常用的辨证方法有八纲辨证、精气血津液病辨证、阴阳失调病辨证、脏腑病辨证、外感病辨证（包括六经、卫气营血、三焦辨证）。

养生·防治·康复　养生就是保养生命，使人长寿。顺应自然规律、重视调摄精神、形神兼养、动静结合、养精护肾、保养脾胃，是最理想的养生。中医学强调预防为主，既重视既病防变，更重视未病先防，防重于治。已病之后所使用的扶正祛邪、治标治本、正治反治、调整阴阳和三因制宜等治则，是中医学最基本的治疗原则。病后调养，早日恢复健康，也是中医学十分重视的内容。

二、《中医学基础》的学习方法

《中医学基础》的内容丰富，研究的范围较广，涉及中医学的名词概念、形成条件、基本特点，中医学的传统哲学思想和特有的思维方法，涵盖了人体的组织结构、生理功能、生命物质基础、体质、病因、病理、诊法、辨证、预防、治则，以及养生康复等多个医学学科的内容。通过本课程的学习，要求全面地认识和领会中医学的基本理论、基本知识和基本技能，为进一步深入学习中药、方剂及中药专业的其他相关课程奠定扎实的基础。

学习中医药学，要树立强烈的时代责任感；要有为继承和发扬祖国医学药学遗产，为振兴中医药学，为人类保健事业服务的明确学习目标；要以辩证唯物主义和历史唯物主义为指导思想，充分认识学习中医学基础理论的重要性和必要性；要遵循学习的规律，培养严谨的治学态度；要讲究学习方法，掌握各具体学习环节。由于中医学与西医学是产生于不同历史背景和文化背景下的两个不同的医学体系，在学习过程中要以科学求实的态度，切实掌握并运用中医学独特的思维方法和理论特征，既要联系西医的相关知识，又不能生搬硬套，对号入座；既要明辨两个医学理论体系的差异，又不能将二者对立起来，更不能不加分析地予以肯定或否定，这都不是科学的学习态度。

思考题

1. 中医学理论体系是如何形成和发展的？在基础医学、临床医学、药物学、方剂学、针灸学等方面的主要成就有哪些？
2. 中医理论体系的主要特点有哪些？你是如何认识的？
3. 何谓辨证论治？如何辩证地看待病与证的关系？
4. 中医学的认知与思维方法的主要特点有哪些？

第一章 阴阳五行

哲学是关于世界观的学说，是人们对各种自然知识和社会知识进行概括发展而成的、关于物质世界最一般运动规律的理性认识。中国古代哲学，是古人对宇宙的发生、发展、变化的本源和规律的认识，是中国古代的世界观和方法论，是古人用以解释物质世界发生、发展和变化规律的哲学思想。医学是研究人类生命过程，以及同疾病作斗争的科学体系。医学要探索生命的奥秘，寻求保健和治病的方法，就必须借助哲学，借助人们对物质世界的认知方法来建构自己的理论。诞生于中国古代的中医学，充分地借助了当时先进的哲学思想，解释人体的生理现象和病理变化，归纳出关于健康与疾病的某些规律，并用以指导临床的诊断和治疗。在中医学的形成和发展过程中，影响最大的哲学思想有精气学说、阴阳学说和五行学说。这些哲学思想被广泛地运用于中医学的每一层面，只有深刻地领会这些哲学的内容，才能有效地学习并掌握中医学的理论。其中精气学说（又称为“元气论”、“气一元论”）是中国古人认识世界的自然观，有丰富的内涵，因其融入于中医学的理论之中，渗透到医学领域的各个层面，并由此产生了中医学的气论内容，故为避免内容重复，此处不再独立为节，于后章相关内容中简要述之。

第一节 阴阳学说

阴阳学说是研究阴阳概念的基本内涵及其运动规律，并用以解释宇宙万物发生、发展和变化的哲学理论。阴阳学说渗透到医学领域后，成为中医学重要而独特的思维方法，深刻地影响着中医学理论的形成和发展。成书于秦汉的《黄帝内经》，就是凭借着包括阴阳学说在内的古代哲学思想和思维方法，建构了中医学的理论。因此阴阳学说是中医学理论中不可分割的重要组成部分，被广泛地用于说明人体的生理活动和病理变化，指导疾病的诊断和防治。中医学在运用阴阳学说的时候，对其进行了发展和充实，借用大量的医学实例详细地阐发阴阳的相互交感，以及由此产生的相互制约、互根互用、消长平衡、相互转化关系，使抽象的哲学阴阳概念得到了深化和细化。医学中的阴阳虽然源于哲学，但已不完全等同于哲学的阴阳，而是具有丰富的医学内涵。

一、阴阳的概念

阴阳学说源于古人在生产生活过程中对宇宙万物的长期观察。阴阳的最初涵义是非常朴素的，在万事万物中太阳对人类的生产生活影响最大。人类与太阳的关系最为密切，人们将日出后的白昼称为阳，将日入后的黑夜称为阴。在殷商时期的甲骨文中，就有“阳日”、

"晦月"等具有阴阳涵义的表述。西周时期《诗经》所用的"阳"、"阴"二字，就具有温热与寒凉、向光面与背光面的意义。西周末期已经将阴和阳抽象为两种对立的物质或势力，并用以解释地震的形成。哲学意义上的阴阳是在春秋战国时期逐渐形成的，此时的哲学家，不但认识到事物内部存在着对立的阴阳两个方面，也认识到这两个方面是不断运动变化和相互作用的，还认识到阴阳的相互作用是推动宇宙万物产生和变化的根本动力。这一时期的哲学家们，已经把阴阳的存在及其运动变化视为宇宙的一种基本规律，并广泛地运用阴阳双方的对立互根、消长转化等关系，解释宇宙万物的形成，以及宇宙万物之间的普遍联系，可见阴阳学说是古人以观察太阳活动为背景形成的。从对日光向背之原始涵义，经过广泛的联系，逐渐抽象出阴阳的概念及阴阳的对立统一规律，用于认识宇宙万物。这一学说的完整、系统地表述，应归功于成书于这一时期的《黄帝内经》。

中医学中的阴阳概念，既有生活常识的阴阳内涵，也有哲学层面和自然科学中医学层面的内涵，绝大多数情况下是指后两者。所谓哲学层面的阴阳又称为属性阴阳，是对自然界相互关联的某些事物或现象对立双方的属性概括，仅用于对事物的属性予以标识，体现了事物对立统一的法则。阴和阳，既可以标识自然界相互关联而又相互对立的事物或现象的属性，也可标识同一事物内部相互对立的两个方面，即所谓"阴阳者，一分为二也"（《类经·阴阳类》）。

所谓自然科学中医学层面的阴阳，特指人体内密切相关的相互对应的两类（种）物质及其机能的属性。其中阳（又称为阳气），是对具有温煦、兴奋、推动、气化等作用的物质及其机能属性的概括；阴（又称为阴气），是对具有滋养、濡润、抑制、凝聚等作用的物质及其机能属性的概括。

二、阴阳的特性

中医学理论中的阴阳具有相关性、普遍性、相对性，以及属性的规定性。

所谓阴阳的相关性，也称为关联性，是指用阴阳所分析的对象，应当是同一范畴、同一层面的事物或现象，只有相关联的事物，或同一事物内部的两个方面，才可以用阴阳加以解释和分析。不同层面、不同范畴的事物，如果在阴阳属性上没有相关性，就不能进行相互对立的阴阳属性的划分，否则是没有意义的。

所谓阴阳的普遍性，也就是广泛性。虽说事物的阴阳属性划分方法有其局限性的一面，但从其形成之时，人们就试图用它揭示宇宙万物形成之奥秘，广泛地用以认识宇宙万物的发展与联系，大到天和地，小到人体性别男女及体内的气血；从抽象的方位之上下、左右、内外，到具体事物的水火、药物的四性五味等，无一不是阴阳的体现。

所谓阴阳的相对性，是指各种事物或现象及事物内部对立双方的阴阳属性不是绝对的、一成不变的，而是相对的。阴阳的相对性又表现在阴阳的可分性、阴阳的相互转化，以及划分事物阴阳属性前提或条件改变时，事物的阴阳属性也会随之改变等方面。

所谓阴阳的规定性体现在以下两方面：一是事物阴阳属性的不可反称性。例如就温度而言，温暖的、炎热的为阳，寒冷的、凉爽的属阴；就气象变化而言，晴朗的天气为阳，淫雨的天气为阴；就不同的时间段而言，白昼、春夏为阳，黑夜、秋冬为阴；就方位空间而言，东、南、上、外、表、左为阳，西、北、下、内、里、右为阴；就物体存在的性状而言，气态的、无形的为阳，液态、固态、有形的为阴；就物体的运动状态及运动趋向而言，凡运动着的、兴奋的、上升的、外出的、前进的为阳，静止着的、抑制的、下降的、内入的、后退的为阴等等。阴阳学说对事物属性的这种规定，在前提不变的情况下，已确定的属性是不变的，如寒与热的属性，寒被规定为阴，就不能反称为阳；反之，热被规定为阳，同样也不能反称为阴（见表1-1）。

表1-1 **事物阴阳属性归类表**

属性	空间（方位）	时间（季节）	温度	湿度	重量	性状		亮度	事物		运动		状态	
阳	上 外 左 南 天	昼 春 夏	温热	干燥	轻	清	无形	明亮	化气	上升	动	兴奋	亢进	
阴	下 内 右 北 地	夜 秋 冬	寒凉	湿润	重	浊	有形	晦暗	成形	下降	静	抑制	衰退	

二是中医学根据自身的需要，将人体内具有温煦、推动、兴奋作用的物质及其功能规定为阳，而将人体内具有滋润、凝聚、抑制作用的物质及其功能规定为阴。阴阳学说的这一规定性相对于哲学中的对立统一法则而言，具有其局限性，但在医学领域却是其优势所在。例如将具有温煦、推动、兴奋作用的物质及其功能的不足称之为“阳虚”，其临床必然有畏寒怕冷、肌肤不温、精神萎靡的症状，治疗时运用附子、鹿茸等补阳的药物才能获得良效。如果没有阴阳学说的这一规定，就可能把畏寒怕冷、肌肤不温、精神萎靡的病变称为“阴虚”，那么就会无章可循，无标准可言。可见，阴阳学说这一古代哲学思想被应用到医学领域以后，不但成为解释人体组织结构、生理功能、病理变化，指导疾病诊断、防治的思维方法，而且与医学内容有机地融合在一起，成为中医学的主要内容之一。所以医学中的阴阳，既有哲学的一般属性，又有医学的特定内容，例如阴虚、阳虚，补阴、补阳中的阴和阳，就具有物质本体的特定内涵。

三、阴阳的相互关系

阴阳的相互关系是阴阳学说的核心内容，主要为阴阳的相互交感所引发的对立制约、互根互用、消长平衡和相互转化关系。

所谓阴阳的相互交感，是指阴阳二气在运动中，相互影响、相互交流，并由此产生各种相应的变化和反应。交，即交合、交流；感，即感应，指事物间在物质或信息的交流过程中，双方所产生的各种变化或反应。阴阳的相互交感是宇宙间万事万物生成演化的肇端。阴阳学说对阴阳的相互交感作用十分重视，认为能维持或进行正常的交感，事物就会健康的发展，否则就会受到伤害，甚至凋亡。可见阴阳的相互交感，是阴阳之间产生各种联系的前提和基础。

1. 阴阳的对立制约 阴阳的对立制约，是指相互关联的阴阳双方，彼此间存在着互相抑制、排斥、约束的关系。

阴阳的对立制约关系是宇宙间普遍存在的规律，阴阳双方始终处于差异、对抗、制约、排斥的矛盾运动之中。阴阳之间的相互对立制约关系，是促进事物运动发展的内在动力，如上半年从冬至春及夏，气候由寒转温变热，这是自然界属阳的温热之气制约了属阴的寒凉之气的结果；下半年从夏至秋及冬，气候从热转凉变寒，这是属阴的寒凉之气制约了属阳的温热之气的结果。人体也是如此，清晨人从睡眠中清醒，是阳制约了阴；夜晚人从清醒转入睡眠，是阴制约了阳，因为阳主兴奋，阴主抑制。

阴阳双方的对立制约是有一定限度的，如果一方对另一方的制约太过或者不及，都属异常，在于人体则会发生疾病。例如《内经》所说的“阳胜则阴病，阴胜则阳病”（《素问·阴阳应象大论》），即为一方对另一方的制约太过而生病。“阳不胜其阴”、“阴不胜其阳”（《素问·生气通天论》），则为一方对另一方的制约不足。中医学将阴阳对立制约的规律广泛地用于指导疾病的治疗，如“寒者热之”、“热者寒之”、“高者抑之”、“下者举之”，即是在这一规律指导下确定的治疗方法。

2. 阴阳的互根互用　阴阳的互根互用是指相互对立的阴阳双方又相互依存、相互蕴藏、相互资生，而互为根据的关系。主要体现在阴阳互藏、阴阳互根和阴阳互用三个方面：

阴阳互藏，是指相互对立的阴阳双方，任何一方中都蕴涵有另一方，即阳中蕴涵有阴，阴中蕴涵有阳。宇宙中任何事物都蕴涵有阴和阳两种属性不同的成分或势力。根据阴阳互藏的道理，事物和现象的阴阳属性不是绝对的，属阳的事物不是纯阳无阴，属阴的事物也不是纯阴无阳，而是根据其所涵属阴或属阳成分的比例大小而定。凡属阳的事物，所涵属阳的成分多而阴的成分少，又称阳中涵阴；凡属阴的事物，其所涵属阴的成分多而属阳的成分少，又称阴中涵阳。阴阳成分比例的大小，只是根据其模糊的隐显状态加以判断，如果事物属阳的成分大并呈显象状态，而属阴的成分小并呈隐匿状态，就可将该事物划分为属阳。反之若事物属阳的成分小并呈隐匿状态，而属阴的成分大并呈显象状态，就可将其属性判定为阴。阴阳互藏是阴阳双方相互依存、相互为用的基础。否则阴便成为“孤阴”，阳便成为“独阳”，阴阳之间互相为用的关系也会随之破坏。

阴阳互根，是指阴和阳互为根据、互为前提的关系，任何一方都不能脱离另一方而单独存在，任何一方都是以对方的存在为己方存在的前提和条件。如上与下，上为阳，下为阴。没有上就无所谓下；没有下，也就无所谓上。

阴阳互用，是指在阴阳相互依存的基础上，阴阳双方会出现相互促进、相互资助的关系。如云雨的形成过程就充分体现了自然界的阴阳互用关系。“地气（属阴的水湿）上为云”的过程，是借助阳热之气的蒸化，而“天气（空气中的水气）下为雨”的过程，要有阴寒之气的凝聚。可见云与雨，天气与地气的往复循环过程，就是阴阳相互促进、相互为用的过程。

人体的兴奋（属阳）与抑制（属阴）过程也是如此。正常的兴奋是以充分的抑制作为前提的。这就是人们常说的充分睡眠才会有旺盛的精力；反之，只有充分的兴奋才能有效地诱导抑制，所以人们常说高效率的劳动才会有高质量的睡眠。

3. 阴阳的消长平衡　阴阳的消长平衡，是指对立互根的阴阳双方处于不断增长和消减的运动变化之中，并在彼此消长的运动过程中保持着动态平衡。这一过程包括了阴阳的相互消长和阴阳的协调平衡两个方面。

阴阳的相互消长是指对立互根的阴阳双方，不是一成不变的，而是在一定时间、一定限度内存在着量的增减和比例大小的变化。所谓“消”，就是减少、变弱、衰退；所谓“长”，就是增多、亢进、加强。阴阳的消长只是阴阳运动变化的一种形式，引起阴阳消长变化的根本原因在于阴阳的对立制约和阴阳的互根互用。在阴阳对立制约的基础上，阴阳双方可以产生此长彼消和此消彼长的两种消长过程。

此长彼消。此长彼消是以制约太过的“长”为主要过程，指阴或阳给予对方的制约、对抗的力量过强时，使对方的反向作用受到约束而减弱的过程。例如四季气候的变化，上半年的气候变化，由于属阳的温热之气渐长、增加，而属阴的寒凉之气渐减、变少，所以气温就由寒转暖变热，这一过程即属阳长阴消。下半年的气候变化，由于属阴的寒凉之气渐长、增加，而属阳的温热之气消减、变少，所以气候就由热转凉变寒，此属阴长阳消的过程。

此消彼长。此消彼长是以制约不足的“消”为主要过程，即阴或阳的力量减弱（即消），不能有效地制约对方，从而使对方的反向作用加强、亢进的过程（即长）。如季节气温变化中，盛夏之际是制约阳热的阴寒之气太少，故气候酷热。隆冬之时，热气太少，无力制约阴寒之气，故气候严寒。

在阴阳互根互用的前提下，如果阴阳之间相互促进、相互为用的作用增强时，就会产生此长彼长变化；如果相互为用的作用减弱时，就会产生此消彼消的变化。

此长彼长。此长彼长包括阳长阴亦长、阴长阳亦长两方面：是指阴阳双方处于正常的相互依存、相互为用的关系之中，当一方旺盛或增强时，可以促进另一方也随之增长。例如人在进食后，由于补充了营养物质（阴长），于是就产生了能量，增长了气力（阳长）。同样，胃肠功能强健，消化能力旺盛（阳长），就会有充足的营养物质转化并贮存（阴长）。在治疗阴阳两虚证时，常常补阳也可能使阴得到恢复，此为阳长阴亦长；同样道理，通过养阴使阴气充足，阳气也会随之而旺盛，此即阴长阳亦长。临床医学常用的补气生血法、补血养气法、阳中求阴法、阴中求阳法等，都是以这一理论为根据确立的治疗方法。

此消彼消。此消彼消包括阳消阴亦消、阴消阳亦消两方面：这是由于阴阳互根互用不足造成的，阴阳双方中的任何一方减少，或者虚弱不足，无力资助对方，会使对方也随之减少或虚弱。如人在饥饿时的疲乏无力，少气懒言，这是由于体内的营养物质已经匮乏（即阴消），不能释放充足的能量（即阳消）的缘故，这一现象就是阴消阳亦消。一个长期消化功能减退（即阳消）的病人，由于不能充分地摄取食物，使体内营养物质缺乏（即阴消），不能营养肌肉，故日见消瘦，此即阳消阴亦消的过程。临床上常见的气虚导致血虚、津亏导致气虚，以及阳损及阴、阴损及阳均属此例。

阴阳的协调平衡是指阴阳双方的消长稳定在一定限度内的和谐、匀平状态。这是万事万物自身运动所形成的最佳状态。

阴阳之间的消长变化是不间断的、无休止的、绝对的，但也是有序的。如果阴阳双方的消长变化是在一定范围、一定限度、一定时间内进行，那么这种变化的结果就会使事物在总体上呈现出相对稳定的状态，即所谓阴阳平衡协调状态，又称为“阴阳自和”。阴阳协调平衡，阴阳之间一系列主要的过程和变化就能得以顺利地进行，在于人体，就是正常的生理状态。

4. 阴阳的相互转化 阴阳的相互转化，是指对立互根的阴阳双方，在一定条件下彼此可以向其各自相反的方面转化，即“阴可变为阳，阳可变为阴”（《类经附翼·医易》）。阴阳转化是阴阳消长运动发展到一定阶段，事物内部双方的本质属性发生了改变。阴阳的消长是事物的量变过程，而阴阳转化是事物的质变过程。

阴阳转化是事物发展的又一过程。任何事物都在不断运动变化之中，不可能是静止的、不变的。在变化过程中，其发展规律总是由小到大，然后又由盛到衰，即是说事物发展到极点时就会向其反面转化。“重阴必阳，重阳必阴”，“寒极生热，热极生寒”，“寒甚生热，热甚生寒”即是其例。阴阳的相互转化必须具备特定的条件。古人所说的“重”、“极”、“甚”，都是事物内部阴阳相互转化的内在因素和必要条件。所以说：“阴阳之理，极则必变”（《类经·阴阳类》）。阴阳转化是一个复杂而重要的变化过程，因此在临证中必须掌握其规律，通过调整阴阳的对立制约和阴阳的消长过程，以达到调控阴阳转化之目的。

四、阴阳学说在中医学中的应用

阴阳学说是中医学的指导思想，又是中医学理论的根基，渗透于中医理论体系的各个层面，指导了历代医家的医学思维和诊疗实践。

（一）说明人体的组织结构

人是一个有机的整体，中医学根据阴阳对立统一的观点，把人体组织结构划分为相互对立又相互依存的若干部分，由于结构层次的不同，脏腑组织的阴阳属性也有区别。就大体部位而言，躯壳为阳，内脏为阴；上部为阳，下部为阴；体表为阳，体内为阴。就腹背而言，背部为阳，胸腹面为阴。就肢体的内外侧而言，四肢的外侧面为阳，内侧面为阴。就筋骨与皮肤而言，筋骨在深层为阴，皮肤居表为阳。就内脏而言，六腑传化物而不藏，故为阳；五脏化生和贮藏精气而不泻，故为阴。就五脏而言，心、肺位于身体的上部胸腔之中，故为阳；肝、脾、肾位于身体的膈下腹腔，故为阴。具体到每一脏腑，又有心阴、心阳，肝阴、肝阳，胃阴、胃阳，肾阴、肾阳等。可见人体结构中的上下、内外、表里、前后各部分之间，以及体内的脏腑之间，都存在着对立、互根的阴阳关系，都可以用阴阳学说加以分析和认识。因此说：“人生有形，不离阴阳”（《素问·宝命全形论》）。

（二）解释人体的生理活动

人体的生理活动，可以广泛地运用阴阳学说加以说明。就人体的寤寐而言，在白昼人体内属阳的兴奋作用制约了属阴的抑制作用而占主导地位，人就处于醒寤的兴奋状态；进入黑夜，体内属阴的抑制作用制约了属阳的兴奋作用而占主导地位，人就进入休眠状态。显然人的睡眠活动就是机体内部阴阳对立统一运动的结果。

体内物质的代谢过程，主要是以阴阳互根互用的消长平衡方式进行。人体生命活动所需的各种精微物质（属阴）的补充，是在不断消耗内脏能量（属阳）的情况下完成的；但属阴的精微物质产生以后，又在相关内脏器官中转换为种种不同的能量，在能量产生的同时，精微物质随之消耗。前者属于阴长阳消的过程，后者是阳长阴消的过程。生命活动就在这种阴阳彼此不断的消长过程中维持着动态平衡。所以说：“阴平阳秘，精神乃治”（《素问·生气通天论》）。

在属阴的物质中，气和血又可再分阴阳。属阳的气又具有生血、行血、摄血的功能；而属阴的血又具有载气、寓（藏）气、化生气的作用。可见气血之间又体现着阴阳关系的多个层面。此外诸如营卫关系、气与津液关系、脏腑关系、经络关系也是如此。因此说："生之本，本于阴阳"（《素问·生气通天论》）。

（三）解释人体的病理变化

疾病是致病因素作用于人体而引起体内阴阳平衡失调、脏腑组织损伤，以及机能障碍的过程。阴阳学说不但可以对病理过程进行分析，还可以对引起病理过程的邪正双方加以说明。病邪可以分为阴邪和阳邪两大类。就六淫邪气而言，风、暑、热邪为阳邪，寒与湿邪为阴邪。人体的正气，又有阴精与阳气之别。在邪正斗争过程中，阳邪伤人，常易伤阴；阴邪侵袭，常先伤阳。在邪正斗争的胜负过程中，机体阴阳失调会产生偏盛、偏衰、互损、转化、格拒、亡失等种种病理变化。这是中医学认识和分析疾病基本病理的理论依据。

1. 阴阳偏盛 阴阳偏盛，是指阴或阳的一方偏亢过盛，对另一方制约太过所导致的病理变化。《素问·阴阳应象大论》概括为"阴胜则阳病，阳胜则阴病。阳胜则热，阴胜则寒。"

阳偏盛，是指在阳邪作用下，机体呈现出机能亢奋，产热过剩的病机，临床表现为一系列实热征象的病证，即"阳胜则热"。

"阳胜则阴病"，是指阳胜的状态下对阴的制约过度，使阴呈现功能减弱的病理状态，此即"阳长阴消"的过程。在疾病过程中，由于阳热太盛，伤耗阴液，则会引起阴液相对不足。"病"，此指受损而减少的病理状态。

阴偏盛，是指感受阴邪，体内机能受到阻滞而障碍，呈现出阴偏盛的病机，临床表现为一系列实寒征象的病证，即"阴胜则寒"。

"阴胜则阳病"，是指阴胜状态下对阳的抑制过度，使阳呈现功能减退的病理状态，此即"阴长阳消"过程。在疾病过程中，由于阴寒太盛，损伤阳气，则会引起阳气相对不足。"病"，此指受损而减弱的病理状态。

2. 阴阳偏衰 阴阳偏衰，是指阴气或阳气低于正常水平的病理状态。无论是阴或阳不足，无力制约对立的另一方，必然导致另一方相对偏亢。包括阳偏衰和阴偏衰两个方面。

阳偏衰，是指体内的阳气虚损，推动和温煦等功能下降，以及阳对阴的制约能力减退，导致阴的一方相对偏盛的病理状态。临床上常表现出虚性的寒证，故曰"阳虚则寒"。

阴偏衰，是指体内的阴气亏虚，滋润及抑制作用减退，以及阴对阳的制约作用下降，导致阳相对偏亢，产热相对过剩的病理状态。临床上常表现出虚性的热证，故曰"阴虚则热"。

阴阳偏盛及阴阳偏衰是临床上寒热病证形成的基本病机，也是阴阳失调病机的最根本的病理状态。阴阳偏盛和阴阳偏衰的病机，是阴阳的对立制约，以及阴阳彼此消长的关系失调所致。阴阳偏盛，其矛盾的主要方面是阴或阳的绝对值增加，因而制约对方的力量太过，故所产生的寒证或热证均属于实性证候。阴阳偏衰，其矛盾的主要方面是阴或阳的绝对值减少，因而制约对方的力量减弱，使对方相对偏盛，故所产生的寒证或热证均属于虚性证候。

3. 阴阳互损 阴阳互损，是指阴或阳任何一方虚损到一定程度而引起另一方逐渐不足的病理变化。包括阳损及阴和阴损及阳两方面的病机。

阳损及阴，是指阳虚到一定程度时，无力促进阴的化生，使阴亦随之不足的病理过程。此即“无阳则阴无以化”。临证中常先有阳虚表现，继之又出现阴虚的症状。

阴损及阳，是指阴虚到一定程度时，不能滋养于阳，使阳亦随之化生不足的病理过程。此即“无阴则阳无以生”。临证中常先有阴虚的症状，继之又出现阳虚的临床表现。

阴阳互损是以阴阳互根互用为前提的。由于阴和阳互为其根、互为其用，所以当阴或阳虚衰不足时，就会发生“阳消阴亦消”的“阳损及阴”，以及“阴消阳亦消”的“阴损及阳”的病理过程。

阴阳互损与阴阳偏衰不同。阴阳偏衰中的阴偏衰或者阳偏衰，是阴阳互损病理过程产生的前提，属于病理状态；而阴阳互损则是在阴偏衰或阳偏衰的病理状态基础上进一步发展的病理过程，这个病理过程所产生的结局则是阴阳两虚的病理状态。

4. 阴阳转化　阴阳转化是指相互对立的阴阳双方，在一定条件下可以向其各自相反的方向转化，即阳证可以转化为阴证，阴证也可以转化为阳证。例如某病人因受凉感冒，症见恶寒、发热、头痛等，由于治不及时，二三日后，上述症状消失，却又出现咳喘、胸闷、咯痰表现。前者病位在表，属阳证；后者病邪入里，属阴证。此即由阳证转化为阴证。再如某病人患咳喘日久，咳喘每于冬季加重，夜间发作极甚、怕冷、咯吐大量清稀痰。近日由于天气剧变，咳喘症状加剧，痰稠色黄、发热、体温 39℃、面赤、口渴喜饮冷、舌红苔黄、脉滑数。此人原来的病证为肺寒，属阴证，现证为肺热，属阳证。此即由阴证转化为阳证的过程。此外，如表证与里证、虚证与实证的相互转化均属阴阳转化之理。

此外用阴阳学说解释病理时，还有阴阳格拒和阴阳亡失方面的内容，将在“病机”章中介绍。

（四）指导疾病的诊断

阴阳失调是疾病发生、发展、变化的根本原因，由此所产生的各种疾病错综复杂的临床表现都可以用阴阳加以说明。所以在诊察疾病时，用阴阳两分法归纳种种临床表现，有助于对病变的总体属性作出判断，从而把握疾病的关键。因此《素问·阴阳应象大论》说：“善诊者，察色按脉，先别阴阳。”疾病的诊断，首先要用四诊的方法收集病史资料，然后用阴阳归类的方法，概括诸如色泽、声息、动静状态及脉象等的阴阳属性。

辨别色泽的阴阳：色泽鲜明者属阳，色泽晦暗者属阴。

辨别声息的阴阳：声音高亢洪亮、多言而躁动者，多属于实证、热证、阳证；声音低弱无力、少言而沉静者，多属于虚证、寒证、阴证。呼吸微弱者属阴；呼吸有力，声高气粗者属阳。

辨别脉象的阴阳：以脉位辨阴阳，寸脉为阳，尺脉为阴；据脉率辨阴阳，则数者为阳，迟者属阴；据脉力辨阴阳，则实脉为阳，虚脉属阴；以脉形辨阴阳，则浮、大、洪、滑属阳，沉、小、细、涩为阴。

在疾病的诊察过程中，对症状和体征的阴阳属性划分，大体可以概括其疾病的基本属性。如果从疾病的部位、性质等辨其阴阳属性，大凡表证、热证、实证者属于阳证；而里证、寒证、虚证者属阴证。只有在总体上把握了疾病的阴阳属性，才能沿着正确的思路对疾病进行更深层次的精细分析，抓住疾病的本质。因此张介宾指出：“凡诊病施治，必须先审阴阳，乃为医道之纲领。阴阳无谬，治焉有差？医道虽繁，而可以一言蔽之者，曰阴阳而已”（《景岳全书·传忠录》）。

（五）指导疾病的防治

调理阴阳，使之保持或恢复相对平衡，达到“阴平阳秘”状态，是防病治病的根本原则，也是阴阳理论用于疾病防治的基本思路。

1. 指导养生防病 养生的目的在于延年益寿和防病除疾，养生的根本原则是要遵循自然界的阴阳变化规律来调理人体的阴阳，使人体阴阳与自然界的阴阳变化协调一致。

2. 确定治疗原则 由于阴阳失调是疾病的基本病机，因而调理阴阳，补其不足，泻其有余，恢复阴阳的平衡协调，是治疗疾病的基本法则。

（1）阴阳偏盛的治疗原则：针对阴或阳偏盛所致的病证，要运用损其有余（即“实则泻之”）的原则进行治疗。阳偏盛所致的实热证，宜用寒凉药物抑制亢盛之阳，清除其热，此即“热者寒之”的方法；阴偏盛所致的实寒证，可用温热药物消除偏胜之阴，驱逐其寒，此即“寒者热之”。

（2）阴阳偏衰的治疗原则：针对阴偏衰或阳偏衰所致的病证，要运用补其不足（即“虚则补之”）的原则进行治疗。阳虚不能制约阴而致的虚寒证，不能用辛温散寒的药物，应当用补阳的药物，扶助不足之阳而达到制约相对偏盛之阴的目的。阴虚不能制约阳而致的虚热证，不能用苦寒清热的药物，应当用滋阴之品，资助不足之阴，以达到抑制相对偏盛之阳的目的。

阴阳互损的病理过程，可导致阴阳两虚的病理状态。故治宜阴阳双补，但是应分清主次先后。由阳损及阴所导致的阴阳两虚证，是以阳虚为主，治宜在补阳的基础上兼补其阴；由阴损及阳所导致的阴阳两虚证，则是以阴虚为主，治宜在补阴的基础上兼以补阳。

（六）归纳药物的性能

治疗疾病，不但要有准确无误的诊断和正确的治疗方法，而且还必须熟练地掌握药物的性能。中医学对药物的性能，主要从气、味和升降浮沉等方面加以分辨，而气、味、升降浮沉都可以用阴阳学说加以归纳和认识。

药性：药性是指药物的寒、热、温、凉四种性质，又称为“四气”。其中寒、凉属阴，温、热属阳。凡能减轻或消除热证的药物，其性质属于凉性或寒性；凡能减轻或消除寒证的药物，其性质属于温性或热性。所以临床上治疗热证时，就要选用寒性或凉性药物；治疗寒证时，就要选用热性或温性药物。显然药性理论是根据药物功效进行认识和归纳的。

药味：药味是指药物的酸、苦、甘、辛、咸五味。有些药物还具有涩味、淡味，但习惯上称为“五味”。其中辛、甘、淡味属阳，酸、苦、咸、涩味属阴。药味理论的形成，一是源于对药物品尝的味觉感受，如甘草之甜、桔梗之辛、乌梅之酸、黄连之苦、昆布之咸、茯苓之淡、五味子之涩等；二是根据药物效用的分析抽象，如《素问·至真要大论》所言：“辛甘发散为阳，酸苦涌泄为阴；咸味涌泄为阴，淡味渗泄为阳。”

升降浮沉：药物的升、降、浮、沉，是指药物进入人体后的作用趋向。所谓升，是指药物具有上升及作用于人体上部的功效趋向；降，指药物具有下行并作用于人体下部的功效趋向；浮，是指药物具有向表浅部位发散的功效趋向；沉，是指药物具有向内镇敛的功效趋向。因此药物升、降、浮、沉的阴阳属性，凡具有升、浮作用的药物属阳，凡具有降、沉作用的药物属阴。

总之，无论是养生防病，还是治疗用药，都可以根据具体情况对阴阳学说的相关内容加以运用。

第二节 五行学说

五行学说是研究木、火、土、金、水五类事物属性的内涵、特征、归类方法以及调节机制，并用以解释自然界万物的发生、发展、变化及相互联系的一种古代哲学理论，是中国古代的唯物辩证观和方法论，涵有原始质朴的系统论思想。五行学说认为，自然界的万事万物可以在不同层面上分为木、火、土、金、水五个方面，从而构成不同级别的系统结构。五行之间的生克制化，维系着系统内部和系统之间的相对稳定。因此五行学说是研究事物内部和事物之间最一般的功能及结构关系的理论。

一、五行的概念

五行，是对木、火、土、金、水五类事物属性的概括。五行起源于古代的“五方”观念。古人在长期的生产和生活过程中，对生活、生产资料经过长期认真的观察，认识到木、火、土、金、水是日常生产和生活中不可缺少的最基本物质，所以有“水火者，百姓之所饮食也；金木者，百姓之所兴作也；土者，万物之所资生也，是为人用”（《尚书大传·周传》）的认识。在此基础上提出了“五材”概念，后来古代哲学家进一步引申运用，认为世界一切事物都是由这五种基本事物的运动变化而生成。前人将五种事物之间制约关系总结认为“木得金而伐，火得水而灭，土得木而达，金得火而缺，水得土而绝。万物尽然，不可胜竭”（《素问·宝命全形论》）。这是前人在生产生活过程中，对五种物质之间资助、制约关系认识、抽象的实录。

五行学说一方面认为世界万物是由这五种最基本的物质构成的，这是对世界的物质性所作出的正确认识；另一方面认为任何事物之间都不是孤立的、静止的，而是在不断资生、制约的运动变化之中，维持着协调、平衡的状态。

二、五行的特性

五行的特性是古人在长期生产、生活实践中，对木、火、土、金、水五种物质观察的基础上，通过归纳和抽象，逐渐形成的理性认识。古人根据五行的特性来演绎各种事物的属性，分析各类事物之间的相互联系。《尚书·洪范》将五行的特性概括为“水曰润下，火曰炎上，木曰曲直，金曰从革，土爰稼穑”。

“木曰曲直”，指树木具有能曲能直的生长特性。引申为凡具有生长、升发、舒畅、条达等作用或特性的事物，其属性可归纳为“木”。

“火曰炎上”，“炎”，有焚烧、灼热之意；“上”，即向上。“炎上”指火在燃烧时具有发光放热、蒸腾上升之象。引申为凡是具有温热、向上、升腾等作用或特性的事物，其属性可归纳为“火”。

“土爰稼穑”，指土地可供人类从事种植和收获的农事活动。引申为具有生化、承载、受纳等作用或特性的事物，其属性可归纳为“土”。

“金曰从革”，“从革”，用以说明金属是通过对矿石的冶炼，顺从变革，去除杂质，从而纯净的过程。引申为凡是具有肃杀、收敛、清洁等作用或特性的事物，其属性可归纳为“金”。

“水曰润下”，“润”，滋润，指水可使物体保持湿润而不干燥；“下”，即向下、下行。引申为凡是具有寒凉、滋润、向下运动等作用或特性的事物，其属性可归纳为“水”。

五行的特性虽然源于人们对木、火、土、金、水五种物质特性的具体观察，但经归纳和抽象以后的五行特性，已不再是原来所指的事物原型，而具有更广泛、更抽象的涵义，成为表示事物五行属性的标志性符号。

三、事物五行属性的归类

事物的五行属性是以五行的特性为依据进行归类的。五行归类理论的构架，是将自然界万事万物纳入木、火、土、金、水五行框架之中。五行学说对事物进行属性归类的方法主要有以下两种：

其一，直接的取象比类法。取象，是指通过观察而获取客观事物的感性形象与外在表象，尤其是事物的功能状态。比类，就是以五行的特性为依据，与所要认识事物的特有征象进行比较，如果所要认识事物的征象与已知五行中某一行的特性相同或相类似，就可将该事物归属于五行中的某一类。例如某事物的征象与木的特征相类似，就将其归于木类；某事物的征象与火的特征相类似，就将其归于火类，等等。以五方的五行属性归类为例，东方为日出之地，充满生机，与木的升发、生长特性相类似，故归于木类；南方的气候炎热，植被繁茂，与火的炎上特性相类似，故归于火类；西部高原是日落之处，气候凉燥，万物凋落，与金的肃杀之性相类似，故归于金类；北方的气候寒冷，无霜期短，虫类蛰伏时间长，与水的寒凉、向下和静藏特性相类似，故归于水类；中原地区气候寒温适中，有利于动植物的长养，与土的生化、承载特性相类似，故归于土类。显然这种取象比类的方法属于求同方法。

其二，间接的推演法。所谓间接的推演法，是根据已知事物的五行属性，推演至其他相关的事物，以求知其五行属性的思维方法。在对人体的五行归类中，大部分事物的属性归类都是根据这一方法求知的。例如已知肝具有疏泄、条达、主升发的特性，属性为木，肝所主的筋体柔和，屈伸自如，符合“木曰曲直”的特性，亦属木。与肝相表里的胆，具有贮藏胆汁、排泄胆汁的功能，亦有疏畅条达特性，其属性亦为木。可见肝、胆、筋的五行属性是属直接取象比类所求知的。但是肝在窍为目、在液为泪、在志为怒、其华在爪等，只能根据肝的属性为木，而爪、目、泪、怒为肝所主，故亦属于木。显然这是通过间接推理所得的结果。通过五行归类，将自然界以及人体许多复杂的事物和现象有机地联系在一起，形成了木、火、土、金、水五大系统。详见表1－2：

表 1-2 事物五行属性归类表

自然界							五行	人体							
五音	五味	五色	五化	五气	五方	五季		五脏	五腑	五官	五体	五志	五液	五脉	五华
角	酸	青	生	风	东	春	木	肝	胆	目	筋	怒	泪	弦	爪
徵	苦	赤	长	暑	南	夏	火	心	小肠	舌	脉	喜	汗	洪	面
宫	甘	黄	化	湿	中	长夏	土	脾	胃	口	肉	思	涎	缓	唇
商	辛	白	收	燥	西	秋	金	肺	大肠	鼻	皮	悲	涕	浮	毛
羽	咸	黑	藏	寒	北	冬	水	肾	膀胱	耳	骨	恐	唾	沉	发

四、五行的生克关系

五行学说运用相生、相克理论，解释事物之间的广泛联系，其中相生、相克、生克制化理论，用于分析事物一般状态下的调节机制；而母子相及、相乘、相侮理论，用于解释事物特殊状态时的相互关系。

（一）一般状态的调节平衡

五行之间不是孤立的、静止不变的，而是存在着资生和制约的关系，从而维持着事物之间的动态平衡，这是事物正常状态下的调节。

1. 五行相生 五行相生，是指木、火、土、金、水之间存在着有序的递相资生、助长和促进的关系。五行之间递相资生的次序是：木生火，火生土，土生金，金生水，水生木。在五行相生关系中，任何一行都存在着“生我”和“我生”的“母子”关系。“生我”者为“母”，“我生”者为“子”。例如水能生木，所以水是木之“母”（“生我”），木是水之“子”（“我生”）。其余类此。

2. 五行相克 五行相克，是指木、火、土、金、水之间存在着有序的递相克制、制约的关系。五行之间递相制约的次序是：木克土，土克水，水克火，火克金，金克木。在五行相克关系中，任何一行都具有“克我”和“我克”的“所不胜”和“所胜”关系。所谓“克我”者为“所不胜”，“我克”者为“所胜”。例如水克火的关系，水是火的“克我”（即“所不胜”），火是水的“我克”（即“所胜”）。其余类此。

3. 五行制化 五行制化，是指五行之间既相互资生，又相互制约，生中有克，克中有生，以维持事物间协调平衡的正常状态。制，是指五行的生与克之间的制约关系。化，即生化，指事物的正常状态。五行制化关系是指五行的相生和相克两种关系协调并存的状态，是维持五行之间动态平衡不可缺少的两种方式。没有相生，就没有事物的发生和成长；没有相克，事物就会产生过度的亢奋而失去协调。

五行生的关系和克的关系之间是不均衡的，有时是以生为主，克为次，此即为“生中有克”；有时是以克为主，生为次，此即为“克中有生”。只有这种生与克相反相成的矛盾运动，才能维持事物的平衡状态，也才可能促进事物的发展变化。示意如图（见图 1-1）：

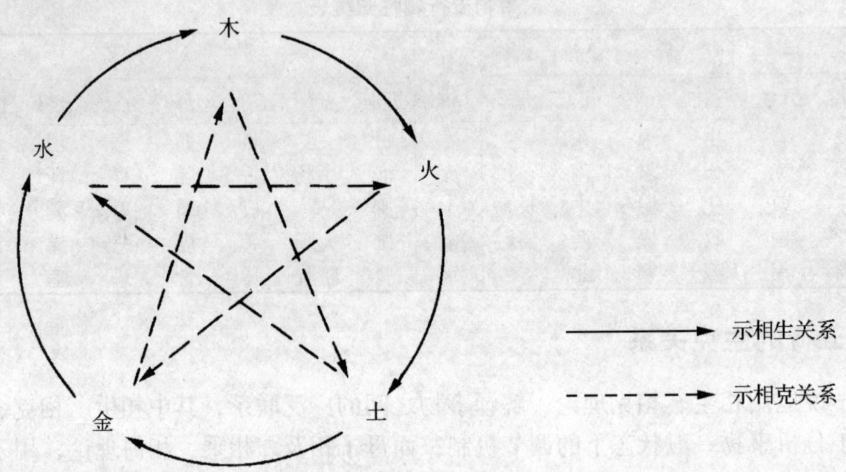

图 1－1 五行生克制化图

从上述的生克制化关系可知，五行中的任何“一行”，都存在着来自于其他事物的“生我”、“我生”和“克我”、“我克”的联系或者称为作用。

（二）特殊状态的相互影响

五行的特殊状态，是指五行的生克关系因某种因素的干扰而发生的失调状态。五行在失调状态下，相生、相克及生克制化关系要在异常状态下进行重新调整，于是就产生了母子相犯、相乘和相侮关系。

1. 母子相犯 母子相犯，也称为母子相及，是五行之间正常的相生关系遭到破坏后所产生的异常变化，包括母及于子和子及于母两个方面：母及于子，是指母的一方异常时波及到子的一方，导致母子两行皆异常。其顺序和方向与正常调节中的相生关系一致，如木发生异常时影响并波及于火，即属于母及于子。子及于母，是指子的一方异常时就会波及到母的一方，导致母子两行皆异常。其顺序和方向与相生关系相反，如水的一方异常时，波及并影响于金，即属于子及于母。

2. 相乘 相乘即相克太过，是指五行中的某一行对其所胜一行的过度制约或克制，其顺序和方向与相克一致。之所以能发生相乘，或者“所不胜”的力量太强，或者“所胜”的力量太弱，或者既有“所不胜”的太过，也有“所胜”的不足，均可导致“相乘”关系的发生。例如木克土，如果木太过，或者土不足，或者既有木太过，又有土不足，均可产生“木乘土”的相克太过（即相乘）。

3. 相侮 相侮即反向制约，是指五行中的某一行对其所不胜一行的反向制约或克制，又叫“反克”，或者“反侮”，其顺序和方向与相克相反。之所以发生相侮，或者“所不胜”一方不足，或者“所胜”一方太过，或者既有“所胜”一方的太过，又有“所不胜”一方的不足，均可引起“相侮”关系的发生。例如金克木，无论是“所不胜”金的不足，或者“所胜”木的太过，或者既有金的不足，又有木的太过，均可引起木侮金的反向相克（即相侮）。

五行中的任何一行出现“太过”或“不足”的异常时，都可能对其他四行产生影响，现以“土”太过为例示之（见图1－2）：

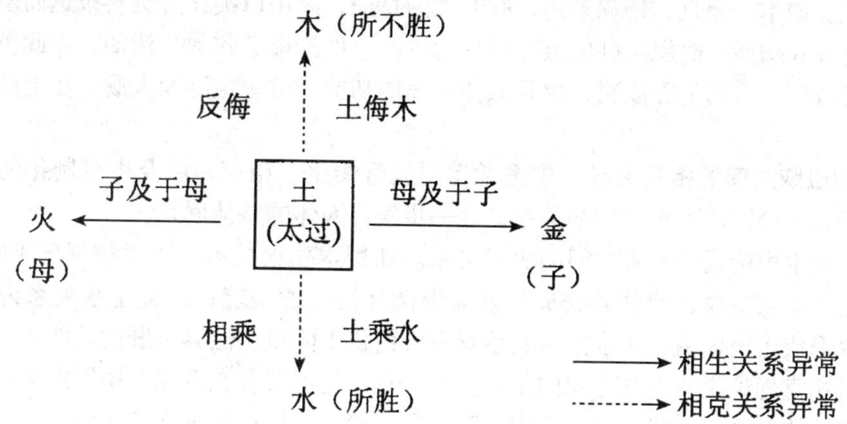

图1－2　五行生克制化关系失调图例

可见，五行学说不仅强调了客观世界的物质性，而且可以说明世界许多物质之间的广泛联系。这种相互联系的基本方式有二：一是在事物五行特性的基础上，对客观事物进行属性归类，从而加强对事物“横向”联系的认识；二是运用五行生克乘侮、母子相及的理论，对事物一般状态和特殊状态下的“纵向”多层面联系的认知。

五、五行学说在中医学中的应用

五行学说在医学领域中的应用，主要是运用五行的特性来分析和归纳人的形体结构功能特征，以及人体与外界环境各要素间的联系；运用五行的生克及制化关系，阐释人体五脏系统之间的局部与整体、局部与局部、整体与局部的相互联系；运用五行的母子相及、相乘相侮，解释疾病的发生、发展，以及自然界五运六气变化规律及其对人体五脏系统的影响等。五行学说的这些广泛应用，不但具有理论价值，而且还具有指导临床诊断、判断或预测疾病的发展转归、指导治疗和养生康复的实践意义。五行学说在医学中的应用，加强了中医学关于人体自身以及人与外界环境是一个统一整体的论证，使中医学的整体理论更具系统化。

（一）说明脏腑的生理及相互关系

为了深刻地认识人体是以五脏为中心的整体，人与自然息息相关的联系，古代医家很自然地借用了具有系统论思想的五行学说建构医学理论，解释脏腑的生理及其联系。

1. 解释人体的组织结构　中医学在五脏配五行的基础上，以比类的方法，根据脏腑组织的性能特点，将人体的组织结构分属于五行，以五脏（肝、心、脾、肺、肾）为中心，与六腑（实为五腑：胆、小肠、胃、大肠、膀胱）相配合，联系五脏支配的五体（筋、脉、肉、皮、骨）、所主的五官（目、舌、口、鼻、耳），以及外荣于体表的特定组织，即五华（爪、面、唇、毛、发）等，形成了以五脏为中心的脏腑结构系统，从而奠定了藏象学说的理论基础。

2. 说明脏腑的生理功能 用五行学说解释五脏的生理功能，是采用“取象比类”的思维方法，用五行的特性与五脏的某些功能特点加以“比类”，归类于五行系统之中，以确定其五行属性。如木性曲直，畅顺条达，有升发的特征，故用以类比肝脏喜条达而恶抑郁，疏泄气机的特性和功能，故规定肝的五行属性为木；金性清肃、收敛、清洁，以此类比肺及大肠、皮毛对人体具有的清除废料，保持人体洁净的功能，故规定肺及大肠、皮毛的五行属性为金。

3. 说明脏腑之间的相互关系 中医学运用五行相生、相克，以及生克制化的理论，说明五脏间的相互协同、互相制约的关系，进一步阐释人体的整体联系。

用五行相生理论说明五脏之间的协同关系。如用木生火关系，可以解释肝脏贮藏血液，调节血流量、参与生血，辅助心完成推动血液循环运行的功能；用金生水关系说明肺主行水，协助肾完成水液代谢；用水生木关系解释肾精化生阴血，滋养于肝的功能等等。

用五行相克理论说明五脏之间的制约关系。五脏间不仅存在着相互协同的滋生关系，还存在着彼此制约关系。如肾阴制约心阳，防止心阳偏亢，即可体现水克火的关系；肝气条达疏畅，可疏通脾胃之壅滞，即可体现木克土的关系；脾运化水液，防止肾所主的水液泛滥为患，即可体现土克水的关系等。

4. 说明人体与自然环境的统一性 五行学说的归类理论把人与自然环境之间的联系，进行了较合理的解释，反映了人体与外界环境的协调统一性。例如春应东方，风气主令，故气候温和，万物滋生，生机勃勃，人体的肝气与之相应，故肝气旺于春，这就把人体肝系统与自然界的春生风木之气统一了起来，从而反映了人体内外环境统一的整体观念。

（二）解释五脏系统疾病的传变规律

五脏之间在生理上的联系，决定了五脏可能在病理方面的互相影响（即为“传变”），这种病理传变可用五行母子相及、相乘相侮的理论进行解释。

1. 母子相及的病理传变 母子相及的病理传变是指五脏间的相生关系遭到破坏所导致的病传现象。临床上存在“母病及子”和“子病及母”两种类型。

（1）母病及子：母病及子是指疾病从母脏波及到子脏的传变。例如脾胃（土）虚衰日久，病人在长期食欲不振、脘腹疼痛不适、便溏或泄泻的基础上，反复感冒，进而出现咳嗽、咯痰、气喘等肺（金）病，即属于母（脾土）病及子（肺金）的病传过程。

（2）子病及母：子病及母是指疾病从子脏波及到母脏的传变，又称为“子盗母气”，或“子病累母”。例如肝病日久，累及于肾，出现腰膝痠痛、头晕耳鸣、夜梦遗精，或月经不调等肾虚之症，这一病理传变过程即属于子（肝木）病及母（肾水）的病传过程。

2. 相乘相侮的病理传变 相乘相侮的病理传变是指五脏间相克关系失常时所导致的病传现象。临床可归纳为“相乘”传和“相侮”传两种类型。

（1）相乘：相乘传是指疾病从所不胜之脏波及到所胜之脏的传变。例如肝病患者，在有胁肋疼痛、口苦、黄疸等症的基础上，又出现了脘腹胀闷不适或疼痛、恶心呕吐、食欲减退的脾胃失健的症状，此即为肝木乘脾土的“相乘”病理传变过程。

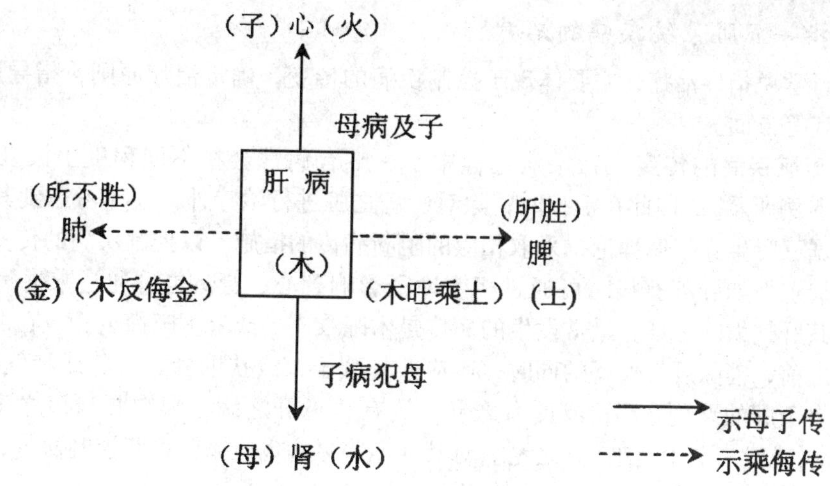

图1－3　五脏之间病传图例

（2）相侮：相侮传是指疾病从所胜之脏波及到所不胜之脏的传变，又称为“反侮”、“反克”致病。例如咳嗽、气喘、咯痰的肺病患者，日久常伴有心悸、怔忡、面舌色青紫之心病症状，此即为肺（金）反侮心（火）的病传过程。

五行学说认为，五脏之间的疾病是可以相互传变的。一脏有病可以通过不同的途径影响到其他四脏（见图1－3）；任何一脏均可感受来自于其他四脏的病理影响而发病。临床实践中应当从病人的实际情况出发，结合病证的具体特点和病人自身体质因素进行全面分析，把握不同疾病的具体传变规律，才能有效地治疗疾病。

（三）指导五脏系统疾病的诊断

人体是一个有机的整体，内脏有病，其功能紊乱时，可以通过诸多途径反映于体表的相应组织器官，在色泽、声息、形态、脉象等诸多方面显现出异常的变化。医生可通过望、闻、问、切四诊搜集来的资料，运用五行学说的相关理论加以分析，作为诊断内脏病变的主要依据之一。

1. 指导疾病的定位诊断　临床根据五行归类的理论，对病人临证中所表现的五色、五脉、口腔所感觉的五味等，进行五脏定位诊断。如面见青色、喜食酸味或口泛酸水、脉见弦象，就可诊为肝病；若口苦、心烦、面赤、脉洪数，即为心火亢盛等等。

2. 判断疾病的传变趋势　临证中常根据五行生克理论，从脉象与面色的五行属性，判断疾病的传变趋势。如脾虚病人，面见青色，又见弦脉，是为肝木乘脾土（土虚木乘）；肺阴不足之证，面见赤色，脉见洪象，是心病传肺（火乘金）等等。

3. 推测疾病的预后转归　临床实践中可以运用五行生克、乘侮理论，从病人的病色、病脉之间的生克关系，推测疾病的预后。如肝病面青，见弦脉，为色脉相符。如果不见弦脉，反见浮脉，则为“相胜之脉”，即为克色之脉（金克木），为逆，提示病重；若见沉脉，则属“相生之脉”，即为生色之脉（水生木），为顺，提示病轻等等。

（四）指导五脏系统疾病的治疗

运用五行学说指导治疗，主要体现于控制疾病的传变，确定治疗原则，指导脏腑用药，以及针刺取穴等方面。

1. 控制五脏疾病的传变 在疾病过程中，一脏有病常会在不同程度上波及其他四脏（如前图1－3例所示）。因此在治疗时，除对所病之脏进行治疗外，还应考虑到其他相关的四脏，应根据五行生克乘侮理论，采取相应的阻断病传的措施，以控制疾病的传变，防止因病传而病情加重。如肝脏有病时可通过相生途径影响到心、肾，也可通过乘侮途径波及于脾、肺。尤其肝气太旺之证，最常发生的病传是木旺乘土，或者木旺侮金，故在肝病未发生乘脾、侮肺之前，消除肝气偏盛的同时，还应兼补脾土，或扶助肺金。脾或肺气得以顾护，就阻断了来自于肝的乘袭之邪，或反侮之邪，故有“见肝之病，则知肝当传之于脾，故先实其脾气”（《难经·七十七难》）之论。对其他四脏之病也应循此思路控制病传，尽早消除疾病，防患（传）于未然。

2. 确定五脏疾病的治疗原则 所谓治疗原则，是指治疗疾病时的总体思路。运用五行学说的相关理论分析五脏间的关系，在确定治疗原则时有以下两个方面的内容：

（1）根据相生理论确定治疗原则：运用五行相生理论指导治疗，主要针对五脏之间属于母子关系两脏失常的病证。就疾病性质而言，母子两脏关系失常，主要有虚证和实证两类，所以《难经·六十九难》为此制订了“虚则补其母，实则泻其子”的治疗原则。所谓“补母”，是针对母子两脏关系失调中虚证的治疗原则，此时当以补母脏之虚为主，如肝阴虚，可通过补肾阴（属水，为肝之母脏）以生肝木。所谓“泻子”，是针对母子两脏关系失常中实性病证的治疗原则，此时应以泻子脏之实为主，如肝热证，可以通过清心泻火治之。

（2）根据相克理论确定治疗原则：运用五行相克理论指导治疗，主要针对五脏间属于相克关系失常的病证。无论是相克关系失常中的“相乘”或者“相侮”，都有一方太盛，或者另一方太弱。因此必需抑制太强的一方，扶助虚弱的一方，才能使其复归到正常的相克关系，此即为“抑强、扶弱”的治疗原则。例如肝气（木）太旺乘脾土，治疗时就当用疏肝之法，以泻肝木之强；同时用健脾补脾之法，扶助脾土之弱，方可使肝脾复归到正常的相克关系。

3. 制订五脏疾病的具体治法 在治疗原则确定之后，针对具体病证，还可根据五行理论制订出具体的治疗方法。

在“虚则补其母”的治则指导下，常用的治疗方法有：滋水涵木法，是滋肾阴以补养肝阴的治疗方法，适用于肝肾阴虚证，或肝阳上亢证；培土生金法，是健运脾土以补益肺金的方法，适用于肺脾气虚证；金水相生法，是滋肺养肾的方法，适用于肺肾阴虚证等。

在“抑强、扶弱”治则的指导下，常用的治疗方法有：抑木扶土法，适用于肝旺脾虚证，或肝气犯胃证，即疏肝健脾法，或疏肝和胃之法；佐金平木法，适用于肝旺生热，热灼肺金的肝火犯肺证，即清肝火以除肺热的方法；泻南补北法，适用于心火旺肾阴虚证，即是清心火、滋肾阴的方法等。

此外可根据五行学说的相生克理论指导针刺选穴，运用“以情制情”的精神疗法，治疗因情志内伤所致的一些慢性疾病等等。

4. 指导脏腑用药　五行学说运用五行归类的理论，将五脏、六腑、五体、五官和药物的五色、五味归属于五行。根据“同气相求”的理论原则，认为同一行（类）的具有某种色、味的药物，常常与同一类（行）的脏腑组织存在着某种“亲和”（即“归走”或“所入”）关系，并能调整该类脏腑组织机能失调的状态。具体言之，色青、味酸的药物属木，归走并作用于肝系统，如白芍、山茱萸味酸滋养肝血；色赤、味苦的药物属火，归走并作用于心系统，如朱砂色赤入心安神；色黄、味甘的药物属土，归走并作用于脾胃系统，如黄芪、白术味甘，入脾补气；色白、味辛的药物属金，归走并作用于肺系统，如石膏入肺以清肺泻热；色黑、味咸的药物，归走并作用于肾系统，如玄参、生地色黑味咸入肾以滋养肾阴等。

思考题

1. 何谓阴阳？阴阳的特性有哪些？
2. 何谓阴阳的相互交感？其意义如何？
3. 何谓阴阳对立制约？以人的睡眠节律及四季气候变化为例说明。
4. 何谓阴阳互根互用？其内容包括哪几个方面？
5. 何谓阴阳消长平衡？阴阳消长平衡有哪几种类型？分别举例说明。
6. 何谓阴阳的相互转化？以病证为例说明。
7. 试述阴阳学说在医学中的应用。
8. 何谓五行？何谓五行学说？
9. 五行的特性各是什么？事物五行属性归类的依据和方法是什么？
10. 何谓五行相生？五行相生的关系是什么？顺序如何？举例说明。
11. 何谓五行相克？五行相克的关系是什么？顺序如何？举例说明。
12. 何谓五行相乘、相侮？产生的条件各是什么？
13. 五行学说在医学领域有哪几个方面的应用？
14. 应用五行相生理论确定的治疗原则是什么？常用的治法有哪些？
15. 应用五行相克理论确定的治疗原则是什么？常用的治法有哪些？

第二章 藏象

“藏象”一词，始见于《素问·六节藏象论》。“藏”是指隐藏于体内的内脏；“象”是指可以从外部察知的现象、征象。所谓“藏象”，是指藏于体内的内脏所表现于外的生理、病理现象及相通应的自然界事物和现象。明·张介宾《类经·藏象类》注云：“象，形象也。藏居于内，形见于外，故曰藏象。”藏象学说是研究人体脏腑器官的形态结构、物质基础和生理功能、病理变化、相互关系，以及与外环境相互联系的理论。藏象学说是中医学特有的关于人体生理病理的系统理论，也是中医理论体系的核心内容，是临床各科辨证论治的理论基础。

藏象学说的基础是脏腑。脏腑是人体内脏的总称。中医学根据脏腑的生理功能特点及其形态结构，将人体内脏分为五脏、六腑和奇恒之腑三类。五脏，即心、肺、脾、肝、肾。六腑，即胆、胃、小肠、大肠、膀胱、三焦。奇恒之腑，即脑、髓、骨、脉、胆、女子胞。

五脏的共同生理功能是化生和贮藏精气。精气，系指人体精、气、血、津液等一切精微物质，贮藏于五脏的精气是生命活动的重要物质，不能过度地耗散或失泻，故称“藏而不泻”。如《素问·五藏别论》说：“所谓五脏者，藏精气而不泻也，故满而不能实。”“满”是对精气而言，是指五脏之内应充满精气并不断地布散全身，不能壅实不通。五脏除贮藏精气外，还能藏神，又有“五神脏”之称，故《灵枢·本藏》说：“五脏者，所以藏精神血气魂魄者也。”

六腑的共同生理功能是受盛和传化水谷。由于六腑必须及时地把代谢后的糟粕排泄于体外，故称其“泻而不藏”。如《素问·五藏别论》说：“六腑者，传化物而不藏，故实而不能满也。”“实”是对水谷而言，是指六腑在进食后局部被水谷充实，但应及时传化，虚实更替，不能全部被充塞滞满。

奇恒之腑的共同生理功能也是贮藏精气，“藏而不泻”，在生理功能上，具有类似于五脏贮藏精气的作用，但其功能大多隶属于五脏，而且除胆之外，均与脏腑无表里配属关系，也无经脉之络属。所以《素问·五脏别论》说：“脑、髓、骨、脉、胆、女子胞，此六者，地气之所生也，皆藏于阴而象于地，故藏而不泻，名曰奇恒之腑。”

五脏与六腑的区别主要在于：一是功能不同。五脏主化生和贮藏精气，其特点是藏而不泻，满而不能实；六腑主受盛和传化水谷，其特点是泻而不藏，实而不能满。二是五脏藏神。神志活动归属于五脏，如心藏神、肺藏魄、脾藏意、肝藏魂、肾藏志；心在志为喜、肺在志为悲（忧）、脾在志为思、肝在志为怒、肾在志为恐等，而六腑除胆以外，均与神志活动无关。三是形态有别。五脏多为被精气充满的实体性器官，故贮藏精气；六腑多为中空性器官，故传化水谷。四是脏主腑从。藏象学说以五脏为中心，六腑从属于五脏。在论述脏腑生理功能及病理变化时，多详于脏而略于腑，如肝之疏泄气机的功能决定着胆的贮藏和排泄胆汁作用。又如肾之气化作用控制着膀胱的贮尿和排尿功能等。掌握脏与腑的区别有一定的临床意义，如认为脏病多虚，即贮藏精气不足；腑病多实，即传化水谷障碍。脏实者可以泻其腑，腑虚者可以补其脏等。

藏象学说的形成，以《内经》的成书为标志，历代医家不断有所补充与发展。其形成的基础，主要有以下四个方面：

一是早期的解剖实践。人们早在原始社会，为了祭祀和饱腹，通过宰杀动物和战争，对动物和人体内部器官有了最早的观察和了解，从而获得了最简单的解剖学知识。随着社会的进步，特别是人类医学知识的发展，对动物和人类的解剖观察与认识，逐渐地演变为医疗服务的自觉活动，在解剖观察的基础上总结出脏腑的重要生理功能。古代的解剖，虽然是大体而粗略的，但也不失为认识人体结构与功能的基本方法。

二是长期对人体生理病理现象的观察。人们在日常生活中，逐步地通过观察而获得对某些组织器官的生理现象，如耳能闻声、目能视物、鼻能嗅气、舌能辨味等生理功能的粗浅认识。古代医家根据“脏居于内，形见于外”的思维方法，对人体脏腑活动所表现于外的现象进行了长期而细致的观察，逐渐积累了有关脏腑活动规律的知识。从而把这些生理、病理知识加以综合分析，在已知的有关脏腑组织解剖的基础上，将整个人体的功能活动按五行学说归纳为心、肺、肝、脾、肾五大系统，形成了特有的脏腑经络生理系统。

三是医疗实践经验的总结。人体的生理活动是极其复杂的，要作深入全面地研究并升华为系统理论，必须依赖于医疗实践。加之有些生理机能在一般状态下不易显现，只有在医疗实践中才能被获取。古代医家是根据临床诊断和治疗效果来总结人体脏腑、精气血津液、经络、体质等理论的，如脾胃虚弱的病人，常见食欲不振、腹胀便溏、肌肉消瘦、四肢乏力等症状，通过健脾药治疗后，症状随之得以改善或消除，从而推论出脾有主运化、主肌肉和四肢的理论。另如体质是治病的重要依据，临床中常遇同一疾病，使用同一治法后，有的人获效，有的人不但无效，反而有害，究其原因多系病人体质不同使然，并由此逐渐地总结出有关体质的理论。

四是古代哲学思想的渗透。藏象学说的构建，经历了从实体向功能演化的过程。古代哲学的气一元论思想、阴阳五行学说在此演化过程中起了至关重要的作用。它们不仅决定了藏象学说的理论形态，而且也决定了其分析问题的基本思路和方法。气一元论作为一种自然观，着重探讨物质世界的本源，它以无形之气的聚、散等来阐释事物的整体性、过程性和统一性。阴阳学说以一分为二的观点，运用阴阳的属性及对立互根、消长转化的理论来研究事物的性质及其对立统一的关系。五行学说以“五”为基数说明宇宙的根本秩序，研究事物内部和事物之间最一般的功能及结构关系。藏象理论以精气阴阳五行学说为指导，强调从整体、宏观、动态的角度去研究脏腑的功能及其结构关系，认为人体以五脏为中心，与六腑相配合，以精气血津液为物质基础，通过经络的联系沟通，内而五脏六腑，外而形体官窍，构成了五个功能系统。这五个系统之间不仅紧密联系，而且受天地四时阴阳及社会因素的影响，从而使人体局部与局部、局部与整体、人体与外界环境成为密切相关的统一体。

藏象学说的基本特点是以五脏为中心的整体观。它反映了人体结构与功能、物质与代谢、局部与整体、人体与环境的统一，体现了中医学从外知内，以象测脏的思维方法。

藏象学说涵盖了人体结构与功能的诸多内容，包括脏腑及其系统联系、经络、精气血津液、体质等。脏腑及其系统联系是藏象学说的主体；精气血津液既是构成和维持人体脏腑功能活动的物质基础，又是脏腑活动的产物；经络是人体运行气血、联络脏腑器官的通路；体质则是在认识人类生理共性的基础上从差异性角度研究藏象。但随着中医理论体系研究的深化和细化，经络、精气血津液、体质等内容已形成了相对独立的知识体系，所以本章主要介绍脏腑及其系统联系。

第一节　五　脏

心、肺、脾、肝、肾五脏，形态上属于被精气充满的实体性器官，因此中医学注重用气、血、阴、阳等来概括五脏的物质结构，认为它们是构成五脏和维持五脏功能活动的基本物质。由于气血阴阳各有不同的生理功能，因而在五脏的生理活动中，各自发挥着特殊的作用。同时各个脏器中的气血阴阳物质结构也不尽相同，有的是气、血、阴、阳并重，有的以气、阴为主，有的是以气、阳为主。因此不尽相同的五脏功能，与其内在的物质结构有关。五脏各司其职，分别与形体、官窍、五液、情志等有着特定的联系，构成了以五脏为生命活动核心的五大系统，其中心脏发挥着主宰作用。

一、心

心居胸中，两肺之间，膈膜之上，内有孔窍相通，外有心包护卫。心的形态在《类经图翼·经络一》中有所描述：“心象尖圆，形如莲蕊。”心在五行中属火，为阳中之太阳，通于夏气。心的主要功能有二：一是推动血液运行，二是主管生命和精神活动，前人对此概括为“主血脉”和“藏神”。正如明·李梴《医学入门》所说：“有血肉之心……有神明之心。”这两方面的功能是由心气、心血、心阴、心阳的共同作用而完成的。心的系统联系是在体合脉，其华在面，开窍于舌，在液为汗，在志为喜。心通过经脉的相互络属，与小肠构成表里关系。心在脏腑中居于首要地位，起主宰作用，被喻为“君主之官”，称为“五脏六腑之大主”。

（一）心的主要生理

1. 主血脉　心推动血液运行的功能称为心主血脉。人体的血液，运行于血脉之中，依赖心脏的搏动而循环不已，故《素问·五藏生成》说：“诸血者，皆属于心。”《诸病源候论》也说：“心主血，血之行身，通遍经络，循环腑脏。”清·周学海《读医随笔》说得更为具体：“凡人周身百脉之血，发源于心，亦归宿于心，循环不已。”所以血液循环的动力在于心。

中医学还认为心与血液的生成有关，即脾胃化生的水谷精微上输于心肺，经心阳（火）的温煦变化而赤成为血液，所以《素问·阴阳应象大论》又说：“心生血。”

心脏的正常搏动要依靠心气、心阳的推动和温煦，以及心血、心阴的营养和滋润，才能维持正常的心脏活动，从而保障血液在全身的正常循行。心脏推动血液运行功能正常，则心之阳气旺盛，阴血充盈，心搏匀调，血脉通利，血行周身，表现为面色红润光泽、舌色淡红荣润、脉象和缓有力、心胸畅达而无不适之感。若心血不足，血液亏少，则血脉空虚，表现为面色无华、舌质淡白、脉象细弱无力、心胸动悸等；若心气不足，行血无力，脉道不利，血行不畅，则血脉瘀阻，表现为面色晦暗、唇舌青紫、脉象涩滞或节律不齐、心胸憋闷或刺痛，轻者少顷即止，重者可痛至面青、唇舌俱紫、大汗淋漓，甚至可致暴亡。所以临床上常从面色、舌色、脉象和心胸部感觉等方面来观察心脏推动血液运行的功能正常与否。

2. 主藏神 心藏神指心脏具有主管生命和精神活动的功能，又称“心主神明”。神包括生理和心理活动，如人的形象、面色、眼神、言语、应答、肢体姿态和人的精神、意识、思维活动，这些活动都由心主宰。所以《素问·灵兰秘典论》说：“心者，君主之官，神明出焉。”《灵枢·邪客》又说：“心者，五脏六腑之大主也，精神之所舍也。”

心之所以能主神明，是以心血为基础的。血是神的主要物质基础，神是血液的功能表现，故《灵枢·营卫生会》说：“血者，神气也。”

心主藏神，其一表现在心脏主宰人体脏腑组织的一切生理活动，心之行血、肺之呼吸、脾之运化、肝之疏泄、肾之藏精、胃之受纳、小肠之化物、大肠之传导以及人的动、言、视、听、嗅等等，所有的生命活动都是在心的主宰下进行的。心神正常，人体脏腑组织的各项功能活动便有所主，并相互协调，彼此合作，保证了生命活动健康有序，身体安泰无恙。

其二表现在心脏主宰人体的心理活动，主要为人体的精神意识思维活动，如《孟子·告子上》中说：“心之官则思。”说明心在思维活动中的重要作用。心还能主宰情感活动，如张介宾在《类经》中说：“心为五脏六腑之大主，而总统魂魄，兼该志意，故忧动于心则肺应，思动于心则脾应，怒动于心则肝应，恐动于心则肾应，此所以五志惟心所使也。”又说：“情志之伤，虽五脏各有所属，然求其所由，则无不从心而发。”心主神明正常，则精神饱满、意识清楚、思维敏捷、反应灵敏、七情调和、寤寐正常。若心血不足，则心神失养，导致神志不宁，可见心悸失眠、多梦健忘以及精神萎靡、反应迟钝等；若血热扰心，则神失所主，导致神志失常，可见神昏、谵语、狂躁不安等，说明心主神明的功能正常与否，直接关系到全身脏腑的治与乱，决定着人体生命的存与亡，故《素问·移精变气论》说：“得神者昌，失神者亡。”

心主血和心藏神的两种功能是密切相关的。心主血，为心藏神提供了物质基础。心藏神，则能主宰人体脏腑组织的功能和血的正常循行。所以在病理情况下两者常相互影响。如果心血不足，心神失养，则可出现精神恍惚、心悸烦躁、失眠多梦等心神失常之症；心神的异常，也可以影响到心主血的功能，如在精神过度紧张或惊恐等情况下，常见心跳和脉搏加快，每兼面红或面色苍白等血行异常的表现。

（二）心的系统联系

五脏的主要系统联系体现在体、华、窍、液、志五方面。

1. 心在体合脉，其华在面 体，即形体。形体有广、狭义之分。广义的形体，泛指有形态结构的组织器官，如头、躯干、四肢、内脏等。狭义的形体，指筋、脉、肉、皮、骨五者，故又称为“五体”，指形体的五个层次。五脏主五体是指筋、脉、肉、皮、骨分别与五脏有某种特定的对应关系，即心在体合脉，肺在体合皮，脾在体合肉，肝在体合筋，肾在体合骨。所谓心在体合脉，是指全身的血脉与心连通，并与心脏配合，共同完成推动血液循行的功能。脉是“五体”之一，又为“奇恒之腑”之一，其功能详见彼节。

华，有荣华、光彩的意思。“华”有五，即爪、面、唇、毛、发五者，合称“五华”，是指五脏的精气表现在体表的五个特定部位。五脏之华分别是心其华在面，肺其华在毛，脾其华在唇，肝其华在爪，肾其华在发。所谓心其华在面，是指心的生理功能正常与否，可以显露在面部的色泽变化上。心主血，面部血脉丰富，全身气血皆可上注于面；心属火，火性上炎，旺于面部；加之面部皮肤易于观察，所以面部色泽能够反映出心气的盛衰和心血的盈亏；此外面部表情反映了心主神志活动状况。故曰心“其华在面”。

心的功能健全，心气旺盛，心血充盈，则血脉通盛，面得血荣，可见脉象和缓有力、面色红润光泽、表情丰富自然；若心血瘀阻，则脉象细涩或脉结、代，可见面色青紫晦暗；若心血亏少，则血脉空虚，面失血荣，表现为脉象细弱、面色淡白无华；若心气暴脱，则表现为脉微欲绝、面色苍白或暗滞。

2. 心开窍于舌 窍，即孔窍，包括头面的眼、耳、口、鼻、舌五官及下窍二阴，合称为九窍。由于五脏与官窍之间有某种特定的对应关系，所以将与某脏有特定对应关系的官窍称为该脏所“开”的窍。五脏所“开”的窍分别是心开窍于舌，肺开窍于鼻，脾开窍于口，肝开窍于目，肾开窍于耳及二阴。舌是口腔中随意运动的器官，位于口腔底部，具有感受味觉、搅拌食物、辅助吞咽和发音等功能。心开窍于舌，又称“舌为心之苗”，是指舌为心之外候。在结构上，手少阴心经及别络联系于舌，如《灵枢·经脉》说：“手少阴之别……系舌本。”在生理功能方面，心主血脉和主神志与舌的色泽、运动、味觉、语言表达有关，而心之气血上通并营养于舌，所以《素问·阴阳应象大论》说：“心主舌……在窍为舌。”《灵枢·脉度》说：“心气通于舌，心和则舌能知五味矣。”舌是一个血脉极其丰富的器官，加之舌面又无表皮覆盖，因此舌色最能敏感地反映心主血的生理状态。心推动血液运行和心藏神的功能正常，则表现为舌体红活荣润、柔软灵活、味觉灵敏、语言流利清晰。若心阳不足，则舌质淡而胖嫩；心血不足，则舌质淡白；心阴不足，则舌红瘦瘪；心火上炎，则舌尖红赤或舌体糜烂；心血瘀阻，则舌质紫暗或见瘀点瘀斑；心神失常，则舌卷、舌强、语謇或失语等。

舌不但与心之关系密切，舌和五脏均有关联，通过望舌亦可有助于对其他脏腑病变的诊断。

3. 心在液为汗 液，是指泪、汗、涎、涕、唾五者，乃体表孔窍所分泌的正常液体。五脏与五液之间有某种特定的对应关系，因此将这种与某脏有特定关系的液体称为该脏所主的“液”。其分别是心在液为汗，肺在液为涕，脾在液为涎，肝在液为泪，肾在液为唾。

心在液为汗，又称汗为心之液，是指心与汗有密切的关系。《素问·阴阳别论》说：“阳加于阴谓之汗。”即是说体内的阳气蒸发阴津于体表，从汗孔排出而形成汗液。汗液的分泌和排泄有调节体温，保持阴液与阳气的平衡，排出废物与邪气，以及润泽皮肤的作用。由于汗为津液所化，血液与津液同源于脾胃化生的水谷精微，相互间又可相互转化，故有“血汗同源”之说。而血又为心所主，故有“汗为心之液”之说。正如明·李中梓《医宗必读》所说：“心之所藏，在内者为血，在外者为汗，汗者心之液也。”若心之阳气虚，则因气虚不能固摄而见自汗；心之阴血虚，则因阴虚内热不能内守而盗汗。然而汗液的排泄是比较复杂的，不仅与心关系密切，还与肺的宣发和卫气司开合的功能相关。

4. 心在志为喜 志，即情志、情感，是人对客观外界刺激所表现的情绪反映。情感变化主要有喜、怒、思、悲（忧）、恐（惊），常称“五志”，因为五脏与五志间有某种特定的对应关系，故将与某脏有对应关系的情感活动称为该脏所主的“志”，其分别是心在志为喜，肺在志为悲为忧，脾在志为思，肝在志为怒，肾在志为惊为恐。

喜，即欢喜、喜悦，是心情愉快的情感活动。人体保持喜悦的心情，可使气血和调，营卫通利，全身舒适，对健康大有裨益，故《素问·举痛论》说：“喜则气和志达，营卫通利。”心在志为喜，是指心的生理功能与喜的情志活动有关。心之功能正常，则情志安和，欢喜适度，身心健康。若喜乐过度，则可使心神涣散不收、注意力难以集中，反而损伤心神，重者可见精神错乱，甚或心气暴脱而亡等；若心气逆乱，则喜笑不休；若心气不足，则令人悲伤等。

［附］ 心包络

心包络，简称“心包”，又称“膻中”。关于心包络的形态和部位，明·虞抟《医学正传》说：“心包络，实乃裹心之膜，包于心外，故曰心包络也。”心包络是心的外围，在经络学说中，属于心包络之手厥阴心包经与手少阳三焦经相为表里，故心包络亦称为脏。心包络具有保护心脏、“代心行令”的功能。病理上具有“代心受邪”的作用。中医脏腑学说受古代“治道君主制”思想的影响，认为心为“君主之官”，精神之所舍，主五脏六腑，不能遭受邪气伤害，若外邪侵害于心，则由心包络替“君主”受邪。在临床上心包络受邪所出现的病证，多表现为心神病变，且多属热证、实证。如在外感热病中，因温热之邪内陷，出现高热、神昏、谵语、发狂等心神昏乱的病症，则多称为“热入心包”。由痰浊引起的神志异常，如神昏模糊、意识障碍等心神昏愦的病症，又常称为“痰蒙心包”。但治疗心包络的病症，则多是从心论治。

二、肺

肺位胸腔，分居左右，上连气道，喉为门户。肺在人体脏腑中位置最高，覆盖于其他脏腑之上，故有“华盖”之称。关于肺的形态，明·赵献可《医贯·内经十二官·形影图说》称：“喉下为肺，两叶白莹，谓之华盖，以覆诸脏，虚如蜂巢，下无透窍，故吸之则满，呼之则虚。”说明肺脏是质地疏松的分叶状脏器。由于肺叶娇嫩，通过鼻直接与外界相通，且外合皮毛，与自然环境息息相通，易被外邪侵害，又不耐寒热，故又称为娇脏。由于“肺与心皆居膈上，位高近君，犹之宰辅”（《类经·藏象类》），故称之为“相傅之官”。肺的主要功能是：主管呼吸，助心行血，促进水液输布和排泄。肺的这些功能，主要依赖于肺气的推动、肺阴的濡养以及肺阳的温煦作用。肺的系统联系是在体合皮，其华在毛，开窍于鼻，在液为涕，在志为忧（悲）。其在五行中属金，为清肃之脏，喜润而恶燥，为阳中之少阴，通于秋气。肺通过经脉的相互络属而与大肠构成表里关系。

（一）肺的主要生理

1. 主宣发肃降 宣发，即宣布、发散，有向上、向外之意；肃降，即清肃、下降，有向下、向内之意。所谓宣发是指肺气具有向上的升宣和向外周布散的作用。主要体现在四个方面：一是排出体内代谢后产生的浊气，而完成气体交换；二是将脾上输于肺的津液和水谷精微布散到全身，外达于皮毛；三是宣发卫气于体表，以防御外邪，温养肌表，调节汗孔开合，控制汗液排泄，维持体温的恒定；四是通过肺气的向外运动，将会聚于肺的血液经清浊之气交换后布散至全身。所谓肃降是指肺气具有向下、向内、清肃通降和使呼吸道保持洁净的作用。主要体现在五个方面：一是吸入自然界的清气，并向下布散；二是将脾转输于肺的津液和水谷精微向下布散，并把代谢后的水液下输至肾和膀胱；三是清除肺和呼吸道内的异物，保持其洁净和通畅；四是通过肺气的向内运动，使周身含有浊气的血液流经于肺并加以清除，使血液保持洁净；五是肺气的肃降还有利于大肠向下传导糟粕。宣发和肃降的关系是相互依存、互相制约、不能分割的，二者相反相成。肺气的宣发和肃降，常简称为肺主宣降，两者共同的生理效应简言之有五：一是维持呼吸运动正常，二是辅助心脏推动血行，三是输布水谷精微于全身，四是布散卫气于体表，五是促进水液输布排泄。可见肺气的宣发肃降运动是肺进行一切生理活动的基础，肺失宣降是肺脏功能障碍的基本病机，故宣降肺气就成为治疗肺病的主要方法。

2. 主气 《素问·五藏生成》说："诸气者，皆属于肺。"十分明确地指出了主气是肺的主要功能。肺主一身之气的功能包括主呼吸之气、主管气的生成，以及对全身气机运行的调节三方面。然此三者总以肺主呼吸之气为基础。

（1）主呼吸之气：肺主呼吸之气的功能也称"司呼吸"，是指肺主管呼吸运动，为体内外清浊之气交换的场所。肺主呼吸主要表现为肺"一呼一吸，与天气通"(《医源》)，从而吸入自然界的清气，呼出体内的浊气，"吸之则满，呼之则虚"，以实现体内外清浊之气的交换。肺的这一功能正常，则表现为呼吸运动均匀和调，气道畅通，清气吸入充分，宗气生成充足，脏腑组织之气旺盛，全身气机升降出入协调，从而维持了人体生命活动的正常进行。若肺主管呼吸的功能减弱，影响宗气的生成和全身之气的升降出入运动，则表现为少气不足以息、声低气弱、疲倦乏力等症；若病邪犯肺，宣降失常，则表现为胸闷、咳嗽、喘促等呼吸不利的症状。一旦发展到肺的呼吸功能丧失，则清气不能吸入，浊气不能排出，人的生命活动就会终止。

（2）主管气的生成：肺吸入自然界的清气是人体一身之气生成的主要来源之一，特别是宗气的生成。宗气是在肺的气化作用下，将吸入的自然界清气与脾转输至肺的水谷精气结合而成。宗气生成之后，上聚于胸中气海，下达于丹田，然后布散于全身。既能行于喉咙，以促进肺的呼吸运动，又可灌注于心脉而促进气血的运行，发挥其温养脏腑组织的重要作用。可见肺是以呼吸运动为核心，通过生成宗气而发挥主一身之气生成的作用。

（3）调节全身气机：肺的呼吸运动，就表现为气的升、降、出、入运动。通过肺有节律地、不停顿地一呼一吸，调节全身之气的升、降、出、入运动，使整体气机活动始终处于协调平衡的正常状态。肺气运动的特征是主降，故肺主要以影响整体气机"降"的环节而调节一身气机的活动。

综上所述，“肺主气”是指人体正常状态的气，皆由肺主宰，这一功能虽然体现三个方面，然以肺主呼吸为其核心，并体现于主气的各方面。在此基础上完成了一身之气的生成及对整体气机的调节，故曰：“肺者，气之本”(《素问·六节藏象论》)。因此说肺主管呼吸的功能是维持生命活动的基本条件。

3. 助心行血 肺助心行血功能的结构基础是“肺朝百脉”。朝，即聚会、朝向；百脉，泛指人体全身的血脉。所谓肺朝百脉是指全身的血液都要通过血脉而聚会于肺，经过肺的吸清呼浊，气体交换，然后再将富含清气的血液输送至全身的功能。由此可知，一方面许多血脉汇聚到肺，另一方面肺又朝向全身的血脉，使心肺在结构上相互联系。肺助心行血的生理基础是“肺司呼吸”的功能，肺通过呼吸运动，调节全身气机，从而促进血液运行。

肺助心行血的生理作用主要表现在三个方面：一是全身血脉及脉中之血要不断地朝向和汇聚于肺。二是肺主管血之清浊转化。清血是指含有自然界大量清气的血液；浊血是指含有体内大量浊气的血液。肺通过朝百脉的途径，使心血不断地在肺中进行气体交换，确保心血的清浊转化，从而维持人体生命活动正常进行，故《类经图翼·经络一》中指出：“肺者生气之原……一呼一吸，消息自然，司清浊之运化。”三是肺通过生成宗气助心行血。心脏搏动是血液循行的基本动力，心搏又主要依赖心气的推动，而心气的盛衰与宗气密切相关，宗气影响着心搏的强弱和节律。宗气“贯心脉”而助心行血，正是通过肺朝百脉实现的，故《灵枢·刺节真邪》说：“宗气不下，脉中之血，凝而留止。”肺气旺盛，吸清呼浊平稳，气体交换协调，血中清气丰富，宗气生成充沛，助心推动血行，则血行正常；若肺气虚弱，吸清呼浊减弱，气体交换失调，血中浊气增加，清气减少，宗气生成不足，推动血行无力，则血行障碍，心律失常，可表现为胸中憋闷胀痛、咳喘无力、心悸、口唇发绀、舌质青紫等病症。

4. 促进水液输布和排泄 肺具有促进水液输布和排泄的功能，又称为“肺主通调水道”，是指肺通过宣发肃降对体内水液的输布和排泄起着疏通和调节的作用，以维持体内水液代谢平衡的功能。

肺通调水道的功能，是肺气的宣发和肃降在水液代谢方面的体现。肺气宣发可将津液输布于全身各脏腑器官与皮毛，以发挥其滋润濡养作用，部分津液经代谢后可依靠卫气“司开合”的作用，从汗孔排出体外。肺气肃降可使津液随气下行，上焦及全身代谢后的水液下输于肾和膀胱，经气化为尿，排出体外。正因为肺气宣发和肃降能够推动水液的输布和排泄，维持水液代谢平衡，所以又称“肺主行水”。由于肺位最高，主肃降，不断地将上焦水液下输至肾和膀胱，以调节体内的水液代谢，故又有“肺为水之上源”之说。如果肺失宣降，行水无力，水道不通，水液输布排泄障碍，则汗、尿不能正常排泄，使多余的水液不能排出而停聚于体内，则可见咳喘、咯痰、浮肿、尿少等症。所以临床上常用宣肺利水的方法治疗水肿等病症，即是肺主通调水道理论的具体应用。这种宣肺利水消肿的治法被形象地喻为“提壶揭盖法”。

（二）肺的系统联系

1. 肺在体合皮，其华在毛 皮，即皮肤；毛，即毫毛。皮肤覆盖于人体表面，包括毫毛、汗孔等附属物，为一身之表，具有防御外邪、排泄汗液、辅助呼吸、调节体温及感觉等功能。它是人体的外围屏障，称作人身之“藩篱”。《素问·五藏生成》说：“肺之合皮也，其荣毛也。”所谓肺在体合皮，是指肺与皮肤有密切的配合关系。肺其华在毛是指肺的功能盛衰可以从毫毛的色泽上得以体现。

肺与皮毛的关系体现在两个方面：一是肺气宣发，输精于皮毛。肺气将卫气、津液和水谷精微布散至体表，以温养和润泽皮毛，从而发挥其护卫肌表、抗御外邪的屏障作用；二是皮毛上的汗孔具有宣肺气而助呼吸的作用，故谓汗孔为“气门”，又称为鬼门、玄府、毛窍。汗孔的开合，由肺所宣发的卫气主管，汗孔的开合不仅能调节体温和水液代谢，排泄汗液，而且也随着肺气的宣降进行着体内外的气体交换，从而具有辅助呼吸的作用。所以清·唐宗海在《中西汇通医经精义》中指出，皮毛有“宣肺气”的作用，并指出“遍身毛窍，俱随呼吸之气以为鼓伏”。

肺的功能正常，宣发有力，卫气、津液和水谷精微能够达表，皮毛得养，则皮肤致密柔韧，毫毛柔润光泽，抗御外邪能力强盛，触觉灵敏。反之肺气虚弱，其宣发卫气、津液和输精于皮毛的功能减弱，皮毛失养，则卫表不固，抗御外邪能力降低，汗孔开合失度，可出现畏寒、多汗或自汗易感冒、皮毛憔悴枯槁、触觉迟钝等现象。若外邪侵犯皮毛，毛窍闭塞，导致肺气不宣，又可见无汗、咳喘等病症。故临床用宣发肺气的药物治疗往往能起到发汗平喘的效果。

2. 肺开窍于鼻，喉为肺之门户 鼻位于面部中央。上端狭窄，突于两眶之间者名頞，又名山根、王宫；其前下端尖部高处，名为鼻准，又名准头、面王；鼻准两旁圆形隆起部分，名为鼻翼；鼻的下方有两个鼻孔，两孔间有间隔。頞以下至鼻准，有鼻柱骨突起，名鼻梁，又名天柱。鼻与喉相通而下连于肺，由于肺司呼吸，而鼻为呼吸道的最上端，鼻孔是清气与浊气出入的最外通道，故有“鼻为肺窍”之说。所谓肺开窍于鼻，是指肺的生理功能与鼻的关系密切。鼻虽有主通气、司嗅觉和助发音的功能，但都必须依赖肺气的功能正常。肺气调和，呼吸平稳，则鼻窍通利、嗅觉灵敏、声音清晰；若外邪犯肺，肺气不利，可见鼻塞、流涕、喷嚏、不辨香臭、声音重浊等症；外邪侵袭，也常从口鼻而入，引发肺部病变。

喉不仅是清气、浊气出入的门户，又是发声器官，其功能亦受肺气的影响。肺气充沛，喉咙通利，则发音清晰响亮。若肺气虚弱，或肺之阴津不足，喉失所养，喉部不利，则声音嘶哑或失音，其证属虚，故称“金破不鸣”；若外邪犯肺，肺气失宣，喉部不畅，则喉痒喉痛，亦可见声音嘶哑或失音，其证属实，故称“金实不鸣”；若热邪壅滞于肺，灼熏喉部，则可见喉部红肿疼痛，甚则溃烂成脓等病症。

咽和喉位置相邻，功能相关，故常咽喉并称。咽上通于鼻，正前方系舌本通于口；其下为会厌所分隔，前方连于气道者合声门称为喉咙，与肺相通，则属肺系；后方连于食管者直贯胃腑，为胃之通道，则属胃系。悬雍垂居于咽中，为音声之关。咽的主要生理功能是进饮食。正如金·张从正《儒门事亲》所说：“咽与喉……喉以呼（注：“呼”原作“喉”，文义不属，据四库本改）气，故喉气通于天；咽以嚥物，故咽气通于地。”咽为水谷之通道，每当饮食物入口，经过舌下分泌的唾液滋润和咀嚼后，通过咽的吞咽，顺食道而下，直入胃中，则表现为吞咽通利，胃纳正常。若胃火上炎，灼伤于咽，则可见咽部疼痛，进食不利等症；若胃的气血瘀结，阴液枯槁，则可见吞咽梗阻，食物难下，甚至水饮难入，形体瘦削等重症。

3. 肺在液为涕　涕，即鼻液，乃肺宣发之津液，由鼻分泌而成，具有清洁濡润和保护鼻窍的作用，并能防御外邪，有利于肺的呼吸。由于鼻为肺窍，涕为肺之津液所化，故肺在液为涕。肺气旺盛，肺津充足则表现为涕液润泽鼻窍而不外溢。肺罹疾患，常可见涕液的分泌和质地发生异常改变，因此察涕液有助于对肺病的诊断。若肺感风寒，则鼻流清涕；肺感风热，则涕黄稠浊，或有异味；肺感燥邪，损伤肺津，则鼻干少涕或无涕；肺气虚弱，气不摄津，则鼻流清涕。

4. 肺在志为悲（忧）　悲伤、忧愁均属情感活动。二者虽有所不同，但对人体的影响大致相同，悲和忧同属肺志，是肺气在情志方面的生理反应，不会导致人体发病，肺气调和，则遇事悲忧适度。若过度的悲伤和忧愁，则易于耗伤肺气，使人意志消沉，可见少气懒言、呼吸气短、体倦乏力等肺气不足之症。反之当肺气不足时也易于出现悲伤过度的情绪低落变化，这是由于肺的功能减退时，机体对外界不良刺激的耐受性下降所致。

三、脾

脾位居于膈下中焦。《灵枢·本藏》记载有脾的形态大小、位置高下偏正、质地坚脆等内容。明·李梴《医学入门》形容脾“扁似马蹄”。明·赵献可《医贯》又谓：“其色如马肝紫赤，其形如刀镰。”脾的主要功能一是主运化，二是统摄血液。这两方面的功能是气、血、阴、阳共同作用的结果，但其中以脾气、脾阳所发挥的作用为主，脾阴次之，脾血只是对脾的一般营养作用，故不提及脾血。脾的系统联系是在体合肉、主四肢，其华在唇，开窍于口，在液为涎，在志为思。脾在五行中属土，为阴中之至阴，通于长夏。脾通过其经脉的相互络属与胃构成表里关系。脾和胃以膜相连，故常脾胃并称。由于人体出生后所需要的营养物质，均赖脾化生的水谷精微供养，故称脾为“后天之本”。脾化生的水谷精微是生成气血的主要物质，故又称脾为“气血生化之源”。

脾的生理特性是喜燥恶湿，此与胃的喜润恶燥相对而言。脾气的运动特点以上升为主，即脾气主升，脾主运化的生理功能主要凭借脾主升清得以体现。

（一）脾的主要生理

1. 主运化　运，即转运、输送；化，即消化、吸收。所谓脾主运化是指脾具有消化饮食，吸收水谷精微并将其转输至全身的功能。饮食物的消化吸收是一个十分复杂的生理过程，肝、胆、胃、肠均参与其中，但脾起着主导作用。水谷精微包括水谷精气（又称“谷精”）和津液（又称“水精”）。故脾主运化体现在运化水谷和运化水液两个方面。

（1）运化水谷：所谓运化水谷，是指脾对饮食物的消化吸收和转输精微物质的作用。饮食物虽受纳于胃，进行初步消化，通过幽门下输小肠，作进一步精细的消化吸收，但必须依赖脾，才能将饮食物化为精微（营养物质）。所化生的精微物质，必须依赖脾的运化才能输送至全身。脾吸收精微物质后，一方面上输于心肺，于血脉之中经心阳温煦化赤为血，在肺中生成宗气。所生成的气血以营养全身；另一方面是通过脾的直接散精，将精微物质布散至脏腑组织而发挥其营养作用。脾主运化的功能强健，称为“脾气健运”，则运化水谷的功能旺盛，精、气、血、津液的生化有源，常表现为精力充沛、肢体强壮有力、面色红润等生机旺盛状态。如果脾主运化的功能减退，常称为“脾失健运”，一方面导致机体消化功能不良，常可表现为食少、腹胀、便溏之症。另一方面导致吸收不良，精微物质不足，精、气、血、津液生化乏源，可见精神萎靡、头晕眼花、形体消瘦、面色萎黄、体倦乏力、气短声低等虚弱之症。

（2）运化水液：所谓运化水液，是指脾在消化饮食物的基础上，对其中水液的吸收和输布的作用。脾一方面吸收水谷精微中的水液，气化为津液，输布至全身，以滋润脏腑组织器官；另一方面又将胃肠输送来的水分上输至肺，再通过肺的宣降和肾的气化作用，分别气化为汗和尿排出体外。因此脾气健运，既能使体内各脏腑组织得到水液的充分滋润，又能防止多余水液在体内停滞，从而维持体内水液代谢的平衡。如若脾失健运，则运化水液的作用减退，水液的吸收、输布障碍，必然导致水液停滞。若留滞的水液弥漫体内则生湿邪，水液凝聚体内则为痰饮，水液下注肠道则为泄泻，水液泛滥肌肤则为水肿。这就是脾虚生湿、脾虚生痰、脾虚泄泻、脾虚水肿的机理所在，故有“脾为生痰之源”、“诸湿肿满，皆属于脾”之说，因此谓脾有“喜燥恶湿”的生理特性。健脾燥湿则是临床上治疗水、湿、痰、饮病证最常用的方法之一。

2. 主升 脾主升的生理作用包括升清和升举两个方面。“清”，指水谷精微等营养物质。“升清”是指脾气将消化吸收的水谷精微从中焦上输于心肺及头面五官，通过心肺的作用化生为气血，营养全身。所谓“升举”是指脾气升托内脏，使之维持相对恒定位置而不游移或下垂。脾主升清是与胃主降浊相对而言，故常以脾升胃降来概括整个消化系统的生理活动。脾主管吸收、升散水谷精微，称为脾主升清；胃将初步消化的食糜向下传送，称为胃主降浊。脾升胃降正常，协调平衡，则营养物质的吸收、升散与食物中的糟粕下行、排出，就能各行其道，从而保障了脾胃纳运活动井然有序，故清·叶桂《临证指南医案·脾胃》说：“脾宜升则健，胃宜降则和。”若脾气虚弱，上升无力，一则清气不升，气血生化无源，头目清窍失于滋养，可见头目眩晕，神疲乏力；清阳不升，而下行大肠，可见腹胀泄泻，甚则久泻不止等，故《素问·阴阳应象大论》说：“清气在下，则生飧泄。”二则升举无力，反而下陷，称之脾气下陷，或称中气下陷，即见腹部坠胀、便意频繁、内脏下垂，如胃、肝、肾下垂、子宫脱垂和脱肛等，临证可用补益脾气，升提托举的方法治疗。

3. 主统血 所谓脾主统血，是指脾气具有控制血液在血脉内流行而不逸出脉外的功能，又称“脾统血”，如《类证治裁》说：“诸血皆统于脾”，强调了脾对血的约束作用。脾统血的机制，主要是脾气的固摄作用。如沈目南《金匮要略注》中说：“五脏六腑之血，全赖脾气统摄。”其次与脾主运化，为气血生化之源相关。因气血充足是血行正常的重要条件之一。此外与脾阳有关，如清·唐宗海《血证论·脏腑病机论》说：“经云脾统血，血之运行上下，全赖乎脾。脾阳虚，则不能统血。”因此脾气健运，水谷精微充足，气血生化有源，则气血充盈，阳气旺盛而统摄血液有力，能够控制血液在脉内的正常循行。脾气或脾阳亏虚则统摄血液失职，血液循行失控而逸出脉外，可见多种出血病症，常称为脾不统血，表现为长期慢性的皮下出血、便血、尿血、月经过多、崩漏等症，常用补脾摄血的方法治疗。

（二）脾的系统联系

1. 脾在体合肉、主四肢 肉，包括肌肉、脂肪和皮下组织。肌肉居于皮下，附着于骨骼。有保护内脏、抗御外邪和进行运动的功能。肌肉的纹理称为肌腠。肌肉的纹理和皮肤的纹理合称为腠理。四肢又称“四末”，具有主管运动和支撑身体的功能。所谓脾在体合肉、主四肢是指脾具有运化水谷精微，充养肌肉和四肢的功能，这是由脾主运化水谷精微的功能决定的，所以《素问·痿论》说：“脾主身之肌肉。”明·彭用光《体仁汇编》说：“四肢为脾之外候也。”脾气健运，水谷精微充盈，四肢肌肉得养，则表现为肌肉丰满壮实，四肢活动轻劲有力；如果脾失健运，水谷精微亏乏，四肢肌肉失养，则表现为肌肉消瘦、四肢软弱无力，甚至痿废不用。对于肌肉的病变，如重症肌无力、周期性麻痹、进行性肌营养不良、多发性肌炎等，常从脾胃治疗而获效。此外四肢肌肉的适度运动，可促进脾的运化，增进食欲。

2. 脾开窍于口，其华在唇 口腔是消化道的最上端，饮食物摄入的门户。口腔有进饮食、辨五味、泌涎液、助消化、磨食物和助发音等功能。所谓脾开窍于口，是指食欲口味等与脾的运化功能密切相关。所以《素问·阴阳应象大论》说：“脾主口……在窍为口。”脾气健运，则食欲旺盛，口味良好，故《灵枢·脉度》说：“脾气通于口，脾和则口能知五谷矣。”若脾失健运，则食欲不振、口淡无味；若湿热困脾，则纳呆不饥、口甜黏腻等。此外口与其他脏腑也有一定的联系，如心火亢盛或肝胆湿热，均可见到口苦之症。

口唇为口腔的起始部分，有上、下唇之分，由肌肉组成，靠脾运化水谷精微而化生气血以养之。所谓脾其华在唇，是指脾的功能正常与否通过口唇的色泽形态的变化反映出来，所以《素问·五藏生成》说：“脾之合肉也，其荣唇也。”脾气健运，化生的气血充盈，则口唇红润光泽；脾失健运，精微不足，气血不充，则口唇淡白无泽。

3. 脾在液为涎 涎为五液之一，与唾同为口津，俗称“口水”，是唾液中质地较清稀者。脾的经脉连舌本散舌下，涎为脾精上溢于口而化生，故脾在液为涎。涎具有保护和清洁口腔，湿润和溶解食物，使之易于吞咽和消化的作用。所谓脾在液为涎是指人体涎液主要由脾气所主管，所以《素问·宣明五气》说：“脾为涎。”脾气健旺，运化水液功能正常，则涎液上行润口，但不溢出口外；若脾胃不和，可导致涎液的增加或减少，影响食欲和消化；如脾气虚弱，气不摄津，涎液可自口角流出；脾阴亏虚，涎液减少，则见口干症状。

4. 脾在志为思 思，即思考、思虑，是人类特有的精神情志活动。所谓脾在志为思，是指脾具有思考、思虑的功能。脾主思与脾主运化的功能密切相关，脾主运化能为思虑活动提供充足的水谷精微作为其活动的物质基础。脾气健运，水谷精微充足，气血旺盛，则遇事能够周密思考，从而协助心神正确处理事物。正常的思考是人认识事物、处理问题的必然过程，又是人类特有的本能，且对机体的生理活动并无不良影响，但过度思虑或所思不遂，就能影响气的正常运行，导致脾气壅塞结滞，影响运化功能，出现不思饮食、脘腹胀满等症，故曰“思则气结”。

［附］胰

胰位居上腹，在胃之后，与脾毗邻。胰的主要生理功能为主消化水谷。胰又称“膵”，《难经》则称“散膏”。正如清末张锡纯《医学衷中参西录》所说：“古人不名膵而名为散膏，散膏即膵也。为膵之质为胰子，形如膏……故曰散膏，为脾之副脏……散膏与脾为一脏，即膵与脾为一脏也。”对于胰主消化水谷的生理功能，藏象学说多将其归属于脾主运化之中，因此其病亦多从脾论治。

四、肝

肝位居膈下，腹腔之右胁内。元·滑寿《十四经发挥》说：“其脏在右胁，右横肾之前，并胃，贯脊之第九椎。”肝的主要功能：一是疏泄气机，二是贮藏血液和调节血流量。这两方面的功能是肝气、肝血、肝阴、肝阳的共同作用而产生的。肝的系统联系是在体合筋，其华在爪，开窍于目，在液为泪，在志为怒。肝在五行中属木，与春季相应，为阴中之少阳。肝通过经脉的相互络属而与胆构成表里关系。中医学采用类比的方法，以木性升发、柔和、条达来阐述肝脏疏通、升发的生理。肝的特性是主升主动，喜条达而恶抑郁，故称之为刚脏。

（一）肝的主要生理

1. 主疏泄 肝疏泄气机的功能，又称“肝主疏泄”。所谓肝主疏泄是指肝气疏通调畅全身气机的功能，所以朱震亨在《格致余论》中明确指出：“司疏泄者，肝也。”疏泄气机功能正常则使全身气血运行、情志反应、津液输布、脏腑组织功能活动均处于协调和畅的状态，因此肝对全身机能活动调节是通过疏泄气机实现的。具体表现在以下五个方面：

（1）调畅精神情志：人体精神情志活动以五脏的精气和功能活动为基础，而五脏的功能活动又有赖于气机的调畅和血液的正常运行，故人的精神情志活动必然与肝主疏泄功能密切相关。肝主疏泄功能正常则气机调畅，脏腑功能活动协调，表现为精神愉快、情志舒畅；肝失疏泄，精神情志即可出现异常变化。如肝之疏泄不及，则肝气郁结，又称为“肝郁”，常表现为精神抑郁；若疏泄太过，则肝气上逆，常引起精神情志活动亢奋，表现为急躁易怒、心烦失眠等。反之若在使人大怒的外界事物刺激下，又常损伤肝脏，导致肝主疏泄功能失常，亦可见肝气郁结，气机不畅。因此有“肝喜条达而恶抑郁”及“暴怒伤肝”的理论。

（2）维持气血运行：肝对全身气机的疏通和调畅，促使全身之气通而不滞，散而不郁。人体的气血相依相随，运行不息，气为血之帅，气行则血行。故清·唐宗海《血证论·脏腑病机论》说：“肝属木，木气冲和调达，不致遏郁，则血脉得畅。”气血又为全身脏腑经络等组织器官功能活动的物质基础。所以肝主疏泄功能正常，则气机调畅，气血通达，经脉通利，脏腑功能和谐。若肝主疏泄功能不及，疏通升发无力，则气机郁滞，又称肝郁气滞，或简称“气滞”、“气郁”，可表现为胸胁胀满、两乳及少腹胀痛不适等病症，进一步发展为局部刺痛，或形成癥积等气滞致血瘀的病症；若疏泄太过，升发亢奋，则肝气上逆，血随气涌，可出现头目胀痛、面红目赤，或吐血、呕血等症，甚则可因肝阳暴张，阳亢风动，气血上冲，导致血溢于脑而卒然昏仆、不省人事等危症，正如《素问·调经论》所说：“血之与气并走于上，则为大厥，厥则暴死，气复反则生，不反则死。”

（3）促进脾胃消化吸收与输布：饮食物的消化、吸收、输布及排泄主要依赖于脾胃的运化功能，肝主疏泄又是保证脾胃运化功能正常的重要条件。肝疏泄气机对脾胃运化功能的促进作用主要体现在两个方面：一是协助脾升胃降。肝主疏泄，调畅气机有助于脾胃之气升降，只有脾升胃降，饮食物的消化、吸收及排泄才能得以正常进行。二是分泌及排泄胆汁。

胆汁帮助食物的消化。所以清·唐宗海《血证论·脏腑病机论》说："木之性主于疏泄，食气入胃，全赖肝木之气以疏泄之，而水谷乃化。"若肝失疏泄，气机失调，累及脾胃，则引起消化吸收障碍。如肝气犯脾，导致脾气不升，可出现腹胀、肠鸣、腹泻、胁肋胀痛或痛泻频作等症；如肝气犯胃，导致胃失和降，可出现恶心呕吐、呃逆嗳气、泛酸、胃脘胀痛等症。若肝失疏泄，影响胆汁的分泌及排泄，可出现胁肋不适、口苦、纳食不化、厌油腻食物，甚至黄疸等病症。

（4）协助水液代谢：人体的水液代谢虽主要由肺、脾、肾三脏完成，但与肝主疏泄也有关联。水液的运行依赖于气的推动作用，只有气机调畅，水液才能维持正常的输布与排泄，即气行则水行。若肝失疏泄，气行阻滞，气不行水，则水液输布障碍。若水液凝聚而生痰，痰气交阻于咽喉，则可见梅核气；痰阻于经络，可见痰核；若水液停留于腹腔，则可见腹水胀满，故《金匮要略·水气》说："肝水者，其腹大不能自转侧，胁下腹痛。"这是因肝失疏泄而致水停于腹中的病症。

（5）调节生殖机能：人体生殖机能中，女子的月经和男子的排精与肝疏泄气机的功能密切相关。肝疏泄的气机调畅，冲、任二脉得其所助，则任脉通利，太冲脉盛，月经应时而至，孕育分娩顺利，所以有"女子以肝为先天"之说。男子的排精亦赖于肝，朱震亨在《格致余论》中说："主闭藏者肾也，司疏泄者肝也。"说明精液的封藏在肾，排泄在肝，气机调畅，则男子排精通畅。若肝疏泄失常，气机不畅，冲任二脉失和，女子可出现月经紊乱，或经行不畅，甚或痛经、闭经、不孕；男子可出现排精不畅或会阴胀痛不适、不育等病症。

2. 主藏血　肝主藏血，是指肝具有贮藏血液，调节血流量及防止出血的功能。这一功能体现在三个方面：

（1）贮藏血液：是指肝具有贮藏一定血液于肝内及冲脉之中，以供给机体各部生理活动之所需的作用，故肝又有主"血海"之说。肝藏血，一方面可以濡养自身，防止肝气升发太过，从而使肝之阴血制约肝阳，勿使上亢，维持肝脏正常疏泄功能，以利冲和条达；另一方面，"肝藏血，血舍魂"（《灵枢·本神》），魂为神之变，且随神而动。明·张介宾《类经》说："魂之为言，如梦寐恍惚、变幻游行之境，皆是也。"魂的活动以血为物质基础，肝血充足，则魂能安舍而不妄行游离。如若肝脏藏血不足，肝血亏虚，肝体失养，阴不制阳，肝阳上亢而升发太过，可出现眩晕、头目胀痛、面红目赤、头重足轻等症；肝血不足则魂不守舍，可出现惊骇恶梦、卧寐不安、梦游、呓语以及幻觉等症。

（2）调节血流量：是指肝脏根据身体的不同生理状态，合理地分配和调节各部位所需血流量的多少。当机体处于安静休息状态时，外周对血液需要量相对减少，相对富余的血液就归藏于肝而蓄以备用；当机体处于活动状态时，血液的需求量相应增加，肝脏在升动之性的配合下，则将所贮蓄的血液通过经脉按生理需求将血液输送到相应部位。机体各脏腑组织器官得到了肝血的濡养才能发挥正常的生理功能，如两目得到肝血的濡养则视物清晰，筋脉得到肝血的滋养则强健有力而活动自如，子宫得到肝血的充养则月经正常。所以王冰注释《素问·五藏生成》时说："肝藏血，心行之，人动则血运于诸经，人静则血归于肝藏。"应当指出，肝调节血流量是以贮藏血液为前提的，若肝血不足，调节血流量失常，则会导致机体众多部位供血减少，脏腑组织失养而见各种病症，如血不养目，则两目干涩、视物昏花或夜盲；血不濡筋，则筋脉拘急、肢体麻木、屈伸不利；血海空虚，胞宫血亏，则月经量少，甚则经闭等症。

（3）防止出血：指肝气能收摄约束血液，防止血液逸出脉外。这是气的固摄作用在肝脏的体现。肝气充足，收摄有力，藏血正常，表现为血行脉内而无出血之患。若肝气虚弱，藏血失常，收摄无力，或肝火旺盛，灼伤脉络，迫血妄行，临床上均可见吐血、呕血、衄血、咯血或月经过多、崩漏等出血病症。

肝疏泄气机，又主藏血，藏血是疏泄气机的物质基础，疏泄气机是藏血的具体表现。故常用“肝体阴而用阳”来表述二者的关系。“体阴”主要是指肝贮藏阴血之本体，“用阳”主要是指肝的气机主升主动之功能及特性。肝贮藏血液、调节血流量及防止出血有赖于肝疏泄气机得以实现。而肝藏血又能制约肝阳，疏而不亢，则有助于肝的疏泄。所以二者存在着互根互用，相互制约的关系。在病理情况下，肝的阴血常表现为不足的虚证，即“肝体常不足”，而肝的疏泄功能失常则多为肝气郁结或升动太过，常表现为实证或本虚标实之证，即“肝用常有余”，这是肝的病理特点。故清·林珮琴《类证治裁·肝气论治》中说：“肝为刚脏，职司疏泄，用药不宜刚而宜柔，不宜伐而宜和。”实属经验之谈。

（二）肝的系统联系

1. 肝在体合筋，其华在爪 筋，包括肌腱、韧带和筋膜。筋有连接和约束骨节，主持运动和保护内脏等功能。所谓肝在体合筋，又称肝主筋，是指肝脏具有主管全身筋膜运动的功能。筋有赖于肝之阴血的滋养，才能发挥其正常的功能，故肝之阴血充盈，则肢体关节活动自如，强健有力；若肝之阴血不足，筋失所养，可表现为肢体关节活动失灵，或麻木不仁、屈伸不利，或手足震颤，或易于疲劳，所以《素问·六节藏象论》称肝为“罢极之本”。此外脾胃与筋的关系也较密切，脾胃所运化的水谷精微可以养筋，若脾胃虚弱，气血生化乏源，也可使筋失所养，而致肢软无力，甚或萎废不用。

爪，即爪甲。爪甲为筋延伸到体表的外露部分，故有“爪为筋之余”之说。所谓肝其华在爪，是指肝血濡养爪甲，其盛衰可从爪甲色泽的枯荣反映出来。故《素问·五藏生成》说：“肝之合筋也，其荣爪也。”肝血充足，爪得血养，则爪甲坚韧、红润光泽；若肝血不足，则爪甲失养，可见爪甲淡白枯槁、软薄或变形脆裂。

2. 肝开窍于目 眼睛，又称精明，是视觉器官。《素问·脉要精微论》说：“夫精明者，所以视万物，别白黑，审短长。”这是对目视觉功能的简要描述。眼睛主要由白睛（指巩膜部分，又称白眼）、黑睛（指虹膜部分，又称黑眼）、瞳神（即瞳孔，又称瞳仁、瞳子）、眼睑（指上下眼皮，又称眼胞）、两眦（指内外眼角，包括其内之血络，又称目内外眦）等五个部分组成。眼科的五轮学说将其分别配属于五脏，即白睛为气轮，属肺；黑睛为风轮，属肝；瞳仁为水轮，属肾；眼睑为肉轮，属脾；两眦为血轮，属心。目之功能虽与五脏有关，但与肝的关系最为密切。肝的经脉又上连目系（目系又称眼系，为眼球内连于脑的脉络），视觉有赖于肝血的滋养，因而有“肝气通于目，肝和则目能辨五色矣”（《灵枢·脉度》）之说。肝气调和，肝血充足，则视物清晰、眼动自如。若肝之阴血不足，目失所养，则视物不清、双目干涩，或见夜盲；肝经风热，循经入目，则目赤痒痛；肝火上炎，上灼清窍，可见目赤肿痛之症；肝阳上亢，上扰清空，则头目眩晕；肝风内动，目系抽掣，则目斜上视；肝胆湿热，熏蒸于目，可出现白睛发黄等病症。可见肝病常可反映于目，故谓“目为肝之外候”。

3. 肝在液为泪 泪具有滋润眼睛和清洁眼球的功能。由于肝开窍于目，泪由肝阴所化生，受肝气控制，故泪为肝之液。肝之功能正常，则泪液分泌适量，滋润于目而不外溢。肝病可出现泪液分泌异常，如肝之阴血不足，则泪液分泌减少，两目干涩；肝经湿热，则目眵增多；肝经风热，则迎风流泪等。

4. 肝在志为怒 怒，即愤怒、恼怒。怒是人体在气愤不平，情绪激动时强烈的情感变化，属于不良的情志刺激。怒以肝藏血为物质基础，与肝疏泄气机主升发之用密切相关，故说肝在志为怒。当肝血充足，肝气平和，虽受外界刺激，但怒而不过，能有所节制；若肝之阴血不足，肝阳升泄太过，情绪不稳定，则稍遇刺激，随即勃发大怒，不可遏制，故《素问·藏气法时论》说：“肝病者……令人善怒。”如大怒可使肝气上逆，血随气升，表现为头目胀痛、面红目赤，或吐血、呕血、气厥昏迷等病症；因郁怒又可使肝气不舒，故可见两胁胀满疼痛、两侧乳房或少腹作胀等病症，这即是大怒伤肝的道理所在。因此息怒宁志是中医学所提倡的养生护肝保健之法。

五、肾

肾位居腰脊两旁，左右各一，故《素问·脉要精微论》说：“腰者，肾之府。”肾的形态在《类经图翼》中有所描述：“肾有两枚，形如豇豆，相并而曲，附于脊之两旁，相去各一寸五分，外有黄脂包裹，各有带两条。”肾的主要功能是主管生长发育与生殖，主管一身阴阳，主管水液代谢，主管纳气。肾的功能是肾精、肾气、肾阴、肾阳共同作用的结果。但肾的精、气、阴、阳又各具特殊作用，因而在不同的功能中所发挥的作用各有侧重。肾的系统联系是在体合骨，生髓通脑，其华在发，开窍于耳及二阴，在液为唾，在志为恐。肾在五行中属水，为阴中之太阴（或阴中之阴），有闭藏的生理特征，通于冬气。通过经脉的络属而与膀胱构成表里关系。肾藏有先天之精，为构成人体胚胎的原始物质，是脏腑阴阳之根，故称为“先天之本”。

（一）肾的主要生理

1. 主藏精 肾主藏精，是指肾具有封藏精气的功能。肾主管生长发育与生殖的功能，是在“肾藏精”的基础上产生的。肾精包括“先天之精”和“后天之精”。先天之精禀受于父母，与生俱来，是构成人体胚胎的原始物质，具有繁衍后代的功能，此即《灵枢·本神》所谓“生之来，谓之精”之意。后天之精是指人体出生后，由脾胃从饮食物中摄取的营养成分和脏腑代谢化生的精微物质，具有培补先天之精和促进人体生长发育的功能。所以《素问·上古天真论》说：肾“受五脏六腑之精而藏之”。先天之精和后天之精关系密切，二者相互依存，相互促进。先天之精为生命之本原，发育成胎儿，依赖“后天之精”不断培育和充养，才能日渐充盈，充分发挥其生理效应；出生之后，后天之精又不断供养先天之精，使之逐渐充盛，促进人体不断地生长发育。“后天之精”又赖“先天之精”的活力资助，方能不断地摄入和化生。肾中的“先天之精”和“后天之精”是融为一体，无法分开的。

肾对精的闭藏，主要依赖于肾气的封藏摄纳，也是气的固摄作用的体现。肾对先后天之精的闭藏使精藏之于肾，促进肾精的不断充盈，防止其从体内无故流失，为精在体内充分发挥生理效应创造了必要的条件。肾中所藏之精的生理效应有：

（1）主管生长发育：肾具有主管生长发育与生殖的功能。早在《黄帝内经》中就有详细记载，如《素问·上古天真论》说："女子七岁，肾气盛，齿更发长；二七而天癸至，任脉通，太冲脉盛，月事以时下，故有子；三七，肾气平均，故真牙生而长极……七七，任脉虚，太冲脉衰少，天癸竭，地道不通，故形坏而无子也。丈夫八岁，肾气实，发长齿更；二八，肾气盛，天癸至，精气溢泻，阴阳和，故能有子；三八，肾气平均，筋骨劲强，故真牙生而长极……八八，天癸竭，精少，肾藏衰，形体皆极，则齿发去。"机体生、长、壮、老、已的自然规律与肾中精气的盛衰密切相关。人体自幼年开始，肾中精气逐渐充盛则形体和智力同步发育，表现为齿更发长；进入青壮年，肾中精气已达充盛状态，则形体智力发育健壮，表现为真牙生长、体壮结实、骨骼强健、机智敏捷等；待到老年期，肾精逐渐衰减，则形体智力亦渐衰老，表现为骨骼活动不灵、发白齿松、腰弯背驼、反应迟钝，甚或健忘呆滞等老态龙钟之象。说明机体的齿、骨、发的生长状态是反映肾中精气的外候，是判断机体生长发育状况和衰老程度的客观标志。若肾中精气亏虚，必然影响人体的生长发育。小儿则表现为生长发育不良，可见身材矮小，或五迟（立、行、齿、发、语迟）、五软（头项、口、手、足、肌肉软），或头发稀疏、智力低下、动作缓慢；成人则表现为未老先衰，可见形体衰老、智力减退、牙齿松动易落、须发早白易脱、腰膝痠软、精神萎靡或健忘恍惚、耳鸣耳聋、足痿无力、反应迟钝等。肾主管生长发育的理论，对养生保健具有重要意义，保养肾中精气，是中医学防止早衰、延年益寿的核心内容。

（2）主管生殖繁衍：人体进入青春期，随着肾中精气的不断充盛，便产生了一种促进和维持生殖机能的精微物质——天癸，于是生殖器官发育成熟，女子则月经按时来潮，男子则能排泄精液，从而具备了生殖能力。此后由中年进入老年，肾中精气渐衰，天癸的生成随之减少，甚至耗竭，生殖机能也随之下降直至消失，生殖器官日趋萎缩，女子则绝经，男子则阳事难举，从而丧失生殖能力。说明肾中精气通过化生天癸而对生殖功能发挥着决定性的作用，若肾中精气亏虚，天癸化生减少，青少年则见生殖器官发育不良、性成熟迟缓；中年人则会导致生殖机能减退，表现为男性精少不育和女性不孕或小产滑胎等病症。因此中医在治疗生殖障碍性疾病时，往往从补肾着手。

（3）推动和调节脏腑气化：脏腑气化是指脏腑之气的升降出入运动所产生的各种变化，包括各脏腑形体官窍的功能，以及机体精气血津液各自的新陈代谢及其能量的相互转化。肾精、肾气及其分化的肾阴、肾阳在脏腑气化过程中发挥着重要的推动和调控作用。肾精，即肾脏所藏之精；肾气，即肾精所化之气，两者关系密切，即肾精弥散而为无形的肾气，肾气聚合而成有形的肾精。肾精和肾气合称为肾中精气，产生了肾阴和肾阳两种不同的生理效应，凡是对人体脏腑组织具有滋润和濡养作用者称为肾阴；凡是对人体脏腑组织具有温煦和推动作用者称为肾阳。肾阴为全身诸阴之本，肾阳为全身诸阳之根，在人体阴精和阳气中居于主宰地位，所以肾阴又称元阴、真阴、真水和命门之水；肾阳又称元阳、真阳、真火和命门之火。故将肾喻为“阴阳之根”、“水火之宅”，五脏六腑之阴精，非肾阴而不能滋生；五脏六腑之阳气，非肾阳而不能温养，故肾阴、肾阳为五脏六腑阴阳之根本。肾阴、肾阳在各脏腑形体官窍功能的正常发挥，以及精气血津液各自的新陈代谢及其能量的相互转化过程中发挥着重要的推动和调节作用。

如果肾阴和肾阳任何一方偏衰，都会导致整体阴阳的不平衡。若肾阴虚则全身之阴皆虚，阴不制阳，阳偏亢则各脏腑组织生理功能虚性亢奋，代谢机能相对亢盛，产热增加，因而出现一派虚热之象。若肾阳虚则全身之阳皆虚，阳不制阴，阴偏盛则各脏腑组织生理功能相对减弱，代谢机能相对降低，产热减少，因而出现一派虚寒之象。肾阴和肾阳调节全身阴阳，共同维持人体阴阳的动态平衡，使机体处于健康状态。肾阴肾阳相互制约，相互依存，相互为用，因此当肾阴虚到一定程度时可伤及肾阳，肾阳虚亦可累及肾阴，形成阴阳互损的病理状态。究其本质，是因为肾阴、肾阳均是以肾中精气为基础。

2. 主水液 所谓肾主管水液代谢是指肾中阳气具有主持和调节人体水液代谢平衡的功能，又称为“肾主水液”。人体的水液代谢，包括水液的生成、输布和排泄，是由多个脏腑参与的复杂过程，其中肾阳的功能最为重要，在此过程之中肾阳的作用表现有三：一是能温煦和推动参与水液代谢的肺、脾、三焦、膀胱等内脏，使其发挥各自的生理功能；二是能将被脏腑组织利用后归于肾的水液，经肾阳的蒸腾气化作用再升清降浊，将大量的浊中之清者，吸收输布周身重新被利用，少量的浊中之浊者经肾阳气化为尿液下输膀胱；三是控制膀胱的开合，排出尿液，维持机体水液代谢的平衡。若肾阳不足，则气化、推动和固摄作用失常，引起水液代谢障碍，一方面可造成水液停聚，出现痰饮、水肿等病症；另一方面可致膀胱开合失度，出现小便清长，或遗尿、尿失禁或小便余沥，或出现尿少、尿闭、水肿等病症。

3. 主纳气 气，指肺吸入的自然界清气。所谓肾主管纳气是指肾具有摄纳肺所吸入的清气以防止呼吸表浅，协助肺完成呼吸的功能。人体的呼吸运动虽为肺所主管，但必须依赖肾对清气的摄纳，才能使呼吸保持一定的深度，维持体内外气体正常的交换。正如清·林珮琴《类证治裁·喘证论治》说：“肺为气之主，肾为气之根，肺主出气，肾主纳气，阴阳相交，呼吸乃和。”所以正常的呼吸运动虽由肺所主，还需肾的配合才得以完成。肾纳气的功能，实质上是肾主藏精作用在呼吸运动中的体现。肾中精气充沛，摄纳有力，则纳气正常，助肺吸气，使清气下达于肾，表现为呼吸具有深度，均匀平稳，和调通畅。若肾中精气不足，摄纳无力，则肺气上浮而不能下行，吸入清气不得归藏于肾，就会出现久病咳喘、吸气困难、呼多吸少、动辄喘息益甚等肾不纳气的病症。因此临床对慢性咳喘的病人，常采取“发作时治肺，缓解时治肾”的治疗原则，从而提高这类疾病的远期疗效。

（二）肾的系统联系

1. 肾在体合骨，其华在发 骨骼依赖于骨髓的充养，骨髓为肾精所化生。所谓肾在体合骨，又称肾主骨，是指肾精具有促进骨骼的生长发育和修复的功能。肾精旺盛，骨髓充盈，骨有所养，则骨骼健壮坚实，肢体强劲有力。若肾精不足，骨髓空虚，骨失所养，则会出现小儿骨骼发育障碍，成年人骨骼软弱无力和老年人骨质疏松易折，皆可根据中医学肾主骨的理论，施以补肾药物治疗。

“齿为骨之余”，是指牙齿为外露的骨骼。牙齿是人体最坚硬的器官，具有磨碎食物和辅助发音的功能。齿与骨同出一源，均赖肾精充养而生长发育，所以牙齿的生长和脱落与肾中精气的盛衰密切相关。肾中精气充盛则齿有所养，表现为牙齿坚固整齐。肾中精气不足则齿失所养，表现为小儿牙齿生长迟缓或稀疏畸形，青壮年牙齿易于松动或早落等。由于手足阳明经亦进入齿中，因此牙齿的某些病变还与手足阳明经以及肠胃的功能失调有关。

头发有赖于血液的营养，故称“发为血之余”。由于头发的生机又根源于肾，而肾精能化血，精血旺盛，则头发得养。所谓肾其华在发是指肾中精气的盛衰可显露于头发，即发为肾之外候。肾精充足，精血充盈，发有所养，在幼年期可见头发生长旺盛；青壮年期可见头发茂密乌黑而光泽；老年人肾精渐亏，精血渐衰，则可见头发花白，或失去光泽。肾精不足，精血亏虚，则发失所养，小儿可出现头发生长迟缓，或稀疏枯黄；成人可见头发干枯无华，或头发早白，或头发秃顶脱落。对于上述病症，每多从肾论治。

2. 肾开窍于耳及二阴 耳是听觉器官，为人体五官之一。人的听觉属脑的功能，脑为髓之海，髓又由肾精所化生，故耳的听觉与肾精密切相关，《灵枢·脉度》说：“肾气通于耳，肾和则耳能闻五音矣。”肾中精气旺盛，髓海充盈，耳有所养则听觉灵敏。肾中精气亏损，髓海失充，耳失所养则听力减退，或见耳鸣耳聋。除肾脏外，耳与其他脏也有联系，如少阳经循行于耳，对于耳窍的某些实性病症，则多责之于肝胆。心寄窍于耳，如心血不足，心神不安以及肝血不足，肝风内动等，均可见耳鸣等病症。

二阴，即前阴和后阴。前阴是指男女外生殖器和尿道口的总称，是人体排尿、男子排精和女子排出月经及分娩胎儿的器官，为人体九窍之一。关于肾与生殖机能、尿液排泄的关系前已详述，此不赘述。后阴，即肛门，又称魄门、谷道，是排出粪便的器官，亦为人体的九窍之一。粪便的排泄虽是大肠传导的功能，但与肾中阴阳关系密切。肾中精气充盛，则大肠得到肾阳温煦、推动和肾阴滋润、濡养，表现为大肠排泄粪便正常。肾中精气不足，若肾阳虚衰，温煦无权，肠寒气滞，传导不利，表现为排便艰涩，即为冷秘；若肾气不固，封藏无力，表现为久泄滑脱或五更泄泻；若肾阴不足，肠失滋润，传导不利，表现为大便秘结，故《景岳全书·泄泻》说：“盖肾为胃关，开窍于二阴，所以二便之开闭，皆肾脏之所主。”

3. 肾在液为唾 唾为五液之一，与涎同为口津，是唾液中质地较稠厚者。肾的经脉上挟舌根通舌下，唾为肾精所化，故肾在液为唾。唾具有溶润食物，以利吞咽和保护滋润口腔的作用。肾的阴精充足则唾液分泌正常，表现为口腔润泽，吞咽流利。肾精不足，则唾少咽干；肾虚水泛，则多唾清冷。反之多唾或久唾，会耗损肾精。所以气功家们常以舌抵上腭，待唾液溢满口腔后，缓缓咽之以养肾精，强体防病，并将此法称为“饮玉浆”。

4. 肾在志为恐 恐，即恐惧、害怕的情志活动。所谓肾在志为恐是指恐的情志活动与肾精关系密切。肾精充足，人体在接受外界相应刺激时，能产生相应的心理调节。肾精不足，稍受刺激，则表现为恐惧不宁、手足无措，或两腿无力而软瘫等。反之过恐伤肾，可导致遗精、滑胎或二便失禁等肾气不固的病症。

［附］命门

命门，即生命之门，含有生命的关键、根本的意思。命门一词，首见于《内经》，如

《灵枢·根结》中说“命门者，目也。”这是从诊断学的角度，强调察神望目重要性的情况下提出的。自《难经》提出“左肾右命门”后，命门就成了脏腑学说的内容之一，遂为后世医家所重视，并进行了深入的研究和阐述，形成了命门学说。近代医家对命门的部位、形态及生理功能，提出了众多不同的见解，归纳起来具有代表性的有以下几种，在此作简要介绍，以供参考。

（一）命门的部位

1. 左肾右命门说 此说始于《难经》，如《难经·三十六难》，持此观点者有晋·王叔和、宋·陈无择、明·李梴等人。这一理论是寸口脉脏腑定位的依据，至今仍以左尺脉候肾，右尺脉候命门。

2. 两肾俱为命门说 元·滑寿首倡此说，至明代虞抟则明确提出了“两肾总号为命门”。张介宾也持此论，即肾就是命门，命门亦就是肾。

3. 两肾之间为命门说 倡此说者，首推明·赵献可的《医贯》，认为命门位于两肾之间，“且无形可见”，主要是真火的作用，主持人体一身之阳气。清代陈念祖、林珮琴、张璐、黄宫绣等均宗此说。

4. 命门为肾间动气说 此说倡导于明·孙一奎的《医旨绪余》，认为命门不是具体而有形质的脏器，只不过是肾间动气。

（二）命门的功能

1. 命门为原气所系，是人体生命活动的原动力 《难经·八难》中说：“诸十二经脉者，皆系于生气之原。所谓生气之原者，谓十二经之根本也，谓肾间动气也。此为五脏六腑之本，十二经脉之根，呼吸之门，三焦之源。一名守邪之神。故气者，人之根本也。”

2. 命门藏精舍神，与生殖机能密切相关 《难经·三十九难》中言：“命门者，精神之所舍也；男子以藏精，女子以系胞。”说明命门是藏精舍神之处，男子以此贮藏精气，女子以此联系子宫，实属肾主生殖的功能。

3. 命门为水火之宅，内涵肾阴肾阳的功能 明·张介宾在《景岳全书》中谓：“命门为元气之根，为水火之宅。五脏之阴气，非此不能滋；五脏之阳气，非此不能发。”认为命门的功能包括了肾阴、肾阳两方面的作用。

4. 命门内寓真火，为人身阳气的根本 清·陈士铎在《石室秘录》中指出命门真火是各脏腑功能活动的根本。

纵观历代医家对命门的认识，各自立论不同，争论颇多，如有形与无形之别，右肾与两肾间之争，主火与非火之异，但对命门的主要功能与肾息息相通的观点，历来还是趋于一致的。目前一般公认的观点是：命门之火相当于肾阳，命门之水相当于肾阴。肾阴和肾阳是人体阴阳的根本，又称真阴和真阳、元阴和元阳、真水和真火。历代医家之所以重视命门，无非是为了强调肾中阴阳在人体生命活动的重要性。

第二节 六 腑

六腑是胆、胃、小肠、大肠、膀胱、三焦的合称。它们具有受盛和腐熟水谷，传化和排泄糟粕的功能，即所谓“传化物”。其共同生理特点是“泻而不藏”、“实而不能满”（除胆之外)，即每一腑既要适时排空其内容物，又要不停地向下传递，应该有虚有实，不能全部被水谷充塞，以保持六腑畅通无阻。因此六腑具有通降下行的生理特性，故有“六腑以降为顺”、“以通为用”之说。这一理论对临床具有较大的指导意义。近年来治疗急腹症，正是运用“六腑以通为用”的理论，采用通腑泻热解毒等方法进行保守治疗，取得了较好的疗效，使很多病人避免了手术之苦。由于六腑必须保持正常的“通”和“降”，所以通降过度或不及均属于病理状态。

六腑在其饮食物的消化排泄过程中，要通过七个关键的部位，即七冲门。如《难经·四十四难》说：“七冲门何也？然：唇为飞门，齿为户门，会厌为吸门，胃为贲门，太仓下口为幽门，大肠小肠会为阑门，下极为魄门，故曰七冲门也。”“七冲门”的理论说明中医不仅对消化道作过比较详细的解剖观察，而且对其生理功能也进行了准确的概括。由于“七冲门”为消化道的关键部位，故其发生病变时，常会引起饮食物的受纳、消化、吸收和排泄异常。

一、胆

胆附于肝之短叶间，位居右胁。胆与肝通过其经脉的络属而构成表里关系。肝为脏属阴木，而胆为腑属阳木。胆是一囊状脏器，有管道与小肠相通，胆内盛有胆汁，如《难经·四十二难》说：“胆在肝之短叶间……盛精汁三合。”胆汁，又称精汁、清汁，是一种精纯、清净、味苦而呈黄绿色的液体。所以又称胆为“中精之府”、“中清之府”、“清净之府”。胆的主要功能是贮藏和排泄胆汁，参与精神情志活动。

（一）贮藏排泄胆汁

胆汁由肝分泌而贮藏于胆，经浓缩再由胆排泄于小肠，有助于饮食物的消化，是脾胃消化吸收功能得以正常进行的重要条件。胆汁的生成和排泄受肝主疏泄功能的控制和调节，是肝疏泄功能的具体体现之一。肝的疏泄功能正常，则化生胆汁，贮藏于胆，泄于小肠，协助消化。肝的疏泄功能障碍，导致胆汁的化生和排泄障碍，不能正常地注入小肠则影响饮食水谷的消化，可表现为胁下胀满疼痛、厌食油腻、腹胀、泄泻等；若湿热浊邪，滞留胆系，久经煎熬，尚可形成砂石，阻闭气机，也可出现右胁胀痛，或痛引肩背不适，甚或局部剧烈绞痛等病症。

（二）参与精神情志活动

胆的这一功能，古称主决断。决断，即决定、判断。《素问·灵兰秘典论》说：“胆者，中正之官，决断出焉。”说明人对事物的决定和判断能力与胆的功能有关。胆气充足，决断正常，则表现为遇事判断准确，临危不惧，勇敢果断。若胆气虚弱，决断失常，则可出现遇事胆小怯懦，犹豫不决，优柔寡断；或遇剧烈刺激，则魂魄不宁、惊骇失眠等病症。

胆在藏象学说中，既属六腑，又属奇恒之腑。这是由于胆在形态上中空有腔，排泄胆汁协助饮食物消化，并与肝有表里关系，形态特征均同于六腑，故属六腑之一。又因为胆贮藏胆汁功同五脏，不直接传化饮食物，并主决断与精神情志活动有关，功能均异于六腑，故又属奇恒之腑之一。

二、胃

胃居膈下，上接食管，下通小肠，与脾以膜相连，同在中焦，胃与脾通过经脉的相互络属而构成表里关系。胃为燥土属阳，脾为湿土属阴。胃又称胃脘，脘，即管腔，可容纳饮食物。胃脘分上、中、下三部。胃上口的贲门部为上脘，下口幽门部为下脘，上下脘之间的胃体部为中脘，故合称胃脘。古代文献对胃的形态已有描述，如《灵枢·平人绝谷》说："胃大一尺五寸，径五寸，长二尺六寸，横屈受水谷三斗五升。其中之谷常留二斗，水一斗五升而满。"《内经》对胃形态的具体描述基本符合实际解剖。

（一）胃的主要功能

胃有接受、容纳和消化饮食的功能，前人称其为主受纳腐熟水谷，是指胃具有容纳食物，并对其初步消化形成食糜的功能。由于饮食入口，经食管，过贲门，容纳于胃，故称胃为"太仓"、"水谷之海"。机体气血津液的化生，都需要以饮食物中的营养物质为基础，故又称胃为"水谷气血之海"。水谷（饮食和水分）进入胃后，依赖胃的腐熟作用，将水谷消磨变成食糜，在脾的运化功能主持下，化为精微，以生气血津液，供养全身。脾胃对饮食物消化吸收功能产生的物质基础常称为胃气。中医学特别重视人体"胃气"的作用，认为"人以胃气为本"，"有胃气则生，无胃气则死"。所以临床治病时，强调要时刻注意保护胃气，用药不可妄攻妄补，以免损伤胃气。若胃的受纳腐熟功能减退，则可表现为纳呆、厌食、胃脘胀满等症；胃的受纳腐熟功能亢进，则可表现为多食善饥等症。

（二）胃的生理特点

胃有主通降，以降为顺的生理特征，《临证指南医案》说："胃宜降则和。"只有胃腑通降，才能不断受纳饮食物。饮食物经过胃的腐熟，下行小肠，其食物残渣下移大肠，变成粪便排出体外。整个过程都是由胃气下行完成的。所以胃的通降还包括协助小肠将食物残渣下输大肠和帮助大肠传导糟粕的功能。胃失通降，一则饮食物停滞于胃，可见胃脘胀痛、纳呆厌食或嗳腐吞酸等症；二则胃气上逆，则可出现恶心、嗳气、呕吐、呃逆、口臭等症。临床上常以降胃、和胃的药物以治疗胃病。

胃主受纳腐熟和通降，其功能的正常进行，必须以胃津濡润为前提条件。反之胃津枯涸，饮食物势必无以消化腐熟形成食糜，也难以通降下行。因此胃有"喜润而恶燥"的重要生理特性。

三、小肠

小肠位于腹中，是一个相当长的管道器官，包括十二指肠、空肠和回肠，上接幽门，与胃相通；下连阑门，与大肠连接。饮食物的消化吸收主要是在小肠内进行的。小肠通过经脉的相互络属而与心构成表里关系。小肠属火，为阳。其主要功能是消化食糜、吸收精微和传输糟粕，前人将其归纳为受盛化物和泌别清浊。

1. 受盛化物 所谓受盛化物是指小肠具有接受胃下降的食糜，并将食糜进一步消化，吸收精微的功能。故《素问·灵兰秘典论》说："小肠者，受盛之官，化物出焉。"受盛和化物为两个阶段，小肠一方面接受由胃腑下传来的食糜，起到容器的作用。另一方面使食糜在小肠内有相当长的停留时间，进行精细的消化，使之化为精微。前者为"受盛"，后者为"化物"。若小肠的受盛和化物功能失常，消化吸收障碍，可见腹胀、腹痛、泄泻等症。

2. 泌别清浊 所谓泌别清浊是指小肠具有将胃下降的食糜在进一步消化的同时，分化为水谷精微和食物残渣两个部分。一方面将水谷精微（清）吸收，经脾的升清散精作用输送到全身。另一方面将剩余的食物残渣（浊）经阑门传入大肠。此外小肠的吸收功能与尿量有着一定的关系，因为吸收的精微物质中包括大量的水液，故有"小肠主液"之说。张介宾指出："小肠居胃之下，受盛胃中水谷而分清浊，水液由此渗于前，糟粕由此而归于后，脾气化而上升，小肠化而下降，故曰化物出焉。"小肠功能失常，清浊不分，水谷精微和食物残渣俱下于大肠，可见肠鸣泄泻；水液吸收障碍，尿的来源减少，则可见小便短少等病症。小肠泌别清浊的功能失常，既影响大便，也影响小便，故治疗泄泻常用"利小便即所以实大便"的分利方法。

应当指出，小肠的受盛化物和泌别清浊，乃人体整个消化吸收过程的重要阶段，但在中医藏象学说中，往往又将之归属于脾胃的纳运功能，所以临床上对于小肠的消化吸收不良之症也多从脾胃论治。

四、大肠

大肠位居腹中，是一个管道样的器官，其上口在阑门处与小肠相接，其下端为肛门。大肠与肺通过经脉的相互络属构成表里关系。大肠的五行属性为金，阴阳属性为阳。

大肠的主要功能是吸收饮食残渣中的水分和排泄糟粕。故《素问·灵兰秘典论》说："大肠者，传道之官，变化出焉。"道，通"导"。这是对大肠生理功能的高度概括。由于大肠具有吸收食物残渣中部分水分的功能，故有"大肠主津"之说。大肠传化糟粕功能失常，主要表现为排便的异常，若大肠虚寒，无力吸收多余水分，则水粪俱下，可见肠鸣、泄泻等病症；大肠实热则消灼水津而肠道失润，可见腹痛、便秘等病症；大肠湿热则阻滞肠道而传导失司，可见下痢脓血、里急后重，或暴注下泻、肛门灼热等病症。

应该指出，大肠排泄糟粕还与肺气肃降、胃气降浊、脾主运化、肾中阴阳的滋润与温煦和肾气的封藏等功能有关，这些脏腑发生病变也可以引起大肠传导功能的失常。所以临床上常通过调理他脏以治大肠之病。

五、膀胱

膀胱，俗称"尿脬"，又称净腑、尿胞，位居小腹，为囊性器官，上有输尿管与肾相通，下与尿道相连，开口于前阴。其大小、形状随尿液的充盈程度而有改变。膀胱通过经脉的络属与肾构成表里关系，其五行属性为水，阴阳属性为阳。

膀胱的主要功能是贮尿、排尿。尿液为津液所化，即津液之浊在肾的气化作用下生成尿液，下输膀胱，尿液在膀胱内贮留到一定容量时即从尿道排出体外，故《素问·灵兰秘典论》说："膀胱者，州都之官，津液藏焉，气化则能出矣。"膀胱的贮尿、排尿功能主要依赖肾的气化和固摄功能的控制。贮藏尿液赖肾气的固摄；排泄尿液赖肾阳的气化以及推动。肾气旺盛，固摄有权，气化正常，推动有力，则膀胱开合有度，表现为贮尿、排尿正常。若肾气不固，则膀胱不约，可见遗尿、尿频，或尿失禁，或小便余沥不禁等病症；若气化失司，推动无力，则膀胱不利，可见尿少、水肿，或尿闭等病症。因此多从肾治疗膀胱的病变。

六、三焦

三焦是上焦、中焦、下焦的合称。历代医家对三焦的形态和实质的认识不一，主要有二：有人认为三焦为六腑之一，和其他脏腑一样，是一个具有综合功能的器官，为分布于胸腹腔的一个大腑，因其与五脏无表里配合关系，故有"孤府"之称。也有人认为三焦为划分内脏的区域部位，即膈以上为上焦，膈至脐为中焦，脐以下为下焦。三焦的经脉与心包的经脉为表里关系。

（一）三焦的主要功能

1. 通行元气 元气是人体生命活动的原动力，根源于肾由肾脏所藏的先天之精所化生，通过三焦布达五脏六腑，运行于全身，从而激发和推动各脏腑组织的功能活动，故《难经·六十六难》说："三焦者，原气之别使也。"故三焦有主持诸气，总司全身气机和气化的功能。

2. 运行水液 《素问·灵兰秘典论》说："三焦者，决渎之官，水道出焉。"指出三焦是一个运行水液的器官。人体的水液代谢虽由多个脏腑共同协调完成，但必须以三焦为通道，以三焦通行元气为动力，才能正常地升降出入。水液代谢的协调平衡，通过三焦的气化作用实现。若三焦气化功能障碍，水道不利，就会出现尿少、水肿、小便不利等病症，如明·张介宾《类经·十二官》说："上焦不治则水泛高原，中焦不治则水留中脘，下焦不治则水乱二便。三焦气治则脉络通而水道利，故曰决渎之官。"

（二）上、中、下三焦的部位划分以及功能特点

1. 上焦如雾 上焦是指头面至横膈之间，主要包括心肺。根据《灵枢·决气》篇的论述，上焦以"开发"、"宣化"和"若雾露之溉"为其功能特征，故《灵枢·营卫生会》说"上焦如雾"，这是对上焦生理功能特点的形象概括。治疗上焦病证，用药量宜轻，药性须轻清上浮，使药力直达病所，故清·吴瑭《温病条辨》说："治上焦如羽，非轻不举。"

2. 中焦如沤 中焦是指横膈至脐之间，主要包括脾胃，具有消化水谷，吸收和输布水谷精微及化生气血的功能，故《灵枢·营卫生会》说"中焦如沤"，形象地概括了中焦脾胃腐熟消化水谷，化生转输水谷精微的作用。若邪犯中焦，常见脘腹胀痛、呕吐、泄泻等症。治疗中焦病证，用药须着眼于调理脾胃的气机升降，故清·吴瑭《温病条辨》说："治中焦

如衡，非平不安。”

3. 下焦如渎 下焦是指脐以下至耻骨之间，主要包括小肠、大肠、肾和膀胱等。其主要功能是排泄糟粕和尿液，故《灵枢·营卫生会》说“下焦如渎”，指出下焦的肾、膀胱、小肠和大肠像沟渠排水一样排泄二便。若邪犯下焦，常见二便异常的病症。治疗下焦病证，要用质地沉重下行的药物才能到达下焦病所而起到治疗作用，故清·吴瑭《温病条辨》说：“治下焦如权，非重不沉。”

第三节 奇恒之腑

奇恒之腑是脑、髓、骨、脉、胆、女子胞的合称。由于在形态上多中空有腔而似腑，在功能上贮藏精气而似脏，又不与饮食物直接接触，除胆以外都与五脏没有表里配合，均有别于传化水谷的六腑，故称为奇恒之腑。

一、脑

脑居颅内与脊髓相通，由髓汇集而成，故《素问·五藏生成》说：“诸髓者皆属于脑。”《灵枢·海论》也说：“脑为髓之海。”

（一）脑的主要功能

脑具有主宰生命活动、主管精神思维和主持感觉运动的功能。

1. 主宰生命活动 脑系生命活动的中枢，统领人体的一切生命活动，诸如心搏、呼吸、吞咽、排泄二便等生理活动，均由脑所主宰和调节。《素问·禁刺论》说：“刺头，中脑户，入脑，立死。”就足以说明中医学已经发现了脑在人体生命活动中的重要地位。脑能主宰全身，则脏腑组织得其所主，各司其职，协调配合，表现为生命力旺盛，健康无恙。若大脑有病，则脏腑组织失其所主，功能紊乱，生命活动障碍而诸病蜂起，甚则生命活动终止。

2. 主管精神思维 《素问·脉要精微论》说：“头者，精明之府。”头指颅脑。明·李时珍《本草纲目》提出“脑为元神之府”，清·王清任在《医林改错》中更明确指出：“灵机记性不在心而在脑。”说明中医学已认识到脑具有主管人体精神思维活动的功能。精髓充盛，脑海充盈，则精神饱满、意识清楚、思维敏捷、记忆力强、情志调和、寐寤正常。若精髓亏虚，脑海不足，可见精神萎靡、意识模糊、思维迟钝、健忘呆滞、情志异常、失眠多梦等病症；若痰火上扰于脑，可见精神错乱、意识昏愦或狂躁、骂詈等症。

3. 主持感觉运动 自《内经》以降，中医学即将视觉、听觉等感觉功能归属于脑，如《灵枢·海论》说：“髓海不足，则脑转耳鸣，胫痠眩冒，目无所见，懈怠安卧。”清·王清任《医林改错·脑髓说》中记载更为清楚：“两耳通脑，所听之声归于脑”；“两目系如线长于脑，所见之物归于脑”；“鼻通于脑，所闻香臭归于脑”；小儿“至周岁，脑渐生……舌能言一二字”。王清任在这里明确地指出了大脑与人体言、听、视、嗅、动的关系。脑主管感觉和肢体运动的功能正常，则表现为视物明晰、听觉聪灵、嗅觉灵敏、感觉敏锐、语言流畅、肢体运动自如等。脑主管感觉及肢体运动的功能失常，则有视物不明、听觉失聪、嗅觉不灵、感觉呆滞、步履维艰、语言謇涩、运动障碍等病症。

（二）脑与五脏的关系

人体精神情志和意识思维活动属于大脑的功能。由于受古代五行学说的影响，重视五脏在人体生命活动中的重要作用，而且五脏精气又为精神活动的物质基础，因此将人体精神情志活动分别归属于五脏，形成了独特的脏腑精神活动系统。脏腑学说又将人的精神活动概括为两类：一是精神活动，包括神、魂、魄、意、志，分别由五脏所主，“心藏神，肺藏魄，肝藏魂，脾藏意，肾藏志”（《素问·宣明五气》）。这里的神，是指意识思维活动；魂，是指梦寐变幻；魄，是指动作、感觉；意，是指意念、想法；志，是指志向、记忆等。二是情感活动，包括喜、怒、忧、思、悲、恐、惊，多为表现于外的情感反应，也分属于五脏，即心在志为喜、肝在志为怒、脾在志为思、肺在志为悲、肾在志为恐。如《素问·阴阳应象大论》说：“人有五脏化五气，以生喜、怒、悲、忧、恐。”总之，脑的生理、病理总统于心而分属于五脏，其中与心、肝、肾三脏关系尤为密切，因此大脑的病变多从五脏论治。

二、髓

髓是分布于骨骼腔内的精微物质。由于髓在人体的分布部位不同，名称亦异。藏于骨骼内者为骨髓，藏于脊柱内者为脊髓，藏于颅内者为脑髓。髓为肾所藏的先天之精所化生，并由后天之精不断地充养，故《灵枢·经脉》说：“人始生，先成精，精成而脑髓生。”当先天禀赋不足或后天调养失当时，均可影响髓的生成。髓的主要功能为：充养脑髓、滋养骨骼、化生血液。

1. 充养脑髓 脑为髓之海，髓充脑健，则精力充沛、耳聪目明、智力发达。若肾精不足，精不生髓，脑髓不足，在小儿可见发育迟缓、智力低下；在成人可见神疲倦怠、眩晕耳鸣、智力减退等症。故《灵枢·海论》说：“髓海不足，则脑转耳鸣，胫痠眩冒，目无所见，懈怠安卧。”

2. 滋养骨骼 骨髓位于骨腔之中。精能生髓，髓能养骨。肾精充足，骨髓充盈，骨骼得养，则生长发育正常，骨骼坚强有力，不易折损。若肾精亏虚，骨髓不充，骨骼失养，在小儿则骨骼生长发育迟缓，可见囟门迟闭、骨质痿软、牙齿稀疏等病症；在成人则可见腰膝痠软、行走无力，甚或骨质疏松易折。

3. 化生血液 精与血可以互生，精可生髓，髓可化血。这一理论对中医临床有一定指导意义，在治疗某些血虚证时，如果单用补血养血疗效不佳，可加入一些填补肾精的药物以提高疗效。

三、骨

骨，即骨骼。骨中有腔隙，内藏骨髓，故曰“骨者髓之府”（《素问·脉要精微论》）。骨骼具有贮藏骨髓，支撑形体和主司运动的功能。

1. 贮藏骨髓 骨为髓府，骨髓由肾精化生而藏于骨中，并能充养骨骼。骨髓充盈，则骨骼生长发育正常，坚强有力。骨骼损伤，无以保护骨髓，亦可导致髓的病变。

2. 支撑形体 骨骼为人体的支架，具有支撑形体、负荷体重、保护内脏的功能。若精亏髓虚骨弱，骨骼有病，支撑无力，则可见不能久立久行，或行则振摇等症。

3. 主司运动 骨骼通过肌肉、韧带等组织连结成关节，主司肢体运动。在机体的屈伸或旋转等运动过程中，骨及由骨连接而成的关节起着决定性作用。若骨骼有病，则可见肢体活动障碍等病症。

四、脉

脉，又称脉管、脉道、血脉、血府、血管，为气血运行的通路。血脉由心所主分布于周身，直接连通心肺，形成一个密闭的循环系统。其主要功能是运行气血和传递信息。

1. 运行气血 脉为血之府，能约束气血循着一定轨道和方向运行，并将气血输送到全身，以营养脏腑组织。若脉不能约束气血或脉道损伤，则会导致出血；脉道不利，则使血行迟缓或瘀阻，久之可致局部组织缺乏气血营养而坏死。

2. 传递信息 血脉纵横交错，把人体各脏腑组织联络在一起，构成生理、病理上的有机联系；又由于心主血脉，心气推动血液在脉管内流动时产生的搏动谓之脉搏，而人体的脏腑组织生理活动都是以脉内运行的气血为物质基础。因此脉搏不仅反映心、血、脉的机能状态，也能传递全身脏腑组织的各种信息，故通过切脉可以推断人体气血的盈亏、脏腑功能的盛衰、病变所在的部位、疾病的进退预后等，因此切脉是获取疾病信息的独特而重要的方法。

五、女子胞

女子胞，又称胞宫、胞脏、子宫、子脏，位居小腹部，在膀胱后，直肠之前，下口与阴道相连，是女性的生殖器官。

（一）女子胞的主要功能

女子胞具有主持月经和孕育胎儿的功能。

1. 主持月经 女子胞为女子月经发生的器官。生殖期妇女在多种因素的共同作用下，子宫会发生周期性变化，约一月左右周期性出血一次，称作“月经”或“月事”、“月信”、“经水”等。中医学认为当女子到了14岁左右，肾中精气旺盛，产生了天癸，子宫等生殖器官发育成熟，冲、任二脉气血通盛，月经按时来潮，并具备了生殖能力。这种生理状态一直持续到更年期。此后肾气渐衰，天癸竭绝，冲、任二脉气血衰少，则出现月经紊乱，直至绝经。

2. 孕育胎儿 女子在其受孕后，女子胞即成为孕育胎儿的场所。此时月经停止，大量气血输送到胞宫以养育胎儿，促进胎儿发育直至分娩。故清·唐宗海《中西汇通医经精义》说：“女子之胞，一名子宫，乃孕子之处。”

（二）女子胞与脏腑经络的关系

女子的月经来潮及孕育胎儿，是一个由多因素参与的复杂生理过程，主要与下列脏腑经络有关：

1. 肾中精气的作用 女子生殖器官及生殖机能的维持，全赖肾中精气的作用。青春期女子，在天癸的作用下生殖器官日渐发育成熟而有月经来潮，从而具备生殖能力；老年妇女肾中精气不充，天癸随之衰少，直至衰竭，从而由更年期进入绝经期，生殖机能随之丧失。可见肾中精气的盛衰直接影响天癸的产生与衰竭，对生殖器官的发育和生殖机能具有决定性作用。肾中精气不足导致生殖器官发育异常而患不孕症时，当用填补肾中精气的治法。由肾中精气虚衰而引起的月经紊乱，可用填补肾精的方法治疗。

2. 冲、任二脉的作用 冲脉和任脉，同起于胞中。冲脉与足少阴肾经并行又与足阳明胃经相通，能调节十二经气血，与月经来潮相关，故言“冲为血海”；任脉与足三阴经相会，调节全身阴经，为“阴脉之海”，主胎儿的孕育，故言“任主胞胎”。冲、任气血旺盛，注入胞宫而发生月经。冲、任二脉气血衰少，则可出现月经不调或绝经，影响生殖机能，所以常把女性生殖功能障碍诊为“冲任不调”，并通过调理冲、任以治疗。

3. 心肝脾三脏的作用 女子胞的功能还与心、肝、脾的关系密切。由于月经的来潮，胎儿的孕育，均依赖于血液，而心主血，肝藏血，脾生血统血，故当心、肝、脾功能失调时，均可引起子宫的机能异常，出现相应的病理变化。肝失疏泄，气机不利，可出现月经不调、痛经等症；若肝血亏虚或脾虚气血生化乏源，胞宫失养，可出现经少、经闭、不孕等病症；若脾不统血或肝不藏血，可引起月经过多或崩漏等病症。因此治疗妇科经孕异常的病症，当分别从心、肝、脾辨治。

［附］精室

精室，又称精宫，是男性独有的生殖器官。精室的主要功能是贮藏精液，生育繁衍。清·唐宗海《中西汇通医经精义》说：“女子之胞，男子名为精室，乃血气交会，化精成胎之所。”精室包括解剖学所说的睾丸、附睾、精囊腺和前列腺等。精室的功能属肾所主，与督脉相关。肾精充足，肾气旺盛，督脉通盛，则精室功能调和，表现为生殖机能正常。肾精亏虚，肾气不足，督脉虚损，则精室功能失常，表现为遗精、早泄、不育等病症。

第四节 脏腑之间的关系

人体是一个有机的整体，构成人体的各脏腑组织以五脏为中心，与六腑相配合，以精气血津液为物质基础，通过经络的联络沟通，形成了一个协调统一的整体，任何一个脏腑的功能活动，都是机体整体活动的组成部分。中医理论不仅注重每一个脏腑各自的生理功能，而且非常重视脏腑之间的功能联系与协调，强调脏腑之间功能的制约、依存和协同关系，因此脏腑之间的关系也是藏象学说的重要内容，主要有脏与脏的关系、脏与腑的关系、腑与腑的关系。

一、脏与脏的关系

心、肺、脾、肝、肾五脏，不仅有各自的生理功能和相应的病理变化，而且彼此之间又存在着普遍而复杂的生理联系和病理影响。五行学说虽然在藏象学说的理论建构中发挥了重要作用，但五脏之间的关系已超越了五行生克制化理论的认识范围。因此本节以各脏的生理功能及特性为依据，阐述脏与脏之间的密切联系，揭示机体内在的自我调节机制。

（一）心与肺

心与肺之间的关系主要体现为气和血之间的相互依存和互根互用关系，即心主血液运行和肺主呼吸吐纳之间的协同调节关系。

气为血帅，气行则血行。肺主呼吸，朝百脉，助心行血，肺气的推动和敷布是确保心血正常运行的必要条件。只有肺气充沛，宣降适度，心才能发挥其推动血液运行的功能；血为气母，血是气的载体。心推动血液运行，气附于血而运行全身，只有心的功能正常，血行通利，肺才能有效地呼吸而主气。另外积于胸中的宗气，是连结心肺两脏功能的主要环节。宗气在肺的气化作用下形成，既能贯心脉而行气血，又可走息道而司呼吸，从而加强了血液循行和呼吸运动之间的协调平衡关系。

在病理情况下，心与肺的病变常相互影响。若肺气虚弱，宗气生成不足，行血无力，或肺气壅滞，气机不畅，均可影响心的行血功能，使血行受阻，出现胸闷、心悸、面唇青紫、舌质紫暗等血瘀症状；若心气不足，心阳不振，致使血行不畅，瘀阻心脉，也会影响肺的宣发肃降，出现咳嗽、气喘、胸闷等症，甚至咯出泡沫样血痰。

（二）心与脾

心与脾的关系主要表现在血液方面，体现为血液的生成及血液运行的相互协同关系。

在血液生成方面，心主血脉而又生血，血液环流转输脾运化生成的精微物质，维持和促进脾的正常运化；同时脾化生的水谷精微进入心脉，受心阳的温化而生成血液；脾主运化为气血生成之源，脾气健旺则血液化源充足，可保证心血充盈。

在血液运行方面，心气推动血液运行不息，心神调节气血正常有序地运行；脾气固摄血液在脉中运行而不外逸。心脾两脏相辅相成，共同维持血液的正常循行。若心血不足，不能荣养于脾；或思虑过度，劳伤心神，气行结滞，均可使脾失健运；若脾气虚弱，运化失职，气血化源不足，或脾不统血，失血过多，均可导致心血不足。心脾两脏病变相互影响，最终导致心脾两虚之证，表现为心血不足，心神失养的面色无华、失眠多梦等症；同时可见脾气虚弱，运化失健的食少腹胀、便溏、体倦等症。

（三）心与肝

心与肝的关系主要表现为血液运行与神志活动方面的相互依存、协同关系。

在血液运行方面，心血充盈，心气旺盛，血运正常，则肝有所藏；肝藏血充足，疏泄有度，随人体动静的不同而进行血流量的调节，使脉道充盈，有利于心推动血液在体内循环运行，则心有所主。心肝相互协同，共同维护血液的正常循行。

在神志活动方面，肝主疏泄而调节情志又藏血舍魂。心神正常，则有利于肝主疏泄。两者配合则气血平和，心情舒畅，则有利于心主神志，共同维护正常的神志活动。

在病理情况下，心肝两脏血液和神志方面的病变常常相互影响。一是心血不足与肝血亏虚之间常互为因果，最终导致心肝血虚，出现面色无华、心悸、头晕、目眩、妇女月经量少等症。由于血虚不能养神舍魂，又可见失眠、健忘、多梦易惊等神志症状。二是心神不安，可致肝失疏泄，而肝的疏泄功能失常，也可引起心神不安。情志过极，化火伤阴，常导致心肝火旺或心肝阴虚之证，表现为心烦失眠、急躁易怒，甚则登高而歌、弃衣而走、骂詈不休等神志失常的症状。

（四）心与肾

心与肾的关系主要表现在两个方面：一是心肾阴阳水火的互制互济，二是精、血互化，精、神互用。

心肾水火既济，阴阳互补。就阴阳水火升降理论而言，在上者宜降，心火必须下降于肾，温煦肾阳，使肾水不寒；在下者宜升，肾水必须上济于心，滋助心阴，制约心阳，使心阳不亢；肾阴也赖心阴的资助，心阳也赖肾阳的温煦。这种心肾水火既济，阴阳互补，维持着心肾两脏生理功能协调平衡的关系，被称为“心肾相交”、“水火既济”。

心肾精血互化，精、神互用。心血可充养肾精，肾精又能化生心血，心肾精血之间，相互资生，相互转化，为心肾相交奠定了物质基础；心藏神，主宰人体的生命活动，神全可以御精。肾藏精，精化髓充脑，脑为元神之府，积精可以全神。心神肾精互用，体现了“心肾相交”的又一层内涵。若肾阴不足，不能上济于心；或心火亢盛，下劫肾阴，常表现为心烦、失眠、心悸怔忡、眩晕耳鸣、腰膝痠软，或男子梦遗、女子梦交的心肾阴虚火旺的“心肾不交”证。若心阳不振，不能下温肾水；或肾阳虚衰，不能温化水液，可表现为水肿、尿少、畏寒肢冷、面色㿠白、心悸怔忡，甚则咳喘不得卧等症，称之为“水气凌心”。此外肾精亏虚，精不化髓，或心血不足，血不化精，均可导致脑髓亏虚，心神失养，出现健忘、失眠、多梦、头昏、耳鸣等症。

（五）肺与脾

肺与脾的关系表现在气和津液方面，主要体现为气的生成和水液代谢过程中两脏之间的协同关系。

气的生成方面，肺主呼吸，吸入自然界之清气；脾主运化，化生水谷之精，清气和谷气是生成宗气的主要物质。肺的功能活动需脾运化的水谷精微作为物质基础，脾运化的水谷精微靠肺气的宣降敷布全身。只有在肺脾两脏的协同作用下，才能保证气的正常生成与敷布。

水液代谢方面，肺脾两脏的协调是保证津液正常生成、输布和排泄的重要环节。脾主要参与水液的生成和输布；肺主通调水道，使水液正常地敷布与排泄。肺的通调水道，有助于脾运化水液的功能，从而防止内湿的产生；脾转输津液于肺，不仅是肺通调水道的前提，也为肺的生理活动提供了必要的营养，两脏在水液代谢方面相互为用，密切配合。

在病理情况下肺脾两脏常相互影响，主要在于气的生成不足和水液代谢失常两个方面。如脾气虚弱，生气不足，常导致肺气虚；或肺病日久，肺气虚弱，又常影响脾的运化，最终表现为肺脾气虚之证，出现食少、腹胀、便溏、体倦乏力、咳嗽气喘、少气懒言等症状。又如脾气虚弱，水湿内停，聚而为痰为饮，则可影响肺的宣发肃降；肺气虚弱，宣降失常，水道不能通调，水湿内聚困脾，又可影响脾的运化，最终表现为肺脾气虚之证，出现食少、倦怠、腹胀便溏、气短、咳嗽痰多，甚则水肿等症。故有“脾为生痰之源，肺为贮痰之器”之说。

（六）肺与肝

肺与肝的关系主要表现为气机升降调节方面的对立制约关系。

肺主气，保证一身之气的充足与调节；肝疏泄气机，促使全身气机调畅。肺主肃降，其气以下降为顺；肝主升发，其气以上升为宜。肺气充足，肃降正常，制约并反向调节肝气的升发；肝气疏泄，升发条达，制约并反向调节肺气的肃降。肝升肺降，相互制约又互相协调配合，不但维持肝肺之间的气机活动，同时对全身气机的调畅也起着重要的调节作用。

在病理情况下，肝肺气机的升降失调常相互影响，互为因果。如肝郁化火，可灼伤肺阴，出现面红目赤、急躁易怒、咳嗽胸痛，甚则咯血等症，称作“肝火犯肺”或“木火刑金”；反之燥热伤肺，肺失清肃，也可累及于肝，使肝失疏泄，此类病人常在咳嗽的同时，出现气机升降失常之头痛头晕、口苦咽干、面红目赤、烦躁易怒、胸胁胀痛等症。

（七）肺与肾

肺与肾的关系主要表现在水液代谢、呼吸运动和阴液互资三方面。

水液代谢方面，肺为水之上源，肾为主水之脏，主管全身的水液代谢。肺通调水道的功能有赖于肾阳的蒸腾气化，而肾主水功能的正常，也需借助肺的宣降。两者相互配合在水液的输布和排泄过程中发挥着重要作用。

呼吸运动方面，肺主呼吸，肾主纳气，共同完成呼吸功能。呼吸虽为肺脏所主，但需肾主纳气的协助以维持呼吸的深度。肾气充盛，不但吸入之气能经肺之肃降而下纳于肾，而且有助于肺气的肃降，同时肺在主司呼吸运动中，其气肃降也有利于肾之纳气。故有“肺为气之主，肾为气之根”之说。

阴液互资方面，肺肾两脏的阴液可以互相资生，肾阴为一身阴液之根本，肾阴充盛，上润于肺，则使肺阴不虚，肺气清宁，宣降正常，故水能润金；肺阴充足，输精于肾，则肾阴充盛，故金能生水。

肺肾两脏在病理上的相互影响，也主要表现在水液代谢、呼吸运动和阴液互资三方面。如肺失宣降，水道不得通调，必累及于肾；肾阳不足，气化失司，水液内停，又可上泛于肺，肺肾同病，水液代谢障碍，可表现为咳嗽气喘、咳逆倚息而不得平卧、尿少水肿等症状。又如肺气久虚，肃降失司，久病及肾；或肾气不足，摄纳无权，均可出现呼多吸少、气短喘促、气不得续、呼吸表浅、动则气喘益甚的肾不纳气证，或称肺肾气虚证。再如肺阴虚损，久则必及于肾而致肾阴不足；肾阴不足，不能滋养肺阴，亦可致肺阴虚损，故肺肾阴虚常同时并见，表现为两颧潮红、骨蒸潮热、盗汗、干咳音哑、腰膝痠软、夜梦遗精等症状。

（八）肝与脾

肝与脾的关系主要表现为血液生成、运行的协同关系和消化功能方面的依存关系。

在血液的生成、运行方面，肝贮藏血液并调节血流量，肝又疏泄气机，使血行通畅，能促进脾之运化；脾主运化，生血统血，使肝血能有所贮藏。肝脾两脏相互协同配合，共同维持血液的生成和运行。

在消化功能方面，肝疏泄气机并分泌胆汁，有助于脾之运化；脾气健运，气血化源充足，肝体得以滋养而有助于肝之疏泄。此外脾胃为气机升降之枢纽，脾升胃降，也有利于肝之升发；肝气升发条达，又促进了脾升胃降。肝脾互用，消化功能才能正常。

肝脾两脏的病变常相互影响，主要表现为血液和消化方面。肝不藏血，与脾不统血可同时并见，导致一系列出血病症；脾气虚弱，血液化生不足，或统摄无权而出血过多，均可导致肝血不足，表现为纳少、倦怠、眩晕、视物模糊、肢体麻木，或妇女月经量少、色淡等症；若肝气郁结，肝失疏泄，则易致脾失健运，形成精神抑郁，或急躁易怒、胸闷太息、两胁胀痛、纳少腹胀、便溏等肝脾不调之候，称为“木不疏土”或肝脾不调；若脾失健运，水湿内停，湿热内生，熏蒸肝胆，而致疏泄失常，则可见纳呆、腹胀便溏、胸胁胀痛、呕恶，甚或黄疸等症。

（九）肝与肾

肝与肾的关系主要表现在精血同源、藏泄互用及阴阳承制等方面。

在精血同源方面，肾精的充盛，有赖于肝血的滋养；肝血的充盈，有赖于肾精的化生。精与血之间可以相互滋生和转化，故有“肝肾同源”、“精血同源”或“乙癸同源”之说。

在藏泄互用方面，肝气疏泄，可使肾之开合有度；肾之封藏则可制约肝之疏泄太过。封藏与疏泄，相互为用，相互制约，共同调节女子的月经来潮、排卵和男子泄精功能。

在阴阳承制方面，由于肝肾同源，肝肾的阴阳之间又息息相通，相互制约，相互滋生。肾阴充盛则能滋养肝阴，并制约肝阳不致偏亢;肝阴充足,疏泄功能正常,则能促进肾阴充盛。

在病理情况下，肝血不足与肾精亏虚多相互影响，从而出现头晕目眩、耳鸣耳聋、腰膝痠软等肝肾精血两亏之证；若肝肾藏泄互用失常，女子可见月经周期紊乱、经量过多或闭经，男子可见遗精、滑泄，或阳强不泄等症；若肾阴不足，可致肝阴不足，而肝阴不足，日久也可损及肾阴，最终导致肝肾阴虚，肝阳上亢之证，表现为头晕目眩、面红目赤、急躁易怒、失眠、烦热盗汗、耳鸣、腰膝痠软，或梦遗滑精等症，称之为“水不涵木”。

（十）脾与肾

脾与肾的关系主要体现在先后天相互滋生和水液代谢过程中的相互协同等方面。

先后天相互资生，脾运化水谷精微，化生气血，为后天之本；肾藏精主生殖繁衍，为先天之本。先天促后天，脾的运化必须依赖肾阳的温煦蒸化，方能健运；后天养先天，肾中精气必赖脾运化的水谷精微营养，才能不断充盛。

水液代谢方面，脾运化水液，有赖肾阳的温煦蒸化，脾阳根于肾阳；肾为主水之脏，通过肾气、肾阳的气化作用，水液的吸收、排泄正常，开合有度，但又须脾土的制约。脾肾两脏相互配合，共同维持人体的水液代谢平衡。

脾肾病变常相互影响，互为因果。如脾气虚弱，水谷精气生成不足，可致肾精不足，表现为腹胀便溏、消瘦、耳鸣、腰膝痠软、骨萎无力，或青少年生长发育迟缓等病症。若肾阳不足，火不暖土，或脾阳久虚，损及肾阳，可致脾肾阳虚之证，表现为腹部冷痛、下利清谷、五更泄泻、腰膝痠冷等症；脾肾阳虚，脾不能运化水液，肾气化失司，还可导致水液代谢障碍，出现尿少、水肿、痰饮等病症。

二、脏与腑的关系

脏与腑的关系主要表现为脏腑阴阳表里的配合关系。脏属阴主里，腑属阳主表。脏与腑的经脉相互络属，结构上常相连通，功能上相互配合，病理上相互影响，从而构成心与小肠、肺与大肠、脾与胃、肝与胆、肾与膀胱等“脏腑相合”关系。此外脏与腑的关系还表现为一脏和多个腑相关，而每一腑又可能受到多个脏影响的复杂关系。

（一）心与小肠

心与小肠经脉相互络属，构成表里相合关系。心阳温煦，则小肠功能得以正常发挥；小肠吸收水谷精微，上输于心肺则可以化生心血。如果心火亢盛，通过经脉可下移于小肠，使小肠泌别清浊功能失常，出现尿少、尿黄、尿痛等症；小肠有热，亦可循经上扰于心，使心火亢盛，而出现心烦、失眠、舌红、口舌生疮等病症。

此外心与胆、胃也有密切关系。心、胆均与心理活动有关，胆在心神的主导下，行使其决断功能。心胆有病常相互影响，如心胆气虚，神失守持，则见惊悸不宁、胆怯善恐、失眠多梦等症；若胆郁痰热内扰，心神不宁，则见胸闷不舒、精神抑郁、眩晕呕恶、烦躁失眠等症。胃之大络，贯于心中，胃失和降，常致心神被扰，可见失眠心烦之症，正所谓“胃不和则卧不安”。

（二）肺与大肠

肺与大肠经脉上相互络属而成表里相合关系。肺气肃降与大肠传导功能相辅相成，相互为用。肺气清肃下行，气机调畅，津液布散，则可促进大肠传导下行；大肠传导正常，糟粕下行，则有助于肺的肃降和呼吸功能。如果肺失肃降，气不下行，津液不布，可见肠燥便秘、咳逆气喘；肺气虚弱，气虚推动无力，可见大便艰涩难行，即为气虚便秘；肺气虚弱并大肠气虚，固摄失职，可见大便溏泄或失禁；若大肠实热内结，腑气不通，则可影响肺的肃降，在出现便秘的同时可见胸满、咳喘等症。

此外肺与胃经脉相连，均主降而喜润恶燥，生理上相互依赖，相辅相成。肺宣发肃降，布散精微以养胃；胃与脾配合受纳腐熟，运化水谷精微以养肺。故肺胃病变常相互影响，如肺气肺阴亏虚，肃降失常，可致胃气胃阴不足，胃失和降；肺中邪气壅盛，宣降失常，可影响胃气上逆，均可出现呕吐、呃逆等症；胃气胃阴不足，也可致肺气肺阴亏虚，宣降失常，出现咳喘等症；若胃中寒冷，邪气上逆犯肺，也可见咳嗽之症，故有咳“皆聚于胃，关于肺”之说。

（三）脾与胃

脾与胃以膜相连，经脉相互络属，构成表里相合关系。脾与胃的关系在生理上主要体现在纳运相得、升降相因、燥湿相济三个方面：

其一，纳运相得：胃主受纳，腐熟水谷，是脾主运化的前提，没有胃的受纳腐熟，则脾无谷可运，无食可化；脾主运化，消化、吸收、转输水谷精微，为胃继续受纳腐熟提供了条件和能源，没有脾的运化，胃就不能继续受纳。脾胃纳运相互配合，共同完成对饮食物的消化、精微物质的吸收、转输，同为后天之本，气血化生之源。其二，升降相因：脾胃同居中焦，脾主升清，将水谷精微上输于心肺，乃至全身，胃才能继续受纳腐熟和通降；胃主降浊，水谷下行无停聚之患，则有助于脾气之升运。脾胃之气，一升一降，相反相成，共同构成人体气机升降的枢纽，从而保证纳运功能的正常进行，并维持着内脏部位的相对恒定。其三，燥湿相济：脾脏属阴，主运化升清，以阳气用事，脾阳健旺则能运化升清，故喜燥恶湿；胃腑属阳，主受纳腐熟而降浊，赖阴液的滋润，故喜润恶燥。脾易湿，得胃阳以济之；胃易燥，得脾阴以润之。脾胃燥湿喜恶之性不同，但又相互制约，相互为用。燥湿相济，阴阳相合，才能保证脾胃的正常纳运及升降。脾胃病变常相互影响，如脾虚运化失常，清阳不升，可影响胃的受纳与降浊；胃失和降，也可影响脾的运化与升清，最终均可出现纳少脘痞、腹胀、便溏、泄泻、嗳气、呕吐等脾胃纳运失调等症。若脾虚气陷，可致胃失和降，而胃失和降，又可影响脾气升运，均可出现脘腹坠胀、头晕目眩、泄泻不止、呕吐呃逆、内脏下垂等脾胃升降失常等症；脾湿太过，湿浊中阻，可致纳呆、嗳气、呕恶、胃脘胀痛等胃气不降之症；胃燥阴伤，又可损及脾阴，出现不思饮食、食入不化、腹胀便秘、消瘦、口渴等症。

脾主运化，胃主受纳的功能，在藏象理论中涵盖了大肠和小肠的功能。大肠的传导、小肠的化物，赖脾气的推动、固摄，脾阳的温煦和脾胃之阴的滋润。若脾虚推动无力，或阳虚肠寒气滞，或阴虚肠失滋润，均可见便秘之症；若脾阳不足，肠道虚寒，则可见泄泻、下利清谷等症；大肠、小肠通降失常，又可使浊气上逆，致胃失和降，脾失健运，出现腹胀、呕吐等症。

脾与胆也有着密切的关系。脾主运化，须胆汁的协助；而胆则有赖于脾之精气的培植，脾气健旺，则胆气充足。病理情况下，胆汁排泄异常，木不疏土，可见消化不良、厌油腻、泄泻等症；湿热困脾，土壅木郁，胆汁上溢外泛，可见口苦、黄疸等症；脾气虚久可致胆气亏虚，见胸胁隐痛不适、乏力神疲、少气、惊悸虚怯、失眠多梦等症。

（四）肝与胆

胆附于肝叶之间，肝与胆经脉相互络属，构成表里相合关系。主要体现在消化和情志方面的密切配合。

消化方面，肝胆同主疏泄，共同发挥协助消化的作用。肝一方面分泌胆汁，贮存于胆；另一方面调畅胆腑气机，促进胆汁的排泄。胆主疏泄，使胆汁排泄通畅，有利于肝主疏泄作用的发挥。情志方面，肝为将军之官，主谋虑；胆为中正之官，主决断。肝之谋虑需要胆之决断，而决断来自于谋虑。肝胆相互配合则思维活跃，遇事果断，故《类经·藏象类》说："胆附于肝，相为表里，肝气虽强，非胆不断，肝胆相济，勇敢乃成。"肝胆病变常相互影响，肝胆之气虚、气郁、湿热、火旺等病变多为两者并见，表现为胆怯易惊、失眠多梦、气短乏力，或精神抑郁、胸胁胀痛、口苦眩晕、胁痛黄疸，或烦躁易怒等症状。

肝与胃、大肠、膀胱也有着密切的关系。气的升发条达，有助于胃气的和降，若肝气郁结，横逆犯胃，致胃失和降，可见胸胁及胃脘胀痛或窜痛、呕吐、嗳气、呃逆等肝气犯胃之证；肝疏泄气机，可促进大肠传导和膀胱的排尿功能，若肝气郁滞，可使大肠气滞，传导失司而见气滞便秘症；可使膀胱气化不利，排尿功能失常，而见小便不利，或癃闭之症。

（五）肾与膀胱

肾与膀胱有"系"（输尿管）相通，经脉相互络属，构成表里相合关系。在生理上主要表现在主尿液方面。肾为水脏，膀胱为水腑。水液经肾的气化作用，浊者下降贮存于膀胱，而膀胱的贮尿和排尿功能，又依赖于肾的气化与固摄，才能开合有度。肾与膀胱相互协作，共同主司尿液的生成、贮存和排泄。若肾之阳气不足，气化失常，固摄无权，则膀胱开合失度，可出现癃闭，或尿频、多尿、尿后余沥、遗尿，甚至尿失禁等症；若膀胱湿热，开合不利，亦可影响于肾，在出现尿频、尿急、尿黄、尿痛的同时伴有腰痛等肾伤的症状。

肾与胃的关系也十分密切。肾阴肾阳为脏腑阴阳的根本，胃主受纳腐熟水谷，赖肾阴之滋助而濡润不燥，赖肾阳的充盛而蒸化腐熟；而肾主藏精，有赖于胃土精气的资助。肾主二阴，又与胃之降浊有关，因胃主降浊，使水谷浊气下达大肠、小肠，从便、尿而排，故《素问·水热穴论》说："肾者，胃之关也。"病理情况下，肾气不足，累及于胃，可见食欲不振、恶心呕吐等症；真阳暴脱，致使胃气败绝，可见呃逆不止、呃声低微等症；而胃气虚弱，化源不足，则可致肾精亏虚，出现头晕耳鸣、腰膝痠软等症。

三、腑与腑的关系

六腑的主要生理功能是受盛和传化水谷，故六腑之间的关系主要表现为各腑在饮食物的消化、吸收和糟粕排泄过程中的相互联系和密切配合。

饮食物进入人体，首先纳入于胃中，经胃的腐熟进行初步消化，然后下传于小肠。胆贮藏排泄胆汁，助小肠的消化。小肠受盛化物，对饮食物进行进一步消化，并泌别清浊，吸收精微，以营养全身，同时在胃的通降作用下将饮食残渣下传大肠。大肠传导变化，进一步吸收饮食残渣中的部分水分，成形粪便经肛门排出体外。膀胱贮存尿液，经气化作用而使尿液排出体外。三焦通行元气，达于脏腑，从而推动整个传化功能的正常进行。可见六腑在传化水谷的过程中，其消化功能主要是胃、胆、小肠的作用；其吸收功能关系到小肠、大肠；其排泄功能关系到大肠、膀胱。既有分工，又密切配合，共同完成对饮食物的消化、精微的吸收和糟粕的排泄。

由于六腑传化水谷，需要不断地受纳、消化、传导和排泄，虚实更替，宜通而不宜滞，故六腑的共同生理特点是：泻而不藏，实而不满，以通为用，以降为顺。

病理情况下六腑的病变以壅塞不通为多见，且常相互影响，互为因果。如胃有实热，消灼津液，则可致大肠传导不利，大便秘结不通；大肠燥结也可导致胃失和降，胃气上逆而见恶心、呕吐等症；胆失疏泄，常可犯胃，出现胁痛、黄疸、恶心、呕吐苦水、食欲不振等胆胃同病之症；若再影响到小肠，可见腹胀、泄泻等症；脾胃湿热，熏蒸于胆，胆汁外溢，则可致口苦、黄疸等症。

第五节　生命活动的整体联系

人体的生命活动现象虽然错综复杂，富于变化，但总不外乎表现为神志活动、呼吸运动、消化吸收排泄、血液循行、水液代谢、生长发育、生殖繁衍、感觉功能、肢体运动等方面，这些基本的生命活动相互之间存在着密切的联系并保持协调关系，体现在以五脏为中心的五大功能系统之中。这种生命活动的整体性联系，正是藏象学说的特点和精髓所在。人体的生命活动受到内外环境多种因素的共同影响，在观察分析和研究探讨生命现象的有关问题时，必须注重生命本身所存在的统一性、完整性、联系性，以及生命体与其所处自然环境的相关性。因此生命活动的整体联系集中的表现在两个方面：一是生命活动与五脏的调节，二是五脏与自然界的联系。

一、生命活动与五脏的调节

人以五脏为本，生命活动的各个方面虽分别为相关的脏腑所主，具有各自的规律性，但都是五脏功能相互协调配合的结果。五脏对生命活动的调节，表现为主司、参与、协调、相关等不同的方式。机体是一个协调的统一体，其以五脏为核心，通过与六腑的配合，以经络为联系的通道，以精气血津液为物质基础，与形体官窍紧密相连，表现为基本的生命运动，各种机能活动都是生命整体性活动的一部分。

（一）神志活动与五脏的调节

神志指人的精神意识思维，是人的心理活动，属于神的范畴。人的心理活动包括认知、情感与意志三个方面。认知是人以感知、记忆、思维等形式反映客观事物的性质、联系及其对人的意义；情感是由认知而引起人对客观事物的某种态度的体验；意志是由认知支持与情感推动，使人有意识地克服内心的障碍与外部的困难而坚持实现目的的过程。可见情感与意志活动中都含有认知的成分，认知是基本的心理活动。情感与意志又对认知过程发生影响。

中医学认为，五脏均参与了人的心理活动，神志的产生和调节是以五脏功能为基础的。

1．神志活动分属于五脏 神志的产生和维持有赖于内在脏腑的机能活动，以脏腑精气血阴阳为物质基础，通过口、眼、舌、鼻、耳五官这些接受外界信息刺激的重要器官将信息传入五脏，在五脏的生理活动作用下产生。由于五脏的精气阴阳及功能各有所别，各脏所主神志活动亦有所不同，就认知活动而言，“心藏脉，脉舍神”、“肝藏血，血舍魂”、“肺藏气，气舍魄”、“脾藏营，营舍意”、“肾藏精，精舍志”（《灵枢·本神》）；就情感活动而言，“人有五脏化五气，以生喜怒悲忧恐”，心“在志为喜”、肝“在志为怒”、脾“在志为思”、肺“在志为忧”、肾“在志为恐”(《素问·阴阳应象大论》)。

只有脏腑精气血阴阳充盛，功能协调，人体的神志活动才能正常，若五脏精气血阴阳出现虚实变化而功能紊乱，势必会导致相应的神志出现异常变化。神志异常变化对五脏的影响具有一定的选择性。如“心气虚则悲，实则笑不休”，“肝气虚则恐，实则怒”(《灵枢·本神》)。以及“怒伤肝”、“喜伤心”、“思伤脾”、“忧伤肺”、“恐伤肾”(《素问·阴阳应象大论》)。即反映了不同情志障碍与五脏之间的特殊关系。

由于神、魂、魄、意、志及喜、怒、思、忧、恐的认知活动和情感变化，通过五脏的生理功能表现出来，并可反映相应内脏的精气盛衰，所以分别归属于五脏之中，成为五脏各自生理功能的一部分。

2．神志活动统主于心，受五脏调节 心为君主之官，主藏神志，主司人的精神意识思维活动，为五脏六腑之大主，对各种心理活动起着整体调节作用。就人的认知活动而言，《灵枢·本神》指出：“所以任物者谓之心，心有所忆谓之意，意之所存谓之志，因志而存变谓之思，因思而远慕谓之虑，因虑而处物谓之智。”就人的情感活动而言，亦由心所主宰，喜、怒、思、忧、恐等都是发于心而应于别脏。如张介宾在《类经·疾病类》中对此解释说："心为五脏六腑之大主，而总统魂魄，并该志意。故忧动于心则肺应，思动于心则脾应，怒动于心则肝应，恐动于心则肾应，此所以五志唯心所使也。"说明心为神志活动的主宰。心主神志的功能正常与否，常可通过人的精神状态、意识、思维、睡眠及情感等活动表现出来，神志病变累及相应脏腑，最终皆伤及心神。故《灵枢·口问》说："悲哀愁忧则心动，心动则五脏六腑皆摇。"

神志活动因其分属于五脏，必然受到五脏的共同调节。肝疏泄气机，调节情志，对保持心情开朗舒畅起着重要作用；肝对血流量的调节可保障脑、心、肾等重要脏器对精微物质的需求。脾为气血生化之源，胃之大络与心联络沟通，脾升胃降，通上连下，为诸脏气机升降之枢纽，通过协调脏腑气机的升降而影响神志活动。心肾精血互化，以养心神。肺为相傅之官，助心行血和辅心主神。可见，五脏均与神志活动密切相关，尤以心、肝、脾三脏为要，但主导在心。由于五脏都参与了神志活动的调节，故任何一脏的功能失调，都可引起神志病变，而一种神志异常可伤及多个脏腑，多种神志失常亦可伤及一个脏腑，并非一一的对应关系。如《灵枢·本神》言怵惕思虑伤心，愁忧伤脾等，即是其例。

（二）呼吸运动与五脏的调节

呼吸是生命活动的重要指征，是人体重要的生命现象之一，是全身各组织器官生理活动的必要保证。呼吸运动是一个完整的过程，为周身之气升降出入运动的体现，呼吸运动的正常进行，需要五脏功能的密切配合。

肺为人体的呼吸器官，主司人体的呼吸运动。肺在鼻、喉、息道的辅助下，宣发肃降，有节律的一呼一吸，吸入自然界的清气，呼出机体新陈代谢过程中产生的浊气，进行清浊交换，促进气的生成，是维持和调节全身气机正常升降出入的重要因素，是人体新陈代谢正常进行的重要保证。呼吸功能虽为肺脏所主，其中呼气依靠肺的宣发作用，吸气依赖肺的肃降作用，但吸气必须依赖肾气为之摄纳，如此呼吸才能调匀、通畅，才能保持呼吸的深度，使呼吸有根。故清·林珮琴《类证治裁·喘症论治》云："肺为气之主，肾为气之根。肺主出气，肾主纳气，阴阳相交，呼吸乃和。若出纳升降失常，斯喘作焉。"可见肺肾在呼吸运动中发挥着重要的作用。肝调畅气机，其气以升发为宜，而肺应少阴秋收之气，主肃降，其气以下降为顺。肝升肺降，升降得宜，则全身气机才能舒畅，因此肝对肺的呼吸功能有一定的影响作用。脾胃所化生的水谷精气，由脾上输于肺，与肺的呼吸之气相合于胸中而生成宗气。宗气走息道，推动肺叶的扩张和收缩，促进肺的呼吸，并贯于喉咙，布于鼻腔，因此呼吸的畅通及发音和鼻的通气功能均与宗气的盛衰有关。心肺居于胸中，心之经脉系于肺，如《灵枢·经脉》云："心手少阴之脉……其直者，复从心系却上肺"，自然界清气进入胸中，与水谷精气结合，赖心肺的共同作用以化生气血；而心主血脉，血为气之母，血既是气的载体，又能促进气的生成，故肺司呼吸而主气的功能有赖于心之协助。由于五脏都参与了对呼吸运动的调节，所以五脏中任何一脏的功能异常均可波及肺脏，导致呼吸失常，故《素问·咳论》指出："五脏六腑皆令人咳，非独肺也。"

（三）消化吸收排泄与五脏的调节

消化吸收排泄过程，即水谷代谢的过程，关系到五脏六腑的生理活动。人以水谷为本，水谷精微是人类赖以生存的基本物质，是维持五脏功能活动的物质来源。

人在生命活动的过程中，需要不断地摄取饮食营养，饮食物进入人体，虽然是直接通过消化器官的胆、胃、小肠、大肠、三焦、膀胱等腑的功能而进行消化、吸收和排泄，但却离不开五脏的功能活动，消化吸收排泄是脏腑功能密切配合而完成的。饮食物入胃后，经胃的初步消化而下移于小肠，小肠对之作进一步消化，并吸收其中的精微物质的过程，均赖脾气的推动才能正常进行。同时脾将吸收的精微物质转运输送至全身及转化为精、气、血、津液等生命活动的基本物质。脾主运化，涵盖了小肠化物与泌别清浊的功能，而大肠的传导功能，亦赖脾气的推动与固摄、脾阳的温煦及脾阴的滋润。所以脾对饮食物的消化吸收排泄过程发挥着重要作用，与胃同称为后天之本，气血化生之源。

饮食物的消化吸收，主要依靠中焦脾胃的受纳、腐熟与运化功能来完成，但是肝的作用也不可忽视，肝疏泄气机的功能，一方面能促进胆汁的分泌、排泄而有助于消化；另一方面能促进脾气的升清，使水谷精微得以上归心肺，又能使胃气和降，推动初步消化之食物下达小肠。心肺同居于上焦，一方面，脾转送水谷精微至全身及转化精、气、血、津液的过程，是在与心肺等脏的共同作用下完成的；另一方面，心主血脉，心有所主则脾胃有所荣养。肺与胃经脉相连，肺脉起于中焦，还循胃口，肺主宣发肃降，布散精气津液以滋养脾胃，从而促进了饮食物的消化吸收。肾为人体一身阴阳之根本，脾阳根于肾阳，脾胃对水谷的消化吸收，还依赖于肾阳的温煦蒸腾和肾阴的滋助；胃、小肠、大肠的降浊，也赖肾中精气阴阳的调节辅助；肾主司二便，大便、小便的排出，均依靠肾中精气阴阳对前后阴的开合启闭进行调节。所以五脏对人体的消化吸收排泄活动均发挥着调节作用。

（四）血液循行与五脏的调节

血液是构成和维持人体生命活动的重要物质。脉为血之府，血液流行于脉管之中，周而复始，不断循环流注于全身，是其发挥生理功能的前提和条件。因此血液的循行正常与否，决定着生命活动能否正常进行。

血液的正常循行，必须具备以下基本条件：其一是气的推动和固摄作用的协调平衡；其二是脉管的完整通畅；其三是血量的充足和血行环境的温度适宜。这就必须依赖五脏六腑的生理功能正常发挥。第一，心主血脉，心脏是血液循行的枢纽，心与脉构成的闭环通路是血液循行的通路。心气、心阳温煦和推动心脏的搏动，使血液按照一定的方向流动，维持着正常的心力、心率和心律；心还参与生血，水谷精微进入心脉，受心阳的温化可以生成血液；心血充养脏腑也可以促进血液的生成，而使血量充盈。可见心在血液的循行中发挥着主宰作用。第二，肺能助心行血。一是肺有节律的呼吸吐纳，主持呼吸节律，因而在肺中进行清浊之气交换而布散周身的血液，也随着呼吸运动而有节律地在脉中运行，以此参与心率和心律的调控；二是肺使血液保持洁净的状态，使血液自身具备了畅通运行的条件；三是肺主宗气的生成，宗气推动血行；四是肺气宣发肃降，调节气机的升降出入，影响血行。故称肺为相傅之官。第三，肝的疏泄作用可调畅气机并维持气的正常运行，从而贮藏血液和调节血流量，固摄血液，防止血液外逸；还可影响脾胃运化，促进血液的化生，保持血量的充盈。第四，脾的运化功能，能够化生气血，气血充足，一方面保证了脉中血量的充足，另一方面气血充养于脉，保证了脉管的致密完整和滑利；脾的统血功能，使血液在脉中运行不至于外逸。故肺、肝、脾对血液正常循行也发挥了重要作用。此外肾精通过充养骨髓，髓可以生血；肾精化生元气，推动、激发各脏腑的功能也可化血。精血同源，故肾脏对血液循行的作用，主要是促进血量的充盈。

总之，血液循行也是五脏共同调节的结果，其中以心、肝、脾、肺四脏为主。任何一脏的功能失调，皆可引起血液循行的障碍和异常，产生瘀血、出血等病理变化。

（五）水液代谢与五脏的调节

水液代谢指水液的生成、输布和排泄过程，这也是多脏腑相互配合的结果，是在肺、脾、肾、胃、大肠、小肠、三焦、膀胱的共同作用下完成的，五脏分别发挥着重要的作用。

肺为水之上源，主行津液。肺对水液代谢的作用，一是通过宣发肃降将水液中的清中之清输布于全身；二是通过其肃降，将清中之浊肃降于肾；三是在肺的宣发作用下，促使一部分水液从皮肤汗孔和呼吸道以汗和水气排出。脾为水之中州，其对水液代谢的作用，一是将胃、小肠、大肠吸收之津液通过升清作用，上输至心肺；二是脾气和脾阳的蒸化，推动和调节津液的输送、布散，从而防止了水液在体内的停滞。肾为主水之脏，由肺肃降于肾的水液，通过肾阳的蒸腾气化，其清者，复归于脾肺，重新参与体内循环利用；其浊者，则不断地化生成尿液，下注于膀胱，在肾的气化作用下排出体外；此外，肾阳还可温煦和推动脾、肺、肝、胃、小肠、大肠等脏腑对津液进行吸收、输布和排泄。肝疏泄气机，气能行水，气行则水行，故对水液的代谢起着协助作用。心主血脉，血脉通利也有助于血中之水的布散。

总之，人体水液代谢的全过程，需要五脏生理功能的协同配合，此即是“水精四布，五经并行”（《素问·经脉别论》）之意。但以肺、脾、肾三脏为核心，如果肺、脾、肾三脏中任何一脏的功能失常，常可引起水液的输布、排泄障碍，使水液停聚，而产生水肿、痰饮等病症。临证中心、肝二脏的病变，也可产生水液代谢失常的病症。

（六）生长发育与五脏的调节

人体的生长发育和衰老是人类生命的自然规律。由于精、气、血、津液是构成和维持人体生命活动的基本物质，而精、气、血、津液又为五脏所主，因此人体生长发育衰老的过程，也是精、气、血、津液的盛衰变化过程，故生长发育的生命活动必然受到五脏的调节，取决于五脏的盛衰变化。

肾中精气的盛衰对人体的生长发育过程起着决定性的作用，与人体的生长发育衰老呈正相关性。人在出生以后，由于肾中精气不断得到后天之精的培育而日渐充盛，机体就表现为齿更发长、筋骨隆盛等蓬勃生长之势。中年以后随着肾中精气的由盛转衰，机体就表现为发白齿摇等逐渐衰老之象。肾中精气不足，在婴幼儿可表现为生长发育不良，出现五迟（立、行、齿、发、语迟）、五软（头项、口、手、足、肌肉软）等病症；在青壮年可表现为头发稀疏、早白少泽、齿槁、齿落、健忘等早衰之象。脾胃为气血化生之源，是影响人体生长发育的重要脏腑。其一方面将精气血津液源源不断地输送到全身脏腑组织，维持正常的生命活动；另一方面又不断地补充、培育先天之精气，使机体生长不息，人体能够正常地生长发育。脾胃虚弱，精气血津液化源不足，势必导致机体营养不良，消瘦乏力，生长发育障碍。可见脾肾都是人体生长发育之根本。此外心生血行血，血液是生命活动的重要物质，在生长发育过程中须臾不可缺无，故心主血脉的功能正常，则脏腑组织器官得养，而生长发育健旺。肺脏通过呼吸运动，使血液保持洁净状态和高度的养分，使津液布达全身，维持了脏腑的功能活动，促进了机体的生长发育。肝对气机的调畅和血液的贮藏及血流量的合理分配，也对生长发育过程产生着重要的影响。

（七）生殖能力与五脏的调节

生殖能力主要是指机体发育成熟后而具备的繁衍后代的能力。人的生殖机能，虽取决于生殖器官的功能，但却是一个复杂的生理过程，与全身的整体状况和精神状态都有关，涉及五脏六腑的功能，其中以肾为主，与脾、肝关系密切。

肾藏精对人体的生殖机能起着主导作用。其一，肾中所藏的生殖之精，是形成胚胎，产生新生命体的原始物质，是生殖繁衍的物质基础，决定着人体生长发育的状况；其二，肾中精气充盛到一定的阶段和程度，便能产生一种促进和维持性机能的物质，即“天癸”，天癸是促进生殖功能的基础，可促进冲任二脉通盛及男女生殖之精的成熟。此时男精乃能溢泻，女精乃能降至，阴阳两精相合，新的生命便能产生，故肾中精气的盛衰决定着机体的生殖能力。肾中精气充盛，则生殖机能正常，化生的形体才能壮实；肾中精气亏虚，则在青壮年便可表现为生殖能力减退、男子精少不育、女子经闭不孕、性机能低下，或即使生育，也会使下一代先天不足，形体虚衰，或出现先天畸形、痴呆等某些先天性疾病。

肝脉循阴器，经少腹联络冲任二脉，冲任二脉皆起于会阴，与男女之生殖均有关。在女子，冲为血海，任主胞胎。在男子，阴茎以筋为体，宗筋结于前阴，故冲任气血的通畅，阴茎的勃起与精窍的启闭，皆赖肝的疏泄。肝之疏泄失常，在女子可见月经失调、不孕；在男子可见阳痿、早泄、遗精、滑精、精少不育。肝主疏泄，肾主闭藏，闭藏与疏泄，协调配合，生殖机能正常。

脾运化的水谷精气，归藏于肾，可使肾精充足；脾化生的血液贮藏于肝，可使冲任充盛，故脾与人体的生殖机能也有关。

此外心神可协调各脏腑的功能活动，心肾相交，心血畅旺，肾精充足，水火既济，精神互用，则生殖机能正常。否则心肾不交可见阳痿、梦遗、早泄、梦交、不孕不育等病症。肺能调节全身气机，可促进生殖之精的施泄，也对生殖机能产生一定的影响，如长期肺功能不全的病人可有性机能丧失的病症。

（八）感觉功能与五脏的调节

感觉包括人的嗅觉、视觉、听觉、味觉等，是耳、目、口、舌、鼻等感觉器官的功能。感觉器官为五脏所主。

心手少阴之别系舌本，心开窍于舌，舌的主要功能之一是主司味觉。心主血脉的功能正常则舌之营血充足，舌体柔软；心主神志的功能正常则舌运动灵活，味觉灵敏。舌除与心有关外，亦与脾、肝、肾等内脏关联，如足太阴脾经连舌本散舌下，足厥阴肝经络舌本，足少阴肾经挟舌本。故味觉也与脾、肝、肾等脏有关。肺主司呼吸，开窍于鼻，鼻的嗅觉有赖于肺气的作用。肺气宣畅，则呼吸调匀，鼻窍通利，嗅觉灵敏。此外心脉系于肺，又主神志，故心有病也可影响感觉任物，出现嗅觉异常，故曰：“心肺有病而鼻为之不利”（《素问·五藏别论》)。脾开窍于口，口的味觉与脾有关。脾气健旺则口味正常；脾胃虚弱，则口淡无味；脾胃湿热，则口中发甜。肝开窍于目，肝之气血不断上濡于目，则目能正常发挥其视物辨色的功能。然而五脏六腑的精气皆上注于目，眼通五脏，气贯五轮，故五脏功能正常，气血津液充盈和调，上注于目，则视清目明。五脏有病皆可影响视觉。肾开窍于耳，肾藏精生髓通脑，肾脉贯脊，督脉属肾贯脊络脑，肾中精气可通过足少阴肾经、督脉上达于脑，输养于耳窍，故耳之病变多责之于肾。另外耳与心、肝、脾等脏也有一定的联系。“心寄窍于耳”，心主神，听觉功能与神有关，心肾水火互济，精气方能上达清窍使听觉聪敏；胆经绕耳并入耳中，肝胆相表里，肝胆之气升发有度，清阳上注耳窍，则耳目聪明；脾主运化升清，胃经循颊车上耳前，脾胃运化正常，清阳之气上奉耳窍，则耳目灵敏。故耳的病变也与心、肝、脾有关。

(九) 肢体运动与五脏的调节

肢体的运动是涉及筋膜、骨节、肌肉等的复杂活动，需肉、筋、骨的协同作用，与五脏的功能活动密不可分。

脾主四肢肌肉，脾的运化功能正常，气血津液化生充足，则四肢肌肉得养，从而肌肉能够正常地收缩弛张，肢体才能自如运动。脾虚肌肉失养，或肌肉因故过于软弱或挛急，则势必导致运动无力或受限，甚则四肢痿废不用或拘挛强直。肝主筋膜，主持运动。筋连接、约束骨关节，有利于骨节肌肉的相互联结与协同作用，机体关节之所以能屈伸转侧，运动自如，除肌肉的收缩弛张外，筋在肌肉与骨节之间的协同作用尤为重要。肝主疏泄和藏血的功能正常，肝之气血濡养诸筋，则肢体运动灵活。骨为肾所主，肌肉和筋膜的收缩弛张，产生动力，促使骨节屈伸旋转，从而表现出躯体的各种运动，所以肢体的运动过程中，骨与骨组成的关节，起着支点支撑和具体实施动作的重要作用。肾精充足，能生髓养骨，则肢体运动自如。可见肢体的运动，主要受脾、肝、肾三脏功能的调节。

此外心藏神而主血脉，肺主气而宣发肃降，对于保证肌肉、骨骼、筋膜的气血津液充养和运动也十分重要。

二、五脏与自然界的联系

人与自然界息息相通，赖自然界以生存。人是天地之气交感的产物，天地阴阳二气的交感和合是万物发生、发展与变化的根本原因。万物各因其所禀受的阴阳之气的多少，而有不同的形质特征，人体由于禀受阴阳之气的多少不同，而有五脏的结构和功能差异。由于万物对自然界物质的客观需求不同，各有一定的选择性，所以五脏对自然界的五气、五色、五时、五味等就有不同的亲和力。人类在长期的生活过程中，逐渐形成了与自然界变化相适应的生理反应性，并主要表现为机体对外界环境刺激的反应性、自身调节能力以及耐受性、适应性等，从而使机体内外环境保持着相对的稳定性。可见五脏与自然界的联系，是生命活动整体性联系的重要组成部分。这种整体性联系体现为五脏的生理、病理变化与自然界的变化同步，而且人与自然界之间存在着相参相应的关系。

(一) 五脏与五时相通应

《素问·宝命全形论》说：“人以天地之气生，四时之法成。”《素问·六节藏象论》

说："天食人以五气。"人与自然界有着物质的同一性，自然界每一季节由于禀受阴阳之气的多少不同，形成了春、夏、长夏、秋、冬的气候特征；人体五脏由于禀受阴阳之气的多少不同，形成了五脏各自不同的本质特征和功能特性，故五脏与四时阴阳有着不同的通应关系。春为少阳生发之气，肝主疏泄而升发，故肝气通于春；夏为太阳温热之气，心为火脏具有温热的特点，故心气通于夏；长夏居夏秋之交，气候湿热，万物生化长养，脾为土脏，主长养生化，故脾气通于长夏；秋为少阴收敛之气，肺为清肃之脏，具宣降的特点，故肺气通于秋；冬为太阴寒冷之气，肾为封藏之本，故肾气通于冬。五脏与五时的这种通应关系，决定了人体的生理功能、病理变化必然受到自然界四时阴阳变化的影响。

1. 五脏功能分旺于五时 春、夏、长夏、秋、冬五时不同的季节里，人体的真气常较多地分布、通达、濡养于相应的五脏，使该脏功能相对旺盛。具体言之，春季"藏真散于肝"；夏季"藏真通于心"；长夏"藏真濡于脾"；秋季"藏真高于肺"；冬季"藏真下于肾"（《素问·平人气象论》）。说明随着五时之气的影响，真气在五脏的分布，由于其生理特征的不同，客观需求不同，因而就有一定的偏倾性，以顺应相应之脏功能顺时而旺的特点。可见五脏之气在不同的季节时令，功能状态亦因之而异。

2. 五脏气血变化于五时 由于五脏的功能在五时的不同盛衰状态，五脏之气血也因五脏阴阳在五时的消长变化，而呈现相应的盛衰变化。突出表现为面色和脉象在五时的差异。如我国人种面色微黄，故以黄色为主色，在微黄的基础上，面色因五时气候变化的影响而微有变化，例如春季略现青色，夏季略显赤色等，这些色泽变化称为客色。脉象随着五季阴阳的消长也有正常的波动，分别表现为春弦、夏洪、长夏濡、秋浮、冬沉。面色和脉象在五时的不同表现，正是四时气候变迁影响内脏气血功能活动的具体表现。

3. 五脏病变因时而异 五脏在不同的季节里，内脏气血的盛衰状态各异，故对不同季节所产生的不同邪气有不同的易感性。因而五脏的病证因时而异，不同的时气影响到五脏，可以出现季节性的多发病，如湿邪与脾、燥邪与肺、火热之邪与心、寒邪与肾、风邪与肝有特殊的亲和性。故春季多风病、肝病，夏季多暑病、心疾，长夏多湿病、脾病，秋季多燥病、肺病，冬季多寒病、肾疾。故《素问·金匮真言论》说："春善病鼽衄，仲夏善病胸胁，长夏善病洞泄寒中，秋善病风疟，冬善病痹厥。"

4. 五脏病证的治疗因时制宜 因时制宜是根据季节气候因素对五脏生理病理的影响，以确定治疗方案的方法。对于五脏病证在治疗时，一是从主时之脏求治。如出血病变逢春季发者，治宜清肝泄火；逢夏季而发，清降心火；逢秋季发者，清热润肺；逢冬季而发则滋肾降火。二是据证立法用药，兼调主时之脏。如春季为风木主气，肝胆气旺，在辨证治疗时，宜加柴胡、半夏、木通等品应时气变化以畅达肝气。三是随病变时令，根据五行相克关系，抑强扶弱。一般认为春季宜抑木培土，夏季宜抑火固金，秋季宜泻肺保肝，冬月宜避寒益火强心，以顺应时令五行之气。

（二）五脏与五味相通应

由于饮食药物各有不同的成分和性味，所以根据其性能与人的味觉就形成了一个综合的概念，即酸、苦、甘、辛、咸五味，以此作为说明药食功效的依据。人之五脏，对药食气味的嗜欲不同，各有所好，脏腑之气血阴阳，需五味阴阳和合而生。所以药食五味分别与五脏有特殊的亲和性，其五味调和则可化生精、气、血、津液，维持人体的正常生命活动，若五味失宜则伤脏致病。正如《素问·生气通天论》所说："阴之所生，本在五味，阴之五宫，伤在五味。"

1. 五味分入五脏 五脏的气血阴阳各有不同，功能特点有别，故对药食五味的需求不同，具有一定的选择性，即不同的味对特定的脏具有特殊的亲和性。五味与五脏的通应关系，表现为五味按其五行属性归类各归其所应之脏。《素问·宣明五气》曰："酸入肝，辛入肺，苦入心，咸入肾，甘入脾。"但并非五味只入相应之脏，而是在各归所喜的基础上，有一个先入后布的过程。本味先入本脏以养本脏气，然后布于其他脏，化精养脏，对五脏功能发挥调节作用。如《素问·至真要大论》说："酸先入肝，苦先入心，甘先入脾，辛先入肺，咸先入肾。"

2. 五脏各有所宜之味 五脏除与五味有特殊的亲和性外，还因其生理功能特性的不同，各有所"苦"和所"欲"，宜用相应五行性味以制之。《素问·藏气法时论》指出："肝苦急，急食甘以缓之"，"肝欲散，急食辛以散之"；"心苦缓，急食酸以收之"，"心欲软，急食咸以软之"；"脾苦湿，急食苦以燥之"，"脾欲缓，急食甘以缓之"；"肺苦气上逆，急食苦以泄之"，"肺欲收，急食酸以收之"；"肾苦燥，急食辛以润之"，"肾欲坚，急食苦以坚之"。进而还提出"病随五味所宜"的原则，并言运用五谷、五果、五畜、五菜来补益五脏精气。指出："肝色青，宜食甘"，"心色赤，宜食酸"，"肺色白，宜食苦"，"脾色黄，宜食咸"，"肾色黑，宜食辛"。

3. 五味偏嗜伤五脏 五味对五脏虽各有所喜，但如五味偏嗜，长期嗜食某一性味的药食，久而久之，可因体内某些成分的增减而导致某一脏的脏气偏胜，功能失常。如《素问·阴阳应象大论》说："酸伤筋"、"苦伤气"、"甘伤肉"、"辛伤皮毛"、"咸伤血"。《素问·生气通天论》则将五味对五脏的所伤机理，用五行乘侮加以分析，认为酸味太过，肝气亢盛，木乘土，而"脾气乃绝"；咸味太过，肾气失衡，而所主之骨劳伤，水病土乘，而脾主之肌肉短缩，等等。《素问·五藏生成》则说："多食咸，则脉凝泣而变色；多食苦，则皮槁而毛拔；多食辛，则筋急而爪枯；多食酸，则肉胝䐢而唇揭；多食甘，则骨痛而发落。"故《素问·宣明五气》指出："五味所禁：辛走气，气病无多食辛；咸走血，血病无多食咸；苦走骨，骨病无多食苦；甘走肉，肉病无多食甘；酸走筋，筋病无多食酸。"

在临床上久嗜肥甘厚味，多生湿、生痰、化热、致瘀，易发生中风、消渴、心悸、痈肿疮疡诸疾；多食咸味，易伤肾而致水肿、眩晕、中风等病；而苦味太过，则易伤脾胃；辛辣之品，易致目疾、齿患、痔疮等病，或诱发哮喘、瘾疹等。长期五味偏嗜，使人体必需的营养物质匮乏或不合理，易致夜盲、脚气、瘿瘤、解颅等病症。

4. 运用五味理论治疗五脏病变 由于五味入通于相应的五脏，故治疗疾病时，可充分应用这一思想使药达病所。如肝对酸味有亲和性，肝有病时，药用醋炒而入肝，诸如醋香附、醋郁金、醋柴胡等；肾与咸味相通应，故治肾病之药用盐炒，诸如盐黄柏、盐知母等；生石膏色白味辛性凉以清肺热；参芪甘草色黄味甘以健脾；肉苁蓉色黑味咸以温肾。

五脏与自然界的联系，除了五时、五味的通应关系外，地质水土、人文地理、风俗习惯、社会因素、居住环境等因素也会影响五脏的功能，也是生命活动整体性联系的组成部分。

思考题

1. 何谓心主血脉？其功能的正常发挥与哪些因素有关？
2. 心藏神的含义是什么？其作用反映在哪几个方面？
3. 五脏与人的心理活动的关系如何？
4. 如何理解“汗为心之液”？
5. 为什么说“心者，生之本”？
6. 何谓肺主宣发肃降？其生理作用各表现在哪几个方面？
7. 为什么说“肺为水之上源”？肺在水液代谢中的作用如何？
8. 肺助心行血的功能是通过哪些环节实现的？
9. 对“肺主治节”之说，你是如何理解的？
10. 何谓脾主运化？其对饮食物的运化过程如何？
12. 为什么说脾为后天之本、气血生化之源？
13. 何谓脾主升举？临床意义如何？
14. 脾主统血的机理是什么？有何临床意义？
15. 脾主肌肉的机理是什么？试结合现代研究论述之。
16. 何谓肝主疏泄？其生理作用表现在哪几个方面？
17. 肝对血液的运行有何影响？试述其临床意义。
18. 肝促进消化的机理是什么？
19. 何谓肾藏精？其机理如何？肾精的主要作用有哪些？
20. 你对肾中精气阴阳的作用及关系是如何认识的？
21. 何谓天癸？天癸与肾中精气有何关系？
22. 试述肾主水的作用机理及其环节。
23. 何谓肾主纳气？其机理及临床意义如何？
24. 肾与骨、耳及二阴的关系如何？
25. 六腑共同的生理功能及特性是什么？
26. 何谓七冲门？
27. 六腑各自的功能是什么？
28. 为什么说胆既为六腑又属奇恒之腑？
29. 你对三焦的功能是如何认识的？
30. 何谓奇恒之腑？其特点如何？
31. 脑的功能有哪些？其在生理上与五脏有何关系？
32. 女子胞的生理功能有哪些？受哪些因素影响？
33. 何谓心肾相交？你对心肾的病理变化是如何认识的？
34. 心与肝的生理关系如何？在病理情况下的相互影响有哪些变化？
35. 肺与肾的生理关系如何？在病理情况下的相互影响有哪些变化？

36. 何谓乙癸同源？肝肾之间病理情况下有何相互影响？
37. 试述六腑之间的生理联系。
38. 试述脾与胃之间的生理、病理联系。

第三章 精、气、血、津液

精、气、血、津液是构成人体和维持人体生命活动的基本物质。中医学有关精、气、血、津液的理论，早在《黄帝内经》中已有较全面的论述。这一理论的形成和发展，不仅受到古代哲学思想中朴素唯物论的影响，且与藏象学说的形成和发展有着更密切的关系。

精、气、血、津液的生成及其在体内的代谢，有赖于脏腑经络等组织器官的生理活动，脏腑经络等组织器官功能的正常行使，也离不开精、气、血、津液的营养。因此精、气、血、津液既是人体脏腑经络生理活动的产物，又是脏腑经络进行生理活动所必须的物质和能量基础。由于精、气、血、津液在生理上与脏腑经络等组织器官之间存在着密切联系，因而在病理上亦存在着互为因果的关系，故对临床辨证论治起着十分重要的指导作用。

第一节 精

一、精的基本概念

精，又称精气。在中国古代哲学中，精是充斥宇宙，无形而运动不息的极细微物质，是构成宇宙万物的本原。也专指气中精粹的部分，是构成人类的基本物质。

精的概念源于古代的“水地说”。认为自然界的水、地是万物赖以生长发育之根源，在此基础上引申出“精”的概念，并逐渐演变为“精为万物之源”的观点。人类自身的繁衍也不例外，是由“男女精气相合”（《管子·水地》）而成。这种“精”为宇宙万物本原的古代哲学思想渗透到医学领域后，对中医学精气理论的形成起到了极重要的作用。

“精”有广义与狭义之分：广义之“精”，泛指一切与生俱来的生命物质，以及后天获得的对人体有用的精粹物质，包括气、血、津液、髓以及从饮食物中摄取的营养物质等一切精微物质；狭义之“精”，是指肾中所藏的具有生殖功能的精微物质，即肾精，又称为生殖之精。可见中医学的精，既包括父母遗传的生命物质，又包括后天获得的水谷之精。

二、精的生成

精的生成禀受于父母，充实于水谷。从来源而言有先天与后天两个方面，故精又分为先天之精与后天之精两类。

先天之精一方面禀受于父母的生殖之精；另一方面来源于水谷精气，在胚胎形成以后，直至胎儿发育成熟娩出，这一过程中又必须依赖于从母体汲取来的水谷之精以养育之。因此先天之精，实际上是概括了禀受于父母的构成各组织器官的原始生命物质，以及母体从饮食物中汲取的各种营养物质。这种先天之精主要藏于肾，即所谓肾中藏有先天之精。

后天之精来源于水谷，又称“水谷之精”。人体生命的维持，不仅以肾中先天之精为基础，还需不断得到饮食水谷之精的充养。这种由水谷所化生的、输布于五脏六腑等组织器官、最后归藏于肾中的精就是肾中所藏的后天之精。正如《素问·上古天真论》所说：肾“受五脏六腑之精而藏之，故五脏盛，乃能泻。”

由此可见，人体的精主要藏于肾，其来源以先天之精为本，并得以后天之精的不断充养，先、后天之精相互依存，相互为用。先天之精依赖后天之精的培育和充养；后天之精的化生又需得到先天之精活力的资助，从而始终保持肾中之精的充满状态。

三、精的主要功能

人体的精具有多种功能，归纳起来主要有以下几方面：

（一）生殖繁衍

生殖之精是生命的原始物质，具有繁衍后代的作用。精能形成胚胎，没有精就没有新的生命。这种生殖作用既体现于父母之精的结合，产生新生命而形成自身，又体现于自身发育成熟。肾精充盛而生成天癸，具有生殖能力而产生新生命，可见精是繁衍后代的物质基础。精不仅产生了生命个体，而且是维系生命与健康活动的原动力。因此肾精充足与否，对生殖功能及体质的强弱起着重要的作用。

（二）促进生长发育

人生各个时期的生长发育过程，都是以精为其主要物质基础的。在胚胎至胎儿生长成熟时期，精既是构成形体各组织器官的主要物质基础，又是促进胎儿生长发育的重要物质。正如《灵枢·经脉》所说：“人始生，先成精，精成而脑髓生，骨为干，脉为营，筋为刚，肉为墙，皮肤坚而毛发长。”可见人的脑、髓、骨、脉、筋、肉、皮肤、毛发皆由肾精生成。在出生后的婴儿至青年生长成熟时期，精是促进其生长发育的主要物质，如果肾精不足，人体的生长发育就会迟缓或出现障碍。

（三）生髓充脑、养骨、化血

髓，有骨髓、脊髓和脑髓之分，三者均由肾精所化。精足则脑得髓养，元神的生理功能得以正常发挥。

骨骼的生长发育，有赖于骨髓的充盈及其所提供的营养，精能生髓，所以说精能养骨。精充则骨骼健壮，牙齿坚固。

精也是生成血液的主要物质。一方面水谷之精通过心肺的气化作用而化生为血液；另一方面肾精在肝的配合下化生骨髓后而生成血液。因此精可以转化为血，是血液生成的来源之一，精充则血旺。

（四）滋养濡润

精是人体脏腑组织赖以滋润濡养的精华。饮食入胃，经脾胃消化吸收转化为精，不断地供给周身各组织器官的营养，其富余部分则归藏于肾，储以备用。肾中之精一方面不断贮藏，另一方面又不断地向全身输泄，如此生生不息。只有先天之精与后天之精充盛，才能使脏腑组织得以充养，从而发挥正常的生理作用。

（五）防御卫外

精具有保卫机体，防御外邪入侵的作用，如《素问·金匮真言论》说："夫精者，身之本也，故藏于精者，春不病温。"可见精足则正气旺盛，抗病力强，不易受外邪的侵袭。

第二节　气

一、气的基本概念

气，属于古代的一种自然观。早在春秋战国时期的唯物主义哲学家认为，"气"是构成世界的最基本物质，宇宙间的一切事物都是由气的运动变化产生的。这种"气"为万物之本的朴素唯物观渗透到医学领域后，逐渐形成了医学中气的基本概念。

医学中的气，是指构成人体和维持人体生命活动的、具有很强活力的精微物质。气既是人体的重要组成部分，又是激发和调控人体生命活动的动力源泉，还是感受和传递各种生命信息的载体。

气是构成人体的最基本物质。人的形质躯体，是以气为最基本物质聚合而形成的。人是"天地之气"的产物，如《素问·宝命全形论》说："天地合气，命之曰人。"清·喻昌《医门法律》也指出："气聚则形成，气散则形亡。"

气又是维持人体生命活动的最基本物质。人体诸多生命活动的正常进行均以气为物质基础，诸如肺所吸入的自然界清气，脾胃运化的水谷精气，都是对生命活动至关重要的基本物质。

综上所述，气是存在于人体内的至精至微的生命物质，是生命活动的重要物质基础。人生所赖，惟气而已。气聚则生，气散则死。所以说气是构成人体和维持人体生命活动的最基本物质。

二、气的生成

人体的气，来源于禀受父母的先天之精、饮食物中的营养物质（即水谷之精气）和存在于自然界的清气，通过肺、脾胃和肾等脏腑的综合作用，将三者结合而成。

先天之精气，先身而生，来源于父母生殖之精，是构成生命形体的物质基础，是人体气的重要组成部分，依赖于肾藏精气的生理功能才能充分发挥其生理效应。

水谷之精，又称谷气，是人赖以生存的基本物质。胃为水谷之海，人摄取饮食物之后，经过胃的腐熟，脾的运化，将饮食物中的营养成分化生为能被人体利用的水谷精微，输布于全身，滋养脏腑，化生气血，成为人体生命活动的主要物质。存在于自然界的清气，又称天气，依赖肺的呼吸功能而进入人体，并同体内之气在肺内不断地交换，吐故纳新，参与人体气的生成。因此气的生成与先天禀赋、后天饮食营养，以及自然环境等因素有关，是肾、脾胃、肺等脏腑综合作用的结果。

肺能生成宗气。自然界的清气通过肺的呼吸运动进入人体，与脾胃所运化的水谷精气，在肺的气化作用下生成宗气，聚积于胸中的上气海（膻中）。

在气的生成过程中，脾胃的运化功能是不可忽视的。人在出生后，依赖脾胃的受纳和运化功能，对饮食物进行消化、吸收，把其中营养物质化为水谷精气，维持生命活动；另外先天之精气必须依赖于水谷精气的充养，才能发挥其生理效应。“故平人不食饮七日而死者，水谷精气津液皆尽故也”(《灵枢·平人绝谷》)。

肾主藏先天之精气和后天之精气。先天之精气是构成人体的原始物质，为生命的基础。后天之精气，主要来源于自然界的清气和谷气，化生于肺和脾胃，灌溉五脏六腑，供给脏腑代谢之消耗，剩余部分藏于肾，与先天之精共称为肾中精气。

总之，人体气生成的基本条件有二：一是物质来源丰富，即先天精气、水谷精气和自然界清气供应充足；二是肺、脾胃、肾等脏腑的生理功能正常。

三、气的主要功能

气对于人体具有十分重要的生理功能，主要有以下几个方面：

（一）推动作用

气是活力很强的精微物质，能促进人体的生长、发育，激发和推动各脏腑、经络等组织器官的生理活动；能推动血液的生成、运行，以及津液的生成、输布和排泄等。如元气能促进人体的生长发育，激发和推动各脏腑的生理活动；气行则血行，气行则水行，所以人体的血液循行和水液代谢也都赖气之推动而完成，如心气推动血行，肺气推动津液输布等。当气的推动作用减弱时，可影响人体的生长、发育，导致发育迟缓，或早衰，亦可使脏腑、经络等组织器官的生理活动减退，出现血液和津液的运行迟缓，输布、排泄障碍等病理变化。

（二）温煦作用

气的温煦作用是指气通过运动变化能够产生热量，温煦人体。即是说气是人体热量的来源，依靠气的温煦来维持相应的体温；各脏腑、经络等组织器官，也要在气的温煦下才能进行正常的生理活动；血和津液等液态物质，需要有相应的体温，才能确保正常的循环运行，故有“血得温而行，遇寒而凝”之说。如果气的温煦作用失常，不仅出现畏寒喜热、四肢不温、体温低下、血和津液运行迟缓等寒象；还可因某些原因，引起气聚而不散，郁而化热，出现恶热喜冷、发热等热象。所以《素问·刺志论》说：“气实者，热也；气虚者，寒也。”这也是朱震亨之“气有余便是火”、张璐之“气不足便是寒”的道理所在。

（三）防御作用

气的防御作用是指气有护卫肌肤，抗御邪气的功能。气一方面可以抵御外邪的入侵，另一方面还可驱邪外出。所以气的防御功能正常时，邪气不易侵入，或虽有邪气侵入，但不易发病，即使发病，也易于治愈。气的防御功能减弱时，机体的抵御邪气的能力就要下降，不但易染疾病，而且患病后也难以痊愈，故《素问·评热病论》说：“邪之所凑，其气必虚。”即是指气的防御作用减弱，外邪才得以侵入机体而致病。气的防御作用还体现在病后脏腑组织的自我修复。所以气的防御功能与疾病的发生、发展、转归都有着密切的关系。

（四）固摄作用

气的固摄作用主要是指气对血、津液等液态物质具有固护统摄和控制，防止其无故流失的功能。具体表现在以下四个方面：一是固摄血液，可使血液循脉而行，防止其逸出脉外；二是控制汗液、尿液、唾液、胃液、肠液的分泌、排出量，以防止其无故流失；三是固摄精液，防止精液妄泄；四可固摄冲任。若气的固摄作用减弱，则可导致体内液态物质大量流失，如气不摄血，可致各种出血；气不摄津，可致自汗、多尿或小便失禁、流涎、泛吐清水、泄泻滑脱；气不固精，可出现遗精、滑精和早泄；气虚而冲任不固，可出现小产、滑胎等病症。

气的固摄作用与推动作用是相反相成的两个方面。气既能推动血液的运行和津液的输布、排泄，使其保持应有的流速，又可固摄体内的液态物质，防止其无故流失。由于这两个方面作用的相互协调，构成了气对体内液态物质的运行、分泌、排泄的双向调控，这是维持人体血液的正常循行和水液代谢必不可缺少的重要环节。

（五）气化作用

气化是指通过气的运动而产生的各种变化，具体而言指气具有促进精、气、血、津液各自的新陈代谢及其相互转化的功能。例如气、血、津液的生成，都需要将饮食物转化成水谷精气，然后再化生成气、血、津液等；津液经过代谢，转化成汗液和尿液；饮食物经过消化和吸收后，其残渣转化成糟粕等等，都是气化作用的具体表现。人体的气化运动存在于生命过程的始终，气化就是体内物质的新陈代谢、物质的转化和能量的转换，是生命活动的基本方式，因此没有气化活动就没有生命过程。如果气化功能失常，即可影响气、血、津液的新陈代谢，影响饮食物的消化吸收，影响汗液、尿液和粪便等的排泄，从而形成各种代谢异常的病变。因此气化理论是中医学对体内复杂的物质代谢过程的基本认识。

（六）营养作用

人体之气分布于全身各脏腑组织中，为各脏腑器官提供必需的营养成分。具有营养作用的气主要来自两部分：一部分是源于饮食物所化生的水谷精气，尤其是其中的营气，如《灵枢·邪客》说："营气者，泌其津液，注之于脉，化以为血，以荣四末，内注五脏六腑。"即指出了水谷精气中的营气与津液，在脏腑的气化作用下化为赤色的、具有营养作用的血液，滋养着全身各组织器官。另一部分是经肺吸入的自然界新鲜空气。在气虚不足，营养作用减退时，可导致各组织器官因营养不良而机能减弱的种种病症。

此外，气具有感应、传导信息以维系机体整体联系的中介作用。气充斥于人体各个脏腑组织间，人体内各种生命信息，都可以通过气的运动来感应和传递，从而实现了人体各脏腑组织之间的密切联系。

上述气的推动、温煦、防御、固摄、气化、营养及中介等功能虽然各不相同，但在人体生命活动中缺一不可，它们互相促进，彼此协调配合，共同维持着正常的生命活动。

四、气的运动

人体的气是不断运动着的具有很强活力的精微物质。它布散于全身各脏腑、经络等组织器官之中，无处不到，时刻发挥着推动、气化、营养等多种作用，从而产生和维持各种生命活动。气的运动一旦停止，生命活动也随之终止。

（一）气机的含义

气机，是指气的运动。"机"，即事物的关键。之所以把气的运动称为"气机"，是因为气只有在运动之中才能体现其存在，发挥其效能，所以"运动"才是气存在的关键。

（二）气的运动形式

升、降、出、入是气运动的基本形式，是宇宙万物运动的普遍规律，故《素问·六微旨大论》说："升降出入，无器不有。"人体气的运动，也毫无例外地遵循着升、降、出、入这一基本规律和形式。

人体之气运动的升与降、出与入是对立统一的矛盾运动，相互之间互相促进，又相互制约，保持着协调状态。只有如此人体之气才能正常运行，各脏腑组织才能发挥正常生理功能。气机正常，也就是气的运行畅通协调，升降出入和谐平衡，通常称之为"气机调畅"。如果气机失常，也就是气的运行受阻，或升降出入关系紊乱，便称之为"气机失调"。"气机失调"常有气滞（指气的运行不畅，或在局部发生阻滞不通）、气逆（指气的上升太过，或者下行不及，或横行逆乱）、气陷（指气的上升不及或下行太过）、气脱（指气不能内守而突然大量外逸）、气闭（指气不能外达而郁闭于内）等病理状态。

（三）气的运动与脏腑关系

气的升、降、出、入运动，是人体生命活动的根本方式，是脏腑活动的基本特征，故脏腑组织的功能体现着气机活动。人体各脏腑组织之间的气机活动，共处于升与降、出与入的对立统一矛盾运动之中，共同完成整个机体的新陈代谢，保障生命活动的物质基础不断地自我更新。既不断地从外界摄取食物，通过气化作用，升清降浊，摄取其精微而充养自身；同时又将代谢产物排出体外，以维持物质代谢和能量转换的动态平衡。因此脏腑气机升降运动的这种动态平衡是维持正常生命活动的关键，气的升、降、出、入运动，是维持机体生命活动的必要条件。只有升、降、出、入运动正常，才能确保生理活动的正常进行，若有失常，轻则为病，重则危及生命。正如《素问·六微旨大论》所说："非出入，则无以生长壮老已；非升降，则无以生长化收藏。"

五、气的分类

人体的气是多种多样的，由于其生成来源、分布部位和功能特点不同，而有许多不同的名称，主要有元气、宗气、营气和卫气四种。

（一）元气

元气，又名"原气"、"真气"，是人体最基本、最重要的气，是人体生命活动原动力的物质基础。

元气是由肾所藏的先天精气化生，依赖脾胃运化水谷精气的充养和培育。所以元气的盛衰，既取决于先天禀赋，又与后天脾胃运化水谷精气的功能密切相关。

元气根源于肾，通过三焦而布散全身，内而五脏六腑，外而肌肤腠理，无处不到，发挥其生理功能。

元气的主要功能，一是促进人体的生长发育和生殖，二是激发和推动脏腑、经络等组织器官的生理功能活动。所以说元气为人体生命活动原动力的源泉，是维持生命活动的最基本物质。元气充沛，则各脏腑、经络等组织器官的功能旺盛，机体强健而少病。若因先天禀赋不足，或后天失调，或久病损耗，导致元气的生成不足或耗损太过时，就会导致元气虚衰而产生种种虚性的病变。

（二）宗气

宗气是积于胸中之气。宗气在胸中积聚之处，称作“气海”，又称“膻中”，故《灵枢·五味》说：“其大气之抟而不行者，积于胸中，命曰气海。”

宗气是肺吸入的自然界清气和饮食物中的水谷精气在肺的气化作用下生成的。因此肺和脾胃的功能正常与否，直接影响着宗气的盛衰。

宗气积聚于胸中，贯注于心肺。其向上出于肺，循喉咙而走息道；向下注于丹田（下气海），并注入足阳明之气街而下行于足。其贯入心者，经心脏入脉，在脉中推动血气的运行，如《灵枢·邪客》说：“宗气积于胸中，出于喉咙，以贯心脉，而行呼吸焉。”《灵枢·刺节真邪》又说：“宗气留于海，其下者注于气街，其上者走于息道。”

宗气主要有三个方面的功能：一是走息道以行呼吸，呼吸的强弱与宗气的盛衰有关；二是贯心脉以行气血，凡气血的运行、心搏的强弱及其节律等，皆与宗气的盛衰有关。故《素问·平人气象论》说：“胃之大络，名曰虚里，贯膈络肺。出于左乳下，其动应衣，脉宗气也。”说明宗气具有鼓舞心脏的搏动、调节心率和心律等功能。所以在临床上常常以“虚里”处的搏动状况和脉象来测知宗气的盛衰。三是与人的视、听、言、动等相关，如《读医随笔·气血精神论》所说：“宗气者，动气也。凡呼吸、言语、声音，以及肢体运动，筋力强弱者，宗气之功用也。”说明宗气与人体的肢体运动、感觉、声音的强弱等均有密切关系。

（三）营气

营气是行于脉中具有丰富营养作用的气。营气又称“荣气”。营与血关系极为密切，可分而不可离，故常常“营血”并称。营气与卫气相对而言，属性为阴，故又称营阴。

营气主要来自脾胃运化的水谷精气，由水谷精气中的精华部分所化生。

营气分布于血脉之中，作为血液的组成部分而循脉上下，贯五脏络六腑，营运于全身。故《素问·痹论》说：“荣者，水谷之精气也，和调于五脏，洒陈于六腑，乃能入于脉也，故循脉上下，贯五脏，络六腑也。”

营气的主要生理功能有两个方面：一是营养全身，二是化生血液。水谷精微中的精专部分是营气的主要成分，是脏腑、经络等生理活动所必需的营养物质，同时又是血液的组成部分。所以《灵枢·邪客》说：“营气者，泌其津液，注之于脉，化以为血。”

（四）卫气

卫气是运行于脉外具有防卫功能的气。卫气与营气相对而言，属性为阳，故又称为“卫阳”。

卫气同营气都来自于脾胃化生的水谷精气，是水谷精气中性质慓悍、运行滑利、反应迅速的部分。正如《素问·痹论》所说：“卫者，水谷之悍气也，其气慓疾滑利。”慓，即慓悍，指卫气在抗邪斗争中所具有的强悍、勇猛特性。疾，迅速，指卫气的运行速度快，当人体受到邪气侵袭时，卫气能迅速地作出反应。滑利，指卫气运行时的流畅状态。《灵枢·营卫生会》将卫气“慓疾滑利”的特性概括为“浊”，是相对于营气柔顺之“清”而言。

卫气产生于中焦，借助肺气的宣发作用而行于脉外，布散于全身。卫气在全身的循行有三种方式：一是在脉外与营气同步相谐运行，协调平衡，“营卫和调”即是指此；二是白昼布散于阳分、肌表，夜间入于内脏、阴分；三是根据机体生理需要而散行全身。

卫气的生理功能主要有四方面：一是护卫肌表，防御外邪。肌肤腠理是机体抗御外邪的屏障，卫气温养肌肤腠理，司汗孔之开合，使皮肤柔润，肌肉壮实，腠理致密，构成抵抗外邪入侵的防线，使外邪不能侵入机体。二是温养脏腑、肌肉、皮毛等。在正常状态下，体温相对恒定，是维持机体正常生命活动的重要条件之一，卫气是产生热量的主要来源，体温的维持，有赖于卫气的温煦作用。三是开合汗孔，调节体温。卫气司汗孔之开合，调节汗液的排泄，能维持体温的相对恒定，调和气血，从而维持机体内外环境的阴阳平衡，如《灵枢·本藏》说：“卫气者，所以温分肉，充皮肤，肥腠理，司开合者也。”四是影响睡眠。卫气的运行与睡眠活动有关，当卫气行于内脏时，人便入睡；当卫气出于体表时，人便醒寤。

营气与卫气同源而异流，均以水谷精气为其主要的生成来源，皆出入脏腑，流布经络，但在性质、分布和功能上又有区别。营气，其性柔顺精粹，主内守而属阴，具有营养周身，化生血液之功。卫气，其性慓疾滑利，主卫外而属阳，具有温养脏腑，护卫肌表之能。一般而言，营行脉中，卫行脉外。但是营中有卫，卫中有营。营卫之气的运行，阴阳相随，外内相贯，并行不悖。分而言之则营卫不同道，合而言之则营卫同一气。二者之间的运行必须协调，不失其常，才能维持腠理的开合、体温的恒定、“昼精而夜寐”（《灵枢·营卫生会》），以及正常的防御外邪能力。若营卫不和，可出现恶寒发热、无汗或多汗、“昼不精而夜不瞑”，以及抗御外邪能力低下等病症。

人体的气除了上述最重要的四种气之外，还有“脏腑之气”、“经络之气”等。所谓“脏腑之气”和“经络之气”，实际上都是人身之气的一部分，整体之气分布于某一脏腑或某一经络，而成为该脏腑或该经络的气，是构成各脏腑、经络的最基本物质，又是推动和维持各脏腑、经络进行生理活动的物质基础。

“气”在中医学里有多种涵义，例如把机体从饮食物中吸取的营养物质，称作“水谷精气”、“谷气”；把致病因素，称作“邪气”；把体内不正常的水液，称作“水气”；把中药的寒、热、温、凉四种性质和作用，称作“四气”等。但不外乎有哲学概念的气、医学概念的气，以及生活常识的气三方面的内涵。

第三节　血

一、血的基本概念

血是运行于脉中、循环流注全身的富有营养和滋润作用的红色液体，是构成人体和维持人体生命活动的基本物质之一。

脉是血液运行的管道，又称“血府”，有约束血液运行的作用。血液在脉中循环于全身，内至脏腑，外达肢节，为生命活动提供营养，发挥濡养和滋润作用。在某些因素的作用下，血液不能在脉内循行而逸出脉外则形成出血，即离经之血。由于离经之血离开了脉道，失去了其发挥作用的条件，所以也就丧失了应有的生理功能。

二、血的生成

营气和津液是生成血的最基本物质。营气和津液来源于饮食水谷，中焦脾胃在消化活动中，将其中的水谷精微分别转化为人体所需的水谷精气和津液，水谷精气中的精专部分就是营气。营气和津液进入脉内，经肺的气化和心阳的温煦便化生为血液。正如《灵枢·营卫生会》所说：（中焦）“此所受气者，泌糟粕，蒸津液，化其精微，上注于肺脉，乃化而为血，以奉生身，莫贵于此，故独得行于经隧，命曰营气。”《灵枢·痈疽》也说：“中焦出气如露，上注溪谷，而渗孙脉，津液和调，变化而赤为血。”文中所指的“中焦出气如露”，即指中焦脾胃化生的、如雾露状的营气和津液，可从细小的血脉渗入，成为化生血液的原料。

精和血之间还存在着资生和转化的关系，因此肾中所藏之精也是生血的物质基础。张介宾说：“血即精之属也”(《景岳全书》)。

血液的生成过程与脏腑的功能活动密切相关。营气和津液是血液化生的主要物质基础，而营气和津液都是由脾胃消化饮食吸收水谷精微所产生的，因此脾胃是气血生化之源。脾胃运化功能的强健与否，饮食水谷营养的充足与否，均直接影响着血液的化生。

心肺的生理功能在血液的生成过程中起着重要作用。脾胃运化水谷精微所化生的营气和津液，由脾向上输于心肺，与肺吸入的清气相结合，贯注心脉，在心阳的温煦作用下变化成为红色的血液。

肝在生血过程中所发生的作用可从三方面认识：一是肝能疏泄气机，影响脾胃运化，促进血液生成所需的营气和津液的充分化生；二是肝有贮藏血液和调节血流量的功能，可以调济充足的血流量营养与血液生成有关的脏腑，使诸脏腑在生血过程中功能活跃；三是配合肾精化血。因此《素问·六节藏象论》说：肝脏能“生血气”。清·张璐《张氏医通·诸血门》也指出，肾脏藏“精不泄，归精于肝而化清血”。

肾对血液生成的作用主要体现在两个方面：一是通过肾精生骨髓，骨髓生血。肾中精气充足，则血液化生有源；二是肾精所化生的元气对全身各脏腑功能均有激发和推动作用，间接促进了血的生成。肾精充足，元气旺盛，则血液因之而充盈。

综上所述，血液生成的基本条件在于物质基础和相关脏腑的综合作用两个方面。在物质基础方面是以营气、津液为主，还与肺吸入的清气及肾精有关；在相关脏腑中以脾胃最为重要，还与心、肺、肝、肾有着密不可分的联系。由此可见，血液的生成是脏腑整体功能活动的综合体现。

三、血的主要功能

血是生命活动的主要物质之一，对人体有濡养、运载的作用，是精神活动的主要物质基础。

（一）濡养作用

血具有营养和濡润全身的生理功能。血由水谷精微所化生，在脉中循行，如环无端，运行不息，内至脏腑，外达皮肉筋骨，不断地对全身各脏腑等组织器官发挥着营养作用，以维持其生理活动。血中有大量的津液，所谓血液的濡润作用，是指血液对于脏腑组织、皮毛孔窍、关节筋肉产生的滋濡滑润作用。《难经·二十二难》说：“血主濡之。”即是对血的营养和滋润作用的简要概括。

血的营养和滋润作用正常，表现为面色红润，肌肉丰满、壮实，皮肤、毛发、孔窍润泽，感觉敏锐，肢体运动灵活自如，关节滑利等。如果血的生成不足或持久地过度耗损，或血的营养和滋润作用减弱，均可引起全身或局部产生血虚的病理变化，可见头昏目花、面色不华或萎黄、毛发干枯、肌肤干燥、孔窍干涩、肢体关节屈伸不利或肢端麻木、尿少便干等临床表现。

（二）运载作用

血的运载作用包括三方面内容：一是吸入体内的清气与脾转输至肺的水谷精微，在肺的气化作用下渗注于肺脉之中，由血液将两者运载于全身，以发挥其营养作用。此即血能藏气、寓气、载气。正如清·周学海《读医随笔·气能生血血能载气》所说：“血藏气者，气之性情慓悍滑疾，行而不止，散而不聚者也。若无以藏之，不竟行而竟散乎？惟血之质为气所恋，因以血为气之室，而相裹结不散矣。”弥散飘逸的气，必须依附于有形之血才能在体内输布；二是脏腑组织代谢后所产生的浊气浊物，必须通过血液的运载才能到达于肺，在肺中进行清浊交换，呼出体外。因此血的运载作用失常，人身之气的新陈代谢就会受到影响，甚至危及生命。三是运载传递体内各种信息。

（三）血是精神活动的基本物质基础

神是人体生命活动外在表现的总称。神不仅是脏腑生理功能的综合反映，而且对脏腑生理活动起着主宰和调节作用，神之功能的正常发挥离不开血液对脏腑的充分濡养，因此血是神的主要物质基础，故《灵枢·营卫生会》说：“血者，神气也。”《素问·八正神明论》也说：“血气者，人之神，不可不谨养。”人的精力充沛、神志清晰、思维敏捷、情志活动正常等，均有赖于血气的充盛，血脉的调和与畅利。正如《灵枢·平人绝谷》中所说：“血脉和利，精神乃居。”机体的感觉灵敏，肢体活动自如也必须依赖于血液的营养和滋润作用，故《素问·五藏生成》说：“肝受血而能视，足受血而能步，掌受血而能握，指受血而能摄。”因此不论何种原因形成的血虚、血热或血行失常，均可以出现精神衰退、健忘、多梦、失眠、烦躁、感觉和肢体运动失常，甚则可见神志恍惚、惊悸不安，以及谵狂、昏迷等多种病症。

四、血的运行

血液的正常运行，受着多种因素的影响，是多个脏腑功能共同作用的结果。血的循行依赖于气的推动和固摄作用的协调平衡，这是维持血液正常循行的基本条件。气的推动作用能促使血液运行不息，保持一定的流速；气的固摄作用能使其在脉管中运行而不至逸出脉外。

气对血的推动、固摄作用是通过各脏腑的生理活动实现的。心为血液循行的动力，脉为血之府，是血液循行的通道，血在心气的推动下在脉中环周不休，运行不息。心脏、脉管和血液构成了一个相对独立的系统。全身的血液，依赖心气的推动，通过经脉而输送到全身，发挥其濡养作用。心气的推动正常与否，在血液循环中起着十分重要的主导作用，所以《素问·痿论》说："心主身之血脉。"肺主呼吸，朝百脉而调节着全身的气机，辅助心脏推动和调节血液的运行。脾统摄血液，五脏六腑之血全赖脾气的约束，脾气健旺，气血旺盛，则气之固摄作用健全，血液就不会逸出脉外。肝具有贮藏血液和调节血流量的功能，既可防止失血，又可根据人体的动静，调节脉管中的血流量，使脉中循环血量维持一定的水平；肝又能疏泄气机，有利于血液的畅行。此外脉道是否通利，血的或寒或热等因素，亦直接地影响着血液的运行，如《素问·调经论》说："血气者，喜温而恶寒，寒则泣（通"涩"）不能流，温则消而去之。"总之，血液的正常运行必须具备三个条件：其一，血液充盈，寒温适度；其二，脉管系统通畅完好；其三，心、肺、肝、脾等脏功能正常，特别是心脏的作用尤为重要。

第四节　津　　液

一、津液的基本概念

津液是机体一切正常水液的总称，包括各脏腑组织的内在体液及其正常的分泌物，如胃液、肠液和涕、泪等。在机体内除血液之外的其他所有正常液体都属于津液。

津液广泛地存在于脏腑、形体、官窍等器官的组织之内和组织之间，不但是组成人体的基本物质，也是维持人体生命活动的重要物质。

津与液虽同属水液，但在性状、功能及其分布部位等方面有一定的区别。质地清稀，流动性大，主要布散于体表皮肤、肌肉和孔窍等部位，并渗入血脉，有滋润作用者称为津；质地较为稠厚，流动性较小，灌注于骨节、脏腑、脑、髓等组织，有濡养作用者称为液。津和液本属一体，同源于饮食水谷，均赖脾胃的运化而生成。两者在运行、代谢过程中可相互补充、互相转化，在病变过程中又可以相互影响，故津与液常并称，一般不予严格区别，只是在"伤津"和"脱液"的病理变化时，因有津伤易补而脱液难复之殊，而在临床辨证论治中加以区别对待。

二、津液的代谢

津液的代谢是指津液的生成、输布和排泄过程。这一过程是多个脏腑相互配合的结果。

（一）津液的生成

津液来源于水谷，主要通过脾胃以及大、小肠等脏腑的消化吸收功能而生成。其基本过程是：饮食入胃，经过胃的腐熟消化，小肠的泌别清浊，吸收水谷中的营养物质和水分，赖脾气之升清，将胃肠吸收的津液上输于肺，而后输布全身；代谢后的水液经肾送入膀胱。另外大肠也能吸收糟粕中的水分，故曰“大肠主津”。可见津液的生成过程是在脾的主导作用下，胃、小肠、大肠共同参与完成的。

（二）津液的输布

津液生成之后，凭借脾、肺、肾、肝和三焦的作用，完成在体内的输布。

脾对津液的输布通过两个途径：一是将胃、小肠、大肠吸收的津液凭借其升清之力，“上归于肺”；二是“脾气散精”，直接将津液布散于全身，濡养脏腑组织。所谓“脾气散精”，是指脾气推动和调节津液的输送、布散，防止水液在体内停滞的功能。

肺为水之上源，有促进水液输布与排泄的作用。肺凭借着宣发、肃降和气化活动实现这一功能：其一，在肺气的宣发作用下，将脾转输而来的津液布散于人体上部及体表，部分水液经卫气的作用，化为汗液排出体外；另有部分津液化为水气，从口鼻呼出。其二，在肺气的肃降作用下，将津液经水道下输于肾及人体下部。可见肺气的宣发、肃降在维持水液代谢平衡方面发挥重要作用。《内经》将肺的这一主要功能概称为肺主“通调水道”。

肾对津液的输布表现在两个方面：一是直接作用，即肾阳的蒸腾气化，对津液进行加工处理，将其中之清者吸收后复归于肺，重新参与体内津液的循行输布，剩余的浊者化为尿液，下注于膀胱。肾对津液的蒸化作用，是根据体内津液的多少和机体的需求，通过尿量的增减来调节体内津液总量的平衡。二是间接作用，即肾阳通过对脾、肺、肝、胃、小肠、大肠等脏腑发挥推动和温煦作用，促进人体对津液的吸收和输布。可见肾在津液的输布过程中发挥着关键性的作用，故《素问·逆调论》说：“肾者水脏，主津液。”

肝主疏泄气机，津液的输布赖气机的升降出入运动，气行则津布，若肝失疏泄，气机郁滞日久，就会形成气滞津停的病理变化。

三焦是津液在体内输布、运行的通道，具有运行津液的功能。三焦气化正常，水道通利，津液就能畅通协调地在体内布散。所以说：“三焦者，决渎之官，水道出焉”（《素问·灵兰秘典论》）。

（三）津液的排泄

津液的排泄与津液的输布一样，主要依赖于肺、脾、肾等脏腑的综合作用。肺气宣发，将津液输布到体表皮毛，津液经阳气蒸腾气化而形成汗液，由汗孔排出体外；肺在呼气时也带走部分津液（水分）。尿液为津液代谢的最终产物，其形成虽与肺、脾、肾、大肠、小肠等脏腑密切相关，但以肾为关键。在肾的气化作用下，将人体多余的水分化为尿液，注流于膀胱，排出体外。大肠接受来自小肠的食物残渣，吸收其中的水液，残余的水液和食物残渣由大肠以粪便的形式排出体外。

综上所述，津液的生成、输布、排泄，依赖于气和许多脏腑的综合作用。其中肺、脾、肾三脏的生理功能起着主要的调节平衡作用，故《景岳全书·肿胀》曰：“盖水为至阴，故其本在肾；水化于气，故其标在肺；水惟畏土，故其制在脾。”津液在体内的升、降、出、入是在肾的气化蒸腾作用下，以三焦为通道，随着气的运动布散于全身而环流不息的。因此不论是气的病变还是肺、脾、肾等脏腑的病变，均可影响津液的生成、输布、排泄，破坏津液的代谢平衡，从而形成伤津、脱液等津液不足的病理变化，或者形成水、湿、痰、饮等津液环流障碍，水液停滞积聚的病变。

三、津液的主要功能

津液主要有滋润营养、化生血液及运载的功能。

（一）滋润营养作用

津液含有丰富的营养物质，有滋润和濡养的功能。津的质地清稀，其滋润作用较为明显；液的质地较为稠厚，其营养作用较为突出。人体各脏腑组织在其活动的始终均离不开津液的滋润和营养作用，如津液布散于肌表，则滋养肌肤毛发；流注于孔窍，则滋养和保护眼、鼻、口等；灌注于脏腑，则滋养内脏；渗入于骨腔，则充养骨髓、补充脑髓和脊髓；流注关节，则对关节屈伸起着润滑作用等。

（二）化生血液作用

津液是血的主要组成部分，是血液生成的重要物质。脉外津液经孙络渗入血脉之中，即成为血液的基本成分，如《灵枢·痈疽》说："中焦出气如露，上注溪谷，而渗孙脉，津液和调，变化而赤为血。"

（三）运载作用

津液是气的载体之一。津液属阴，气属阳，脉外的无形之气必须依附于有形的津液，才能运行于体内各处。人体之气依附于津液而存在，运动变化于津液之中。当汗、吐、下而丢失大量津液时，气便会随之脱失，即谓气随津脱或气随液脱，故有"大汗亡阳"、"吐下之余，定无完气"之说。

在津液的代谢过程中，不仅运载着无形之气，发挥其滋润和营养作用，而且也将机体代谢后的废物运输到有关排泄器官，以汗、尿形式及时地排出体外，以保障各组织器官生理活动的正常进行。如经皮肤汗孔排出的汗，经肾与膀胱排出的尿，其中除大量的水分外，就包含有许多代谢废物，从而净化机体的内环境。若津液的运载作用失常，则排泄功能障碍，废物就会潴留于体内而产生多种病理变化。

第五节　精、气、血、津液之间的关系

人体的精、气、血、津液在性状、功能及分布上虽然各有不同的功能和特点，但四者均为构成人体和维持人体生命活动的基本物质，其组成均赖脾胃化生水谷精微的不断补充，在脏腑的功能活动和神的主导下，又存在着相互依存，相互促进，相互转化的密切关系。

一、精与气的关系

（一）精能化气

藏于肾中的精可以化生元气，水谷之精也可以化生营气。精为气化生的本源，精足则人体之气得以充盛，从而布达全身，促进脏腑组织的生理活动。同时在精的滋养作用下，脏腑功能强健，也就促进了气的生成。故精足则气旺，精亏则气衰，精虚及失精的病人常常同时伴有气虚的症状。

（二）气能生精

气生精是指气的运行不息能促进精的化生。脏腑之气充足，功能旺盛，不断地吸收运化水谷之精，则脏腑之精充盈。因此精的化生依赖于气的充盛。气不但能促进精的化生，而且又能固摄肾精，使精聚而充盈，不致无故耗散外泄。若气虚则精的化生不足，或精不固聚，均可导致精亏、失精的病症。

二、精与血的关系

精与血之间，存在着相互资生、互相转化的关系，二者都来源于水谷，均经过有关脏腑的一系列生理活动而生成，故称为“精血同源”。

（一）精能化血

精是化生血液的主要物质，其中包括水谷之精与肾精，故称“血即精之属也”（《景岳全书·血证》），“精足则血足”（《类经》）。如果水谷之精不足或肾精亏损，血液生成乏源，均可导致血虚的病变。

（二）血能生精

清·周学海《读医随笔》说：“精由血化。”人体的精主要贮藏于肾，来源于水谷，在其生成与转输过程中，血液是其重要的环节，如隋·巢元方《诸病源候论》说：“肾藏精，精者血之所成也。”所以血虚也可导致精亏。

三、精与津液的关系

精与津液的关系，主要是指水谷之精与津液而言。水谷之精与津液同源于水谷，生成于脾胃。水谷经脾胃的消化吸收而生成水谷精微，其中既有水谷之精，又有津液在内，两者是同生同化的。在病变情况下有精亏而伴有津液不足者，也有津液不足而致精虚者。

四、气与血的关系

气与血是两类物质，在生命活动中均占有重要的地位，故曰：“人之所有者，血与气耳”（《素问·调经论》）。

气属于阳，主动，主温煦；血属阴，主静，主濡润，这是气与血在属性和生理功能上的区别。但两者都源于脾胃化生的水谷精微和肾中精气，故在生理上又是密切联系的，气与血相辅相成，相互依存，相互资生，共同维系并促进生命活动。所以元·滑寿《难经本义》说：“气中有血，血中有气，气与血不可须臾相离，乃阴阳互根，自然之理也。”气与血的这种关系可以用“气为血之帅，血为气之母”概括。具体地说有气能生血、行血、摄血和血能化气、载气五个方面的关系。

（一）气能生血

气生血是指气参与并促进血液的生成。体现在三个方面：一是营气直接参与血的生成，是血液的主要组成部分，所以清·周学海《读医随笔·气能生血血能藏气》说：“生血之气，荣气也。荣盛即血盛，荣衰即血衰。”二是气的间接作用。因为气的气化功能是血液生成的动力，可促进脾胃从饮食物中吸收水谷精微，转化为血液。三是脏腑之气的直接参与。从水谷精微的化生，到心肺将精微物质转化为血液，都不能离开脾、胃、心、肺之气的参与，故《医论三十篇》说：“血不独生，赖气以生 。”气能生血，气旺则血充，气虚则血少，所以气虚日久常可导致血液生成不足而成血虚证。根据这一理论，临床治疗血虚证或气血两虚证时，在补血的同时加用益气之品，以达到益气生血的目的。

（二）气能行血

气行血指气的推动作用是血液循行的动力。气一方面可以直接推动血行，如宗气；另一方面通过脏腑之气推动血液运行，如心气的推动、肺气的宣发布散、肝气的疏泄条达等，均有促进血液循行的重要作用。如果气虚推动无力，或气滞血行不利，均可导致血行迟缓，甚至形成瘀血；气机逆乱，血行亦随气的升降出入异常而逆乱，从而出现血随气升的病证。故临床治疗血行失常的病证时常加用补气、行气、降气之药。

（三）气能摄血

血在脉中运行而不逸出脉外，主要依赖于气的固摄作用。统领固摄血液之气，主要为脾气，故称“脾统血”。若脾气虚不能统摄血液，则血不行常道而外逸，从而导致多种慢性出血的病证，治疗时宜用补气摄血的药物。

（四）血能化气

血能化气体现于两方面：一是在机体对气的需求量增加时，血中蕴涵的清气和水谷精气（主要是营气）便从血中释放，以供机体之所需；二是血营养着与气生成的相关内脏（即肺、脾胃、肾），使之化气的功能活跃，不断地化生机体所需之气。所以说血能化气，血盛则气旺。临证常见久病血虚之人，有气虚之证。

（五）血能载气

血液具有运载水谷精气、自然清气的功能，故称“血能载气”。如清·唐宗海《血证论》说：“载气者，血也。”由于气的活力很强，易于弥散，所以气必须依附于血和津液而存在于体内。“血能载气”即是指气附于血中，赖血之运载而布达全身，故大失血者，则气无所附，可见气随血脱之证，宜速以大剂独参汤峻补脱失之气。

五、气与津液的关系

气属阳，津液属阴，这是气和津液在属性上的区别，但两者均源于脾胃所运化的水谷之精，在生成和输布过程中密切相关。津液的代谢，离不开气的升降出入运动和气的温煦、气化、推动及固摄作用；气在体内的存在，既依附于血，亦依附于津液，故津液亦是气的载体。

（一）气能生津

气生津液是指气是津液生成的主要物质和动力。气推动和激发脾胃的功能活动，使中焦之气旺盛，运化正常，则津液化生充足，因此津液的生成离不开气的作用。临床上对于津亏而口干咽燥的病症常以西洋参含服，即是气能生津的具体应用。

（二）气能行（化）津

气行津液是指气的运动是津液输布排泄的动力。津液的输布及其化为汗、尿等排出体外，全赖于气的升降出入运动，这一过程主要是通过脾气的“散精”转输、肺气的宣发肃降、肾气的蒸腾气化，促使津液输布于全身而流行不止，并使经过代谢的多余津液转化为汗液和尿液排出体外，从而使津液的代谢维持生理平衡。若气的升降出入运动不利时，津液的输布和排泄亦随之受阻；或由于某种原因，津液的输布和排泄受阻而发生停聚时，则气的升降出入运动，亦随之而不利。因此气虚、气滞可致津液停滞，即气不行（化）水；津液停聚可致气机不利，即水停气滞（阻）。从而出现气滞与水湿、痰、饮并存的复杂病理变化，故临床上常有行气与利水、健脾益气与祛湿并用的治疗方法。

（三）气能摄津

气摄津液是指气的固摄作用控制着津液的排泄。津液经过机体利用后剩余水分的排泄，既不能潴留于体内，又不能排泄太过。这一过程除有赖于气的推动和气化作用外，还必须依赖气的固摄，才能维持津液代谢的正常平衡。气对汗、尿的固摄，主要是肺、肾、膀胱之气的功能。如果气虚而固摄无力，可见多汗、遗尿等病症。故临床上常用益气固摄之法，以奏止汗、止遗之效。

（四）津液载气

津液载气指津液是气在体内运行的载体，气必须依附于津液而流布全身。血能运载营气，津液能运载卫气。清·莫枚士《研经言·原荣卫》说：“荣行脉中，附丽于血；卫行脉外，附丽于津。”若津液载气作用失常，既可因痰饮、水湿内停，阻碍气机而出现局部胀满的“津停气阻”之证，也可因大吐、大泻、大汗等津液大量流失而气随之外脱，形成“气随津脱”之证。前者以利水、祛湿、化痰之法为主治之则气行胀满自除，后者常以益气养阴之法调理。

（五）津液化气

津液能化气是指津液能促进气的生成，为气的生成提供充分的营养。一方面津液能滋养与气生成的相关内脏（如肺、脾胃、肾），使其化气的功能活跃，不断地产生人体所需之气。另一方面脉外之津液能载气，当机体对气的需求量增加时，蕴涵于津液之中的气（尤其是卫气）便从津液之中游离出来，补充机体所需之气。由于肺能行津液，又是气生成的重要部位，所以津液化气与肺的功能密切相关，正如清·高鼓峰《医家心法·咳嗽》说：“观《内经》饮入于胃，游溢上归之论，则知津液之通调于脏腑而化气者，皆肺之治节为之也。”在病理上，多汗、多尿以及吐泻太过等使津液不足的病症，都能导致气虚。

六、血与津液的关系

血与津液均是属阴的液态物质，都有营养和滋润作用，二者密切相关。

血与津液的生理关系主要表现为“同源”和“互化”。所谓“津血同源”是指血和津液都是由中焦脾胃消化吸收的水谷精微生成。所谓“津血互化”（又称“津血互生”）是指血和津液在全身循行、输布的过程中，血中的津液渗出于脉外，成为经脉之外的津液，流布于全身各组织器官之中，起着滋润和营养的作用，此即血能化生津液；脉外的津液在濡养组织器官的同时，有一部分通过孙络渗入脉内，又成为血液的组成部分，此即津液能化血。正如《灵枢·痈疽》所说：“津液和调，变化而赤为血，血和则孙脉先满溢，乃注于络脉，皆盈，乃注于经脉。”

津液和血液的生成、血液的贯注与回流、津液出入于脉管内外等生理过程，充分体现了血与津液之间相互依存、相互转化、同源互根的关系。在病理情况下，血与津液的病变可相互影响，如在失血过多时，脉外之津液大量渗注于脉内，以补偿血容量的不足，因之而导致脉外津液的亏损，出现口渴、尿少、皮肤干燥等病理现象。反之在津液大量耗损时，不仅渗入脉内之津液减少，甚至脉内之津液亦可较多地渗出于脉外，这样就形成了血脉空虚、津枯血燥的病变。因此对于失血的病人，临床上不宜采用汗法；对于多汗夺津或津液大亏的病人，亦不可妄用破血、逐血之峻剂，《灵枢·营卫生会》有“夺血者无汗，夺汗者无血”之说。汉·张机《伤寒论》又有“衄家不可发汗”和“亡血家不可发汗”之诫。此即“津血同源”理论在临床上的实际应用。

人体生命活动的基本物质，主要包括精、气、血和津液（或称气血阴阳），都是构成人体和维持人体生命活动的物质基础。

精气血津液学说是中医基础理论的重要内容之一，是研究人体生命活动基本物质的生成、输布、生理功能及其相互关系的理论，与脏腑、经络、形体官窍等共同组成了中医正常人体学的内容，系统地阐述了人体的结构、功能及其相互关系。因此在中医学理论体系中，其与脏腑、经络、体质等学说具有同等重要的地位。

思考题

1. 试述精的生理功能。
2. 试论气在人体中的作用。
3. 脾胃在气的生成中有何作用？
4. 试述血液生成的基本过程。
5. 试述津液代谢过程。
6. 津液的生理功能有哪些？
7. 为什么填精补肾可以治疗血虚？
8. 试述气与血的生理关系。
9. 试述血脱先益气的原理。
10. 津能载气的理论依据及其意义是什么？
11. 为什么说津血同源？

第四章 经络

经络是人体结构的重要组成部分，其与脏腑、形体官窍等组织器官，共同构成了完整的人体。经络是经脉和络脉的总称。经脉是经络系统中的主干部分，多行于人体的深部，有一定的循行路径；络脉是经脉小的分支，多行于较浅的部位，纵横交错，网络全身。如《灵枢·经脉》说："经脉十二者，伏行分肉之间，深而不见……诸脉之浮而常见者，皆络脉也。"经络遍布周身，彼此相贯，通过有规律的循行和复杂的网络交会，把人体脏腑、肢体、官窍等紧密地连结成统一的有机整体，从而保障了人体生命活动的有序进行。所以说经络是运行全身气血，联络脏腑肢节，沟通上下内外，调节人体功能的特殊网络系统。

经络学说是阐述人体经络系统的内容、循行分布、生理功能的理论。经络学说的形成是古人在长期的医疗实践中，尤其针灸、推拿、气功等各个方面经验的积累，并结合当时的解剖知识，逐步上升为理论。经络学说在《灵枢》中有较详细的记载，并已形成了比较系统的理论。历代医家用以指导医疗实践，不断地总结和发展，使经络学说的内容得到了充实和提高。中华人民共和国成立以后，开展了中西医结合对经络实质的研究，尤其是针刺麻醉技术的发明，开创了世界麻醉史上的新纪元，由此引发的针麻原理和经络实质研究，已经引起了世界医学界的普遍重视。

关于经络实质的研究，国内中西医工作者做了大量的工作，主要包括：①经络实质与神经、脉管的关系；②经络与中枢神经机能的关系；③经络与神经－体液调节功能的关系；④经络与机体生物电的关系。初步认为经络是一个大的概念，包括了现代医学中的脉管系统、神经系统、神经－体液调节系统的部分形态、生理功能及病理现象。目前对经络的实质还持有不同的看法，必须进一步深入研究，以便更好地指导医疗实践。

经络学说对于阐明人体的病理变化、指导临床各科的诊断和治疗，均具有重要的意义。所以历代医家都十分重视经络学说，如《灵枢·经脉》说："经脉者，所以能决死生，处百病，调虚实，不可不通。"宋·窦材《扁鹊心书》说："学医不知经络，开口动手便错。"

在正常情况下，经络具有沟通表里上下、感应传导等生理功能，在人体发生病变时，经络就成为传递病邪和反映病变信息的通路。例如经络是外邪内传脏腑的途径，对于侵袭人体的病邪有传递作用，而外邪多有由表入里的特点，所以当体表受到病邪侵袭时，就可以通过经络而传入内脏。《素问·皮部论》说："邪客于皮则腠理开，开则邪入客于络脉，络脉满则注于经脉，经脉满则入舍于腑脏也。"这就明确地指出了外邪可以沿着经络内传于脏腑。由于经络在内脏之间有多种联络关系，所以可成为内脏疾病相互传变的途径。各脏腑的经络在体表都有一定的分布部位，同时脏腑又通过经络直接或间接地与五官九窍发生联系，所以脏腑疾病通过经络的传导，可以在体表某些部位或有关孔窍反映出症状和体征，从而说明了经络是内脏病变反映到形体官窍的途径。

由于经络有一定的循行部位和属络脏腑的联系，可以反映内脏和形体组织器官的病症，因而在临床上就可根据病人出现的症状和体征，结合经络循行的部位及所联系的脏腑，作为辨别病位和证候，以及诊断某些疾病的依据之一。例如头痛，可以依据疼痛的部位来分析：痛在前额，病变多在阳明经；痛在两侧，病变多在少阳经；痛在枕项，病变多在太阳经；痛在巅顶，病变多在足厥阴肝经与督脉。又如《灵枢·经脉》中叙述了十二经脉与十五别络的病症，每一经络的病症都与其循行部位和属络的脏腑有关。后来汉·张机从十二经病症分类法发展为六经辨证，为辨证论治奠定了基础。此外在经络所通连的有关体表部位上，通过审视、按压等方法，可发现多种异常变化。这些反应点在近代称为压痛点或过敏带，如肺脏有病时可在肺俞穴出现结节或中府穴有压痛，肠痈可在阑尾穴有压痛，长期消化不良的病人可在脾俞穴见到异常变化，胆囊炎病人在阳陵泉穴下方往往有压痛等过敏感觉，等等。

经络学说被广泛地应用于临床各科的治疗，特别是对针刺、艾灸、推拿、按摩和药物治疗更具有重要的指导意义。清·唐大烈《吴医汇讲》说："用针通其外，由外及内，以和气血；用药通其里，由内及外，以和气血。其理一而已矣。"例如按照经络学说进行辨证，判断疾病属于何经，然后根据经络的循行路线和联系范围来选取穴位进行治疗，就称为"循经取穴"。临床上常用的上病下取、下病上取、中病旁取、左右交叉、表里互取等方法，皆体现了循经取穴的特点。又如药物治疗也是以经络为通道，并藉其传导作用使药达病所，发挥治疗作用。《医论三十篇》说："人之经络不通，则转输不捷，药不能尽其功……病在某经，必以某经之药引之，庶络通而病解。"药物归经是根据药物对经脉（脏腑）病变所起的特殊治疗作用，分别将其归纳于各经之中，使之系统化。金代张元素在《珍珠囊药性赋》一书中，几乎无一味药不载有归于某经的字样。他认为深切了解药物性味而使之各归其经，则功专力宏，疗效更著，如果归经不明，无的放矢，即难获确效。药物归经理论的临床价值，主要在于指导分经用药，即根据病属于何经，就选用何经的药物进行治疗。金元医家张元素、李杲还根据药物归经理论，创立了"引经报使"学说。引经报使药就是指某些能引导其他药物的药力到达病所，起着"向导"作用的药物，所以简称为"引经药"。当前临床运用的针刺麻醉，以及耳针、电针、穴位埋线、穴位结扎、穴位注射等治疗方法，亦都是在经络学说的指导下所创立和发展起来的，并已取得了可喜的成果，这些成果又促使经络的理论得到进一步的发展和充实。

第一节 经络系统的组成

经络系统主要包括十二经脉、奇经八脉、十五别络，以及从十二经脉分出的十二经别。

一、十二经脉

十二经脉是经脉中的主干部分，分为手足三阴三阳四组，即手三阴经（手太阴肺经、手厥阴心包经、手少阴心经）、手三阳经（手阳明大肠经、手少阳三焦经、手太阳小肠经）、足三阴经（足太阴脾经、足厥阴肝经、足少阴肾经）、足三阳经（足阳明胃经、足少阳胆经、足太阳膀胱经)，合称十二经脉。十二经脉又称为“正经”，这是与“奇经”相对而言的。

十二经别是从十二经脉分出的最大分支，虽区别于十二经脉，但仍属于正经范围，所以其名称为手太阴之正、足阳明之正等等。

二、奇经八脉

奇经有八，即督脉、任脉、冲脉、带脉、阴跷脉、阳跷脉、阴维脉、阳维脉，合称奇经八脉。

关于正经与奇经的区别，元·滑寿《十四经发挥》认为：“脉有奇常，十二经者，常脉也；奇经八脉则不拘于常，故谓之奇经。盖以人之气血，常行于十二经脉，其诸经满溢，则流入奇经焉。”

三、十五别络

十五别络是络脉中较大的部分。络脉中还有浮络和孙络。浮络是分布于人体浅表部位的络脉，即《灵枢·经脉》所谓“诸脉之浮而常见者”。孙络又叫孙脉，是络脉中最细小的部分，所以《灵枢·脉度》谓“络之别者为孙”。经络系统结构如表4－1：

表4－1　经络系统简表

- 经络系统
  - 经脉
    - 十二经脉
      - 手三阴经
        - 手太阴肺经
        - 手厥阴心包经
        - 手少阴心经
      - 手三阳经
        - 手阳明大肠经
        - 手少阳三焦经
        - 手太阳小肠经
      - 足三阴经
        - 足太阴脾经
        - 足厥阴肝经
        - 足少阴肾经
      - 足三阳经
        - 足阳明胃经
        - 足少阳胆经
        - 足太阳膀胱经
      - 十二经别——从十二经脉别出的最大分支
    - 奇经八脉——督脉、任脉、冲脉、带脉、阴跷脉、阳跷脉、阴维脉、阳维脉
  - 络脉
    - 十五别络——列缺、通里、内关、支正、偏历、外关、飞扬、光明、丰隆、公孙、大钟、蠡沟 、长强、鸠尾、大包
    - 浮　络——分布于人体浅表部位的络脉
    - 孙　络——最细小的络脉
  - 连属部分
    - 十二经筋——十二经脉循行部位上分布的筋肉系统
    - 十二皮部——十二经脉的功能活动反映于皮肤的部位

第二节 经络的循行分布

一、十二经脉的循行分布

十二经脉对称地分布于人体的两侧，分别循行于上肢或下肢的内侧或外侧，每一经脉分别隶属于一个脏或腑，因此十二经脉的名称各不相同。每一经脉的名称，都是由手或足、阴或阳、脏或腑三个部分所组成，其命名规律如下：

手足表示经脉循行于上肢或下肢及其起止点：手经循行于上肢，足经循行于下肢。其起止点是：手三阴经止于手，手三阳经起于手；足三阳经止于足，足三阴经起于足。

阴阳表示经脉循行于四肢的内侧或外侧：阴经行于内侧，阳经行于外侧。手三阴经循行于上肢的内侧，手三阳经循行于上肢的外侧；足三阳经循行于下肢的外侧，足三阴经循行于下肢的内侧。

脏腑表示经脉所隶属的脏或腑：阴经属脏，阳经属腑。

（一）循行分布规律

1. 走向和交接 十二经脉分为手足三阴三阳四组，即手三阴、手三阳、足三阴、足三阳。每组的走向（循行方向）是一致的，并且按次一组接一组，这就形成十二经脉的走向和交接规律。正如《灵枢·逆顺肥瘦》说："手之三阴，从脏走手；手之三阳，从手走头；足之三阳，从头走足；足之三阴，从足走腹。"这是对十二经脉走向规律的概括。其中阴经与阳经相交，是在手足部位；阳经与阳经相交，是在头面部位；阴经与阴经相交，是在胸腹部位。

走向与交接规律之间又是密切联系的，把两者结合起来则是：手三阴经，从胸走手，交手三阳经；手三阳经，从手走头，交足三阳经；足三阳经，从头走足，交足三阴经；足三阴经，从足走腹上胸，交手三阴经。这就是十二经脉的走向和交接规律，如图4－1：

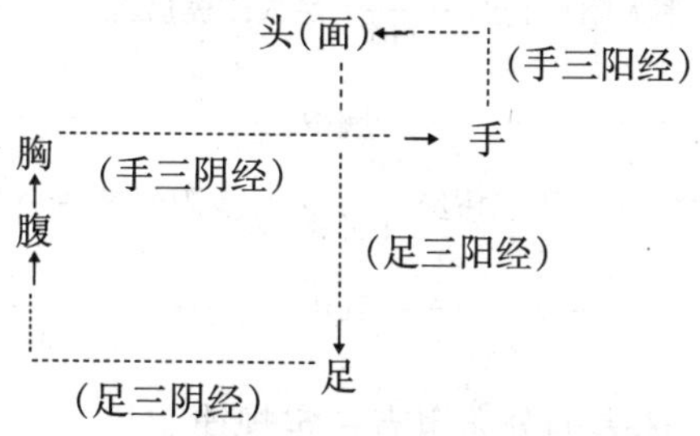

图4－1 十二经脉的走向和交接规律示意图

2. 表里相合 十二经脉通过经别和别络互相沟通，组合成六对，又称"六合"，即"表里相合"关系。《素问·血气形志》说："足太阳与少阴为表里，少阳与厥阴为表里，阳明与太阴为表里，是为足阴阳也；手太阳与少阴为表里，少阳与心主为表里，阳明与太阴为表里，是为手之阴阳也。"这是对十二经脉表里相合关系的具体说明，如表4－2：

表4－2　　十二经脉表里相合关系表

	阴经（属脏络腑）	阳经（属腑络脏）	循行部位（阴经行于内侧，阳经行于外侧）	
手	太阴肺经 厥阴心包经 少阴心经	阳明大肠经 少阳三焦经 太阳小肠经	上肢	前缘 中线 后缘
足	太阴脾经* 厥阴肝经* 少阴肾经	阳明胃经 少阳胆经 太阳膀胱经	下肢	前缘 中线 后缘

*在小腿下半部和足背部，肝经走在前缘，脾经走在中线。至内踝上8寸处交叉之后，脾经走在前缘，肝经走在中线。

相表里的两经，都是在四肢末端交接，分别循行于四肢内外两个侧面的相对位置，又属络于相为表里的脏或腑。

十二经脉的表里相合关系，加强了相互衔接的表里两经的联系，同时使相表里的脏和腑在结构上也加强了联系，因而两者在生理上相互配合，在病理上相互影响，在治疗上能相互发挥作用。

3. 流注次序　十二经脉分布于全身的内外上下，其中的气血阴阳是流动不息，循环贯注的，这就是十二经脉的流注。其流注有一定的次序，即从手太阴肺经开始，依次流至足厥阴肝经，再流至手太阴肺经。这样就构成了一个“阴阳相贯，如环无端”（《灵枢·营卫生会》）的十二经脉整体循行系统。其具体流注次序如表4－3：

表4－3　　十二经脉流注次序表

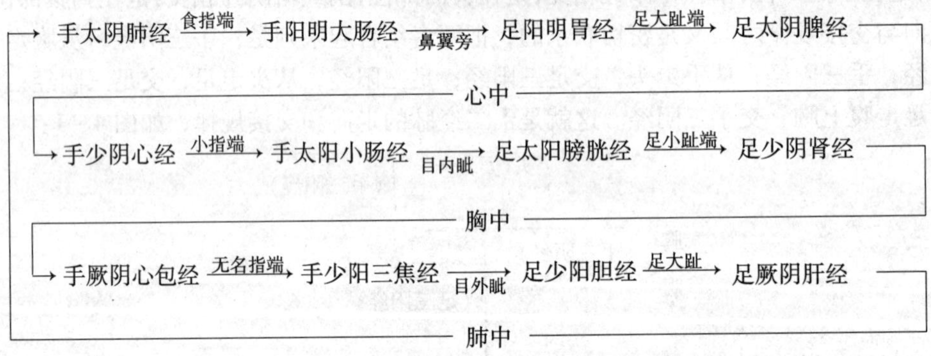

4. 体表分布　十二经脉在体表的分布也有一定规律。

（1）头面部：手三阳经止于头面，足三阳经起于头面，手三阳与足三阳经在头面部交接，所以说“头为诸阳之会”。

十二经脉在头面部分布的特点是：手足阳明经分布于面额部；手太阳经分布于面颊部；手足少阳经分布于耳颞部；足太阳经分布于头顶、枕项部。另外，足厥阴经从颃内止于头顶部。

十二经脉在头面部的分布，可以概括为：阳明在前，少阳在侧，太阳在后。

（2）四肢部：十二经脉在四肢分布的一般规律是：阴经分布在四肢的内侧面，阳经分布在四肢的外侧面。

上肢：内侧面是手太阴经在前缘，手厥阴经在中线，手少阴经在后缘。外侧面是手阳明经在前缘，手少阳经在中线，手太阳经在后缘。

下肢：内侧面是内踝上 8 寸以下，足厥阴经在前缘，足太阴经在中线，足少阴经在后缘；8 寸以上，足太阴经在前缘，足厥阴经在中线，足少阴经在后缘。外侧面是足阳明经在前缘，足少阳经在中线，足太阳经在后缘。

（3）躯干部：十二经脉在躯干分布的一般规律是：足三阴与足阳明经分布在胸、腹部（前），手三阳与足太阳经分布在肩胛、背、腰部（后），手三阴、足少阳与足厥阴经分布在腋、胁、侧腹部（侧）。具体分布特点如表 4－4：

表 4－4　十二经脉在躯干的分布特点表

部位		第一侧线	第二侧线	第三侧线
前	胸部	足少阴肾经（距胸正中线 2 寸）	足阳明胃经（距胸正中线 4 寸）	足太阴脾经（距胸正中线 6 寸）
	腹部	足少阴肾经（距腹正中线 0.5 寸）	足阳明胃经（距腹正中线 2 寸）	足太阴脾经（距腹正中线 4 寸）足厥阴肝经从少腹斜向上至胁
后	肩胛部	手三阳经		
	背、腰部	足太阳膀胱经（距背正中线 1.5 寸）	足太阳膀胱经（距背正中线 3 寸）	
侧	腋部	手三阴经		
	胁、侧腹部	足少阳胆、足厥阴肝经		

5. 体内分布　体内是指胸腹腔，包括脏腑在内。十二经脉均循行到胸腹腔中。十二经脉在体内的分布，主要是指其与脏腑的联系，所以说十二经脉“内属于腑脏”（《灵枢·海论》）。

十二经脉与脏腑的联系，主要有“属”、“络”关系。属，隶属的意思。十二经脉每经都隶属于一个脏或腑。络，联络的意思。十二经脉每经都与其相表里经脉所属的脏或腑相联络。这样就形成了手足三阴经属脏络腑、手足三阳经属腑络脏的十二经脉与脏腑的联系规律。如表 4－5：

表 4－5　十二经脉与脏腑联系表

十二经脉		手太阴肺经	手阳明大肠经	足阳明胃经	足太阴脾经	手少阴心经	手太阳小肠经	足太阳膀胱经	足少阴肾经	手厥阴心包经	手少阳三焦经	足少阳胆经	足厥阴肝经
联系的脏腑	属	肺	大肠	胃	脾	心	小肠	膀胱	肾	心包	三焦	胆	肝
	络	大肠	肺	脾	胃	小肠	心	肾	膀胱	三焦	心包	肝	胆
	其他	胃			心	肺	胃		心肝肺				胃肺

十二经脉中的某些经脉，在其循行路径上，还与其他有关脏腑相联系。如手太阴肺经联系到胃，足太阴脾经联系到心，手少阴心经联系到肺，手太阳小肠经联系到胃，足少阴肾经联系到心、肝、肺，足厥阴肝经联系到胃、肺。

脏腑在胸腹腔中各有固定的部位，因此十二经脉与脏腑的联系，就是十二经脉在体内分布的主要部位概况。

（二）循行分布部位

1. 手太阴肺经 起于中焦，下络大肠，还循胃口（下口幽门，上口贲门），通过膈肌，属于肺，上至喉部，而后横行至胸部外上方（中府穴），出腋下，沿上肢内侧前缘下行，过肘窝，入寸口，上鱼际，直出拇指桡侧端（少商穴）。

分支：从手腕的后方（列缺穴）分出，直行走向食指桡侧端（商阳穴），交于手阳明大肠经（见图4－2）。

2. 手阳明大肠经 起于食指桡侧端（商阳穴），经过手背行于上肢伸侧前缘，上肩，至肩关节前缘，向后到第七颈椎棘突下（大椎穴），再向前下行入锁骨上窝（缺盆），进入胸腔络肺，向下通过膈肌下行，属大肠。

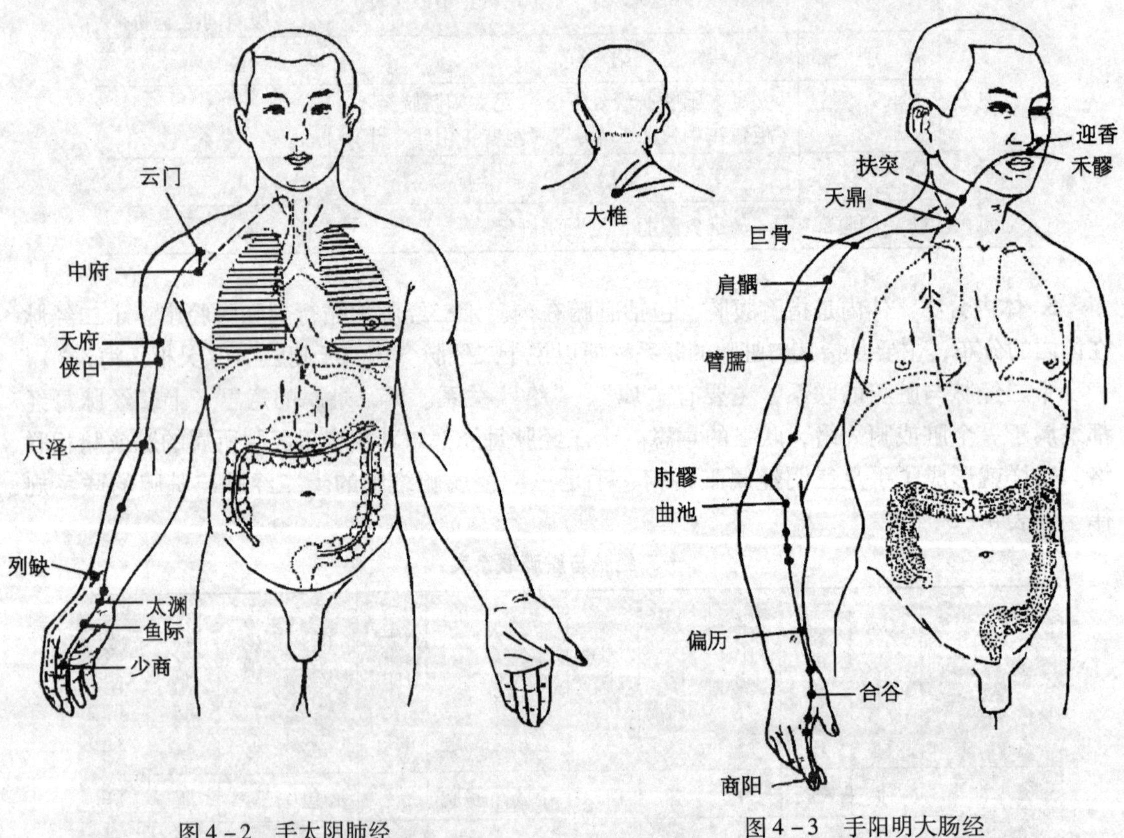

图4－2 手太阴肺经

图4－3 手阳明大肠经

分支：从锁骨上窝上行，经颈部至面颊，入下齿中，回出挟口两旁，左右交叉于人中，至对侧鼻翼旁（迎香穴），交于足阳明胃经（见图4－3）。

3. 足阳明胃经 起于鼻翼旁（迎香穴），挟鼻上行，左右侧交会于鼻根部，旁行入目内眦，与足太阳经相交，向下沿鼻柱外侧，入上齿中，还出，挟口两旁，环绕口唇，在颏唇沟承浆穴处左右相交，退回沿下颌骨后下缘到大迎穴处，沿下颌角上行过耳前，经过上关穴（客主人），沿发际，到额前。

分支：从大迎穴前方下行到人迎穴，沿喉咙向下后行至大椎，折向前行，入缺盆，深入体腔，下行穿过膈肌，属胃，络脾。

直行者：从缺盆出体表，沿乳中线下行，挟脐两旁（旁开2寸），下行至腹股沟处的气街或气冲穴。

分支：从胃下口幽门处分出，沿腹腔内下行到气街或气冲穴，与直行之脉会合，而后下行于大腿前侧，至膝膑，沿下肢胫骨前缘下行至足背，入足第二趾外侧端（厉兑穴）。

分支：从膝下3寸处（足三里穴）分出，下行入中趾外侧端。

分支：从足背上冲阳穴分出，前行入足大趾内侧端（隐白穴），交于足太阴脾经（见图4-4）。

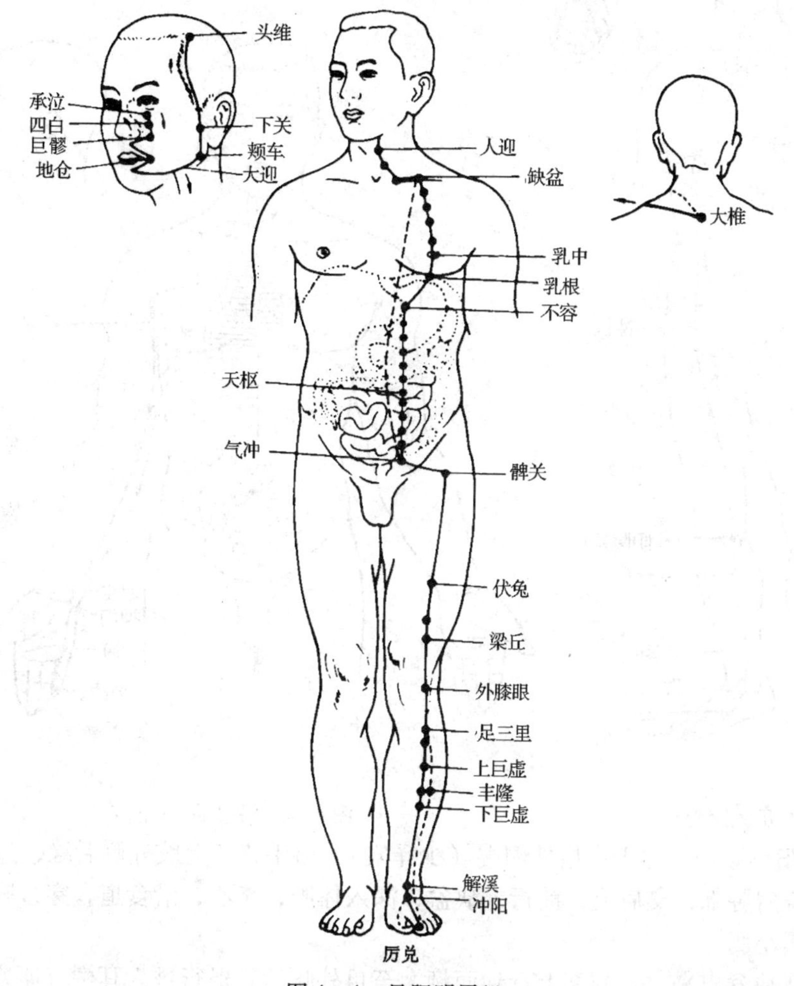

图4-4 足阳明胃经

4. 足太阴脾经 起于足大趾内侧端（隐白穴），沿内侧赤白肉际，上行过内踝的前缘，沿小腿内侧正中线上行，在内踝上8寸处，交出足厥阴肝经之前，上行沿大腿内侧前缘，进入腹部，属脾，络胃。向上穿过膈肌，沿食道两旁上行，挟咽两旁，连舌根，散舌下。

分支：从胃分出，上行通过膈肌，注入心中，交于手少阴心经（见图4-5）。

5. 手少阴心经 起于心中，走出后属心系，向下穿过膈肌，络小肠。

分支：从心系分出，挟食道上行，连于目系。

直行者：从心系分出，退回上行经过肺，向下浅出腋下（极泉穴），沿上肢内侧后缘，过肘中，经掌后锐骨端，进入掌中，沿小指桡侧，出小指桡侧端（少冲穴），交于手太阳小肠经（见图4-6）。

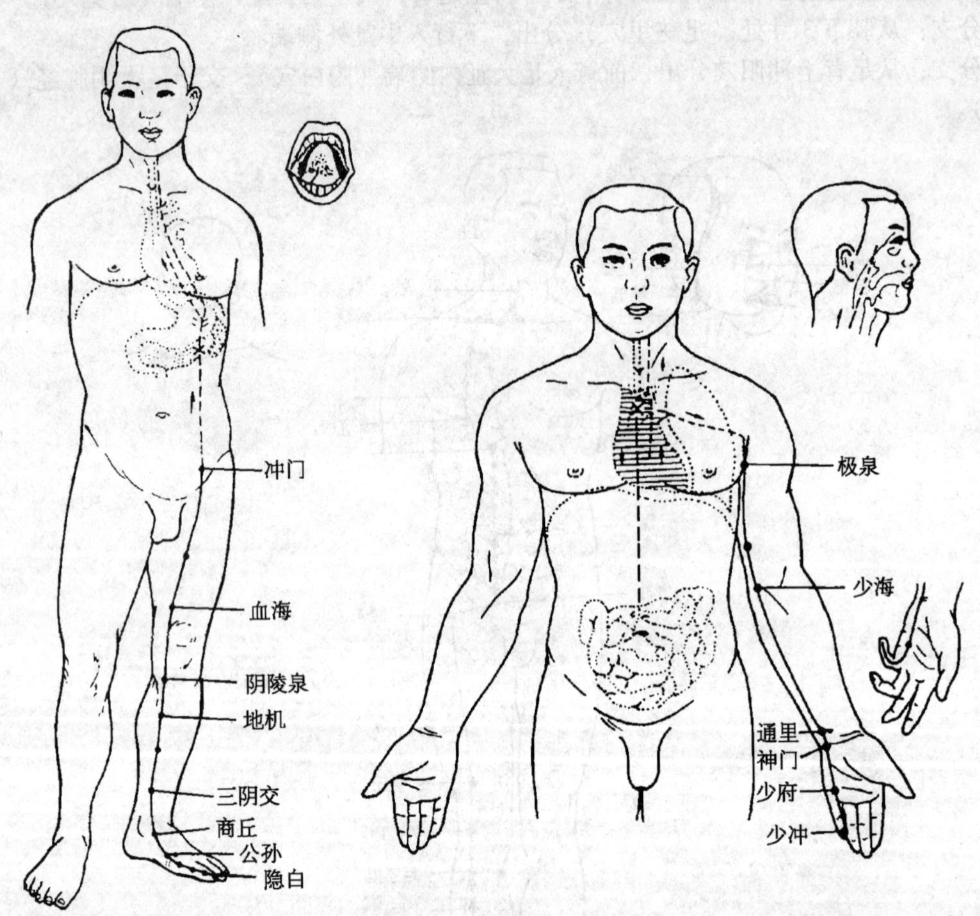

图4-5 足太阴脾经　　图4-6 手少阴心经

6. 手太阳小肠经 起于小指外侧端（少泽穴），沿手背、上肢外侧后缘，过肘部，到肩关节后面，绕肩胛部，交肩上，前行入缺盆，深入体腔，络心，沿食道，穿过膈肌，到达胃部，下行，属小肠。

分支：从缺盆出来，沿颈部上行到面颊，至目外眦后，退行进入耳中（听宫穴）。

分支：从面颊部分出，向上行于眼下，至目内眦（睛明穴），交于足太阳膀胱经（见图4－7）。

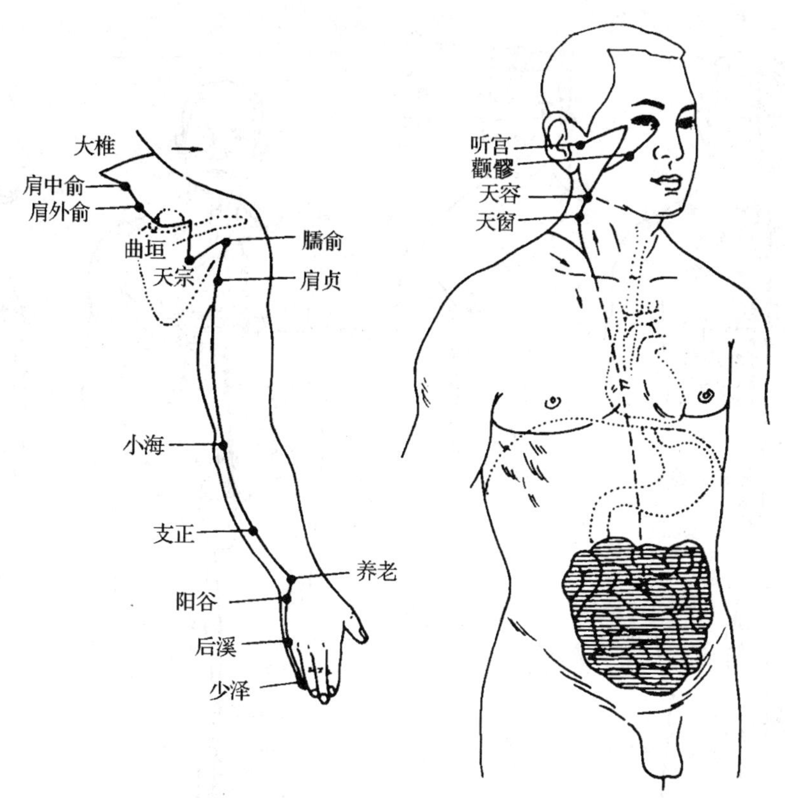

图4－7 手太阳小肠经

7. 足太阳膀胱经 起于目内眦（睛明穴），向上到达额部，左右交会于头顶部（百会穴）。

分支：从头顶部分出，至耳上角部。

直行者：从头顶部分出，向后下行至枕骨处，进入颅腔，络脑，回出分别下行到项部（天柱穴），下行交会于大椎穴，再分左右沿肩胛内侧、脊柱两旁（脊柱正中旁开1.5寸）下行，到达腰部（肾俞穴），进入脊柱两旁的肌肉（膂），深入体腔，络肾，属膀胱。

分支：从腰部分出，沿脊柱两旁下行，穿过臀部，从大腿后侧外缘下行至腘窝中（委中穴）。

分支：从项分出下行，经肩胛内侧，从附分穴挟脊（脊柱正中旁开3寸）下行至髀枢，经大腿后侧至腘窝中与前一支脉会合，然后下行穿过腓肠肌，出走于足外踝后，沿足背外侧缘至足小趾外侧端（至阴穴），交于足少阴肾经（见图4－8）。

8. 足少阴肾经 起于足小趾下，斜行于足心（涌泉穴），出行于舟骨粗隆之下，沿内踝后，分出进入足跟，向上沿小腿内侧后缘，至腘内侧，上股内侧后缘入脊内（长强穴），穿过脊柱至腰，属肾，络膀胱。

直行者：从肾上行，穿过肝和膈肌，进入肺，沿喉咙，到舌根两旁。

分支：从肺中分出，络心，注于胸中，交于手厥阴心包经（见图4-9）。

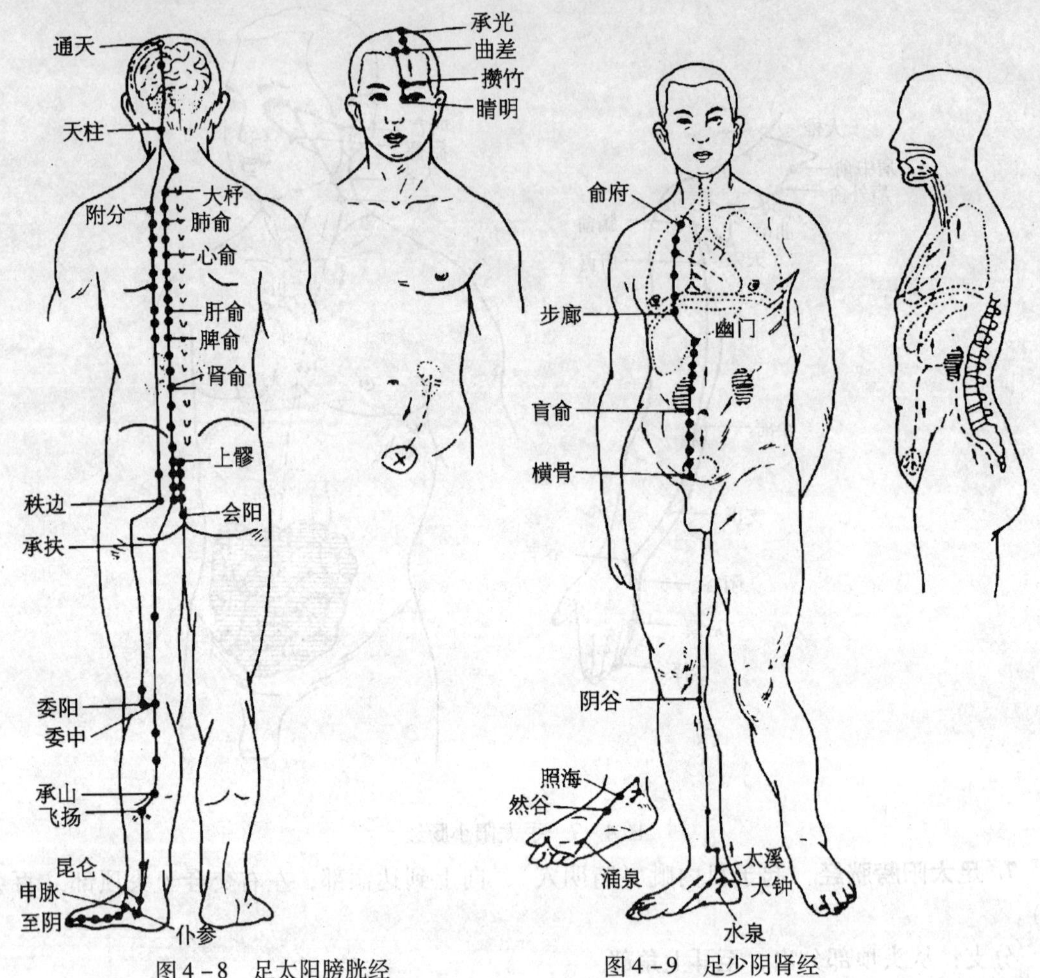

图4-8 足太阳膀胱经

图4-9 足少阴肾经

9. 手厥阴心包经 起于胸中，出属心包络，下行穿过膈肌，依次络于上、中、下三焦。

分支：从胸中分出，沿胸浅出胁部当腋下3寸处（天池穴），向上至腋窝下，沿上肢内侧中线入肘，经腕部，入掌中（劳宫穴），沿中指桡侧，出中指桡侧端（中冲穴）。

分支：从掌中分出，沿无名指出其尺侧端（关冲穴），交于手少阳三焦经（见图4-10）。

10. 手少阳三焦经 起于无名指尺侧端（关冲穴），向上沿无名指尺侧至手腕背面，上行尺骨、桡骨之间，通过肘尖，沿上臂外侧上行至肩部，向前行入缺盆，布于膻中，散络心包，穿过膈肌，依次属上、中、下三焦。

分支：从膻中分出，上行出缺盆，至肩部，左右交会于大椎，上行至项，沿耳后（翳风穴），直上出耳上角，然后屈曲向下经面颊部至目眶下。

分支：从耳后分出，进入耳中，出走耳前，经上关穴前，在面颊部与前一分支相交，至目外眦（瞳子髎穴），交于足少阳胆经（见图4-11）。

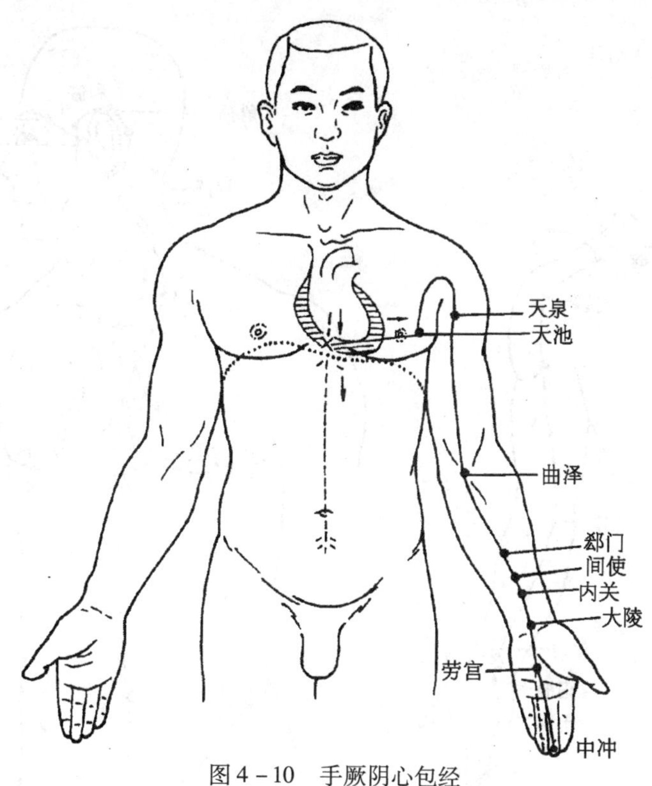

图 4 – 10 手厥阴心包经

11. 足少阳胆经 起于目外眦（瞳子髎穴），向上至头角（颔厌穴），再向下到耳后（完骨穴），再折向上行，经额部至眉上（阳白穴），又向后折至风池穴，沿颈下行至肩上，左右交会于大椎穴，前行入缺盆。

分支：从耳后进入耳中，出走于耳前，至目外眦后方。

分支：从目外眦分出，下行至大迎穴处，同手少阳经分布于面颊部的支脉相合，行至目眶下，再向下经过下颌角部（颊车穴），下行至颈部，与前脉会合于缺盆后，进入体腔，穿过膈肌，络肝，属胆，沿胁里浅出气街，绕毛际，横向至环跳穴处。

直行者：从缺盆下行至腋，沿胸侧，过季胁，下行至环跳穴处与前脉会合，再向下沿大腿外侧、膝关节外缘，行于腓骨前面，直下至腓骨下端，浅出外踝之前，沿足背行出于足第四趾外侧端（足窍阴穴）。

分支：从足背（足临泣穴）分出，前行出足大趾外侧端，折回穿过爪甲，分布于足大趾爪甲后丛毛处，交于足厥阴肝经（见图 4 – 12）。

12. 足厥阴肝经 起于足大趾爪甲后丛毛处，沿足背向上，至内踝前 1 寸处（中封穴），向上沿胫骨内缘，在内踝上 8 寸处交出足太阴脾经之后，上行过膝内侧，沿大腿内侧中线进入阴毛中，绕阴器，至小腹，挟胃两旁，属肝，络胆，向上穿过膈肌，分布于胁肋部，沿喉咙的后边，向上进入鼻咽部，上行连于目系，出于额，上行与督脉会于头顶部。

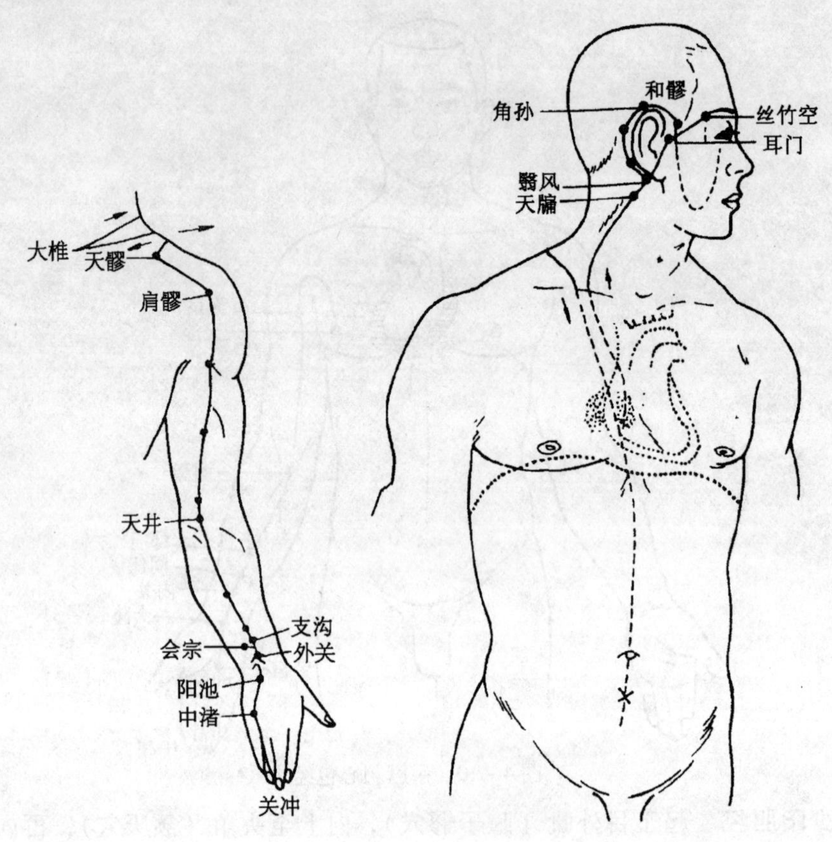

图4-11　手少阳三焦经

分支：从目系分出，下行于颊里，环绕在口唇的里边。

分支：从肝分出，穿过膈肌，向上注入肺，交于手太阴肺经（见图4-13）。

二、奇经八脉的循行分布

奇经八脉是督脉、任脉、冲脉、带脉、阴跷脉、阳跷脉、阴维脉、阳维脉的总称，是经络系统的重要组成部分。奇者，异也。奇经八脉是不同于十二经脉（正经）的另一类经脉。它们的分布不似十二经脉那样规律，与脏腑没有直接的属络关系，彼此之间也无表里配合关系，都无经别、经筋和皮部，故称之为“奇经”。

奇经八脉的名称，不像十二经脉那样有手足、阴阳、脏腑的共同规律而各具涵义，其名称多反映了各自的特点。督，有统帅、总管之意；任，有总任、担任以及妊养之意；冲，有要冲、要道之意；带，有腰带、束带之意；跷，有轻健矫捷之意；维，有维系、连结之意。阴阳跷脉与阴阳维脉之阴阳，均表示经脉循行于下肢的内侧或外侧。

（一）循行分布规律

奇经八脉在体表纵横交错分布于十二经脉之间，虽然不像十二经脉那样规则，但在体表的分布还是有其自身的规律。

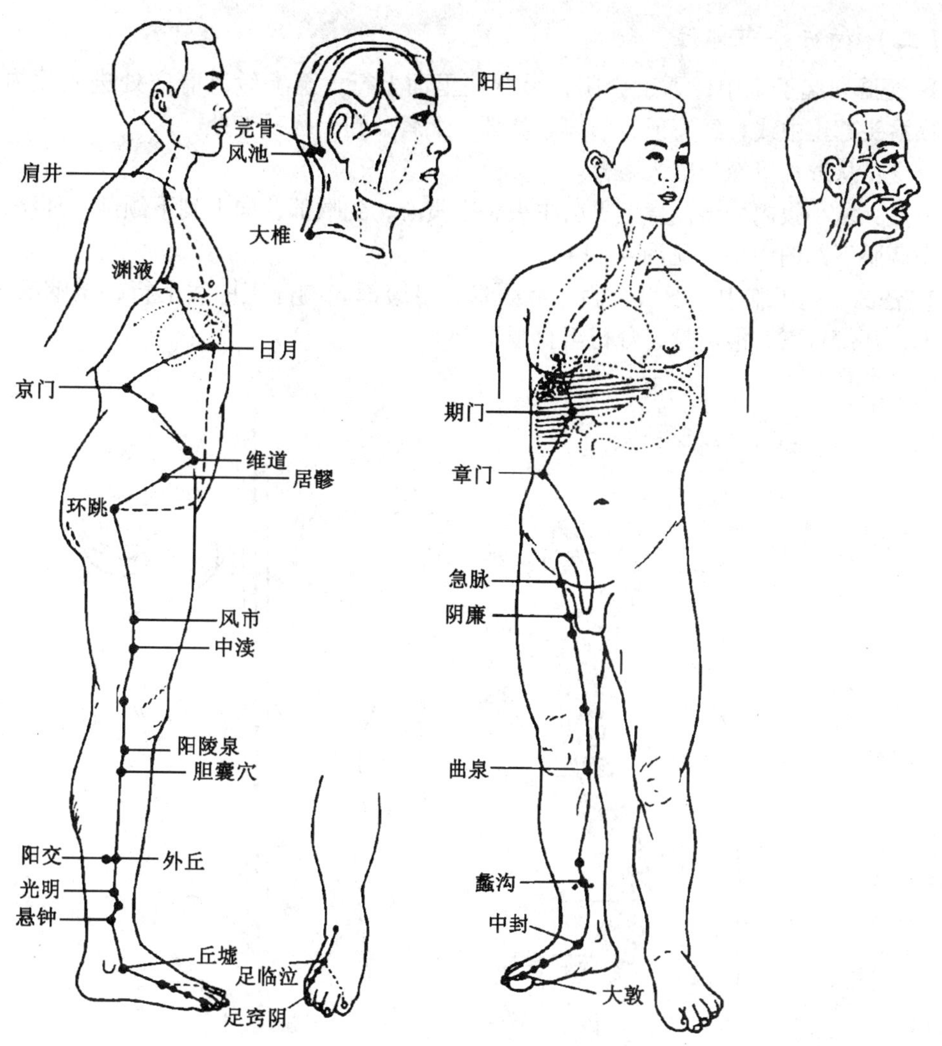

图4－12 足少阳胆经　　图4－13 足厥阴肝经

督、任、冲三脉皆起于胞中，同出于会阴，然后别道而行，分布于腰背胸腹等处，所以称此三脉为“一源而三歧”（明·张介宾《类经图翼》）。

督脉从会阴向后再向上，分布于腰、背正中线，再经项、头顶、额到口唇；任脉从会阴向前再向上，分布于腹、胸正中线，经咽喉、口唇以至目眶下。督、任二脉不仅是同一起点，而且在口唇部位相连接，形成二脉之间的紧密联系。

冲脉从会阴向前再向上，挟脐而行，直冲而上，主要分布于腹、胸。带脉横围于腰腹，绕身一周，状如束带。

跷脉与维脉均分阴阳，并且左右对称。阴跷脉起于内踝下，左右各一，向上主要分布于腿的内侧与腹、胸部；阳跷脉起于外踝下，左右各一，向上主要分布于腿的外侧以及腹、胸侧面与肩部。阴维脉起于小腿内侧，左右各一，向上主要分布于大腿内侧及腹、胸部；阳维脉起于外踝下，左右各一，向上主要分布于腿的外侧及腰背和头的侧面。

（二）循行分布部位

1. 督脉 起于胞中，下出会阴，沿脊柱里面上行，至项后风府穴处进入颅内，络脑，并由项沿头部正中线，经头顶、额部、鼻部、上唇，到上唇系带处。

分支：从脊柱里面分出，络肾。

分支：从小腹内分出，直上贯脐中央，上贯心，到喉部，向上到下颌部，环绕口唇，再向上至两眼下部的中央（见图4－14）。

2. 任脉 起于胞中，下出会阴，经阴阜，沿腹部和胸部正中线上行，至咽喉，上行至下颌部，环绕口唇，沿面颊，分行至目眶下。

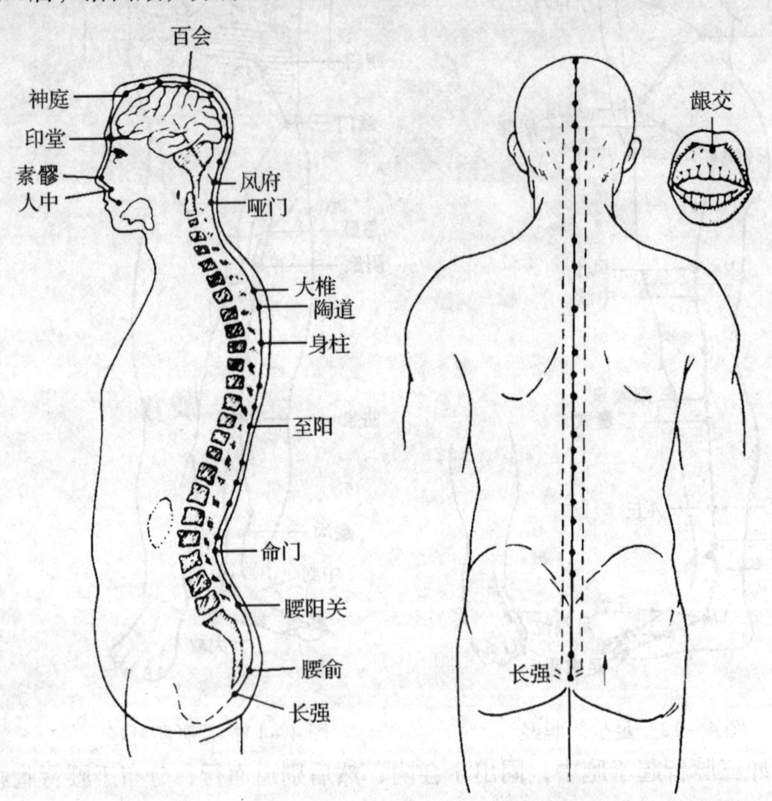

图4－14 督脉

分支：从胞中出，向后与冲脉偕行于脊柱前（见图4－15）。

3. 冲脉 起于胞中，下出会阴后，从气街部起与足少阴经相并，挟脐上行，散布于胸中，再向上行，经喉，环绕口唇，到目眶下。

分支：从少腹输注于肾下，浅出气街，沿大腿内侧进入腘窝，再沿胫骨内缘，下行到足底。

分支：从内踝后分出，向前斜入足背，进入足大趾。

分支：从胞中分出，向后与督脉相通，上行于脊柱内（见图4－16）。

4. 带脉 起于季胁，斜向下行到带脉穴，绕身一周，环行于腰腹部。并于带脉穴处再向前下方沿髋骨上缘斜行到少腹（见图 4－17）。

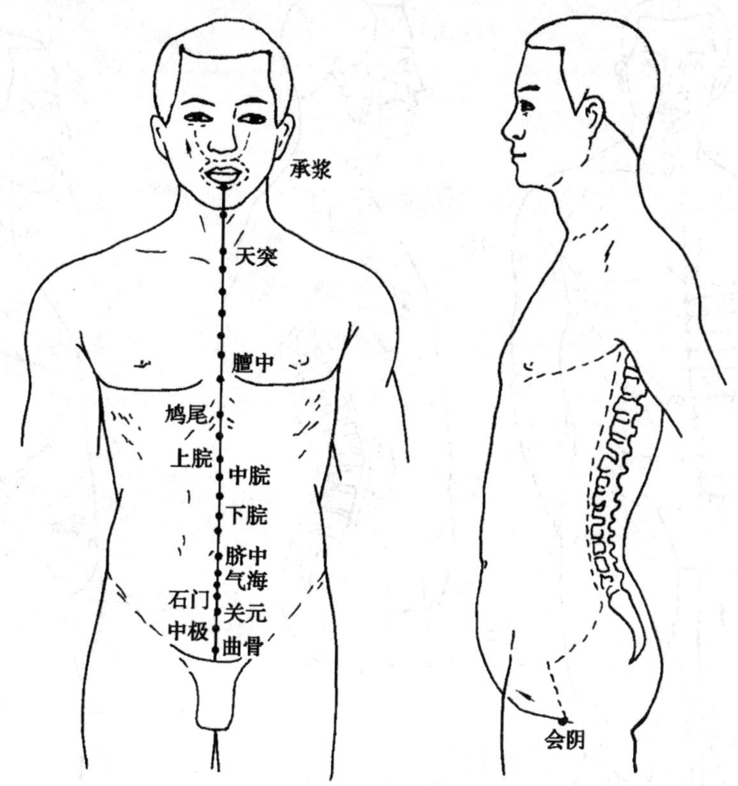

图 4－15 任脉

5. 阴跷脉 起于内踝下足少阴肾经的照海穴，沿内踝后直上下肢内侧，经前阴，沿腹、胸进入缺盆，出行于人迎穴之前，经鼻旁，到目内眦，与手足太阳经、阳跷脉会合（见图 4－18）。

6. 阳跷脉 起于外踝下足太阳膀胱经的申脉穴，沿外踝后上行，经小腿、大腿外侧，再向上经腹、胸侧面与肩部，由颈外侧上挟口角，到达目内眦，与手足太阳经、阴跷脉会合，再上行进入发际，向下到达耳后，与足少阳胆经会于项后（见图 4－19）。

7. 阴维脉 起于小腿内侧足三阴经交会之处，沿下肢内侧上行，至腹部，与足太阴脾经同行，到胁部，与足厥阴肝经相合，然后上行至咽喉，与任脉相会（见图 4－20）。

8. 阳维脉 起于外踝下，与足少阳胆经并行，沿下肢外侧向上，经躯干部后外侧，从腋后上肩，经颈部、耳后，前行到额部，分布于头侧及项后，与督脉会合（见图 4－21）。

三、别络、经别、经筋、皮部的循行分布

1. 别络 是从经脉别出的小分支，与经脉的大分支不同。经脉的大分支是与经脉的主干相对而言，仍属于经脉，别络则属于络脉范围。别络有十五条，故称十五别络。

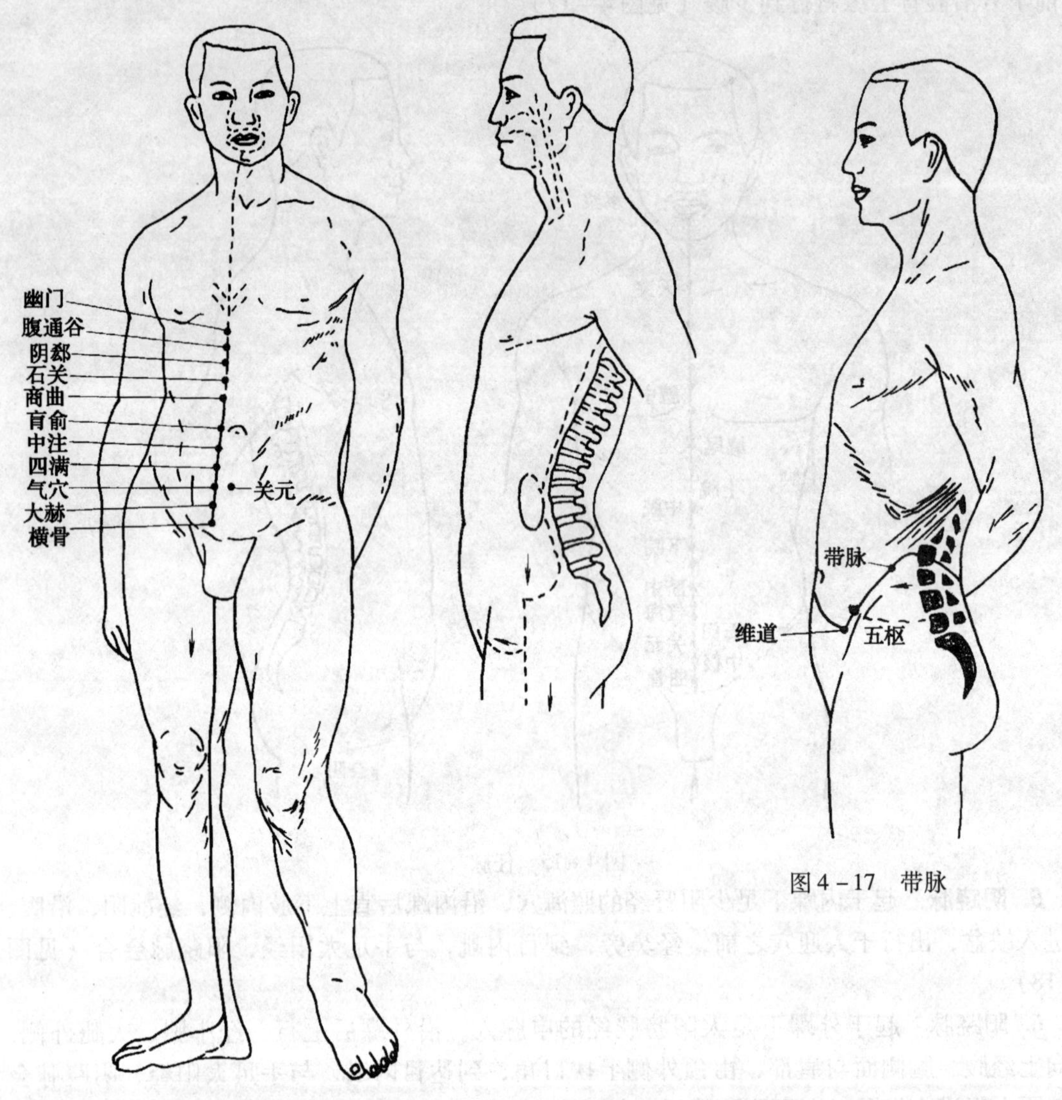

图 4－16　冲脉

图 4－17　带脉

关于十五别络的内容，《灵枢》与《难经》稍有区别。《灵枢》中所述的十五别络，是指十二经脉和督、任二脉各有一别络，再加上脾之大络，合为十五别络。《难经·二十六难》认为："经有十二，络有十五，余三络者，是何等络也？然：有阳络，有阴络，有脾之大络。阳络者，阳跷之络也；阴络者，阴跷之络也，故络有十五焉。"目前一般以《灵枢》所载为依据。

十五别络的名称以其别出处的穴位而命名。具体如下：

手太阴经别络——列缺，手少阴经别络——通里，手厥阴经别络——内关，手太阳经别络——支正，手阳明经别络——偏历，手少阳经别络——外关，足太阳经别络——飞扬，足少阳经别络——光明，足阳明经别络——丰隆，足太阴经别络——公孙，足少阴经别络——

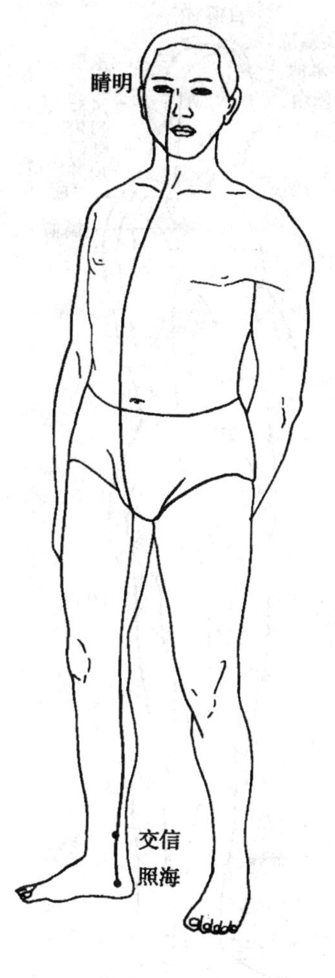

图 4－18 阴跷脉

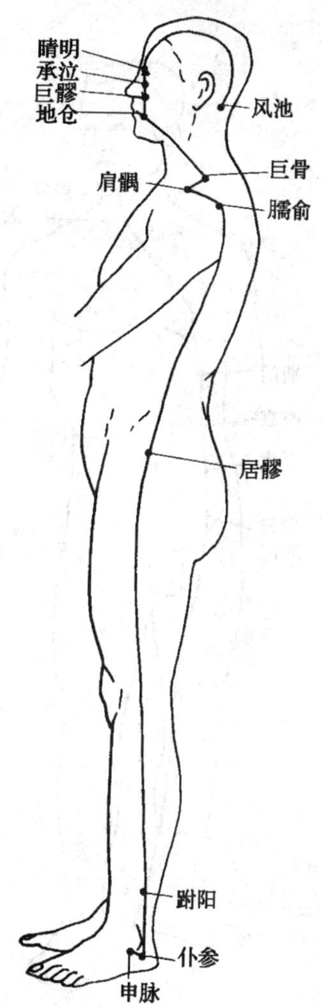

图 4－19 阳跷脉

大钟，足厥阴经别络——蠡沟，督脉经别络——长强，任脉经别络——鸠尾（尾翳），脾之大络——大包。

十五别络的循行分布也有一定的规律。其中十二经脉的别络主要分布在四肢部，从肘膝以下分出，表里两经的别络相互联络——阴经的别络走向与它相为表里的阳经，阳经的别络走向与其相为表里的阴经。少数别络亦进入胸腹腔，联系内脏。任脉之别络分布于腹部，督脉之别络分布于背部，脾之大络分布在胸胁部。

十五别络的起止和循行部位，有其一定的特点，正如《洄溪脉学》所说："十五络者，经脉之联属也。其端各从经脉而发，头绪散漫不一，非若经脉之如环无端也。以其斜行左右，遂名曰络。"

2. 经别 十二经别，即别行的正经，就是从十二经脉别行分出，循行于胸、腹及头部的重要支脉。

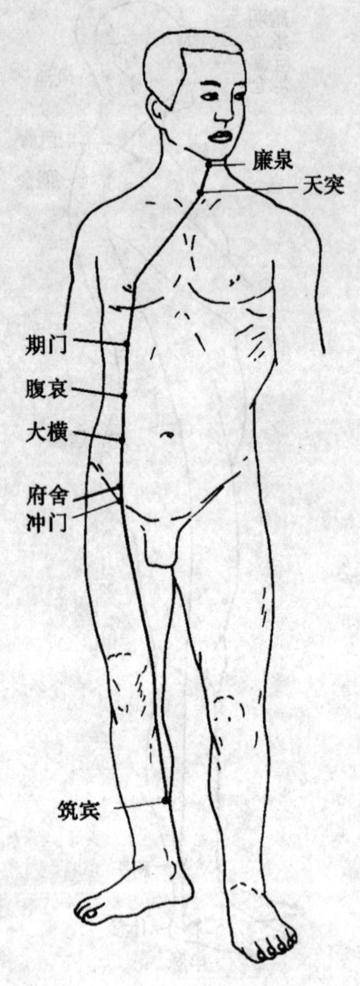

图4－20 阴维脉

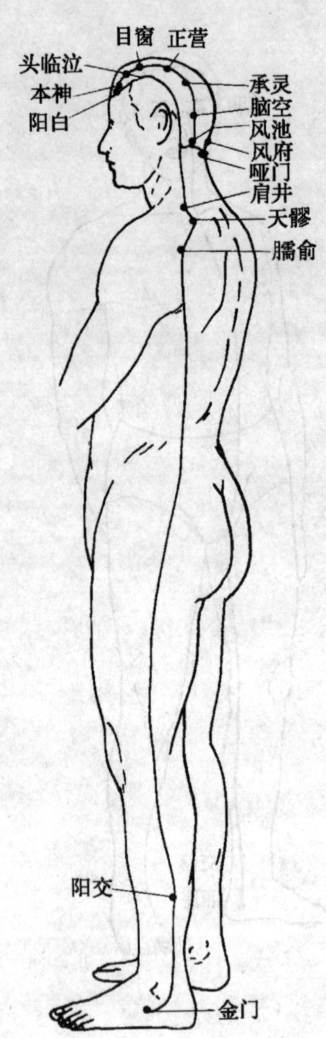

图4－21 阳维脉

十二经别的循行，都是从十二经脉循行于四肢的部分（多为肘膝以上）别出（称为“离”），走入体腔脏腑深部（称为“入”），然后浅出体表（称为“出”）而上头面，阴经的经别合入阳经的经别而分别注入六阳经脉（称为“合”）。所以十二经别的循行特点，可用“离、合、出、入”来概括。

3. 经筋 经筋是十二经脉连属于筋肉的体系，其功能活动有赖于经络气血的濡养，并受十二经脉的调节，所以也划分为十二个系统，称为“十二经筋”。

4. 皮部 皮部是指体表的皮肤按经络的分布部位分区。十二经脉及其所属络脉，在体表有一定的分布范围与之相应，全身的皮肤也就划分为十二个部分，称十二皮部。正如《素问·皮部论》所说：“欲知皮部，以经脉为纪”；“凡十二经络脉者，皮之部也。”因此皮部就是十二经脉及其所属络脉在皮表的分区，也是十二经脉之气的散布所在。

第三节 经络的生理功能

经络是人体结构的重要组成部分，具有十分重要的生理功能。构成经络的物质基础，主要是气血阴阳，其中与气的关系最为密切，所以将构成经络系统和维持经络功能活动的最基本物质，称为经络之气，或分别称之为经气、络气。经络之气来源于元气、宗气、营气和卫气，是人体真气中的一部分。当然经络的结构和功能活动，也离不开气血阴阳。由于气血阴阳的共同作用，所以经络才具有多种生理功能。

一、经络的基本功能

以十二经脉为主体的经络系统，具有以下四个方面的基本功能：

1. 联络组织器官，沟通表里上下 人体是由内脏、五体、五官九窍等组织器官所构成的，它们虽各有不同的生理功能，但又共同进行着有机的整体活动。这种相互联系与有机配合，主要依靠经络的联络、沟通作用而实现。具体体现在以下三个方面：

（1）经络在内脏之间的联系：十二经脉中每一经都分别属络一脏一腑，这是脏腑相合的主要结构基础。有的经脉除属络脏腑外，还能联系其他一些脏腑。如足阳明胃经的经别“上通于心”，足太阴脾经“注心中”，足少阳胆经的经别“贯心”，足少阴肾经“络心”，足少阴肾经“贯肝”，手少阴心经“却上肺”，足少阴肾经“入肺”，足厥阴肝经“注肺中”，手太阳小肠经“抵胃”，足厥阴肝经“挟胃”，手太阴肺经“循胃口”。这样就形成了脏腑之间的多种联系。

（2）经络在内脏与五体之间的联系：十二经脉内联于脏腑，外络于皮肉筋骨等组织器官，所以《灵枢·海论》说：“夫十二经脉者，内属于腑脏，外络于肢节。”这就使内脏与五体之间通过经脉的沟通而联系起来。

（3）经络在内脏与五官九窍之间的联系：十二经脉内联于脏腑，而有些经脉在体表的循行中，可以分布到五官九窍，如手太阳小肠经“入耳中”，手少阳三焦经“从耳后入耳中，出走耳前”，足少阳胆经也“从耳后入耳中，出走耳前”，足太阳膀胱经“至耳上角”，手少阴心经“系目系”，手太阳小肠经至“目锐眦”、“目内眦”，足太阳膀胱经“起于目内眦”，手少阳三焦经“至目锐眦”，足少阳胆经“起于目锐眦”，足厥阴肝经“连目系”，手阳明大肠经“挟口”，足阳明胃经“挟口环唇”，足厥阴肝经“环唇内”，手阳明大肠经“挟鼻孔”，足阳明胃经“起于鼻”，手太阳小肠经“抵鼻”，足太阴脾经“连舌本，散舌下”，足少阴肾经“挟舌本”，足少阳胆经“绕毛际”，足厥阴肝经“入毛中，过阴器”，督、任、冲三脉均“下出会阴”。由此可见，五官九窍与内脏之间，也是通过经脉的沟通而联系起来的。

2. 通行气血阴阳 人体的各个组织器官，不仅以气血阴阳为基本物质所构成，而且还必须依赖气血阴阳的濡养、温煦等作用，才能维持正常的生理活动，而气血阴阳之所以能通达全身，则有赖于经络的沟通与传注。所以《灵枢·本藏》说：“经脉者，所以行血气而营阴阳，濡筋骨、利关节者也。”清·徐大椿《洄溪脉学》认为奇经“各施前后上下之阴阳血气”。血液之循环于全身，气在人身之升降出入运动，肾阴肾阳之与各脏腑阴阳相通，以及津液之输布于全身等等，都属于经络的这一生理功能。

3. 感应与传递信息 感应与传导，是指经络对于机体内外各种刺激所产生的感应，通过传导作用，将其内外上下传递的生理功能。经络循行分布于人体各组织器官，沟通表里上下，犹如机体的信息传导网，具有传递各种信息的作用。当肌表受到某种刺激时，这种刺激量就沿着经络传导于体内有关脏腑，使该脏腑的功能发生变化，如针刺疗法中的“得气”现象，就是这一功能的表现之一。而体内的某种刺激使该脏腑功能活动发生变化，也可以通过经络的传导而反应于体表。这是诊断上“有诸内必形诸外”的主要结构基础和生理基础。

4. 调节机能活动 人体的内脏、五体、五官九窍等组织器官，虽各有不同的生理功能，但又保持着协调统一，形成了一个有机的整体。经络在沟通、传导功能的基础上，通过经气的作用，又能调节机能活动，使人体复杂的生理功能互相协调，保持相对的平衡状态。当人体发生疾病时，机体的正常平衡状态被破坏，即可运用针灸等治法以激发经气的调节作用，促使人体机能活动恢复到正常的平衡状态。可见经络调节机能活动的作用，是针灸疗法治病的主要生理机制。

二、奇经八脉的功能特点

奇经八脉错综贯穿在十二经脉之间，并与某些内脏器官相联系，故具有如下的功能特点：

1. 加强十二经脉的联络与沟通 十二经脉本身有流注次序连接，有阴阳表里联系等，而奇经八脉纵横交错地循行分布于十二经脉之间，具有加强正经之间联络与沟通的作用，从而形成了经脉之间的多种联系，更加密切了经络与周身各组织器官之间的关系。例如督脉能联系手足三阳经，手足三阳经都交会于督脉的大椎穴；任脉能联系手足三阴经，足三阴经都交会于任脉的关元穴、中极穴。督、任二脉同起于胞中，并在口唇部位相连接，加之督脉在头顶部位与足厥阴肝经相会合，这样就构成了十四经脉的整体循行系统。又如冲脉“从气街部起与足少阴经并行，夹脐上行，散布于胸中”，与足少阴、足阳明经密切联系；带脉横绕腰腹，联系着纵行于躯干的足六经；阴跷、阴维脉与手足三阴经有联系，阳跷、阳维脉与手足三阳经有联系。

2. 调节十二经脉中的气血与阴阳 经络具有通行气血阴阳的功能，其中以十二经脉为主要通道，而奇经八脉错综贯穿在十二经脉之间，起着调节其气血阴阳的作用。当正经中气血阴阳充盛时，则流入奇经而贮蓄之，当人体生理活动需要或正经中气血阴阳不足时，奇经就将所贮蓄之气血阴阳，渗灌于正经而供应人体生理活动之需要。所以古人把正经比作江河，奇经比作湖泊，就是指这种作用而言的。例如督脉能总督一身之阳气，称为阳脉之海；任脉能总任一身之阴气，称为阴脉之海；冲脉能容纳十二经脉之血，是调节血液运行的要道，故称为“血海”、“十二经脉之海”，阴跷脉、阳跷脉与阴维脉、阳维脉均与一身之阴阳有关。

3. 参与女性的特殊生理活动 女性的特殊生理，包括经、带、胎、产等，与肝、肾等内脏密切相关，而奇经八脉中的督、任、冲、带四脉，也参与了这些特殊生理活动。督脉起于胞中，上行入脑，在下连属于肾，故其功能除与脑髓有关外，主要参与了肾的生殖功能（包括男性）。任脉起于胞中，与女子经、胎、产的关系密切，故任脉通而月事以时下，并有“任主胞胎”之说。冲脉起于胞中，为血海，与月经和生殖功能有关。带脉能约束纵行诸脉，故可固护胎儿和主司带下。

三、十五别络的功能特点

十五别络是从经脉分出的小的分支，大多分布于体表。从别络分出的细小络脉称为孙络。别络对全身无数细小的络脉起着主导作用。经脉分出别络，别络分出孙络，这样从粗到细，愈分愈小，遍布周身，起着渗灌气血阴阳，以濡养、温煦全身各组织器官的作用。别络具有如下的功能特点：

1. 加强十二经脉表里两经间在肢体的联系 十五别络中的十二经别络，从十二经脉分出，阳经的别络各走向与其相表里的阴经，阴经的别络各走向与其相表里的阳经，从而加强了表里两经之间在肢体的联系。清·冯兆张《冯氏锦囊秘录》说：“络脉者，本经之旁支而别出，以联络于十二经者也。”虽然有的别络可进入胸腹腔和内脏，但无固定的属络关系。

2. 加强十四经脉与躯体组织之间的联系 十五别络中的十二经别络除沟通表里两经外，又都有一定的循行分布部位，直接与肢体的某些组织相联系。其余三别络都分布在躯干部，督脉的别络散布在背部，任脉的别络散布在腹部，脾之大络散布在胸胁部。由此可见，十五别络广泛散布于四肢和躯干部，加强了十四经脉与躯体组织之间的联系。

四、经别、经筋、皮部的功能特点

1. 经别的功能特点 经别的循行，加强了十二经脉中相为表里的两条经脉在体内的联系；加强了十二经脉对头面的联系；加强了体表与体内、四肢与躯干的向心性联系；加强了足三阴、足三阳经脉与心脏的联系。

2. 经筋的功能特点 经筋的主要功能是约束骨骼，有利于关节的屈伸运动，正如《素问·痿论》所说：“宗筋主束骨而利机关也。”

3. 皮部的功能特点 皮部的功能主要为抗御外邪、感应和传递相关信息。当外邪侵犯时，位于人体浅表的皮部和布散流行于皮部的卫气即发挥其抗御作用；皮部又分属于“内属于府藏”的十二经脉，所以脏腑、经络的病变也能反映到相应的皮部。

思考题

1. 经络系统由哪些部分组成？
2. 十二经脉的走向和交接规律如何？
3. 十二经脉在头面部、躯干部的分布特点是什么？
4. 经络的生理功能有哪些？
5. 经别的功能特点是什么？
6. 十五别络的功能特点是什么？

7. 正经与奇经有何区别？
8. 督脉与任脉的起止点和循行有何不同？
9. 十二经脉的表里关系如何？
10. 简述奇经八脉的含义及其功能特点。
11. 试述冲、任、督、带各自的生理功能。
12. 简述经筋的含义、命名方法、分布特点及主要功能。
13. 按气血循环流注次序写出十二经脉的名称。
14. 试述经络学说在阐释疾病传变时的应用。

第五章 体 质

人是形与神的统一体。人类有着脏腑经络、形体官窍、精气血津液等相同的形质和功能活动，也有着神、魂、魄、意、志，以及喜、怒、悲、思、恐等相同的心理活动，这是人类的共性生理。但正常人体是有差异的，不同的个体在形质、功能、心理上又存在着各自的特殊性，这种个体在生理上的身心特性便称之为体质。体质影响着人对自然、社会环境的适应能力和对疾病的抵抗能力，以及发病过程中对某些致病因素的易感性和病理过程中疾病发展的倾向性等，进而还影响着某些疾病的证候类型和个体对治疗措施的反应性，从而使人的生、老、病、死等生命过程带有明显的个体化的特异性。中医体质理论可以用来说明个体对某些病因的易感性、耐受性和发病倾向性，阐释发病原理，解释病理变化，指导辨证、治疗和养生，具有广泛的临床意义。因此重视对于体质问题的研究，不但有助于从整体上把握个体的生命特征，而且有助于分析疾病的发生、发展和演变规律，对诊断、治疗、预防疾病及养生康复均有重要价值。

第一节　体质学说的基本内容

中医体质学说是以中医理论为指导，研究正常人体体质的形成、特征、类型、差异规律，及其对疾病发生、发展、演变过程的影响，并以此指导对疾病进行诊断和防治的理论知识，属于藏象学的内容之一。其融生物学、医学、社会学和心理学于一体，既是作为研究人类生命、健康和疾病问题的医学科学的一个重要组成部分，又是基础医学、临床医学中研究人类体质与疾病、健康关系的新的分支学科。

一、体质及相关概念

（一）体质的概念

体质，是表述个体特性的专有名词，在中医学文献中，和体质相关的用于说明个体特性的术语有过几种不同的用语。《内经》常用“形”、“质”等表义，如《灵枢·阴阳二十五人》中的“五形之人”，《素问·厥论》中的“是人者质壮”等。其后唐·孙思邈《千金要方》以“禀质”言之，宋代陈自明《妇人良方》称为“气质”，南宋《小儿卫生总微论方》称之为“赋禀”，明·张介宾以“禀赋”、“气质”而论的同时，较早地运用“体质”术语，他在《景岳全书·杂证谟·饮食门》中说：“矧体质贵贱尤有不同，凡藜藿壮夫，及新暴之病，自宜消伐。”明清时代也有医家称之为“气体”、“形质”等，清·徐大椿则将“气体”、“体质”并用，自清·叶桂、华岫云始直称“体质”，自此人们渐趋接受“体质”一词，普遍用它来表述不同个体的生理特殊性。

体质的"体"，指具有生命活力的形体、躯体，"质"即指"特质"、"性质"。体质是指人类个体在生命过程中，由遗传性和获得性因素所决定的表现在形态结构、生理机能和心理活动方面综合的相对稳定的固有特性。换句话说，体质是人群及人群中的个体禀受于先天，受后天影响，在其生长、发育和衰老的过程中所形成的与自然、社会环境相适应的相对稳定的人体个性特征。它通过人体形态、机能和心理活动的差异性表现出来。在生理上表现为机能、代谢以及对外界刺激反应等方面的个体差异，在病理上表现为对某些病因和疾病的易感性或易罹性，以及产生病变的类型与疾病传变转归中的某种倾向性。每个人都有自己的体质特点，人的体质特点或隐或显地体现于健康或疾病过程中。因此体质实际上就是人群在生理共性的基础上，不同个体所具有的生理特殊性。

中医学的体质概念，有两个方面的基本特征：其一，强调先天禀赋和后天调养对体质形成的影响。先天因素是人体体质形成的重要基础，决定了体质的相对稳定性和个体体质的特异性，后天调养可影响体质发生强弱变化，以及体质类型的改变，先后天多种因素构成影响体质的内外环境，共同作用于人体，形成了个体不同的体质特征。其二，突出中医学"形神合一"的生命观和"天人一体"的自然观，充分体现出中医学整体观念这一基本特点。"形神合一"是生命存在和健康的基本特征。健康，就是人体在形态结构、生理功能和精神心理方面的完好状态，正如张介宾《类经·藏象类》说："形神俱备，乃为全体。"神由形而生，依附于形而存在，形是神活动的物质基础和所舍之处；反过来，神是形的功能表现和主宰，神作用于形，对人体生命具有主导作用，能协调人体脏腑的生理功能。因此，形壮则神旺，形衰则神衰。中医学这种形神合一的人体观、生命观和医学观决定了体质概念之"体"，是具有生命活力的形体，是形神之体的简称。故体质概念包括了形、神两方面的内容。"天人一体"是生命存在的客观条件和必然规律。人生活在自然环境和社会环境中，人类体质的形成和发展受自然、社会环境的制约，个体对社会和自然环境的适应能力及适应程度往往表现在其个体体质特征之中。

（二）体质与人格、气质、性格、素质

中医学在"形神合一"的生命观和"天人一体"的自然观指导下，将个体在生理方面和心理方面的差异纳入中医体质的概念。但随着对人类认识的不断深入和科学的发展，学科也不断分化，从而形成了门类众多的学科，生理学和心理学两大人体机能学科随之形成，从而出现了与体质密切相关的人格、气质、性格、素质等概念。

人格是指个体独特的，持久的心理或行为上的特征的综合，常决定整个心理面貌，是个体心理行为差异性、个体化的核心因素和标志。其结构包括三个方面：一为人格倾向，指人对社会环境的态度和行为动力特征，包括需要、动机、兴趣、理想、信念、价值观等；二为心理特征，主要指能力、气质、性格等；三是心理调节，如自我评价、自我感受与自我控制等。可见人格是由多种心理成分构成的一种多水平、多层次的完整系统，彼此紧密联系并相互影响。其中与中医学关系最为密切的是个性心理特征中的气质与性格等。

气质有现代心理学中的气质和中医学的气质之分。现代心理学中的气质是指人在进行心理活动时或在行为方式上表现出来的强度、速度、稳定性、指向性和灵活性等动态性的人格

心理特征。既表现在情绪产生的快慢、思维的灵活程度、情绪体验的强弱、意志努力的程度、情绪状态的稳定性及情绪变化的幅度及心理活动的内倾性和外倾性上，也表现在行为动作和言语的速度与灵活性方面，是人的心理活动稳定的、与遗传有关的动力特征，是人格的内部心理气候。中医学中的气质，又称气禀、气性、禀性等，是中国传统文化的固有术语，源于中国古代哲学的气一元论，如王充《论衡·无形》指出："气性不同，则于体不同"，是指个体出生后，随着身体的发育、生理的成熟逐渐发展起来的心理特征。故张载在《正蒙·诚明》中指出："形而后有气质之性。"其包括性格、态度、智慧及现代心理学中的气质和现代神经生理学中的某些内容，是个体各种心理特征的总和，概括和反映了不同个体心理、行为特征方面的差异，与现代心理学中人格的概念更为接近。

性格在现代心理学中是指一个人对现实的稳定态度和习惯化了的行为方式，如骄傲与谦虚、勤劳与懒惰、勇敢与怯懦、热情与冷漠、诚恳与虚伪、镇定与慌乱、自律与散漫、理智与冲动、细心与粗心、空想与理想、创造与模仿、坚持已见与见异思迁等，是人格的最核心、最本质的鲜明的心理成分，是个性心理特征的重要组成部分。性格是一个人的遗传、生长发育、环境影响、学习教育、自我锻炼、身心健康等多种先天生物因素与后天因素相互作用的结果。先天遗传因素是前提和基础，但是发展的趋势和结果主要取决于后天的教育培养、社会环境的影响和自我锻炼。

"素质"与体质概念密切相关。所谓素质，在现代生理学中的概念是指人先天的解剖生理特点，主要是感觉运动器官和神经系统方面的特点，是能力发展的自然前提和基础，属于体质的范畴。但从现代医学和中医学对素质概念的实际应用情况来看，素质当指人体在某些方面的本质特征，诸如身体素质（包括形态和机能）、心理素质等。体质是机体所具有的各种特性的总和，人体是形神统一的整体，所以体质实际上就是特定身体素质和相关心理素质的综合。身体素质是人的形态结构和生理机能方面的本质特征，它概括了人体的基本活动能力，是人体各器官系统的机能在生命活动或形体运动中的反映，与人的体格、体型、机能、神经、心理等均有密切的关系。人体机能在形体运动中反映出来的力量、速度、耐久力、灵敏性、柔韧性、协调性和平衡性等能力统称为身体素质。心理素质概括了人体心理上的本质特性，在一定程度上反映了身体的素质，人在心理活动中表现出来的智力、情感行为、感知觉、态度、个性、性格、意志等均称为心理素质。身体素质是心理素质产生的基础，心理素质在长期的显现中又影响着身体素质，二者的关系就是物质与精神的关系，既有区别，又相互联系，产生互动作用。可见素质在中医学中是对体质概念更深刻、更简明的表述。

二、体质的特点

体质受先后天因素的共同作用，具有以下特点：

1. 先天遗传性 人之始生，"以母为基，以父为楯"（《灵枢·天年》）。父母之精是生命个体形成的基础，人类的外表形态、脏腑功能、精神情志等的个性特点均形成于胎儿期，取决于个体的遗传背景，遗传因素维持着个体体质特征相对稳定，是决定体质形成和发展的根本原因。

2. 差异多样性 体质特征因人而异，其有明显的个体差异性，且千变万化，呈现出多样性特征。它通过人体形态、机能和心理活动的差异现象表现出来，因此，个体多样性差异现象是体质学说研究的核心问题 。

3. 形神一体性 “形神合一”是中医学体质概念的基本特征之一，复杂多样的体质差异现象全面地反映着人体在形态结构（形）以及由脏腑活动所产生的各种精神活动（神）这两个方面的基本特征，是特定的生理特性与心理特性的综合体，是对个体身心特性的概括。

4. 群类趋同性 同一种族或聚居在同一地域的人，因为生存环境和生活习惯相同，遗传背景和生存环境具有同一性和一致性，从而使人群的体质具有相同或类似的特点，形成了地域人群的不同体质特征，使特定人群的体质呈现类似的特征，因此，体质具有群类趋同性。

5. 相对稳定性 个体禀承于父母的遗传信息，使其在生命过程中遵循某种既定的内在规律，呈现出与亲代类似的特征，这些特征一旦形成，不会轻易改变，因此在生命过程的某个阶段体质状态具有相对的稳定性。

6. 动态可变性 先天禀赋决定着个体体质的相对稳定性和个体体质的特异性，后天各种环境因素、营养状况、饮食习惯、精神因素、年龄变化、疾病损害、针药治疗等，又使得体质具有可变性。体质的可变性具有两个基本规律，一是机体随着年龄的变化呈现出特有的体质特点。二是由外来因素不断运动变化的干扰所导致的体质状态的相应变化。两种变化往往同时存在，相互影响。

7. 连续可测性 体质的连续性体现在不同个体体质的存在和演变时间的不间断性，体质的特征伴随着生命自始至终的全过程，具有循着某种类型体质固有的发展演变规律缓慢演化的趋势，这就使得体质具有可预测性，为治未病提供了可能。

8. 后天可调性 体质既是相对稳定的，又是动态可变和连续可测的，这就为改善体质的偏倾，防病治病提供了可能。一方面可以针对各种体质类型及早采取相应措施，纠正和改善体质的偏颇，以减少个体对疾病的易感性，预防疾病的发生。另一方面可针对各种不同的体质类型将辨证与辨体相结合，以人为本，充分发挥个体诊疗的优势，提高疗效。

三、体质的表现形式

体质是表明人体生命特征的差异性的一个概念，这种差异性有两种基本的表现形式，一是特异性和非特异性，二是生理性和病理性。

1. 特异性和非特异性 体质的特异性是指多因先天禀赋因素所造成的某些个体在某些方面的超常特征，如对某种疾病的特异性免疫力或易罹性，在某些方面具有特异能力或能力缺陷等，对某些物质的高度过敏，胎儿在母体内受邪出生后即逐渐表现出先天性疾病、色盲、超心理能力等，都属于特异体质。特异体质一般不影响机体在其他方面的功能，也不能决定整体的健康水平；体质的非特异性是指大多数个体所具有的一般特征，其表现为一般意义上的强与弱，综合反映了个体的整体健康水平、抗病能力、劳动能力和认知能力等，并可从多个不同的功能系统中不同程度反映出来。体质的特异性和非特异性，可以将体质分为特异体质和非特异体质两大类。

2. 生理性和病理性 体质特征伴随着生命个体自始至终的全过程，而生命过程中有生理状态，也有病理状态，体质也就有生理表现形式和病理表现形式。就个体对外来刺激的反应性而言，由于体质的差异性，体质在生理上表现为形态、机能、代谢以及对外界刺激反应等方面的个体差异，病理上就会表现出对某些病因和疾病的易感性或易罹性，以及疾病发生、发展、传变转归中的某种倾向性。此时体质的存在状态可能是生理体质，也可能是病理体质。生理体质是人体在正常生理状态下表现出来的个体特殊性，又称为正常体质；病理体质是指个体内阴阳平衡被破坏，出现相对固定的阴阳偏盛偏衰而表现的体质特征。此时，体质对外界刺激的反应性也就有生理反应性和病理反应性。

四、体质的构成要素

体质由形态结构、生理机能、心理状态三方面的差异性构成。这三个方面的差异性所反映出的必要的、可测定的“分析单元”称之为体质构成要素，包括反映组织形态结构的要素，如体表形态、脏腑、精气血津液等；反映生理机能特性的要素，如心率、面色、唇色、舌象、脉象、语言、呼吸等；反映心理活动特征的要素，如感觉、知觉、情感、思维等。一定的形态结构必然产生出相应的生理功能和心理特征，而良好的生理功能和心理特征是正常形态结构的反映，二者相互依存，相互影响，在体质的固有特征中综合地体现出来。

1. 形态结构的差异性 人体形态结构上的差异性是个体体质特征的重要组成部分，包括外部形态结构和内部形态结构（有脏腑、经络、气血津液等）。根据中医学“司外揣内”的认识方法，内部形态结构与外观形象之间是有机的整体，所以外部形态结构是体质的外在表现，内部形态结构是体质的内在基础。体表形态最为直观，故备受古今中外体质研究者重视。因此形态结构在内部结构完好、协调的基础上，主要通过身体外形体现出来，它以躯体形态为基础，并与内部脏器结构相一致，故人的体质特征首先表现为体表形态、体格、体型等方面的差异。

体表形态是个体外观形态的特征，涉及对人体测量和观察的内容，包括体格、体型、体重、性征、体姿、面色、毛发、舌象、脉象等。体格是指反映人体生长发育水平、营养状况和锻炼程度的状态，通过观察和测量身体各部分的大小、形状、匀称程度，以及体重、胸围、肩宽、骨盆宽度和皮肤与皮下软组织情况来判断，是反映体质的标志之一。体型是指身体各部位大小比例的形态特征，又称身体类型，是衡量体格的重要指标。观察体型，主要观察形体之肥瘦长短，皮肉之厚薄坚松，肤色之黑白苍嫩的差异等。其中尤以肥瘦最为重要，如《灵枢·逆顺肥瘦》及《灵枢·卫气失常》即以体型将人分为肥人与瘦人，肥胖体质又以其形态特征等划分为骨型、脂型和肉型。元·朱震亨《格致余论》则进一步将体型与发病相联系，提出了“肥人湿多，瘦人火多”的著名观点。

2. 生理功能的差异性 形态结构是产生生理功能的基础，个体不同的形态结构特点决定着机体生理功能及对刺激反应的差异，而机体生理功能的个性特征，又会影响其形态结构，引起一系列相应的改变。因此生理功能上的差异也是个体体质特征的组成部分。

人体的生理功能是内部形态结构完整性、协调性的反映，是脏腑经络及精气血津液功能的体现，人体的各项生理功能均离不开脏腑，脏腑是构成人体、维持正常生命活动的中心。

因此人体生理功能的差异，反映了脏腑功能的盛衰偏颇，涉及人体消化、呼吸、血液循环、水液代谢、生长发育、生殖、感觉运动、精神活动等各方面功能的强弱差异，特别是心血管、呼吸与运动功能的差异。机体的防病抗病能力，新陈代谢情况，自我调节能力，以及或偏于兴奋，或偏于抑制的基本状态等，都是生理功能的表现及结果。诸如心率、心律、面色、唇色、脉象、舌象、呼吸状况、语言的高低、食欲、口味、体温、对寒热的喜恶、二便情况、性机能、生殖机能、女子月经情况、形体的动态及活动能力、睡眠状况、视听觉、触嗅觉、耐痛的程度、皮肤与肌肉的弹性、须发的多少和光泽等均是各器官、系统生理功能的反映，是了解体质状况的重要内容。

3. 心理特征的差异性 心理是指客观事物在大脑中的反映，是感觉、知觉、情感、记忆、思维、性格、能力等的总称，属于中医学神的范畴。形与神是统一的整体，体质是特定的形态结构、生理功能与相关心理状况的综合体，形态、机能、心理之间具有内在的相关性。某种特定的形态结构总是表现为某种特定的心理倾向，如《灵枢·阴阳二十五人》言具有“圆面、大头、美肩背、大腹、美股胫、小手足、多肉、上下相称”等形态特征的土型之人，多表现为“安心、好利人、不喜权势、善附人”等心理特征；不同内脏的机能活动，总是表现为某种特定的情感、情绪反应与认知活动，如《素问·阴阳应象大论》说：“人有五脏化五气，以生喜怒悲忧恐。”由于五脏精气阴阳及功能各有所别，各脏所主情志活动亦有差异，其对应规律为心在志为喜，肝在志为怒，脾在志为思，肺在志为忧，肾在志为恐。人的心理特征不仅与形态、机能有关，而且与不同个体的生活经历以及所处的社会文化环境有着密切的联系。即便为同种形态结构和生理机能者，也可以表现为不同的心理特征，如《灵枢·阴阳二十五人》中，每一种类型的形构机能有五种不同的心理倾向，木、火、土、金、水五种类型的形构特征的人共有二十五种心理类型。所以一定的形态结构与生理功能，是心理特征产生的基础，使个体容易表现出某种心理特征，而心理特征在长期的显现中，又影响着形态结构与生理功能，表现出相应的行为特征。可见，在体质构成因素中，形构、机能、心理之间有着密切的关系，心理因素是体质概念中不可缺少的内容。心理特征的差异性，主要表现为人格、气质、性格等的差异。

五、体质的生理学基础

体质是对个体身心特性的概括，是个体在遗传的基础上，在内外环境的影响下，在生长发育的过程中形成的个性特征。它通过人体形态、功能和心理上的差异性表现出来，全面地体现在人体形态和机能的各个方面。人体以五脏为中心，通过经络系统把六腑、五官、九窍、四肢百骸等全身组织器官联系成一个有机的整体，以精气血津液为物质基础，完成统一的机能活动。因此体质实质上是通过组织器官表现出来的脏腑精气血阴阳之偏颇和机能活动之差异，是人体生理活动综合状况的反映。脏腑经络、气血津液是构成体质的内部形态结构，人体五脏、六腑、形体官窍通过经络的联系及功能的配合与隶属关系，构成五大功能系统，以精气血津液为重要物质，通过五脏的功能活动，调节着体内外环境的协调平衡，是体质形成的重要生理学基础。

1. 脏腑经络与体质 脏腑盛衰偏颇的不同决定体质的差异。脏腑是构成人体，维持正常生命活动的中心，人体的各项生理活动均离不开脏腑，所以，个体体质的差异必然以脏腑为中心，反映出构成身体诸要素的某些或全部的素质特征。脏腑的形态和功能特点是构成并决定体质差异的最根本的因素。在个体先天遗传性与后天环境因素相互作用下，不同个体常表现出某一脏象系统的相对优势或劣势化的倾向。如《灵枢·本藏》说："五脏者，固有小大、高下、坚脆、端正、偏颇者；六腑亦有小大、长短、厚薄、结直、缓急。"凡此不同，造成了个体体质的差异。脏腑之大小坚脆及功能之盛衰可以根据外部征象推知，如"黄色小理者脾小，粗理者脾大"，"脾小则脏安，难伤于邪也"，"脾脆则善病消瘅易伤"（《灵枢·本藏》）等，提示了脏腑的形态和功能特点影响着体质。《景岳全书·传忠录》在"藏象别论"中，明确阐述了五脏功能强弱与体质的关系，指出"若其同中之不同者，则脏气各有强弱，禀赋各有阴阳。脏有强弱则神志有辨也，颜色有辨也，声音有辨也，性情有辨也，筋骨有辨也，饮食有辨也，劳逸有辨也，精血有辨也，勇怯有辨也，刚柔有辨也……此固人人之有不同也。"可见，脏腑形态和功能活动的差异是产生不同体质的重要基础。

经络内属于脏腑，外络于肢节，是人体气血运行的道路。体质不仅取决于内脏机能活动的强弱，还有赖于各脏腑机能活动的协调，经络正是这种联系沟通以协调脏腑功能的结构基础。脏居于内，形见于外。体质主要通过外部形态特征表现出来，而经络将内脏之气血精津输送于形体。然而，脏腑经络各分阴阳，故各经气血阴阳的多少亦有定数，如《素问·血气形态》说："夫人之常数，太阳常多血少气，少阳常少血多气，阳明常多气多血，少阴常少血多气，厥阴常多血少气，太阴常多气少血，此天之常数"。不同的个体，脏腑精气阴阳的盛衰及经络气血的多少不同，表现于外的形体也就有了差异性。《灵枢·阴阳二十五人》从人体的眉毛、胡须、腋毛、阴毛、胫毛等的多少来判断其体质类型，就是根据手足三阳经脉气血的多少。经络中气血充盛，则体质强壮；气血不足，则体质虚弱而多病，《灵枢·寿夭刚柔》说："血气经络胜形则寿，不胜形则夭"。

2. 精气血津液与体质 精气血津液是决定体质特征的重要物质基础。"夫精者，身之本也"（《素问·金匮真言论》）。"人之所有者，血与气耳"（《素问·调经论》）。精气血津液既是脏腑生理活动的产物，又通过经络的转输作用，输布于人体各脏腑形体官窍，维持人体正常的生命活动，成为脏腑经络、形体官窍功能活动的物质基础。脏腑精气的盛衰，经络气血的多寡，决定着体质的强弱，并影响着体质的类型，故精气血津液是决定人体生理特点和体质特征的重要物质。

人体之精分藏于五脏六腑，则为脏腑之精，人体之气分布于五脏六腑，则为脏腑之气。由于人体脏腑在胚胎发育过程中，禀受于父母的先天之精就已经分藏于各脏腑，影响着各脏腑形体管窍的发育，出生之后，后天水谷之精又不断输入脏腑之中，与已有的先天之精结合，充养形体，故肾脏和其他每一脏腑都藏有先天之精和后天之精。"人有五脏化五气，以生喜怒悲忧恐"（《素问·阴阳应象大论》），脏腑之精化生脏腑之气，脏腑之气的升降出入运动，推动和调节机体的生理功能和心理活动。每一脏腑的精气多少不同，有的气、血、阴、阳并重，如心、肝；有的以气、阴为主，如肺脏；有的以气、阳为主，如脾脏。而气血阴阳各有不同的生理功能，故在脏腑的生理活动中，发挥着各自特殊的作用，使各个脏腑表现出不同的功能特征，每一个体又因先天遗传和后天环境因素的综合作用而有脏腑精气多少的差异，使不同个体常表现出某一脏特性的相对优势或劣势化趋向，因此，精气的多少是导致个体体质差异的根本原因。精气不足便可形成脾虚质、肾虚质、肺虚质等体质类型，老年体质的共性即为精气不足。气作为具有很强活力的精微物质，来源于肺吸入的自然清气、脾胃化生的水谷精气和肾所藏的先天之精气，其生成及运行与肺、脾、肾等脏腑的功能密切相关。气具有推动、温照、气化、固摄、防御、营养等作用，是推动和调节各脏腑功能活动的重要物质，气的盛衰和升降出入运动的偏颇，直接影响着脏腑功能特性的偏倾和形体特征的差异，从而形成了不同的体质类型，如气虚质、气郁质等。

血和津液均来源于后天脾胃所化生的水谷精气，血流于脉中，内养脏腑，外养形体，化神载气，对体质的强弱起重要作用；津液全身各处无处不到，濡养脏腑，化生血液，也是影响体质的重要因素。个体血与津液的盈亏与运动状况的差异，也形成了不同的体质类型，如血虚质、血瘀质、痰湿质、燥红质、形胖黏滞质等。精气血津液均为人体生命活动的基本物质，同源于水谷之精气，因而气血互生、津血互化、精血同源、“气为血帅”、“血为气母”，精气血津液相互依存，相互促进，相互转化，机体某一方面的物质偏盛偏衰，还会出现气血两虚、气滞血瘀、血虚精亏、津亏血瘀等复杂的体质类型。所以血气之多少，精亏之与否，津液的盈耗，阴阳之偏颇等，都影响着体质，成为构成并决定体质差异的物质基础。张介宾《景岳全书·杂证谟·血证》说：“人有阴阳，即为血气。阳主气，故气全则神旺；阴主血，故血盛则形强。人生所赖惟斯而已。”

总之，脏腑、经络的结构变化和功能盛衰，以及精气血津液的盈亏都是决定人体体质的重要因素。体质将脏腑精气阴阳之偏倾通过形态、功能、心理的差异性表现出来，实际上就是脏腑经络、形体官窍固有素质的总体体现，是因脏腑经络、精气血津液的盛衰偏颇而形成的个体特征。研究体质，实质上就是从差异性方面研究藏象的相关内容。

六、影响体质的因素

体质禀受于先天，得养于后天，因而是人体过去生命活动的结果，是以往体质发展的延续。一个人现在的体质是过去形成的，而现在又在过去的基础上形成着将来的体质，故受到机体内外环境多种因素的共同影响。体质特征取决于脏腑经络气血的强弱盛衰，因此凡能影响脏腑经络、精气血津液功能活动的因素，均可影响体质。

1. 先天禀赋 人体来源于父母，禀受于先天。先天禀赋是指子代出生以前在母体内所禀受的一切，包括父母生殖之精的质量，父母血缘关系所赋予的遗传性，父母生育的年龄，以及在体内孕育过程中母亲是否注意养胎和妊娠期疾病所造成的一切影响。先天禀赋是体质形成的基础，是人体体质强弱的前提条件。父母的生殖之精结合形成胚胎，禀受母体气血的滋养而不断发育，从而形成了人体，这种形体结构便是体质在形态方面的雏形，故《灵枢·决气》说：“两神相搏，合而成形。”张介宾称之为“形体之基”。因此父母生殖之精的盈亏盛衰和体质特征决定着子代禀赋的厚薄强弱，影响其体质，父母体内阴阳的偏颇和机能活动的差异，会影响子代也有同样的倾向性。汉·王充在《论衡·气寿》中指出：“禀气渥则其体强，体强则命长；气薄则体弱，体弱则命短，命短则多病短寿。”明·万全《幼科发挥·胎疾》认为：“子于父母，一体而分。”父母形质精血的强弱盛衰，造成了子代禀赋的不同，表现出体质的差异，诸如身体强弱、肥瘦、刚柔、长短、肤色、性格、气质，乃至先天性生理缺陷和遗传性疾病，如鸡胸、龟背、秃顶、癫痫、哮喘、艾滋病等。这种差异决定于先天遗传性因素，取决于父母肾之精气阴阳之盛衰偏颇及母体的调摄得当与否。先天之精充盈，则禀赋足而周全，出生之后体质强壮而少偏颇；反之先天之精不足，禀赋虚弱，或有偏颇，往往会使小儿生长发育障碍，影响身体素质和心理素质的健康发展。如《医宗金鉴·幼科杂病心法要诀》说："小儿五迟之证，多因父母气血虚弱，先天有亏，致儿生下筋骨软弱，行步艰难，齿不速长，坐不能稳，要皆肾气不足之故。"可见在体质的形成过程中，先天因素起着关键性作用，确定了体质的"基调"。但这只对体质的发展提供了可能性，而体质的强弱还受后天各种因素综合作用的影响。

2. 年龄因素 体质是一个随着个体发育的不同阶段而不断演变的生命过程，某个阶段的体质特点与另一个阶段的体质特点是不同的，这是因为人体有生、长、壮、老、死的变化规律，在这一过程中，人体的脏腑经络及精气血津液的生理功能都发生着不同的生理变化。《灵枢·天年》和《素问·上古天真论》都深刻地论述了人体脏腑气血盛衰与年龄的关系。在个体生长、发育、壮盛以至衰老、死亡的过程中，脏腑气血由盛至衰，影响着人体的生理活动，决定着人体的体质。

随着年龄的变化，男女体质的形成和演变，大致可划分为五个阶段：①从出生到青春期，是体质渐趋成熟，定型的阶段，体质基本定型于青春期之末。②青春期到35岁左右，女性的体质常会发生较明显的变化，且可能转向病理性体质，出现一些病态。相对而言，男性这一时期的变化不很显著。③35岁至更年期以前的男女，均处于壮年阶段，体质变化大多数较为平缓。④50岁上下的妇女和55~60岁左右的男子进入了更年期，因天癸渐竭，精血衰减，体质也发生显著变化。⑤更年期以后的老年阶段，男女体质日渐虚性化，常以虚为主，兼夹痰瘀。

小儿生机旺盛，蓬勃生长，且以阳生为主要趋势，故称之为"纯阳之体"。但其精气血阴阳均未充分成熟，故又称为"稚阴稚阳"。前人将小儿的体质特点概括为：脏腑娇嫩，形气未充，易虚易实，易寒易热。如明·万全《育婴秘诀·五脏证治总论》指出小儿的体质特点为："五脏之中肝有余，脾常不足肾常虚，心热为火同肝论，娇肺遭伤不易愈。"成年人精气血津液充盛，脏腑功能强健，体质类型已基本定型，一般而言比较稳定。老年人由于内脏机能活动的生理性衰退，体质常表现出精气神渐衰、阴阳失调、脏腑功能衰退、代谢减缓、气血郁滞等特点。

3. 性别差异 人类最基本的体质类型可分为男性体质与女性体质两大类。由于男女在遗传性征、身体形态、脏腑结构等方面的差别，相应的生理功能、心理特征也就有异，因而体质上存在着性别差异。男为阳，女为阴。男性多禀阳刚之气，脏腑功能较强，体魄健壮魁梧，能胜任繁重的体力和脑力劳动，性格多外向、粗犷、心胸开阔；女性多禀阴柔之气，脏腑功能较弱，体形小巧苗条，性格多内向、喜静、细腻、多愁善感。男子以肾为先天，以精（气）为本；女子以肝为先天，以血为本。男子多用气，故气常不足；女子多用血，故血常不足。男子病多在气分，女子病多在血分。男子之病，多由伤精，女子之病，多由伤血。此外女子由于经、带、胎、产、乳等的特殊生理活动，还有月经期、妊娠期和产褥期的体质改变。当月经来潮后，体内产生了明显的周期性变化，故中医学有经期感冒热入血室等专论；妊娠期由于胎儿生长发育的需要，产褥期由于产育、哺育的影响，母体各系统产生一系列适应性反应，故有“孕妇宜凉，产后宜温”之说。《金匮要略》将产后体质特点总结为：“新产血虚，多汗出，喜中风，故令病痉；亡血复汗，寒多，故令郁冒；亡津液，胃燥，故大便难。”男性在体质上也有不足，男性较女性对于病邪敏感，更易患疾病，且病变常较严重，死亡率也较高。

4. 饮食因素 饮食结构和营养状况对体质有明显的影响。饮食物各有不同的成分或性味特点，而人之五脏六腑，各有所好，脏腑之气血阴阳，需五味阴阳和合而生。长期的饮食习惯和固定的膳食品种质量，久而久之可因体内某些成分的增减等变化而影响体质。如饮食不足，影响气血的化生，可使体质虚弱；饮食偏嗜，使体内某种物质缺乏或过多，可引起人体脏气偏盛偏衰，形成有偏倾趋向的体质，甚则成为导致某些疾病的原因，如嗜食肥甘厚味可助湿生痰，形成痰湿体质；嗜食辛辣则易化火伤阴，形成阴虚火旺体质；过食咸则胜血伤心，形成心气虚弱体质；过食生冷寒凉会损伤脾胃，产生脾气虚弱体质；饮食无度，久则损伤脾胃，可形成形盛气虚的体质；贪恋醇酒佳酿，湿热在中，易伤肝脾。合理的膳食结构，科学的饮食习惯，适当的营养水平，则能保持和促进身体的正常生长发育，使气血旺盛，脏腑功能协调，痰湿不生，阴阳平秘，体质强壮。

5. 劳逸所伤 过度的劳动和安逸是影响体质的又一重要因素。适度的劳作或体育锻炼，可使筋骨强壮，关节通利，气机通畅，气血调和，脏腑功能旺盛；适当的休息，有利于消除疲劳，恢复体力和脑力，维持人体正常的功能活动。劳逸结合，有利于人体的身心健康，保持良好的体质。但过度的劳作，则易于损伤筋骨，暗耗精血，消耗气血阴阳，致脏腑精气不足，功能减弱，形成虚性体质，如《素问·举痛论》说：“劳则气耗”，《素问·宣明五气》说：“久立伤骨，久行伤筋。”过度的安逸，长期养尊处优，四体不勤，可使气血流行不畅，筋肉松弛，脾胃功能减退，形成痰瘀型体质，如《灵枢·根结》说：“王公大人，血食之君，身体柔脆，肌肉软弱。”

6. 情志因素 情志指喜怒忧思悲恐惊等心理活动，是人体对外界客观事物刺激的正常反应，反映了机体对自然、社会环境变化的适应调节能力。情志活动的产生有赖于内在脏腑的机能活动，以脏腑精气血阴阳为物质基础。七情的变化，通过影响脏腑精气的盛衰变化，而影响人体的体质。所以精神情志，贵在和调。情志和调，则人体气血调畅，脏腑功能协调，体质强壮。反之，长期强烈的情志刺激，持久不懈的情志活动，超过了人体的生理调节能力，就会导致内脏气血的不足或紊乱，给体质造成不良影响。常见的气郁型体质多由此起。气郁化火，伤阴灼血，又能导致阳热体质或阴虚体质。气滞不畅还可形成血瘀型体质。情志变化导致的体质改变，还与某些疾病的发生有特定的关系，如郁怒不解，情绪急躁的“木火质”，易患中风、眩晕等病证；忧愁日久，郁闷寡欢的“肝郁质”，易诱发癌症。因此经常保持良好的精神状态，对体质健康十分有益。

7. 地理因素 从现代医学地理学的角度来看，地球在其漫长的演化过程中，逐渐形成了地壳元素的不均一性，这种不均一性在一定程度上控制和影响着世界各地区人类、动物和植物的生长，造成了生物生态的明显地区性差异。因此不同地区或地域具有不同的地理特征，包括地壳的物理性状，土壤的化学成分、水土性质、物产及气候条件等特征。这些特征影响着不同地域人群的饮食结构、居住条件、生活方式、社会民俗等，从而制约着不同地域生存的不同人群的形态结构、生理机能和心理行为特征的形成和发展。同时人类具有能动的适应性，由于自然环境条件不同，人类各自形成了与其生存环境条件相协调的自我调节机制和适应方式，从而产生并形成了不同自然条件下的体质特征。一般而言，北方人形体多壮实，腠理致密；东南之人多体型瘦弱，腠理偏疏松；滨海临湖之人，多湿多痰。居住环境的寒冷潮湿，易形成阴盛体质或湿盛体质；温室厚衣，又可形成阳盛内热体质。

8. 疾病针药及其他因素 疾病是促使体质改变的一个重要因素。疾病改变体质多是向不利方面变化，如大病久病之后，常使体质虚弱；某些慢性疾病（如肾炎、肺结核等）迁延日久，病人的体质易表现出一定的特异性。但感染邪气，罹患某些疾病（如麻疹、天花）之后，还会使机体具有相应的免疫力，使病人终生不再罹患此病。此外疾病损害而形成的体质改变，其体质类型还与疾病变化有一定关系，如慢性肝炎早期多为气滞型体质，随着病变的发展可转为瘀血型、阴虚型乃至动风型等不同类型的体质。可见体质与疾病因素常互为因果。

药物具有不同的性味特点，针灸也具相应的补泻效果，从而能够调整脏腑精气阴阳之偏颇及经络气血之偏倾，用之得当将会收到补偏救弊的功效，使病理体质恢复正常；用之不当或针药误施，将会加重体质损害，使体质由壮变衰，由强变弱。

总之，体质禀赋于先天，受制于后天。先后天多种因素构成影响体质的内外环境，在先后天因素的共同作用下，不同个体形成了各异的体质特征。

七、体质的分类

体质的差异现象是先天禀赋与后天多种因素共同作用的结果，人类体质间的同一性是相对的，而差异性是绝对的。这种差异既有因生存空间上存在的地域性差异而形成的群体差异，又有在相同的生存空间，因禀赋、生活方式、行为习惯的不同而形成的个体差异；既有不同个体间的差异，又有同一个体不同生命阶段的差异。为了把握个体的体质差异规律及体质特征，有效地指导临床实践，就必须对纷繁的体质现象进行广泛的比较分析，然后予以鉴别分类。

（一）体质的分类方法

体质的分类方法是认识和掌握体质差异性的重要手段。中医学的体质分类，以整体观念为指导思想，以阴阳五行学说为思维方法，以脏腑及精气血津液神理论为基础。《内经》曾提出过阴阳含量划分法、五行归属划分法、形态与机能特征分类法、心理特征分类法（包括刚柔分类法、勇怯分类法、形志苦乐分类法）等，张介宾等采用藏象阴阳分类法，叶桂等以阴阳属性分类，章虚谷则以阴阳虚实分类。现代医家多从临床角度根据发病群体中的体质变化、表现特征进行分类，但由于观察角度、分类方法不同，对体质划分的类型、命名方法也有所不同，有四分法、五分法、六分法、七分法、九分法、十二分法等，每一分类下又常有不同划分方法，但其划分的基础均是脏腑经络及精气血津液的结构与功能的差异。

体质的生理学基础是脏腑经络及精气血津液的盛衰偏颇，先后天因素影响体质所形成的差异，实际上是脏腑精气血阴阳之偏倾和机能活动之差异。在正常生理条件下，每个个体之间实际上存在着一定的或阴或阳的偏盛或偏衰，偏多或偏少，导致了不同个体之间在生命活动表现形式上的某种倾向性和属性上偏阴偏阳的差异性，从而决定了人类体质现象的多样性和体质类型的出现。因此对体质的分类方法，应该着眼于整体生理功能的高低强弱，采用阴阳的分类方法。

（二）常见体质的类型及其特征

常见体质，也即理想的体质应是阴阳平和之质，“阴阳匀平……命曰平人”（《素问·调经论》）。“阴平阳秘，精神乃治”（《素问·生气通天论》）。但是机体的精气阴阳在正常生理状态下，总是处于动态的消长变化之中，使正常体质出现偏阴或偏阳的状态。因此人的正常体质大致可分为阴阳平和质、偏阳质和偏阴质三种类型。

1. 阴阳平和质 阴阳平和质是功能较为协调的体质类型。体质特征为：身体强壮，胖瘦适度；面色与肤色虽有五色之偏，但都明润含蓄；食量适中，二便通调；舌红润，脉象缓匀有神；目光有神，性格开朗、随和；夜眠安和，精力充沛，反应灵活，思维敏捷，工作潜力大；自身调节和对外适应能力强。

具有这种体质特征的人，不易感受外邪，很少生病。即使患病，多为表证、实证，且易于治愈，迅速康复，有时会不药而愈。如果后天调养得宜，无暴力外伤、慢性疾患及不良生活习惯，其体质不易改变，易获长寿。

2. 偏阳质 偏阳质是指具有亢奋、偏热、多动等特点的体质类型。体质特征为：形体适中或偏瘦，但较结实；面色多略偏红或微苍黑，或呈油性皮肤；食量较大，消化吸收功能健旺，大便易干燥，小便易黄赤；平时畏热喜冷，或体温略偏高，动则易出汗，喜饮水；唇、舌偏红，苔薄易黄，脉多滑数；性格外向，喜动好强，易急躁，自制力较差；精力旺盛，动作敏捷，反应灵敏，性欲较强。

具有这种体质特征的人，对风、暑、热邪的易感性较强，受邪发病后多表现为热证、实证，并易化燥伤阴；皮肤易生疖疮；内伤杂病多见火旺、阳亢或兼阴虚之证；易发生眩晕、头痛、心悸、失眠及出血等病症。

由于此类体质的人阳气偏亢，多动少静，故日久必有耗阴之势。若调养不当，操劳过度，思虑不节，纵欲失精，嗜食烟酒、辛辣，则必将加速阴伤，发展演化为临床常见的阳亢、阴虚、痰火等病理性体质。

3. 偏阴质 偏阴质是指具有抑制、偏寒、多静等特点的体质类型。体质特征为：形体适中或偏胖，但较弱，容易疲劳；面色偏白而欠华；食量较小，消化吸收功能一般；平时畏寒喜热，或体温偏低；唇舌偏白偏淡，脉多迟缓；性格内向，喜静少动，或胆小易惊；精力偏弱，动作迟缓，反应较慢，性欲偏弱。

具有这种体质特征的人，对寒、湿之邪的易感性较强，受邪发病后多表现为寒证、虚证；表证不发热或发热不高，并易传里或直中内脏；冬天易生冻疮；内伤杂病多见阴盛、阳虚之证；容易发生湿滞、水肿、痰饮、瘀血等病症。

由于本类体质者阳气偏弱，长期发展，易致阳气不足，脏腑机能偏衰，水湿内生，从而形成临床常见的阳虚、痰湿、痰饮等病理性体质。

应当指出，在体质分类上所使用的阴虚、阳虚、阳亢以及痰饮、瘀血、脾虚、肝旺、气郁等名词，与辨证论治中所使用的证候名称或病机概念是不同的。“证”是对疾病本质的分析，而体质反映的是一种在非疾病状态下就已存在的个体特异性。诚然，体质是疾病的基础，许多疾病特别是慢性病，体质类型与其证候类型具有内在的规定性，这时证候名称和原来的体质类型名称就可能一致，这说明体质与证候有内在的关系。

第二节 体质学说的应用

体质学说重在研究正常人体的生理特殊性，强调脏腑经络的偏颇和精气阴阳的盛衰对形成体质差异的决定性作用，揭示了个体的差异规律、特征及机理。疾病过程中所表现出的种种差异，取决于个体的自身素质，体质的差异性在很大程度上决定着疾病的发生发展变化、转归预后上的差异及个体对治疗措施的不同反应性。因此，体质与病因、发病、病机、辨证、治疗及养生预防均有密切的关系，体质学说在临床诊疗中具有重要的应用价值。中医学强调的“因人制宜”就是体质学说在临床应用方面的体现，是个性化诊疗思想的反映。

一、说明个体对某些病因的易感性

体质因素决定着个体对某些病邪的易感性、耐受性。体质反映了机体自身生理范围内阴阳寒热的盛衰偏倾，这种偏倾性决定了个体的机能状态的不同，因而对外界刺激的反应性、亲和性、耐受性不同，也就是选择性不同，正所谓“同气相求”。一般而言，偏阳质者易感受风、暑、热之邪而耐寒。感受风邪易伤肺脏；感受暑热之邪易伤肺胃及肝肾之阴气。偏阴质者易感受寒湿之邪而耐热，感受寒邪后亦易入里，常伤脾肾之阳气；感受湿邪最易困遏脾阳，外湿引动内湿而为泄为肿等。小儿气血未充，稚阴稚阳之体，常易感受外邪或因饮食所伤而发病。正如清·吴德汉《医理辑要·锦囊觉后编》所说：“要知易风为病者，表气素虚；易寒为病者，阳气素弱；易热为病者，阴气素衰；易伤食者，脾胃必亏；易劳伤者，中气必损。”

体质因素还决定着发病的倾向性。脏腑组织有坚脆刚柔之别，个体对某些病因的易感性不同，因而不同体质的人发病情况也各不相同。《灵枢·五变》指出：“五脏皆柔弱者，善病消瘅”；“小骨弱肉者，善病寒热”；“粗理而肉不坚者，善病痹。”一般而言，小儿脏腑娇嫩，体质未壮，易患咳喘、腹泄、食积等疾；年高之人，五脏精气多虚，体质转弱，易患痰饮、咳喘、眩晕、心悸、消渴等病；肥人或痰湿内盛者，易患中风、眩晕；瘦人或阴虚之体，易罹肺痨、咳嗽诸疾；阳弱阴盛体质者易患肝郁气滞之证。脏气偏聚盈虚的改变，形成体内情感好发的潜在环境，使人对外界刺激的反应性增强，使情志症状的产生有一定的选择性和倾向性。如《素问·宣明五气》指出：“精气并于心则喜，并于肺则悲，并于肝则忧，并于脾则畏，并于肾则恐。”

此外，遗传性疾病、先天性疾病的发生，以及过敏体质的形成，也与个体体质密切相关。这是因为不同的种族、民族、家族长期的遗传因素和生活环境条件不同，形成了体质的差异，即对某些疾病的易感性、抗病能力和免疫反应的不同。

二、阐释发病原理

体质强弱决定着发病与否及发病情况。邪正交争是疾病发生的基本原理。正气虚是发病的内在根据，邪气是疾病形成的外在条件。疾病发生与否，主要取决于正气的盛衰，而体质正是正气盛衰偏颇的反映。一般而言，体质强壮者，正气旺盛，抗病力强，邪气难以侵入人本致病；体质羸弱者，正气虚弱，抵抗力差，邪气易于乘虚侵入人体而发病。发病过程中又因体质的差异，或即时而发，或伏而后发，或时而复发，且发病后的临床证候类型也因人而异。因此，人体能否感邪而发病，主要取决于个体的体质状况。如《灵枢·论勇》谓“有人于此，并行而立，其年之少长等也，衣之厚薄均也，卒然遇烈风暴雨，或病或不病”，其原因即在于体质之强弱，即“黑色而皮厚肉坚，固不伤于四时之风”，“薄皮弱肉者”，则不胜四时之虚风。

不仅外感病的发病如此，内伤杂病的发病亦与体质密切相关。《医宗金鉴·杂病心法要诀》说：“凡此九气（怒、喜、悲、恐、寒、炅、惊、劳、思）丛生之病，壮者得之气行而愈；弱者得之气著为病也。”说明对某些情志刺激，机体发病与否，不仅与刺激的种类及其量、质有关，更重要的是与机体体质有关。《灵枢·本藏》所问：“愿闻人之有不可病者，至尽天寿，虽有深忧大怒，怵惕之志，犹不能减也，甚寒大热，不能热也；其有不离屏蔽室内，又无怵惕之恐，然不免于病者，何也?”关键是因个体之间在脏腑形质及功能方面存在着差异。个体体质的特殊状态或缺陷是内伤情志病变发生的关键性因素。

疾病发生，除由正邪斗争的结果决定外，还受环境（包括气候、地理因素、生活工作环境和社会因素）、饮食、营养、遗传、年龄、性别、情志、劳逸等多方面因素的影响，这些因素均是通过影响人体体质的状态，使机体的调节能力和适应能力下降而导致了疾病的发生。

三、解释病理变化

体质因素决定病机的从化。从化，即病情随体质而变化。由于体质的特殊性，不同的体质类型有其潜在的、相对稳定的倾向性，可称之为“质势”。人体遭受致病因素的作用时，即在体内产生相应的病理变化，而且不同的致病因素具有不同的病变特点，这种病理演变趋势称之为“病势”。病势与质势结合就会使病变性质发生不同的变化。这种病势依附于质势，从体质而发生的转化，称之为“质化”，亦即从化。正如《医门棒喝·六气阴阳论》所说：“邪之阴阳，随人身之阴阳而变也。”即六气之邪，有阴阳的不同，其伤人也，又随人身阴阳强弱变化而为病。如同为风寒之邪，偏阳质者得之易从阳化热；偏阴质者得之易从阴化寒。同为湿邪，阳热之体得之，易从阳化热而为湿热之候；阴寒之体得之，易从阴化寒而为寒湿之证。正常质者，感受寒邪则为寒病（病势），感受湿邪则为湿病（病势）。因禀性有阴阳，脏腑有强弱，故机体对致病因子有化寒、化热、化湿、化燥等区别。质化（从化）的一般规律是：素体阴虚阳亢者，机能活动相对亢奋，受邪后多从热化；素体阳虚阴盛者，机能活动相对不足，受邪后多从寒化；素体津亏血耗者，易致邪从燥化；气虚湿盛者，受邪后多从湿化。

体质因素决定疾病的传变。传变是说疾病的变化和发展趋势，是指病变部位在脏腑经络等之间的传递转移，以及疾病性质的转化和改变。疾病传变与否，虽与邪之盛衰，治疗得当与否有关，但主要还是取决于体质因素。体质主要从两个方面对疾病的传变发生作用。其一是通过影响正气的强弱，决定发病和影响传变。体质强壮者，正气充足，抗邪能力强，一般不易感邪发病，即便发病，也多为正邪斗争剧烈的实证，病势虽急，但不易传变，病程也较短暂；体质虚弱者，不但易于感邪，且易深入，病情多变，易发生重证或危证；若在正虚邪退的疾病后期，精气阴阳的大量消耗，身体不易康复；若罹患某些慢性病，则病势较缓，病程缠绵，难以康复。其二是通过决定病邪的“从化”而影响传变。如素体阳盛阴虚者，感邪多从阳化热，疾病多向实热或虚热方面演变；素体阴盛阳虚者，则邪多从阴化寒，疾病多向实寒或虚寒方面转化。

四、指导辨证

体质是辨证的基础，体质决定疾病的证候类型。首先，感受相同的致病因素或患同一种疾病，因个体体质的差异可表现出阴阳表里寒热虚实等不同的证候类型，即同病异证。如同样感受寒邪，素体强壮，正气可以御邪于肌表者，表现为恶寒发热，头身疼痛，苔薄白，脉浮等风寒表证；而素体阳虚，正不胜邪者，一发病就出现寒邪直中脾胃的畏寒肢冷，纳呆食减，腹痛泄泻，脉象缓弱等脾阳不足之证。又如同一地区、同一时期所发生的感冒病，由于邪气性质的不同，感邪轻重的不同和体质的差异，证候类型就有风寒、风热、风湿、风燥等的不同。可见体质是形成同病异证的决定性因素。另一方面，异病同证的产生也与体质密切相关。感受不同的病因或患不同的疾病，而体质在某些方面具有共同点时，常常可表现为相同或类似的证候类型。如阳热体质者，感受暑、热邪气势必出现热证，但若感受风寒邪气，亦可郁而化热，表现为热性证候。泄泻、水肿病，体质相同时，都可以表现为脾肾阳虚之证。所以说，同病异证与异病同证，主要是以体质的差异为生理基础，体质是证候形成的内在基础。

由于体质的特殊性决定着发病后临床证候类型的倾向性，证候的特征中包含着体质的特征，故临床辨证特别重视体质因素，将判别体质状况视为辨证的前提和重要依据。

五、指导治疗

辨证论治是中医治疗的基本原则和特色，而形成证候的内在基础是体质。体质特征在很大程度上决定着疾病的证候类型和个体对治疗反应的差异性，因而注重体质的诊察就成了辨证论治的重要环节。临床所见同一种病变，同一种治法，但是对此人有效，对他人则不但无效，反而有害，其原因就在于病同而人不同。个体体质的不同，决定了证候的不同，治法和方药应当针对证候而有别。辨证论治，治病求本，实质上包含着从体质上求本治疗之义。由于体质受先天禀赋、年龄、性别、生活条件及情志所伤等多种因素的影响，故通常所说的“因人制宜”，其核心应是区别体质而治疗。

（一）区别体质特征而施治

体质有阴阳之别，强弱之分，偏寒偏热之异，所以在治疗中，常以患者的体质状态作为立法处方用药的重要依据。针对证候的治疗实际上包含了对体质内在偏颇的调整，是根本的治疗，也是治病求本的反映。如面色白而体胖，属阳虚体质者，感受寒湿阴邪，易从阴化寒化湿，当用附子、肉桂、干姜等大热之品以温阳祛寒或通阳利湿；面色红而形瘦，属阴虚体质者，内火易动，若同感受寒湿阴邪，反易从阳化热伤阴，治宜清润之品。因此，偏阳质者，多发实热证候，当慎用温热伤阴之剂；偏阴质者，多发实寒证候，当慎用寒凉伤阳之药。针刺治疗也要依据病人体质施以补泻之法：体质强壮者，多发为实性病证，当用泻法；体质虚弱者，多发为虚性病证，当用补法。如《灵枢·根结》说："刺布衣者深以留之，刺大人者微以徐之。"

"同病异治"和"异病同治"是辨证论治的具体体现。由于体质的差异，同一疾病，可出现病情发展、病机变化的差异，表现出不同的证候，治疗上应根据不同的情况，采取不同的治法；而不同的病因或疾病，由于患者的体质在某些方面有共同点，证候随体质而化，可出现大致相同的病机变化和证候，故可采用大致相同的方法进行治疗。

（二）根据体质特征注意针药宜忌

体质有寒热虚实之异，药物有性味偏颇，针灸也有补泻手法的不同，因此治疗时就要明辨体质对针药的宜忌，把握用药及针灸的"度"，中病即止，既可治愈疾病，又不损伤正气。

1. 注意药物性味 一般来说，体质偏阳者宜甘寒、酸寒、咸寒、清润，忌辛热温散、苦寒沉降；体质偏阴者宜温补益火，忌苦寒泻火；素体气虚者宜补气培元，忌耗散克伐；阴阳平和质者宜视病情权衡寒热补泻，忌妄攻蛮补；痰湿质者宜健脾芳化，忌阴柔滋补；湿热质者宜清热利湿，忌滋补厚味；瘀血质者，宜疏利气血，忌固涩收敛等。

2. 注意用药剂量 不同的体质对药物的反应不同，如大黄泻下通便，有人服用9克即足以通便泻下，有人服至18克仅见大便转软，即是其例。一般说来，体质强壮者，对药物耐受性强，剂量宜大，用药可峻猛；体质瘦弱者，对药物耐受性差，剂量宜小，药性宜平和。正如《灵枢·论痛》所说："胃厚、色黑、大骨及肥者皆胜毒，故其瘦而薄胃者，皆不胜毒也。"

3. 注意针灸宜忌 体质不同，针灸治疗后的疼痛反应和得气反应有别。一般体质强壮者，对针石、火焫的耐受性强，体质弱者，耐受性差；肥胖体质者，多气血迟涩，对针刺反应迟钝，进针宜深，刺激量宜大，多用温针艾灸；瘦长体型者气血滑利，对针刺反应敏感，进针宜浅，刺激量相应宜小，少用温灸。

（三）兼顾体质特征重视善后调理

疾病初愈或趋向恢复时，促其康复的善后调理十分重要，也属于治疗范畴。调理时需多方面的措施配合，包括药物、食饵、精神心理和生活习惯等。这些措施的具体选择应用，皆须兼顾患者的体质特征。如体质偏阳者初愈，慎食狗肉、羊肉、桂圆等温热及辛辣之味；体质偏阴者大病初愈，慎食龟鳖、熟地等滋腻之物和五味子、诃子、乌梅等酸涩收敛之品。

六、指导养生

善于养生者，就要修身养性，形神共养，以增强体质，预防疾病，增进身心健康。调摄时就要根据各自不同的体质特征，选择相应的措施和方法。

中医学的养生方法，贯穿于衣食住行的各个方面，主要有顺时摄养、调摄精神、起居有常、劳逸适度、饮食调养及运动锻炼等，无论在哪一方面的调摄，都应兼顾体质特征。例如，在食疗方面，体质偏阳者，进食宜凉而忌热；体质偏寒者，进食宜温而忌寒；形体肥胖者多痰湿，食宜清淡而忌肥甘；胃酸偏多者，则不宜酸咸食品；阴虚之体，饮食宜甘润生津之品，忌肥腻厚味、辛辣燥烈之品；阳虚之体宜多食温补之品。在精神调摄方面，要根据个体体质特征，采用各种心理调节方法，以保持心理平衡，维持和增进心理健康。如气郁质者，精神多抑郁不爽，神情多愁闷不乐，性格多孤僻内向，多愁善感，气度狭小，故应注意情感上的疏导，消解其不良情绪，以防过极。阳虚质者，精神多萎靡不振，神情偏冷漠，多自卑而缺乏勇气，应帮助其树立起生活的信心。明·汪绮石《理虚元鉴·虚症有六因》中曾概括说："荡佚者，惕之以生死；偏僻者，正之以道义；执著者，引之以洒脱。"又如在音乐娱心养性时，也须因个体心理特征的不同，而选择适宜的乐曲，正如先秦《乐礼·师已》中说："爱者宜歌《商》；温良而能断者宜歌《齐》；宽而静、柔而正者宜歌《颂》，广大而静、疏达而信者宜歌《大雅》；恭俭而好礼者宜歌《小雅》；正直而静、廉而谦者，宜歌《风》。"

思考题

1. 何谓体质？体质构成要素有哪些？
2. 体质具有哪些特点？表现形式如何？
3. 试述体质形成的生理学基础。
4. 影响体质形成的因素有哪些？
5. 简述体质学说在中医学中的应用。

第六章 病因

病因即致病因素，又称为病原（古作“病源”）、病邪等，泛指能破坏人体相对平衡状态而导致疾病的原因。

导致疾病的原因多种多样，包括六淫、疫气、七情内伤、饮食失宜、劳逸过度、痰饮、瘀血、结石、外伤、寄生虫以及先天因素、医源因素、药源因素等。历代医家均重视研究致病因素的来源、性质和致病特点，提出了不同的病因分类方法。《黄帝内经》有阴阳分类法和三部分类法，其中阴阳分类法影响最大，即把风、雨、寒、暑等外来病因归属于阳，把饮食、居处、喜怒等归属于阴。汉代张机的《金匮要略》在《灵枢·百病始生》的“喜怒不节则伤脏，风雨则伤上，清湿则伤下”三部分类法的基础上，将疾病的发生概括为三个途径，即把经络受邪入脏腑归属于内所因，把病变局限于四肢九窍等相对浅表部位的致病原因归属于外皮肤所中，把房室、金刃、虫兽所伤归属于第三类。晋代陶弘景在《肘后百一方》中提出“三因论”，即“一为内疾，二为外发，三为它犯”。宋代陈无择在前人病因分类的基础上，明确地提出外因、内因、不内外因的“三因学说”，即六淫侵袭为外所因，七情所伤为内所因，饮食劳倦，跌仆金刃以及虫兽所伤为不内外因。近年来中医学术界综合了历代医家对病因分类的认识，将病因分为外感病因、内伤病因、病理产物性病因和其他病因四类，即将六淫、疫气归属于外感病因，七情内伤、饮食失宜、劳逸过度归属于内伤病因，痰饮、瘀血、结石归属于病理产物性病因，外伤、寄生虫以及先天因素、医源因素、药邪因素归属于其他因素。

中医临床探求病因的方法主要有两种：一是直接询问发病原因，例如详细询问病人是否感受外邪、有无情志因素及外伤、有无接触传染因素等。这种方法简便易行，但实际应用时常受到较多因素的限制或干扰。二是辨证求因，即以疾病的临床表现为依据，通过对疾病症状和体征的综合分析来推求致病因素，这种方法又叫做“审证求因”。

中医病因学说是研究致病因素的性质、致病特点及其临床表现的系统理论。中医认识病因不仅注重研究病因的性质和致病特点，同时立足于探讨各种病因所引起的临床表现，如此才能准确地寻求其致病原因，进行正确的诊断和治疗。

第一节 外感病因

外感病因是指来自外界，从皮毛肌腠，或从口鼻等体表部位侵入人体，引起外感病的致病因素，亦称之为“外邪”。外感病一般发病较急，初起多表现为恶寒发热、头痛身痛等表证症状。外感病因包括六淫、疫气。

一、六淫

风、寒、暑、湿、燥、热（火）六气，是自然界六种不同的正常气候变化，是万物生、长、化、收、藏的必要条件，也可以直接或间接地影响人体之气的消长变化。人们在生活实践中逐步认识到六气变化的规律，并通过自身的调节机制产生一定的适应能力，因此正常的六气变化一般不会使人致病。

六淫，即风、寒、暑、湿、燥、热（火）六种外感病邪的统称。六淫之名，首见于《三因极一病证方论·外所因论》，曰："夫六淫者，寒、暑、燥、湿、风、热是也。"当气候变化异常，六气发生太过或不及，或非其时而有其气，如春天当温而反寒，秋季当凉而反热；或气候变化过于急骤，如暴寒暴热，超过了一定的限度，使人体不能与之适应，就会导致疾病的发生。这种风、寒、暑、湿、燥、热（火）气候的异常变化，一旦作为外感病邪侵入人体而致病，便称之为"六淫"。当然异常气候变化并非使所有的人都会发病。有的人正气充足，身体健壮，能抵抗这种异常的气候变化就不发病；而有的人正气不足，身体虚弱，不能抵抗这种异常变化就会发生疾病。另一方面，即使是基本正常的六气变化，有的人因正气不足，体质较弱，适应能力低下，也会导致疾病发生。

六淫致病的共同特点：

①外感性：六淫之邪来源于自然界，多从肌表、口鼻侵犯人体而发病，故六淫所致之病为外感病，例如风湿伤于皮腠，温邪自口鼻而入等。六淫致病的初起阶段，每以恶寒发热、舌苔薄白、脉浮为主要临床特征，称为表证。表证不除，多由表及里，由浅入深传变。

②季节性：六淫致病多与季节气候变化密切相关。例如春季多风病，夏季多暑病，长夏多湿病，秋季多燥病，冬季多寒病等。

③环境性：六淫致病常与生活、工作的地区和环境有关。例如西北高原地区多寒病、燥病；东南沿海地区多热病、湿病。生活、工作环境过于潮湿，使人多患湿病；高温环境作业者，则易患火、热、燥病。

④相兼性：六淫既可单独侵袭人体发病，又可两种以上邪气相兼同时侵犯人体而致病。例如风热感冒、风寒湿痹、寒湿困脾等。

⑤转化性：六淫致病在一定的条件下，其证候的病理性质可发生转化。例如感受风寒之邪一般可表现为风寒表证，但也有的表现为风热表证。在疾病的发展过程中也可以从初起的风寒表证转变为里热证。引起六淫致病发生转化的条件，主要为六淫侵入机体过久，失于治疗以及治疗不当，或病人体质的原因。

风、寒、暑、湿、燥、热（火）又各自具有不同的性质和致病特点，因此邪气的阴阳属性亦有所区别。风、暑、热（火）为阳邪，寒、湿为阴邪。对燥邪阴阳属性的认识意见不一致，多数观点认为，燥邪虽多见于秋季（秋属阴），但"水流湿，火就燥，各从其类"，因其与暑、热（火）同样具有损伤津液的特点，又以温燥较为常见，故属阳邪。

中医常用"取象比类"的方法认识六淫的性质和致病特点，例如自然界的风，轻扬开泄，善行数变，动摇不定，因此当人体出现汗出恶风、病位游移、发病迅速、变化无常、肢体动摇等症状时，则认为可能是感受了风邪；自然界的湿气，重浊黏滞、质重趋下，因此当人体出现头身沉重、排泄物和分泌物秽浊黏滞不爽、下肢水肿等症状时，则认为可能是感受了湿邪等。

六淫的性质和致病特点，常作为外感病辨证求因的理论依据。邪气性质反映其基本特征，由于邪气性质不同，致病特点因之而异，故分析病因时通常以性质变化来推论致病特点。

六淫致病从现代科学角度来看，除气候因素外，还包括病原微生物（如细菌、病毒等）、物理、化学等多种致病因素作用于机体所引起的病理反应。

六淫属外感病的致病因素，称之为外邪，属于病因范畴。在疾病变化过程中，由于脏腑经络、气血阴阳失调所致的类似于风、寒、湿、燥、热（火）致病特点的五种病理变化，虽与风、寒、湿、燥、火邪相似，但不是外来之邪，为病自内生，故称为“内生五邪”，即内风、内寒、内湿、内燥、内火，属于综合性的病机。其详细内容，将在病机“内生五邪”中予以介绍。

（一）风邪

春季为风木当令的季节，风为春季的主气，故风邪致病，多见于春季，但四时皆有。风邪多从皮毛肌腠侵入人体而产生外风病证。

1. 风邪的性质 风邪以轻扬开泄、善行数变、动摇不定、多兼他邪为基本特性。

风性轻扬开泄、善行数变、动摇不定，故为阳邪。风邪具有轻扬、上浮、外越和发散、疏通、透泄的特征，故有轻扬开泄之性。又来去迅速，易行而无定处，变幻无常，故表现为风性善行数变。风善动不居，其性动摇不定，故《素问·阴阳应象大论》说：“风胜则动。”风邪在六淫之中，四季皆有，为患较多，故常兼挟他邪，多与其他邪气杂合伤人。

2. 风邪的致病特点

（1）易于侵袭阳位：阳位是指病位在上、在表，如头面、咽喉、皮肤、腰背等处。风为阳邪，阳邪易袭阳位，故风邪致病常易侵袭人体的头面、咽喉、皮肤、腰背等属于阳的部位。例如风邪循经上扰头面，则头项强痛、口眼歪斜；风邪犯肺，则鼻塞流涕、咽痒咳嗽；风邪外袭，肺失通调，水道不利，风水相搏，则面目浮肿；风邪袭表，则见恶风、发热等表证症状。风性开泄，故风邪客于肤表，使腠理失于固密则出现汗出、恶风等症状。

（2）病位游移不定：风性善行，故致病有病位游移，行无定处的特点。如风疹、荨麻疹发无定处，此起彼伏；行痹（风痹）之四肢关节游走性疼痛等症状，均属风邪善行的表现。

（3）发病急骤，变化无常：风邪致病具有变化无常和发病急骤，症状时隐时现的特点。例如风疹、荨麻疹之发病较急，时隐时现；小儿风水病短时间会发生头面一身悉肿，均反映了风性数变的特点。

（4）肢体异常运动：风性主动，风邪致病具有动摇不定的特点。如因受外伤再感风邪，出现的四肢抽搐、角弓反张、直视上吊等“破伤风”症状等。

（5）常为外邪致病的先导：六淫之中，风邪居于首位。由于风邪为患较多，致病极为广泛，因此在外感病邪中是主要的致病因素。风邪常为外邪致病的先导，寒、湿、燥、热等邪气，多依附于风而侵袭人体。例如风寒、风热、风湿、风燥、风火等，故又有“风为百病之长”、“风为百病之始”之称。

（二）寒邪

冬为寒气当令的季节，寒为冬季的主气，故寒邪为病多见于冬季，但也可见于其他季节。此外贪凉露宿，饮食过于寒凉、空调致冷等，均为感受外寒的途径。

外寒致病根据寒邪侵犯部位的深浅有伤寒、中寒之别。寒邪伤于肌表，郁遏卫阳，称为“伤寒”；寒邪直中于里，伤及脏腑阳气，称为“中寒”。

1. 寒邪的性质 寒邪具有寒凉、凝滞、收引的基本特性。

寒邪属于阴邪，其性寒凉。凝滞，凝结停滞之谓。寒则凝结、停滞，犹如水过于寒凉则凝结成冰，流动停滞。收引，即收缩牵引。寒性有收缩牵引、收引拘急之特征，故《素问·举痛论》说：“寒则气收。”

2. 寒邪的致病特点

（1）易伤阳气，表现寒象：寒属阴邪，故寒邪偏盛即为阴邪偏盛，“阴盛则阳病”，阴寒偏盛，最易损伤人体阳气。感受寒邪，阳气受损，失于温煦，故全身或局部可出现明显的寒象。寒邪侵袭肌表，郁遏卫阳，则恶寒；寒邪直中于里，损伤脾阳，则运化升降失常，以致脘腹冷痛、吐泻清稀；若心肾阳虚，寒邪直中少阴，则可见恶寒蜷卧、手足厥冷、下利清谷、精神萎靡、脉微细等。

（2）阻滞气血，多见疼痛：气血津液的运行，有赖阳气的温煦推动。寒性凝滞，寒邪侵入人体，阳气受损，经脉气血失于阳气温煦，则凝结阻滞，涩滞不通，不通则痛，故寒邪伤人多见疼痛症状。感受寒邪所致疼痛的特点，多为局部冷痛，得温则减，遇寒加重。例如寒袭肌表，凝滞经络，则头身疼痛；寒客肢体关节，气血凝滞不畅，发为痛痹（寒痹）、肢体关节疼痛剧烈；寒邪直中于里，阻滞气机，则脘腹冷痛或绞痛。

（3）腠理、经脉、筋脉收缩拘急：寒性收引，故寒邪侵袭人体，可使气机收敛，腠理闭塞，经脉收缩而挛急。例如寒袭肌表，则毛窍收缩，故无汗；寒舍经脉，则血脉挛缩，可见脉紧；寒客筋脉，则筋脉收引拘急，可使肢体关节屈伸不利，或冷厥不仁。

（三）暑邪

夏为暑气当令的季节，暑为夏季的主气，独见于夏令，具有明显的季节性。在夏至以后，立秋之前感受自然界中的火热外邪则为暑邪，故《素问·热论》说：“先夏至日者为病温，后夏至日者为病暑。”暑邪纯属外邪，只有外感，而无内生，故无内暑之说。

暑邪致病，有伤暑、中暑及暑厥之别。起病缓慢，病情较轻者为伤暑；发病急骤，病情较重者为中暑；伴有神昏、肢冷、抽搐者为暑厥，是暑病中的危证。暑证又有阴阳之分：暑月受热，即为阳暑；暑月感寒，即为阴暑。盛夏之日，气温过高，或烈日曝晒过久，或工作场所闷热，则导致阳暑；暑热时节，过食生冷，或贪凉露宿，或冷浴过久，则导致阴暑。

1. 暑邪的性质 暑邪具有炎热、升散、挟湿的基本特性。

暑为盛夏火热之气，具有炎热之性，故为阳邪。升散，即上升发散。暑热之气上蒸，热蒸气泄，而向外发散，故其性升散。因夏季气候炎热，且多雨潮湿，暑蒸湿动，故暑邪每易兼夹湿邪。

2. 暑邪的致病特点

(1) 表现阳热之象：暑为火热之气，具有炎热之性，故暑邪伤人多表现出一派阳热之象，如出现壮热、心烦、面赤、烦躁、脉象洪大等症状。

(2) 上犯头目，扰及心神：暑邪具有炎热、升散之性。升，即暑邪易于上犯头目，热扰心神。伤于暑邪，上犯头目，则头昏目眩；暑热之邪，扰动心神，则心烦闷乱而不宁。

(3) 易于伤津耗气：暑性升散。散，即暑邪为害，易于发散，故常伤津耗气。暑邪侵犯人体多直入气分，使腠理开泄，津液发散于体表，而致大汗出。汗出过多，一方面耗伤津液，出现口渴喜饮、唇干舌燥、尿少色黄等症；另一方面，在大量汗出的同时，往往气随津泄，而导致气虚。故伤于暑者，常可见到气短乏力、倦怠懒言；甚则出现突然昏倒、不省人事等气随津脱之象。

(4) 多见暑湿夹杂：暑多挟湿，故暑邪为病，多合湿邪而弥漫机体，见暑湿夹杂证候。临床除发热、烦渴等暑热表现外，常兼见四肢困倦、胸闷呕恶、大便溏泄不爽等湿阻症状。暑湿并存，一般以暑热为主，湿邪次之。暑多挟湿，但并非暑中必定有湿。

(四) 湿邪

湿为长夏主气。长夏处于夏秋之交，湿气最盛，空气湿度加大，潮湿充斥，故一年之中长夏多湿病。外湿多因气候潮湿，居处伤湿，以水为事，或涉水淋雨，而使人发病，故四季均可见湿邪为患。

1. 湿邪的性质 湿邪以重浊、黏滞、趋下为基本特性。

湿性类水，水属于阴，故湿为阴邪。湿邪多浑浊不清，故湿性重浊。重，即沉重、重着；浊，秽浊垢腻。湿乃水液弥散浸渍的状态，多黏腻不爽，易于停滞留积，故湿性黏滞。湿性类水，水性趋下，质重下沉，故湿邪伤人有下行趋低之势。

2. 湿邪的致病特点

(1) 易于损伤阳气：湿为阴邪，湿胜即阴胜，“阴胜则阳病”，故湿邪为害，易伤阳气，而有“湿胜则阳微”之说。脾为阴土，主运化水湿，却又喜燥而恶湿，对湿邪有着特殊的易感性。湿邪侵袭人体，常先困脾，使脾阳不振，运化无权，水湿停聚，发为泄泻、水肿、小便短少等症。由湿邪郁遏使阳气不伸者，当用化气利湿、通利小便的方法，使气机通畅，水道通调，则湿邪可从小便而去，湿去则阳气自通。

(2) 易于阻遏气机：湿邪侵及人体，由于其黏腻停滞的特性，故湿邪留滞于脏腑经络，最易阻滞气机，导致气机升降失常的病理变化。湿阻胸膈，气机不畅则胸闷；湿困脾胃，脾胃纳运失职，升降失常，则食少纳呆、脘痞腹胀、便溏不爽、小便短涩。

(3) 易于侵袭阴位：湿邪有趋下之性，致病具有易于伤及人体下部的特点。例如水湿所致浮肿以下肢水肿较为多见，小便浑浊、泄泻、下痢、妇女带下等，多由湿邪下注所致。

(4) 病程缠绵难愈：湿性黏滞，胶着难解，故起病缓慢隐袭、病程较长、反复发作、缠绵难愈。例如湿温是一种由湿热病邪所引起的外感热病，由于湿邪的特异性，其出现的发热症状，时起时伏，缠绵不愈，具有明显的病程长、难以速愈的特点。其他如湿疹、着痹等，亦因其为湿邪所侵而常常反复发作，不易痊愈。

(5) 多见头身肢体困重：湿性重浊，故湿邪致病，其临床症状有沉重的特征，如头身困重，四肢痠楚沉重等。湿邪外袭，遏困清阳，则头重如束布帛；湿邪留滞经络关节，阳气布达不畅，发为“着痹（湿痹）”，可见肢体关节疼痛重着不移、肌肤不仁等。

（6）排泄物和分泌物秽浊不清、黏滞不爽：湿性重浊黏滞，故湿邪为患，易于出现排泄物和分泌物秽浊不清、黏腻不爽的症状。例如湿浊在上，则面垢、眵多；湿滞大肠，则大便溏泄黏腻不爽、下痢脓血黏液；湿浊下注，则小便浑浊涩滞不畅、妇女黄白带下过多；湿邪浸淫肌肤，则可见疮疡、湿疹、脓水秽浊等病症。

（五）燥邪

燥为秋季主气。秋季天气收敛清肃，气候干燥，空气中水分减少，故燥邪虽四季均有，但多见于秋季。燥邪多从口鼻而入侵犯人体，从而产生外燥病证。

燥邪为病，有温燥、凉燥之分。初秋有夏热之余气，久晴无雨，秋阳以曝，则燥与热相结合而侵犯人体，故病温燥。深秋近冬之凉气，西风肃杀，则燥与寒相结合而侵犯人体，故病凉燥。

1．燥邪的性质 燥邪具有干燥、涩滞的基本特性。

燥从火，火就燥，燥邪具有干燥、涩滞之性，故属阳邪。燥邪性质干燥，易使水分减少，失于润泽，因而涩滞，故《素问玄机原病式·燥类》说：“物润则滑泽，干则滞涩，燥湿相反故也。”

2．燥邪的致病特点

（1）易于耗伤津液：燥性干涩，侵犯人体，最易耗伤人体的津液，出现各种干燥、涩滞不利的症状。例如口干唇燥、鼻咽干燥、皮肤干燥甚则皴裂、毛发干枯不荣、小便短少、大便干结等，故有“燥胜则干”之说。

（2）易于伤肺：燥为秋令主气，与肺相应。肺为娇脏，喜清肃滋润而恶燥。肺主呼吸，开窍于鼻，直接与自然界的大气相通，外合皮毛，而燥邪伤人，多从口鼻而入，故燥邪最易伤肺。燥邪犯肺，使肺津受损，清肃失职，从而出现干咳少痰，或痰黏难咯，或痰中带血，甚则喘息胸痛等症。

（六）热（火）邪

热邪，又称温邪、温热之邪。热之极则为火。温、热、火邪三者仅程度不同，没有本质的区别。热邪多属外感，如风热、暑热、湿热等；火则常自内生，多由脏腑阴阳气血失调所致，如心火上炎、肝火炽盛等。但温、热、火邪常相提并论或相互包涵，故不予严格区分，例如温热之邪、火热之邪等。温病学中所说的温邪，泛指一切温热邪气。

1．热（火）邪的性质 热（火）邪具有燔灼、炎上、急迫的基本特性。

热（火）邪之性炎热燔灼，蒸腾向上，来势急骤，变化迅速猛烈，故称热（火）邪为阳邪。

2．热（火）邪的致病特点

（1）表现阳热之象：热（火）为阳邪，其性燔灼，故火热之邪侵犯人体表现为一派阳热之象，可见壮热、面赤、烦躁、舌红、脉洪数等症状。

（2）易于伤津耗气：热（火）邪侵犯人体，因其燔灼蒸腾而消灼煎熬阴津，又逼迫汗液外泄，从而耗伤人体的津液，故热（火）邪致病临床表现除热象显著外，常伴有大汗出、口渴喜饮、咽干舌燥、尿少色黄、大便秘结等津液不足的症状。火热阳邪过盛，机能亢奋，还易于消蚀人体正气，故《素问·阴阳应象大论》有“壮火食气”之说；同时火热之邪迫津外泄，也会导致气随津泄而耗气，因此临床上还可见倦怠乏力、少气懒言等气虚的症状。

(3) 主要侵犯人体上部：热（火）邪具有上炎的特点，其致病主要在人体上部。例如风热上扰可见头痛、耳鸣、咽喉红肿疼痛；阳明火盛可见牙痛、齿龈红肿等症状。

(4) 易致生风动血：火热之邪侵犯人体，易于引起肝风内动和血液妄行的病证。火热之邪燔灼肝经，劫耗阴液，使筋脉失养，运动失常，可致肝风内动，称为“热极生风”。临床表现为高热、四肢抽搐、两目上视、角弓反张等。血得寒则凝，得温则行。火热之邪侵犯血脉，可扩张血脉，加速血行，甚则灼伤脉络，迫血妄行，引起各种出血的病证。如吐血、衄血、便血、尿血、皮肤发斑、妇女月经过多、崩漏等。

(5) 易扰心神：心在五行中属火，火热之性躁动，与心相应，故火热之邪入于营血，尤易影响心神，轻者心神不宁而心烦失眠，重者可扰乱心神，出现狂躁不安、神昏谵语等症。

(6) 易致阳性疮痈：火热之邪入于血分，可聚于局部，腐蚀血肉，形成阳性疮疡痈肿，故《医宗金鉴·痈疽总论歌》曰：“痈疽原是火毒生。”可见火热之邪是引起阳性疮疡的主要病因，其临床表现以疮疡局部红、肿、热、痛为主要特征。

现将六淫的性质和致病特点列简表如下（见表6-1）。

表6-1 六淫的性质和致病特点简表

六淫	性质	致病特点
风邪	轻扬开泄	易于侵袭阳位：病位在上，如头痛、咽痒、面目浮肿 病位在表，腠理开张发泄，如发热、汗出、恶风
	善行数变	病位游移不定：如风疹发无定处、此起彼伏；行痹肢节游走性疼痛 发病急骤，变化无常：如风疹、荨麻疹之发病较急、时隐时现；小儿风水病短时间会出现头面一身悉肿
	动摇	肢体异常运动：如破伤风之四肢抽搐、角弓反张、直视上吊
	多兼他邪	常为外邪致病的先导：寒、湿、燥、热等邪气，多依附于风
寒邪	寒凉	易伤阳气，表现寒象：寒邪伤于肌表，郁遏卫阳——“伤寒” 寒邪直中于里，伤及脏腑阳气——“中寒”
	凝滞	阻滞气血，多见疼痛：局部冷痛、得温则减、遇寒加重
	收引	腠理、经脉、筋脉收缩拘急：如无汗、脉紧、筋脉拘急
暑邪	炎热	表现阳热之象：如壮热、心烦、面赤、烦躁、脉象洪大
	升散	上犯头目，扰及心神：如头昏目眩、心烦闷乱而不宁 易于伤津耗气：伤津则口渴喜饮、唇干舌燥、尿少色黄 耗气则气短乏力、倦怠懒言，甚则突然昏倒、不省人事
	挟湿	多见暑湿夹杂：发热、烦渴，常兼见四肢困倦、胸闷呕恶、大便溏泄不爽

续表

六淫	性质	致病特点
湿邪	重浊	易于损伤阳气：脾阳不振，运化无权，水湿停聚，发为泄泻、水肿 多见头身肢体困重：如头重身重，着痹之肢节痠重疼痛 排泄物和分泌物秽浊不清，黏滞不爽：如大便溏泄黏腻不爽、下痢脓血黏液、小便浑浊涩滞不畅、妇女黄白带下过多、湿疹脓水秽浊
	黏滞	易于阻遏气机：如胸闷、脘痞、腹胀 病程缠绵难愈：起病缓慢隐袭、病程较长、反复发作、缠绵难愈
	趋下	易于侵袭阴位：病位在下，如下肢水肿、小便浑浊、泄泻下痢、带下
燥邪	干燥涩滞	易于耗伤津液：如口干唇燥、鼻咽干燥、皮肤干燥甚则皴裂、毛发干枯不荣、小便短少、大便干结 易于伤肺：干咳少痰，或痰黏难咯，或痰中带血，甚则喘息胸痛
热（火）邪	燔灼急迫	表现阳热之象：壮热、面赤、烦躁、舌红、脉洪数 易于伤津耗气：热盛伤津则汗出、口渴喜饮、咽干舌燥、尿少便干，"壮火食气"则倦怠乏力、少气懒言 易致生风动血：热极生风则高热、四肢抽搐、两目上视、角弓反张，扩张血脉，加速血行，灼伤脉络，迫血妄行则致出血 易致阳性疮痈：疮疡局部红、肿、热、痛
	炎上	主要侵犯人体上部：如头痛、耳鸣、咽喉红肿疼痛、牙痛、齿龈红肿

二、疫气

疫气一词，首见于明·吴有性《温疫论》，泛指一类具有强烈传染性和致病性的外感病邪。在中医文献中，疫气又称为"疠气"、"疫疠之气"、"戾气"、"异气"、"杂气"、"乖戾之气"等。疫气通过空气和接触传染，多从口鼻、皮肤侵入人体，也可随饮食、蚊叮虫咬、血液，或性传播等途径侵入人体致病。

疫气引起的疾病称为"疫病"、"瘟病"、"瘟疫病"。疫气致病的种类很多，如大头瘟、虾蟆瘟、疫痢、白喉、烂喉丹痧、霍乱、鼠疫等等，实际上包括了许多烈性传染病。

（一）疫气的性质及致病特点

1. 传染性强，易于流行　疫气具有强烈的传染性和流行性，这是疫气有别于其他病邪的最显著特征。处在疫气流行地区的人群，无论男女老少，体质强弱，只要接触疫气，都可能发生疫病。当然疫气发病，既可大面积流行，也可散在发生。

2. 特异性强，症状相似　疫气具有很强的特异性，一种疫气只能导致一种疫病发生，所谓"一气一病"；疫气对机体作用部位具有一种特异的亲和力，即具有特异的定位特点，因此每一种疫气所致之疫病，均有较为相似的临床特征和传变规律。例如痄腮，无论男女老幼病人，都表现为耳下腮部肿胀，故《素问·刺法论》说："五疫之至，皆相染易，无问大小，病状相似。"

3. 发病急骤，病情危笃　疫气多属热毒之邪，其性疾速迅猛，故其致病具有发病急骤，来势凶猛，变化多端，病情险恶的特点，发病过程中常出现热盛、伤津、扰神、动血、生风等病变。某些疫病预后不良，死亡率高，甚至“缓者朝发夕死，重者顷刻而亡”。

（二）疫气发生和疫病流行的原因

1. 气候反常 自然气候的反常变化，如久旱、酷热、水灾、湿雾瘴气等，均可滋生疫气而导致疫病发生。

2. 环境污染和饮食不洁 环境污染是疫气形成的重要原因，如水源、空气污染可能滋生疫气。食物污染、饮食不洁也可引起疫病发生，如疫痢、疫黄多半是疫气直接通过饮食进入体内而发病。

3. 预防隔离工作不严格 由于疫气具有强烈的传染性，故预防隔离工作不严格也会使疫病发生或流行。

4. 社会因素 社会因素对疫气的发生与疫病的流行也有一定的影响。若战乱不停，社会动荡不安，百姓生活极度贫困，工作环境恶劣，则疫病就会不断地发生和流行。若国家安定，且注意卫生防疫工作，采取一系列积极而有效的防疫和治疗措施，疫病即能得到有效的控制。

第二节 内伤病因

内伤病因是指人体的情志、饮食、劳逸等不循常度，导致气血津液失调、脏腑组织异常的致病因素。内伤病因与外感病因相对而言，主要在于邪气来源、侵入途径、致病特点等有所差异。内伤病因包括七情内伤、饮食失宜、劳逸失度等。

一、七情内伤

七情，即喜、怒、忧、思、悲、恐、惊七种正常的情志活动，是人体对内外环境刺激的不同反应。所谓“情志”，泛指情绪、情感活动。

七情属于中医学“神”的范畴。神总统于心、脑而分属五脏。心藏神，即心主宰生命活动和精神意识、思维活动。“脑为元神之府”，脑是管理精神活动的器官。因此，喜、怒、忧、思、悲、恐、惊七情变化正常与否，皆与心、脑的功能状态密切相关。七情分属于五脏，肝在志为怒，心在志为喜，脾在志为思，肺在志为忧和悲，肾在志为恐为惊，故又有“五志”之称。

精神情志活动以脏腑所化生和贮藏的精气血为物质基础。脏腑的精气血充盈，生理功能正常，则人体对外界客观事物的刺激才能产生喜、怒、忧、思、悲、恐、惊各种不同的正常情志变化。正常的精神情志活动是脏腑生理功能正常、精气血充盈的外在表现。因此正常的情志变化，在人体生理活动的适应范围内，一般不会导致疾病。

（一）七情内伤的概念及其形成因素

七情内伤是由于突然、强烈或长期持久的情志刺激，超过了人体的生理调节范围，引起喜、怒、忧、思、悲、恐、惊七情的异常变化，使气机紊乱，脏腑损伤，阴阳失调而导致疾病的发生。由于七情直接影响有关脏腑而发病，病由内生，因而又称之为“内伤七情”。

七情作为致病因素，一方面取决于情志异常变化是否超出了人体的适应范围；另一方面与个体耐受、调节能力的强弱密切相关。一般的情志刺激对大多数人不会引起病变，但对个体耐受、调节能力较差的人则会发病。也就是说，同样的情志变化，有的人可以致病，在另一些人则不致病，故七情具有生理和病理的两重性。

七情内伤的形成主要有社会、疾病和个人的体质等原因。

1. 社会因素 社会因素常常直接或间接地影响人体的身心健康。社会政治、经济、文化等变动，例如战争、社会角色的改变、地位变化、人际关系不和谐、工作不顺利、婚姻及家庭破裂、生活遭遇不测等，都是导致七情内伤的常见因素。

2. 疾病因素 急性发病或长期患病，导致脏腑功能失常，阴阳失调，精气血津液不足，则精神情志活动就会受到不同程度的影响，导致情志内伤。不良的情志刺激可影响脏腑、气血的正常生理活动；脏腑、气血等生理活动异常，则可表现为不同的情志异常反应。此外不能正确地对待疾病，也可表现为情绪低沉、忧郁寡欢、悲观失望等情志症状。

3. 体质因素 人体的心理适应能力有很大的差异性，情志活动由于禀赋因素、后天修养、年龄差别及正气盛衰等而不同，因此对不同强度的情志刺激就会出现不同程度的反应。心胸豁达、思想开朗、风格高尚、精力充沛的人，情志活动较少有大起大落；青少年、老年阶段是人体结构、机能、代谢变化较大的时期，情志变化相对较大。

此外环境因素，如噪音、空气、水源污染等，亦可影响情志活动而导致疾病发生。

（二）七情内伤的致病特点

七情内伤，常直接伤及脏腑，导致气机逆乱，气血失调而发生各种病变。

1. 直接伤及内脏 人体内脏分别具有不同的功能特征，因而对不同的事物刺激有不同的反应，所以不同的情志刺激，可对各脏产生不同的影响。例如怒伤肝，喜伤心，思伤脾，悲、忧伤肺，惊、恐伤肾。五脏之中，尤以心、肝、脾三脏与情志活动关系密切。心主血藏神，肝藏血主疏泄气机，脾乃气血生化之源而为气机升降之枢纽，故情志所伤病证，以心、肝、脾三脏和气血失调为多见。例如思虑过度伤及心脾，暗耗心血，损伤脾气，导致心脾两虚，出现心悸怔忡、失眠多梦、食欲不振、腹胀便溏、倦怠乏力等症状。郁怒不解则伤肝，肝的疏泄气机功能失常，导致气机郁滞或上逆，可见胁肋胀痛、善太息，或头胀头痛、面红目赤等症；肝气横逆，犯及脾胃，又可出现肝脾不调、肝胃不和等证。但心为五脏六腑之大主，脑为元神之府，故情志病变尤其多损伤心（脑）神。

七情所伤，影响五脏，可单独发病，亦可相兼为病。例如忧思过度，伤及肺脾；大惊卒恐，损伤心肾等。

2. 影响脏腑气机 七情内伤致病，常表现为各种情志相关脏腑的气机失调，即所谓“怒则气上，喜则气缓，悲则气消，恐则气下……惊则气乱……思则气结”（《素问·举痛论》）。

怒则气上：气上，即气机上逆。过度愤怒伤肝，可使肝气上逆，症见头胀头痛、面红目赤、胸胁气满、呼吸急促等；气迫血升，血随气逆，则呕血，甚则昏厥卒倒。

喜则气缓：气缓，有缓和、怠缓、涣散之意。正常情况下，喜悦是一种良性刺激，能缓和紧张情绪，使气血和调，营卫通利。但暴喜过度，则使心气涣散，轻则心神不宁、心悸失眠、精神不集中；重则神不守舍、失神狂乱。

悲则气消：气消，指肺气消耗。悲哀过度，耗伤肺气，上焦不通，则见呼吸气短、声低息微、懒言乏力等症状。悲、忧皆为肺志。忧愁不解则伤肺，常导致肺气郁滞，气机闭塞，可见胸闷气短、呼吸不畅等症状。

恐则气下：气下，即气机下陷。过度恐惧则伤肾，致使气陷于下而不升，肾气不固，可见二便失禁、遗精滑泄等症。

思则气结：气结，即气机郁结。思虑过度，劳神伤脾，使脾气郁结，中焦不畅，脾失健运，可见食欲不振、脘腹痞满、大便溏泻、倦怠乏力等症状。

惊则气乱：气乱，指气机紊乱。突然受惊，则心气紊乱，气血失调，使心无所倚，神无所归，虑无所定，惊慌失措。

七情内伤，影响脏腑气机，虽然具有一定的规律，但不能一概而论。临床常可见到一种情志过激伤及多脏，或多种情志异常共伤一脏，导致气机失调的复杂性变化。因此不可机械对待，墨守成规，应综合考虑病情，具体情况具体分析。

3. 情志波动，影响病情 良性的情志活动，有利于疾病的好转或恢复；不良的情志变化，则能加重病情。剧烈的情绪波动，可使病情急剧恶化，甚至致人猝死。例如患高血压病的病人，由于过于愤怒，常致血压急剧升高，病情危重。有心脏病的病人，也常因情绪波动，使病情加重或迅速恶化等。

二、饮食失宜

饮食是人类不可缺少的物质。正常合理的饮食所化生的水谷精微，是化生气血，维持人体生命活动，完成各种生理功能，保证生存和健康的基本条件。饮食物从口而入，主要依靠脾胃的运化功能，通过小肠、大肠、三焦等器官的协同作用，完成消化、吸收、传导、排泄过程。

饮食失宜即不合理的膳食，包括饮食不节、饮食不洁、饮食偏嗜等。饮食失宜，主要损伤脾胃，影响脾胃的运化功能，导致脾胃纳运失调，升降失常，燥湿失和，并可郁而化热，聚湿生痰，导致多种疾病。

（一）饮食不节

饮食应定质、定量、定时。有规律、有节制的饮食习惯，对维持生命活动正常，保证身体健康非常重要。饮食不节是指饮食质量或时间没有节制，没有规律，如饥饱失常，或不能按时饮食等。

1. 饥饱失常 食量过少或者过多均可导致疾病。食量过少，即人体长期处于饥饿状态。由于长期摄入不足，水谷精微缺乏，可导致营养不良，气血衰少。人体正气虚弱，功能减退，抗病能力低下，形体消瘦，易于罹患多种病证。食量过多，饮食停滞，则损伤脾胃，导致消化吸收功能障碍，出现脘腹胀满、嗳腐吞酸、呕吐泄泻等症状，故有“饮食自倍，肠胃乃伤”之说。经常饮食过饱，饮食停滞胃肠，不仅可致消化不良，亦可影响气血运行，经脉郁滞，出现下痢、便血、痔疮等。若过食肥甘厚味，“肥则令人内热，甘则令人中满”，易于化热生痰，出现痈疽疮毒等病症，甚至引起消渴病。

小儿脾胃功能较弱，加之饮食不能自制，故多为饥饱失常所伤。饮食过少，营养缺乏，可影响正常的生长发育。饮食过量，乳食无度，食滞日久，可郁而化热；若过食肥甘生冷，又可聚湿生痰。婴幼儿乳食不节，影响脾胃功能，乳食停聚不化，经久不愈，日渐羸弱，则成“疳积”，出现手足心热、心烦易哭、脘腹胀满、面黄肌瘦等症状。

2. 饮食无时 人类定时而有规律地进食，胃肠能虚实更替的传化水谷，则消化吸收功能正常，水谷精微输布全身。饮食无时，或朝食暮废，或朝常不食，久之常可损伤脾胃，导致脾胃病变。

此外在疾病过程中，饮食不节还可能使病情复发或迁延，称之为“食复”。如在热性病中，疾病初愈，脾胃尚虚，饮食过量或吃不易消化的食物，常常导致食滞化热，与余热相合，使热邪久羁而引起疾病复发或迁延不愈。

（二）饮食不洁

饮食应注意清洁卫生。饮食不洁是指饮食不清洁卫生，或进食腐败变质有毒的食物，或误食毒物等。

饮食不洁净会导致多种胃肠道疾病，出现腹痛、吐泻、痢疾等病症；或引起寄生虫病，如蛔虫、蛲虫、绦虫病等，临床表现为时常腹痛、嗜食异物、面黄肌瘦等症。若蛔虫窜入胆道，还可出现上腹部剧痛、时发时止、吐蛔、四肢厥冷的蛔厥症。若进食腐败变质有毒的食物，可致食物中毒，出现腹痛、吐泻等症，甚至昏迷或死亡。

（三）饮食偏嗜

饮食物也有寒热温凉的不同性能和酸苦甘辛咸的不同味道。饮食结构合理，五味调和，寒温适中，无所偏嗜，脾胃功能才能正常运化，人体才能获得各种必须的营养物质。

饮食偏嗜是饮食偏于个人嗜好，膳食结构失宜，如饮食过寒过热，或五味有所偏颇，或过度饮酒等，均可导致阴阳失调，或某些营养缺乏。

1. 饮食偏寒偏热 饮食不应按照个人嗜好而偏食过寒或过热之品。若偏食生冷寒凉，则可损伤脾胃阳气，致使寒湿内生，发生腹痛、泄泻等病症。偏食辛温燥热，可使胃肠积热，出现口渴、腹满胀痛、便秘痔疮，或口舌生疮、牙痛龈肿等病症。

2. 五味偏嗜 食物五味可以营养人之五脏，但五味用之不当则可损伤人之五脏。五味与五脏各有其所喜，即五味对五脏具有一定的选择性作用。如酸先入肝，苦先入心，甘先入脾，辛先入肺，咸先入肾。如果长期嗜食某种食物，就会使该脏腑机能偏盛，久之则破坏脏腑间的协调关系，发生脏腑之间的病理传变。例如味过于酸，导致肝盛而乘脾；味过于咸，导致肾盛而乘心；味过于甘，导致脾盛而乘肾；味过于苦，导致心盛而乘肺；味过于辛，导致肺盛而乘肝等。因此饮食五味应当适宜，平时饮食不要偏嗜，病时注意饮食宜忌。对于疾病，“药治不如食治”，食与病相宜，能辅助治疗，促进疾病好转，反之疾病就会加重。

3. 偏嗜饮酒 饮酒适量，可宣通血脉，舒筋活络。但偏嗜饮酒，长期、过量饮酒，可损伤肝脾，导致疾病。酒性既热且湿，偏嗜饮酒，易于内生湿热，临床可见脘腹胀满、胃纳减退、口苦口腻、舌苔厚腻等症状，甚至引起酒精中毒，危及生命。

三、劳逸过度

正常劳作和体育锻炼，有助于气血流通，增强体质。适当的休息，有利于消除疲劳，恢复体力和脑力。劳逸得当，对身体健康有益。

劳逸过度，指劳逸失当的致病因素，包括劳倦过度和安逸过度两方面。劳倦过度，超过人体生理活动的适应能力；或安逸过度，导致人体生理功能减弱，就会损伤机体而导致疾病发生。

（一）过劳

过劳，指过度劳累，又称劳伤、劳倦，包括劳力过度、劳神过度和房劳过度三个方面。

1. 劳力过度 劳力过度指体力劳动负担过重。多因长时间的持续劳作，得不到适当的休息以恢复体力，使身体始终处于疲劳状态，以致积劳成疾；或承受力不能及的持重、受压及超大强度的运动等，都可导致疾病发生而成为致病因素。

劳力过度主要伤气，如《素问·举痛论》说："劳则气耗。"劳力过度则喘息、汗出，导致气从内出，从外而越，因而损耗人体的精气。形体劳倦日久，亦可损伤脏腑，以脾病为多见，甚至导致虚劳病。常见症状如形体消瘦、精神疲惫、四肢倦息、声低息微等。

此外站立、行走、端坐等时间过长，亦可损伤筋骨肌肉而成疾患，即所谓"久立伤骨，久行伤筋，久坐伤肉"。

2. 劳神过度 劳神过度指脑力劳动负担过重。多因长时间的思考、谋虑、记忆等，劳心伤神，用脑过度；或工作压力大，精神长期处于紧张状态，得不到缓解，以致积劳成疾。

劳神过度主要损伤心脾，暗耗心血。损伤脾气则出现心悸、健忘、失眠、多梦及倦怠、纳呆、腹胀、便溏等症。亦可影响肝疏泄气机的功能，可见头昏目眩、急躁易怒等症状。

3. 房劳过度 房劳过度指性生活过于频繁，失于节制。正常的性生活，一般不会损伤身体。房事过度，耗伤肾中精气，可致腰膝疲软、眩晕耳鸣、精神萎靡、性功能减退等肾虚症状，男子可见遗精滑泄，甚则阳痿。

（二）过逸

过逸指因病或生活过于安闲，很少从事各种劳动和运动锻炼。长期形体少动，始则气血运行不畅，筋骨软弱，体弱神倦，发胖臃肿；继则脏腑功能减退，脾胃呆滞，心肺气虚，动则心悸、气喘、汗出乏力等。并可导致其他疾病，例如眩晕、胸痹、中风等。

第三节 病理产物性致病因素

病理产物性致病因素是继发于其他病理过程而产生的致病因素，故又称为继发性病因。在疾病过程中，由于外感病因、内伤病因的作用，引起气血津液代谢失调、脏腑经络等组织器官功能异常等病理变化，可产生痰饮、瘀血、结石等病理产物。这些病理产物一经产生，又可引发机体更为复杂的病理变化，成为新的致病因素。可见病理产物性致病因素具有既是病理产物，又是致病因素的双重特点。

一、痰饮

痰饮是机体水液代谢障碍所形成的病理产物，属于继发性病因。稠浊者为痰，清稀者为饮，痰又有“有形之痰”、“无形之痰”之别。所谓有形之痰，系指视之可见，闻之有声，触之可及有形质的痰液而言，如咳出可见之痰液，喉间可闻之痰鸣，体表可触之瘰疬、痰核等。所谓无形之痰，系指由水液代谢障碍所形成的病理产物及其病理变化和临床表现而言，如梅核气等，虽然无形质可见，但却有征可察，临床上主要通过其所表现的症状和体征来分析，从而确定其因痰所致，采用祛痰的方法治疗能够取得较好效果。饮的性质较清稀，流动性较大，多停留在人体的脏腑组织的间隙或疏松部位，如肠胃、胸胁、胸膈、肌肤等。因停留的部位不同，症状各异，故有痰饮、悬饮、溢饮、支饮等不同病名。

痰饮与水湿，皆为水液代谢失常所致，异名而同类，皆为阴邪，但有区别：稠浊者为痰，清稀者为饮，更清者为水，湿则呈弥散状态。湿聚为水，积水成饮，饮凝成痰，四者有着密切的关系。因此有时水、湿、痰、饮不予严格区分，例如水湿、水饮、痰湿、痰饮等可相提并论。

（一）痰饮的形成因素

痰饮形成的原因较为复杂，无论是外感病因，或者内伤病因，甚至病理产物中的瘀血、结石均可导致津液停聚而成。

外感六淫或疫疠之气、内伤七情、饮食劳逸、瘀血、结石等致病因素是形成痰饮的初始病因。肺、脾、肾及三焦主司水液代谢的生理功能失常，是形成痰饮的中心环节。肺主通调水道，为水之上源；脾主运化，防止水湿停聚；肾主水，为水液代谢之本；三焦为水液运行的通道。由于外感、内伤以及其他病理产物性病因的作用，影响脏腑的气化功能，导致肺、脾、肾及三焦主司水液代谢的生理功能失常，水湿停聚，从而形成痰饮。例如肺失宣降，水液输布、运行、排泄障碍；脾失健运，水液停聚；肾之蒸腾气化失职，水液内停；三焦气化失常，水道不利等，皆可导致水液代谢失常，为痰为饮。此外其他如心、肝等脏腑的病变，亦可形成痰饮。例如肝气郁结，气机阻滞，气不行水，水液停蓄而成痰饮；心阳不振，胸阳痹阻，行血无力，湿浊聚积而成痰饮等。

在各种致病因素引起肺、脾、肾及三焦等脏腑生理功能失常，导致水液代谢障碍的病理变化基础上，水湿停聚，形成病理产物，凝而成痰，积而为饮。所以说水液代谢障碍是形成痰饮的病理基础。

（二）痰饮的致病特点

痰饮形成之后，作为致病因素可导致更为复杂的病理变化。痰随气升降流行，内而脏腑，外至筋骨皮肉，无处不到，无处不有，可形成多种病证，因此有“百病多由痰作祟”之说；饮则多留积于肠胃、胸胁、胸膈、肌肤等处，引发各种病证。由于痰饮停滞部位不同，临床表现因之而异。但痰饮同为水液代谢障碍的病理产物，作为继发性病因，又有着共同的致病特点。

1. 易阻气机，壅塞经络气血 痰饮多为有形的病理产物，而无形之痰亦为脏腑功能失调所致，故痰饮停滞，易于阻滞气机，使脏腑气机升降出入异常；经络为气血运行之通道，痰饮作祟，易于导致经络壅塞，气血运行受阻。例如痰饮在肺，肺失宣降，出现咳嗽喘息、胸部满闷，甚则不能平卧；痰结咽喉，气机不利，则见咽中梗阻，如有异物，吐之不出，吞之不入；痰流注肢体，则使经络阻滞，气血运行不畅，则见肢体麻木、屈伸不利，甚则半身不遂。痰结于经络筋骨，则可致痰核、瘰疬、阴疽、流注等病症。饮停肠胃，气机升降失常，则见恶心呕吐、腹胀肠鸣等病症；饮停胸胁，气机阻滞，则见胸胁胀满、咳唾引痛等症状。

2. 易扰心神 痰浊内扰，影响及心，扰乱神明，可见一系列神志异常的病症。例如痰浊上蒙清窍，可见头昏目眩、精神不振等症状。痰迷心窍，扰乱神明，可见神昏、痴呆、癫证等病症；痰郁化火，痰火扰心，可见神昏谵语，甚则发狂等病症。

3. 症状复杂，变化多端 痰之为病，无所不至，其病理变化多种多样，临床表现异常复杂，故有“怪病多痰”之说。痰病可表现为胸部胀闷、咳嗽痰多、恶心呕吐、肠鸣腹泻、心悸眩晕、癫狂痫病、皮肤麻木、皮下肿块，或溃破流脓、久而不愈。饮之为病，可表现为咳喘、水肿、泄泻等。总之，痰饮在不同的部位临床表现各异，大体可归纳为咳、喘、悸、眩、呕、满、肿、痛八大症状。

4. 病势缠绵，病程较长 痰饮为水液代谢障碍所形成的病理产物，与湿邪类似，具有黏滞的特性，致病缠绵，病程较长，难以速愈。例如咳喘、眩晕、胸痹、癫痫、中风、痰核、瘰疬、瘿瘤、阴疽、流注等，多反复发作，缠绵难愈。

二、瘀血

瘀血是血液运行障碍、停滞所形成的病理产物，属于继发性病因，包括离经之血停积体内，以及阻滞于脏腑经络内的运行不畅的血液。瘀血又称“蓄血”、“恶血”、“败血”、“衃血”等。

瘀血具有病理产物与致病因素的双重性，因病致瘀，因瘀导致新病。瘀血和血瘀的含义不同。瘀血是能导致新的病变的病理产物，为病因学概念；血瘀是指血液运行不畅或瘀滞不通的病理状态，为病机学概念。所以侧重于讨论病理产物和病因时称为“瘀血”，侧重于讨论病机时称为“血瘀”。

（一）瘀血的形成因素

血液正常运行的基本条件是心的主宰、脾的统摄生化、肝的贮藏调节、肺的助心行血功能正常；气的推动、温煦、固摄功能正常发挥；血液充盈，寒温适宜；脉道完整、通利等。任何原因引起五脏功能失常，气血功能失调，经络涩滞不畅等，皆可导致血液运行障碍而形成瘀血。

外伤、六淫之邪、疫疠之气、内伤七情、饮食、劳逸、痰饮、结石等致病因素是形成瘀血的初始病因。各种外伤可以直接形成瘀血，例如跌打损伤、闪挫扭伤、意外事故等，轻则伤及肌肤，重则伤及内脏，使血离经脉，不能及时消散或排出体外，停积体内，或运行不畅，形成瘀血。其他各种病因在作用于人体后，引起气血运行失调、五脏功能失常，才能形成瘀血。

气血运行失调是形成瘀血的病理基础。

一是气虚致瘀：气为血之帅，气能行血、摄血。气虚无力推动血液运行，则致血行迟缓涩滞；气虚无力统摄血液，血逸脉外，不能及时消散或排出体外，则停积体内，而致瘀血。

二是气滞致瘀：气行则血行，气滞则血滞。气滞常可导致瘀血。外邪阻气，情志郁结，痰饮壅塞，结石梗阻等，皆可致气机阻滞，影响血液正常运行，使血液迟滞不畅，而致瘀血。

三是血寒致瘀：血得温则行，得寒则凝。外感寒邪，或阳虚内寒伤阳，阳气受损，失去温煦推动之功能，可致血行不畅；寒为阴邪，其性凝滞收引，感寒之后，寒邪使血行涩滞，经脉拘急，皆可导致瘀血。

四是血热致瘀：热入营血，血热互结；或外感温热之邪，脏腑郁热内发，火热邪气煎熬津血，血液黏滞不畅；热邪灼伤脉络，血逸脉外，积存体内，均可形成瘀血。

此外还有津亏致瘀：由于高热、烧伤，或大汗、剧烈吐泻等因素导致津液亏损，血容量不足，血液浓缩黏稠，以致血液运行不畅，亦可形成瘀血。

脏腑主司血液运行功能失常是形成瘀血的中心环节。推动血液运行，在于心主血脉，肺朝百脉，肝主疏泄；固摄血液，在于脾统血，肝藏血。心气不足，心阳不振，无力推动血行，可见瘀阻心脉；肺气虚损，不能助心行血，则血行涩滞；肝失疏泄，气机郁滞，气滞则血瘀。脾失统摄，肝不藏血，血逸脉外，停积体内，可见皮下瘀血及内脏瘀血。

此外疾病失治、治疗不当，或久病入络，亦可形成瘀血。例如治疗出血，专事止血；或过用误用寒凉，致使离经之血凝而不得温化，未离经之血郁而不畅，均可导致瘀血。叶桂"初病在气，久病在血"之论，说明各种病证久治不愈，由浅入深，势必影响血液运行而致瘀血。

（二）瘀血的致病特点

瘀血形成之后，不仅失去正常血液的濡养作用，而且作为致病因素又会引起阻滞气机，影响血行，新血不生，损伤内脏等病理变化，导致机体诸多部位、症状复杂多变的疾病。

1. 瘀血致病的病机特征

（1）阻滞气机：气能行血，血能载气。瘀血停滞脏腑经络，或血行不畅，易于阻滞气机，导致气的升降出入失常。因此瘀血常与气滞并见，而气滞又可加重瘀血，两者相互影响，互为因果，久之形成恶性循环，引发更为错综复杂的病理变化。

（2）瘀塞经脉：瘀血阻于经脉之中，可致血运不畅，或血行停蓄，血液不能正常运行，受阻部位得不到血液的濡养，局部可出现疼痛，癥积肿块，甚则坏死；经脉瘀塞不通，血液不得归经，血逸脉外，则可见出血等病变。

（3）伤及脏腑：瘀血停滞脏腑，可导致脏腑功能失常，出现各种症状。例如脑部瘀血，则可致灵机混乱，神志失养，发为癫狂；心血瘀阻，可见心悸气短、心胸憋闷、心前区隐痛或绞痛阵作，或引左臂内侧而痛，甚则唇舌青紫、汗出肢冷；肺部瘀血，可见呼吸困难、胸痛胸闷、气喘咳嗽、咳血，或咳出粉红色泡沫样痰；瘀血留着肝脏，结于胁下，渐成癥块，可见胁肋刺痛、腹胀纳呆；若脉络滞塞，则见腹部脉络怒张、面色青黑、面颈胸臂有血痣朱纹；胃肠瘀血，可见胃脘刺痛、拒按、痛处固定，或见呕血、便血，或大便色黑如漆；瘀阻胞宫，可见小腹疼痛拒按，或有痛经、闭经、月经不调、经色紫暗有块，或崩漏下血；瘀阻脑络，则见头痛、头晕，或肢体活动障碍等。

瘀血不去会影响血液的运行，导致脏腑功能异常，而使新血不生，出现脏腑组织失于濡养的临床症状。

2. 瘀血致病的症状特征

(1) 疼痛:瘀血所致疼痛的特点多为刺痛、痛处固定、拒按、夜间加重。多因经脉阻滞不通和组织失养而致。

(2) 肿块:局部可见青紫肿胀，瘀积脏腑则形成癥块，按之有形、质地较硬、固定不移。多因瘀血阻滞经脉、组织、脏腑，或外伤而致。

(3) 出血:血色多呈紫暗，或夹有瘀块。多因瘀血阻滞，经脉瘀塞不通，血液不得归经，血逸脉外而致。

(4) 紫绀:面部、爪甲、肌肤、口唇青紫。多因瘀血停滞，失去正常血液的濡养作用而致。

(5) 舌象:舌质紫暗，或有瘀点、瘀斑，或舌下静脉曲张等，为瘀血最常见最敏感的指征。

(6) 脉象:常见脉细涩、沉弦，或结代。

此外也可兼见面色黧黑、肌肤甲错、善忘等症状。

临床上判断是否有瘀血存在，可从以下几点进行分析：①有瘀血特征者；②发病有外伤、出血、月经史、胎产史者；③瘀血征象虽不太明显，但屡治无效，或病程较长，久治不愈者，根据“初病在气，久病入血”等理论，虽无明显的瘀血征象也可考虑有瘀血的存在。

三、结石

结石是指体内湿热浊邪蕴结不散，或久经煎熬形成的砂石样病理产物，属于继发性病因。结石可发生于机体的许多部位，以肝胆、肾、膀胱和胃为多见。

结石是有形质的病理产物，其形状各异，大小不等，可见有泥砂样结石、圆形或不规则形状结石等。

（一）结石的形成因素

结石形成的原因比较复杂，常与饮食、情志、服药及体内寄生虫等因素有关。

1. 饮食失宜 嗜食辛辣，过食肥甘炙煿，或嗜酒太过，酿成湿热，影响肝胆使之疏泄失常，胆汁排泄不利，郁积日久，则蕴结成石，发为肝胆结石。若湿热下注，蕴结下焦，日久煎熬积结则可形成肾或膀胱结石。若空腹进食大量的柿子或黑枣等，特别是未成熟或未去皮的新鲜柿子，其中的某些成分与胃酸作用后，凝结形成团块则为胃石。此外，某些地域的水质也可能促使结石形成。

2. 情志内伤 情志所伤，气机郁滞，肝失疏泄，胆汁疏泄不利，郁滞化热，煎熬日久，可形成肝胆结石。

3. 寄生虫感染 虫体或虫卵往往成为结石的核心，在我国蛔虫已被公认为引起胆结石的主因。由于蛔虫侵入胆道，不可避免地引起感染及不同程度的梗阻，胆汁疏泄不利，也能促进结石的形成。

4. 服药不当 长期过量服用某些药物，常见有碱性药物，磺胺类药物，钙、镁、铋类药物等，致使脏腑功能失调，或药物及其代谢产物残存体内，可诱发结石形成，例如肾结石、胃结石等。

另外，结石的发生还与年龄、性别、体质、生活习惯有关，也可因受其他疾病的影响而形成。

（二）结石的致病特点

结石致病主要与其所在的部位、形状大小、是否梗阻等因素密切相关。结石较小，表面光滑，所在部位腔隙较大，无梗阻嵌顿，有时不出现任何症状；若结石较大，形状不规则，所在部位腔隙较小，出现梗阻嵌顿，则症状典型。

1. 多发于肝胆、胃、肾和膀胱等脏腑 肝胆主胆汁的生成与疏泄，胃主食糜通畅下降，肾和膀胱主尿液生成与排泄。胆汁、食物、尿液等宜疏通排泄而不宜涩滞壅塞，因此肝胆、胃、肾、膀胱等为结石易成之部位，这些脏腑的生理功能失调，可形成肝胆结石、肾、膀胱结石、胃结石等病。

2. 易阻气机，损伤脉络 结石为有形实邪，停留体内某些部位，易于阻滞气机，影响气血津液及水谷的运行，可见局部胀闷痠痛等症，程度不一，时轻时重。结石移动的过程中，易于损伤脉络，导致出血等症状。例如胃内结石，阻滞气机，影响水谷的腐熟通降，甚则结石下移，阻滞肠道，可引起上下不通的关格证；肝胆内结石，影响肝胆气机疏泄，可致胆汁排泄障碍，甚则出现黄疸；肾、膀胱结石，脏腑气化不利，可影响尿液的排泄，甚则损伤脉络，出现血尿。

3. 梗阻通道，导致疼痛 结石停留体内，气血运行受阻，不通则痛。结石引起的疼痛，一般为局部胀痛、钝痛、痠痛、隐痛，甚则导致通道梗阻、结石嵌顿，则出现剧烈的绞痛，绞痛时疼痛难忍，部位常固定不移，或放射至邻近部位，亦可随结石的移动而有所变化，常伴有冷汗淋漓、恶心呕吐，以阵发性、间歇性为多，发作时剧痛难忍，而缓解时一如常人。例如胆结石，平素可见胁肋胀痛、口苦、厌油腻等症状，发生胆道梗阻时，可见右上腹绞痛难忍，牵及右肩部；肾、输尿管结石，可见腰部钝痛、痠痛，发生通道梗阻、结石嵌顿时，可见腰及少腹部剧烈绞痛，并放射至两股内侧。

4. 病程较长，轻重不一 结石多为湿热内蕴，日久煎熬而成，故大多数结石的形成过程缓慢。结石的大小不等，停留部位不一，其临床表现各异。结石小，则病情较轻，有的甚至无任何症状；结石过大，则病情较重，症状明显，发作频繁。

痰饮、瘀血、结石三种病理产物性致病因素，既相互区别，又相互影响。痰饮停聚，阻滞气血，可形成瘀血、结石；瘀血、结石内阻，亦可影响水液代谢，形成痰饮。临床常有痰瘀并见、痰饮结石相兼等病变。

第四节　其他病因

外伤、寄生虫、药邪、医源因素、先天因素等致病因素非外感病因、内伤病因和病理产物性致病因素，故笼统归属为“其他病因”。

一、外伤

外伤主要指因机械暴力导致的损伤，如跌打损伤、持重努伤、枪弹伤、利器损伤、意外事故，以及化学伤、电击伤、烧烫伤、冻伤、虫兽咬伤等。主要伤及皮肤、肌肉、筋骨等部位。

（一）跌打损伤、持重努伤、枪弹伤、利器损伤

跌打损伤、持重努伤、枪弹伤、利器损伤，轻者可引起受损部位皮肤、肌肉、筋骨的损伤，如瘀血肿胀、出血、筋伤、骨折、关节脱位等。重者除损伤皮肤、肌肉、筋骨外，往往伤及内脏，或因出血过多，导致气随血脱、亡阳虚脱等后果，甚至死亡；亦可因创伤后感染，毒邪内攻，造成邪盛正衰、阴阳失调的严重病变。

（二）烧烫伤

烧烫伤，即水火烫伤，又称“火烧伤”、“火疮”、“火伤”等。主要是高温所引起的灼伤，其中包括高温液体、蒸气、物品等，例如沸水（油）、烈火、电热等作用于人体所造成的损害。

烧烫伤总以火毒为患。机体一旦遭受到烧烫伤害，轻者损伤肌肤，受伤创面红、肿、热、痛，伴见烙痕或起水疱；重者则损伤肌肉筋骨，痛觉消失，创面呈皮革样，或苍白干燥，或蜡黄、焦黄，甚或炭化。严重烧烫伤，除创面较大外，常可因热毒炽盛，伤津脱液，火毒内攻，侵及脏腑，伤及心神，出现躁动不安、发热口渴、尿少尿闭，以及狂乱、谵语等精神症状，甚至亡阴、亡阳而致死亡。

（三）冻伤

冻伤是指人体因遭受低温侵袭而引起的局部或全身性损害，以冬季较为常见。寒冷过度是造成冻伤的重要条件。温度越低，受冻时间越长，冻伤程度越重。全身性冻伤，称为“冻僵”，阴寒过盛，阳气受损，失于温煦，血行凝滞，则出现寒战、体温逐渐下降、面色苍白、唇舌爪甲青紫、感觉麻木、神疲乏力，或昏睡、呼吸减弱、脉迟细等症，如不救治，可致死亡。局部性冻伤多发生于暴露部位，例如手、足、耳廓、鼻尖、面颊等。寒性收引，经脉挛急，气血运行不畅，初起局部皮肤苍白、冷麻，继则出现紫斑肿胀、水疱，甚或皮肉紫黑、溃破等病变，形成了“冻疮”。

（四）虫兽伤

虫兽伤包括毒蛇、猛兽、狂犬及其他家畜、动物咬伤，以及某些昆虫咬（蜇）伤等。虫兽所伤，轻者可引起局部疼痛、肿胀、出血；重者可损伤内脏，导致出血过多，或邪毒内

陷，波及全身，出现全身中毒症状，如高热神昏、神志恍惚、肢体抽搐等；更有甚者，可致死亡。

常见的虫兽伤有以下几种：

1. 毒蛇咬伤 毒蛇咬伤后根据其临床表现不同，分为风毒、火毒和风火毒三类。风毒（神经毒）多见银环蛇、金环蛇和海蛇咬伤。局部症状轻微，有时仅有局部麻木感，齿痕小，无渗液。全身表现主要为横纹肌弛缓性瘫痪、张口困难及吞咽困难、呼吸肌麻痹，甚至呼吸运动停止。火毒（血液循环毒）多见蝰蛇、尖吻蝮蛇、青竹蛇和烙铁头蛇咬伤。伤口红肿灼热严重、疼痛剧烈，呈刀割、火燎、针刺样，可形成水疱、血疱和组织坏死，引起淋巴结炎、淋巴管炎，伤口不易愈合。全身表现为寒战发热、多处出血，包括皮肤、黏膜出血、鼻衄、呕血、便血、咯血、血尿，甚至颅内出血。风火毒（混合毒）多见眼镜蛇、眼镜王蛇咬伤。临床表现有风毒和火毒的症状。

2. 狂犬咬伤 狂犬咬伤可发狂犬病（又称恐水病），是由狂犬病毒引起的传染病。初起仅局部疼痛、出血。伤口愈合后，经过一段潜伏期，出现烦躁、惶恐不安、牙关紧闭、抽搐、恐水、恐风等症状。

3. 昆虫咬（蜇）伤 多见蜈蚣咬伤，蜂、蝎蜇伤等。蜈蚣咬伤，局部红肿灼热、剧痛，可形成水疱及坏死，被咬肢体可形成淋巴管炎及淋巴结炎，也可发生紫癜，严重者可因毒素吸收出现头晕头痛、恶心呕吐、发热，甚至出现昏迷及过敏性休克。蜂、蝎蜇伤，多见于手、足及面部等裸露部位，局部红肿灼痛、麻木或出血，极少数可引起瘀血及组织坏死，一般无全身性症状，如被巨大毒蝎蜇伤，或被许多蜜蜂或黄蜂蜇伤后，可引起全身症状。

（五）化学伤

化学伤是指某些化学物质对人体造成的直接损害。其中包括化学药品（如强酸、强碱）、农药、有毒气体（如工业气体）、军用化学毒剂（如神经性毒剂、糜烂性毒剂、失能性毒剂、刺激性毒剂、窒息性毒剂等）、生活煤气以及其他化学物品等。侵入途径可通过口鼻进入人体，或通过皮肤而吸收。人体一旦受到化学毒物的伤害，即可在相关部位，乃至全身出现相应病证，如局部皮肤黏膜的烧灼伤，或红肿、水疱，甚或糜烂。全身性症状如头痛头晕、恶心呕吐、嗜睡、神昏谵语、抽搐痉挛等，甚至死亡。

（六）电击伤

电击伤是指意外的触电事故、或遭受雷击所造成的损害。在触电部位往往有程度不等的烧伤、血肿，面色青紫或苍白，脉搏细微，暂时或长时间不省人事，或惊厥、痉挛、僵直，甚或心跳呼吸停止，而致死亡。

二、寄生虫

寄生虫是动物性寄生物的统称，其寄居于人体的肠道、肝脏、血液等处发育繁殖，损害人体，导致疾病。引起原虫病的寄生虫，有阿米巴、疟原虫、弓形虫等；引起蠕虫病的寄生虫，有血吸虫、绦虫、囊虫、蛔虫、钩虫、蛲虫、丝虫等。

中医学早已认识到寄生虫病的发生与饮食不洁等因素有关。寄生虫感染的途径，主要是进食被虫卵污染的水、食物，或皮肤接触寄生虫。中医文献中又有“湿热生虫”之说。所谓“湿热生虫”，是指脾胃湿热为引起肠寄生虫病的内在因素之一，而某些肠寄生虫病亦往往以“脾胃湿热”的症状为主要临床表现。

寄生虫寄居于人体，消耗气血津液等营养物质，损伤脏腑的生理功能，危害人体健康，导致寄生虫病的发生。

（一）血吸虫病

我国流行的是日本血吸虫病，由血吸虫寄生于人体门静脉系统而致病，藉皮肤接触含尾蚴的疫水而感染。血吸虫致病主要表现为：急性期可见发热、咳嗽、肝肿大和肝区疼痛、腹痛腹泻、便血等；慢性期可见腹泻、肝脾肿大；晚期有肝硬化、腹水等，儿童反复感染，可严重影响生长发育，形成“侏儒症”。脑型血吸虫病表现为癫痫等。

（二）蛔虫病

蛔虫寄生于人体肠道引起蛔虫病。蛔虫致病除肠道症状外，有时可引起严重的并发症，如胆道蛔虫病、肠梗阻等。

（三）蛲虫病

蛲虫一般寄生于人体的小肠下端、大肠内。多见于幼童，可在家庭和幼儿园中引起流行。蛲虫致病以肛门周围、会阴部夜间瘙痒为主要症状。病情虽不严重，但可影响儿童健康。

（四）钩虫病

钩虫成虫寄生于人体小肠引起钩虫病。钩虫幼虫侵入肌肤初期，可见手足皮肤局部奇痒。钩虫成虫致病以贫血、营养不良、胃肠功能失调为主要表现，重者可致发育障碍及心功能不全。

（五）囊虫病和绦虫病

绦虫，古称“寸白虫、白虫”。由于摄入食物中附有绦虫虫卵，其发育而成幼虫（囊尾蚴），可寄生在横纹肌中，或侵犯人体多个脏器，导致囊虫病。其中脑囊虫病最为严重，表现为癫痫、脑膜炎、痴呆等。由于进食生肉或未煮熟的猪肉、牛肉中含有囊尾蚴，其发育为成虫寄生于肠道，导致绦虫病，以腹痛泄泻、食欲亢进、体重减轻为主要症状，大便中可见色白体扁的虫体节片。

三、药邪

药邪是指因用药不当而导致疾病发生的一类致病因素。药物有四气五味，可以治病，但有大毒、常毒、小毒、无毒之分，如果医生不熟悉药物的性味、功效、常用剂量、毒副作用、配伍禁忌而不合理地使用药物，或病人不遵照医生指导而盲目用药，非但不能疗疾，反而会导致疾病，甚至发生药物中毒。

（一）药邪的形成

1. 用药过量 用药剂量过大，或用药时间过长，均可造成用药过量。使用有毒中药过量，可造成急性药物中毒或蓄积性中毒；即使无毒中药，其所含的生物活性成分除治疗作用外，过量亦有不同的副反应。

2. 炮制不当 含有毒性的药物，经过适当炮制后可中和或减轻毒性。例如乌头火炮或蜜制，半夏姜制，附子浸漂、水煮，可以减轻毒性。若炮制不当或未经炮制即入药，则可致中毒。

3. 配伍不当 中药使用有配伍原则，不同中药的合理配伍可加强疗效，减低副作用；但某些药物配伍不当、相互合用则会使毒性增加。例如中药的“十八反”、“十九畏”就是对药物配伍禁忌的概括。临床上用药配伍不当可致中毒，或导致其他疾病。

4. 用法不当 用药讲究煎煮方法、服用方法、禁忌事项等，用法不当也会致病。

5. 滥用补药 人们为身体健康或延年益寿的需要，喜进补药。虚证当补，未虚不可滥补。滥用补药不仅可以助邪益疾，也可由于补药性味之偏而致病。

（二）药邪的致病特点

1. 药物中毒 药邪可以引起药物中毒症状。中毒症状的轻重与毒性药物的成分、剂量有关。中毒后轻者头晕、心悸、恶心呕吐、腹痛泄泻、舌麻等；重者嗜睡，或烦躁、黄疸、紫绀、出血、昏迷乃至死亡。

2. 药物过敏 药邪可以导致药物过敏。药物过敏虽有明显的个体差异和遗传倾向，但发病仍然取决于药邪，轻则出现荨麻疹、湿疹、哮喘、恶心呕吐、腹痛泄泻等症状，重则可见厥脱。

3. 发病或急或缓，轻重不一 药邪致病发病或急或缓，与用药有明显的因果关系。一般轻症停药后即可缓解，重症则病势危笃，多损伤人体重要脏器，如心、肝、肾、胃、脾等。急性发病需及时抢救，否则有死亡之虞。

4. 加重病情，导致新病 药邪不仅对治疗疾病无益，有时还可使病情加重，引起其他疾病的发生。例如药物中毒、药物过敏等，可导致脏器损害；孕妇用药不当，还可致流产、畸胎等。

四、医源性因素

医源性因素是指由于医生的过失而导致贻误病情或致生他疾的一类致病因素，又称“医过”。医生应有良好的医德、医风、医术。医源性因素多由于医生缺乏职业道德，对病人不负责任，草率从事，或医术不高，临床经验较少，而致贻误病情，或生他疾。例如医生语言不妥，讲话不注意场合、分寸，从而使病人思想负担过重，加重病情；医生所开处方用字不规范或过于潦草难以辨认，使配药人员难以理解，对于危重病人，则易贻误抢救时机；因错用药物，可导致中毒，或变生他疾；医生临床辨证不正确或不及时，则会导致误治失治，发生治疗用药或延误病情的错误；医生在诊治病人过程中粗心大意，动作粗鲁，往往会造成医疗差错或事故，对病人造成不应有的损伤。

五、先天因素

先天因素是指人未出生前因父母体质或胎儿发育过程中已经潜伏着的可以致病的因素，

包括遗传因素、胎传因素。遗传因素是指亲代与子代之间，通过遗传信息传递所形成的致病因素。胎传因素是指在胚胎发育过程中，各种因素通过母体作用于胎儿所形成的致病因素。遗传因素和胎传因素，都会导致胎儿或出生后机体结构和功能异常的疾病。

（一）遗传因素

遗传因素是由父母亲的遗传信息传递而形成的致病因素，可导致遗传性疾病。其主要特点是：患者在亲祖代和子孙代中有一定的数量比例，近亲婚配所生育的子代中遗传病的发病率较高，单卵双生比异卵双生患病的机会大得多。例如某些出血性疾病（血友病）、癫狂痫（精神分裂症、癫痫）、消渴（糖尿病）、多指（趾）症、眩晕和中风（高血压病）、多囊肾、色盲、近视以及过敏性疾病等。

（二）胎传因素

胎传因素包括精神刺激、用药不当、起居不慎、饮食所伤等，通过母体影响胎儿的生长发育，所致胎传性疾病多在婴儿出生时就已显示出症状和体征，也有一些在出生时并无症状，随着个体不断地发育，逐渐显现出来。例如父母体衰，气血虚弱所致胎弱；胎儿期间感染父母所患的梅毒、艾滋病病毒、乙肝病毒等邪毒，或受母体火毒，出生后因遗毒、胎毒而发生疮疹和梅毒等病。

思考题

1. 中医探求病因的方法是什么？
2. 六淫致病的共同特点有哪些？
3. 为什么说“风为百病之长”？
4. 如何理解“风性善行而数变”？
5. 为什么寒邪容易导致疼痛？其疼痛特点是什么？
6. 如何理解湿性黏滞？
7. 温燥和凉燥有何区别？
8. 为什么说“燥易伤肺”？
9. 暑邪和火邪的性质和致病特点有什么异同？
10. 寒邪和湿邪的性质和致病特点有什么异同？
11. 从寒邪、湿邪伤及阳气来说明“阴胜则阳病”的原理。
12. 如何理解“壮火食气”？
13. 疠气的发生和流行与哪些因素有关？
14. 七情是如何影响脏腑气机的？
15. 过劳是怎么使人致病的？
16. 过食肥甘厚味会引起哪些病理变化？
17. 为什么说“百病多由痰作祟”和“怪病多痰”？
18. 试述瘀血的形成机制及其病证的共同特点。
19. 试述痰饮、瘀血、结石三种病理产物之间的关系。
20. 药邪的致病特点如何？
21. 遗传因素和胎传因素有什么不同？

第七章 病 机

病机，即疾病发生、发展变化及转归的机理，又称“病理”。其着重研究疾病发生和人体产生病理反应的全过程及其规律。任何疾病的发生、发展变化及其转归，与患病机体的正气强弱和致病邪气的性质、感邪的轻重、邪气所伤部位等均密切相关。当致病邪气作用于人体，机体的正气必然奋起抗邪，引起邪正斗争。因此邪正斗争就成为疾病全过程的基本矛盾。在疾病过程中，邪正之间的斗争必然导致双方力量的盛衰变化，从而造成人体阴阳的平衡状态失调，或气血津液的生理功能和相互关系失常，或脏腑经络机能的紊乱，产生一系列复杂的病理变化。

第一节 发病原理

发病即指疾病的发生（包括疾病复发）。人体健康与疾病是相对而言的，正常情况下，机体内部各脏腑组织器官生理活动和气血阴阳处于相对平衡状态，且人体与自然界保持协调统一状态，这是维持人体正常生理活动的基础，如此人体就处于健康的状态。人体在一定的致病因素作用下，正气与致病邪气之间的斗争，使人体的某些平衡协调状态遭到破坏，出现脏腑、经络等组织器官的功能活动或形态结构异常，或气、血、津液、精的耗损与代谢失常，表现出一定的临床症状，并不同程度地影响正常的生活与劳动能力，便发生了疾病。

一、发病的基本原理

疾病发生的因素虽然十分复杂，但总其大要，不外乎人体本身的正气和致病邪气两个方面。正气，简称“正”，与邪气相对而言，泛指人体的各种物质结构（脏腑、经络、精气血津液等），是产生生理机能、抗病能力和康复能力的物质基础。正气是随着人体的生长发育，及人体在不断适应自然的过程中逐渐完善起来的，具有抵御、消除各种有害因素，使人体免受病邪伤害，而一旦受到损害则能促使其康复的能力。邪气，简称“邪”，泛指各种致病因素，包括六淫、疫疠邪气、七情内伤、劳逸损伤及各种病理产物（如痰饮、水湿、瘀血、结石、宿食）等。这些因素都具有损伤人体的正气，破坏脏腑组织器官的功能活动及形态结构的特性。因此疾病的发生，是在一定条件下邪正斗争的反映。

（一）正气不足是疾病发生的内在根据

中医发病学十分重视人体的正气，强调人体正气在发病过程中的主导作用，认为正气充足，卫外固密，病邪难于侵犯人体，疾病则无从发生，或虽有邪气侵犯，正气亦能抗邪外出而免于发病。所以说：“正气存内，邪不可干”（《素问·刺法论》）。只有在人体正气相对虚弱，卫外不固时，邪气方能乘虚而入，导致病理性损害，从而发生疾病。因此说“邪之所凑，其气必虚”（《素问·评热病论》）。《灵枢·百病始生》也指出：“风雨寒热不得虚，邪不能独伤人。卒然逢疾风暴雨而不病者，盖无虚，故邪不能独伤人。”可见正气不足是疾病发生的内在根据，是矛盾的主要方面；当然人体正气的抗邪能力也是有一定限度的，若邪气过盛，或邪气的致病性较强，超过人体正气的抗邪能力，也可发病。

（二）邪气是疾病发生的重要条件

中医学强调正气在疾病发生过程中的主导地位，并不排除邪气对疾病发生的重要作用。任何邪气都具有不同程度的致病性，在正气相对不足的前提下，邪气的入侵则是疾病发生的重要条件，如六淫邪气伤人，就是外感病发生的外在因素。因此在一般情况下，邪气只是发病的条件，并非是决定发病与否的唯一因素。但在某些特殊的情况下，邪气也可以在发病中起主导作用，如疠气是一类具有强烈传染性的邪气，对人体危害较大，不论老幼强弱，均可感染致病。故《素问·刺法论》说：“五疫之至，皆相染易，无问大小，病状相似”，并提出应“避其毒气”。其他如高温、电击、中毒等致病，即使正气强盛，也难免不受其害。

（三）正邪斗争的胜负决定发病与否

邪气一旦伤人，机体的正气必然奋起抗邪而引起邪正相争，正气与病邪斗争的胜负，不仅决定疾病的发生与否，而且关系到发病的轻重缓急。

1. 正胜邪却则不病 人生活于自然环境之中，自然界客观地存在着各种各样的致病邪气，但并非所有接触的人都会发病，这是因为正气充足，卫外固密，邪不能侵入的缘故。即使有邪气侵犯人体，若正气强盛，抗邪有力，病邪入侵后亦能被正气及时消除，并不产生病理反应，可以不发病，此即正胜邪却。

2. 邪胜正负则发病 在正邪斗争的过程中，若邪气偏胜，正气相对不足，邪胜正负，便可导致疾病的发生。由于正气不足的程度、病邪的性质、感邪的轻重，以及邪气所中部位的深浅不同，疾病的发生也有轻重缓急之别。如感邪较重，邪气入深，则发病较急、较重；感邪较轻，邪在肌表，则发病较轻；正气不足，感邪较轻，则发病较缓等。

二、影响发病的因素

疾病的发生与内外环境都有着密切的关系。外环境主要是指生活、工作环境，包括气候变化、地域特点、工作条件、居处环境等；内环境主要是指人体内部的差异性，包括体质特点、精神状态等。内环境主要决定人体正气的强弱，而外环境则主要关系到不同病邪的形成，但是外环境的急剧变化也可干扰人体的正气而导致疾病发生。

（一）气候变化

四时气候的异常变化是滋生致病邪气的重要条件，可产生不同的病邪，导致季节性的多发病，如春季气候温暖多风，易生风温病；夏季气候炎热，湿郁热蒸，易生暑热或湿热病；秋季气候干燥，易生燥病；冬季气候寒冷，易生寒病等。部分疾病的发生与流行，也与一定的季节气候有关，如麻疹、百日咳、感冒等多发生在冬春季节，痢疾等多发生于夏秋季节。此外自然界气候的频繁变化，如时寒时温，忽晴忽雨，一湿一燥，人体难于适应和防护，亦可影响人体正气，导致正气相对不足而感邪发病。

（二）地域特点

不同的地域，由于自然条件、气候特点及水土的差异，常可影响人体的正气，或滋生不同的病邪，出现不同的常见病和多发病。《素问·异法方宜论》就指出地域高下，气候寒温之异，对人体健康有着不同的影响。例如北方气候寒冷，易生寒邪致病；东南沿海，气候温暖，易生湿热，病多疮疡；江河流域、湖泊沼泽之地，地势低洼，水湿较盛，易生湿邪致病。有些地区，由于食物、饮水中缺乏人体必需的某些物质，常导致地方病的发生。如远离海洋的内陆、山区，因其水土缺乏碘质，可致瘿瘤病（地方性甲状腺肿）等。此外出门远足，水土不服，亦可干扰人体的正气，使抗病能力低下而感邪发病。

（三）生活、工作条件

不良的生活、工作环境对人体健康影响甚大。如久居阴暗潮湿之处，易被寒湿邪气所伤，不但易致关节疼痛之类的疾病，而且亦可损伤人体的正气。特别是周围环境不良，如工业废气、废物、粉尘过多、杀虫药剂的广泛使用等，均可导致空气、水源、食物的污染，严重地危害人体的健康。此外周围环境卫生较差，秽物瘀积，蚊蝇孳生，亦是导致某些疾病传播的重要条件。至于各种外伤、虫兽所伤、中毒等，也与某些特定的外环境有关。

（四）体质特点

体质是指人体以先天禀赋为基础，在后天的生长发育和衰老过程中所形成的结构、功能和代谢上的个体特殊性。如《灵枢·寿夭刚柔》说："人之生也，有刚有柔，有弱有强，有短有长，有阴有阳。"这种个体的差异性，与疾病的发生亦有着密切的关系。一般来说先天禀赋充实，后天饮食调养得当，加之适度的体育锻炼，则体质壮实，正气强盛，健康少病；若先天不足，后天失于调养，则体质较弱，正气较虚，易于患病。此外不同的体质类型对某些致病因素或某些疾病具有不同的易感性，如瘦人多火，易得痨嗽；肥人多痰湿，易患中风等。清·吴德汉《医理辑要·锦囊觉后编》说："要知易风为病者，表气素虚；易寒为病者，阳气素弱；易热为病者，阴气素衰；易伤食者，脾胃必亏；易劳伤者，中气必损。"即阐述了不同体质类型与发病的关系。

（五）精神状态

精神状态的好坏是影响人体正气的重要因素之一。人的精神状态受情志因素的直接影响。若情志舒畅，精神愉快，气血和平，则脏腑机能协调，正气旺盛而健康少病。如果情志异常波动，或多思善虑，非忧即怒；或痴情妄想，所愿不得；或境遇变化，情绪低沉；或意外刺激，情绪紧张等，均可严重地影响人体的精神状态，导致气血失调，脏腑功能失常，正气不足，易于感邪受病。因此中医养生理论中，十分强调调摄精神情志活动。《素问·上古天真论》就说："恬惔虚无，真气从之，精神内守，病安从来。"说明调摄精神，可以增强人体的抗病能力，减少和预防疾病的发生。

三、发病途径

疾病的发生，无论是外感或是内伤，都有一定的发病途径。

（一）外感病邪侵入的发病途径

外感六淫、疫疠邪气伤人致病，其侵犯途径主要是皮毛、口鼻等。邪从皮毛而入，首犯肌表，邪正相争于外，其病在表。随着病变发展，病邪深入，可由表入里，侵犯内在脏腑。汉·张机《金匮要略》说："客气邪风，中人多死，千般疢难，不越三条：一者经络受邪入脏腑，为内所因也；二者四肢九窍，血脉相传，壅塞不通，为外皮肤所中也；三者房室、金刃、虫兽所伤。以此详之，病由都尽。"其所指内因、外因，均属外邪侵犯，只是根据脏腑经络受邪之后发病的先后而分内外，即邪气由经络直入脏腑而病者，为内所因，邪气由肌表入经络，官窍闭塞不通为外因。邪从口鼻而入，一是外邪经口鼻而犯肺系，病在上焦卫分。明·吴又可《温疫论》比较了伤寒与温疫病的发病途径，认为"伤寒邪从毛窍入；时疫邪从口鼻入；伤寒感而即发，时疫感久乃发。"叶桂《外感温热篇》也指出："温邪上受，首先犯肺。"二是病邪经口窍而犯胃肠。由于口咽内通脾胃，某些病邪、毒物可随饮食物直接侵犯胃肠道而引起疾病发生，如湿热病邪、秽浊疫毒，以及饮食毒物等致病，均可从口窍而入。《诸病源候论·食注候》说："人有因吉凶坐席饮啖，而有外邪恶毒之气，随食饮入五脏，沉滞在内，流毒在外……以其因食得之，故谓之食注。"

外邪也可通过其他孔窍而侵犯人体，如邪犯目窍，可通过"目系"而入伤于脑；久坐阴湿或热烫之地，外感湿邪或火毒，可通过二阴上犯胞宫、肠道、膀胱等内脏而发病；不洁房事、外染浊毒，可沿阴道或尿道上犯，以致瘀毒内结而发病等。如《诸病源候论·妇人杂病诸候》说："冲任之脉，既起于胞内，阴阳过度则伤胞络，故风邪乘虚而入于胞，损冲任之经。"其他如外伤或皮肤破损，某些有毒物质，或致病邪气，也可通过伤口侵犯人体而发病，如破伤风等。

（二）内伤病因伤人的发病途径

内伤病因，除七情内伤、饮食失节、劳逸过度、病理产物积聚之外，还有机体正气不足。因而内伤病因伤人致病的途径应包括邪伤和正虚两个方面。以邪伤为主者，多为脏腑、气血功能失常，气机紊乱，平衡失调以及脏器组织结构损伤而发病。如痰饮内停、饮食积滞可致脏腑气机失调而发病；情志异常、痰湿内阻、瘀血停滞，易致气血运行失常而发病；火毒内聚，或瘀血积滞，可致脏腑组织结构损伤而发病。因脏腑组织结构损伤者，又易致疾病日久难愈；饮食偏嗜，或邪气干扰，易致脏气偏胜，脏腑间平衡协调状态失常而致疾病发生。以正虚为主者，则因虚损程度、发病部位等的不同而异。脏气虚弱，则邪易伤脏而发为脏病；腑气亏损，则邪易留于腑而发为腑病；经脉之气不足，则邪易滞经脉而发病。而且虚损程度重，或病在脏者，发病较重；虚损程度轻，或病在腑者，其发病较轻。

（三）其他病因致病的发病途径

其他致病因素如外伤、寄生虫、药邪、医过等导致疾病发生，其致病途径有从肌肤者，有从口鼻者，也有直接损伤脏腑气血者，如金刃损伤、烧烫伤、冻伤、电击、虫兽所伤等，轻者多从肌肤受伤致病，重者可伤及筋骨、内脏而致病；血吸虫、钩虫等均由肌肤接触疫水、疫土而感染致病；蛔虫、蛲虫、绦虫均因饮食不洁经口窍食入而病；食物或药物中毒多是通过口窍食入有毒物质而发病。此外医过引起情志波动则导致脏腑气机紊乱，气血失调而致病等。

四、发病形式

由于致病邪气的性质、感邪的轻重和致病途径等的不同，以及人体体质和正气强弱的差异，因此发病形式上各不相同，主要有感而即发、伏而后发、徐发、继发、复发等不同发病形式。

（一）感而即发

感而即发，又称“卒发”或“顿发”，是指机体感邪后立即发病。这是一种常见的发病形式。感而即发者多见于以下几种情况：①新感外邪。外感六淫病邪致病，大多是感而即发的外感病。②疫疠邪气致病。某些疫疠邪气，其致病性和传染性强，病多卒发，而且所致病证也较危重。③情志骤变，如暴怒、大悲等剧烈的情志波动，可致气血逆乱而卒发病变。④中毒，如误食误服有毒的食品、药物或吸入秽毒之气，或毒虫、毒蛇咬伤，可迅速引起中毒反应而发病，甚者致人死亡。⑤急性外伤，如金刃、枪弹、坠落、跌打、烧烫伤、冻伤、电击等，均直接迅速致病。

（二）伏而后发

伏而后发，又称伏邪发病，是指机体感受某些病邪后，病邪潜伏于体内某些部位，经过一段时间之后，或在一定的诱因作用下发病，如破伤风、狂犬病、艾滋病及中医“伏气温病”等。隋·巢元方《诸病源候论》说：“凡猘狗（狂犬）啮人，七日辄一发，过三七日不发，则无苦也。要过百日，方大免耳。”《素问·生气通天论》说：“冬伤于寒，春必病温。”《内经》开伏邪发病之先河，后世医家在此基础上，从外感、内伤等方面进行了探讨。就伏气温病而言，即是指寒邪、热邪等潜伏于体内，在一定诱因作用下如气候变化、饮食所伤、情志波动等而诱发温热病，并且发病即为里热病变。对于伏邪致病的机理，古代医家大都认为感邪轻浅，正气不足，因而病不卒发，但邪气可乘虚潜藏伏匿，以致其病逾时而发。在内伤性病变中，伏邪致病者也不少见，如痰饮内伏，日久不去，可在情志波动等因素诱发下致风痰阻络发为中风、偏瘫等。

（三）徐发

徐发，又称缓发，指徐缓发病。徐发是与感而即发相对而言的。疾病徐发与致病邪气的性质，以及体质因素等密切相关。如外感病中的湿邪致病，因湿邪属阴，其性黏滞，故湿邪为病，多发病缓，病程长。某些年高体弱之人，正气较虚，虽感外邪，但由于机体反应能力低下，常可徐缓发病。在内伤性病变中，常见徐缓发病者。如思虑过度，忧愁不释，房事不节，嗜酒成癖，嗜食膏粱厚味等致病，往往是积时日久，经渐进性病理变化过程，方可表现出明显的病变特征。

（四）继发

继发是指在原有疾病的基础上继发新的病变。继发病变必然以原发病为前提，二者之间有着密切的病理联系。如肝病胁痛、黄疸，若失治或久治不愈，日久可继发“癥积”、“臌胀”。清·喻昌《医门法律·胀病论》说：“凡有癥瘕、积块、痞块，即是胀病之根，日积月累，腹大如箕，腹大如瓮，是名单腹胀。”又如疟疾反复发作，日久可继发“疟母”（脾脏肿大）；小儿脾胃虚弱，消化不良或虫积日久，则可继发“疳积”病等。

（五）复发

疾病的复发是指原病再度发作或反复发作。这是一种特殊的发病形式，也是一定条件下邪正斗争的反映。

1. 复发的特点 疾病的复发是指原有病变通过治疗或自身修复，经过一段相对静止过程后的再度发作。《素问·热论》说：“热病少愈，食肉则复。”“少愈”即是相对静止期。静止阶段，由于正气损伤未复，邪气将尽，病理反映并不强烈，疾病处于将愈而未愈的一种病理状态。此时由于脏腑组织形态结构的损害及气血津液等物质的耗伤未能完全修复，或某些病理产物未能彻底清除，若在某些诱发因素的干扰下，或影响正气的恢复，或助长邪气之势，或新感其他病邪等，均可破坏这种相对静止状态，造成邪正之间的再度激烈斗争，导致疾病复发或反复发作。

疾病复发的主要特点：一是任何疾病的复发，应是原有疾病的基本病理变化和主要病理特征的重现；二是疾病的复发，大都较原病有所加重，且复发次数愈多，病情越复杂；三是疾病的复发大都与一定的诱发因素有关。

2. 复发的因素 导致疾病复发的因素主要有以下几方面：

（1）食复：疾病初愈，合理的饮食调养则有助于疾病康复。若进食过多，或进食不易消化的食物，既不利于正气恢复，也可因宿食、酒热等而助余邪之势，以致疾病复发。如热病初愈，阴伤未复，余热未尽者，《素问·热论》就说：“食肉则复，多食则遗。”认为饮食不节，可助热势再燃，或致疾病日久难愈。

（2）劳复：凡病初愈，适当的休息、调养，有利于机体正气的恢复。若过早操劳，动形耗气，或房事不节，精气更伤；或劳神思虑，损及气血，均可致阴阳不和，气血失调，正气损伤，使余邪再度猖獗而疾病复发。如水肿、痰饮、哮喘等内伤杂病，常可因劳伤正气或复感邪气而反复发作；外感病初愈之时，过度劳累，既耗正气，亦助邪势，易致疾病反复发作。如明·李梴《医学入门·伤寒瘥后》说：“伤寒新瘥，津液未复，血气尚虚……盖劳则生热，热气乘虚还入经络，未免再复。”

（3）药复：疾病将愈，辅以药物调理，只要使用得当，亦是促进正气恢复的重要手段。用药一般以扶正不助邪，祛邪不伤正为原则。如果病后药物调理不当，或滥施补药，或补之过早、过急，则易导致邪留不去，引起疾病复发。如阴虚体质的湿热病，当“清凉到十分之六七，往往热减身寒”时，其余邪并未尽去，若骤进温补药物，则可导致疾病复发，热势复燃。清·叶桂《温热论》对此告诫说：“不可就云虚寒而投补剂，恐炉烟虽熄，灰中有火也。”

（4）重感致复：疾病将愈而未愈之际，复感外邪亦是导致原病复发的因素之一。如原病经过一个发展阶段之后，病变虽已进入静止期，但余邪并未尽除，而正气损伤未复，抗病能力低下，此时最易复感新邪而诱使原病复发。清·俞根初《重订通俗伤寒论·伤寒复证》说：“瘥后伏热未尽，复感新邪，其病多作。”复感新邪所致疾病复发，不仅可见原有病理变化的病变特征再现，而且又有新邪作用于旧病所产生的内外合病状态。

(5) 其他因素致复：疾病的复发还与精神因素、地域环境、护理不当等有关。若情志波动过大，或卒然遭受强烈的精神刺激，不仅直接影响病后正气的恢复，也可使人体气血逆乱而导致原病复发。如温热病初愈之时，因触怒伤肝，易致肝火内炽，引动余热而使热势再燃。其他如地域环境的改变，护理不当等，亦可影响病后康复而导致原病再度发作。

(6) 自复：指疾病初愈，不因劳损、饮食、药物、情志所致复发，亦不因外感新邪引发，而自行复发者。多由余邪在里，正气亏虚，无力驱邪，致使邪气暗长，旧病复发。明·吴有性《温疫论·劳复食复自复》说："若无故自发者，以伏邪未尽，此名自复。当问前得某症，所发亦某症，此外还有间发，即疾病呈间歇性发作，如痫病。稍与前药，以撤其余邪，自然获愈。"

总之，疾病的发生，或疾病复发，主要取决于机体正气和致病邪气两个方面，是在一定条件下正邪相争而正不胜邪的病理反应。正气不足是发病的内在根据，邪气伤人是发病的重要条件。由于人体内外环境是影响人体正气，决定人体对致病因素的易感性，以及影响邪气形成和致病的条件，所以人体内外环境与疾病的发生有着密切的关系。

第二节　基本病机

基本病机是指机体在致病因素作用下所产生的基本病理反应，是疾病发生后病变本质变化的一般规律，也是其他各种病机的基础。基本病机主要包括邪正盛衰、阴阳失调、气血津液失常，以及"内生五邪"等。

一、邪正盛衰

邪正盛衰是指在疾病过程中，致病邪气与机体抗病能力之间相互斗争所发生的盛衰变化。邪正斗争的消长盛衰，不仅关系到疾病的发展与转归，同时还决定着疾病的虚实病理变化。因此从一定意义上说，任何疾病的发展演变过程，也就是邪正斗争及其盛衰变化的过程。

(一) 邪正盛衰与病邪出入

病邪出入，又称"病势出入"。在疾病过程中，由于邪气与正气的盛衰变化，在一定程度上决定病邪的出入，从而决定病势轻重和病变的演变趋势。

1. 表邪入里　表邪入里是指外邪侵犯人体肌表之后，由表传里，影响脏腑气血的病理演变过程。病邪由表入里主要取决于两个方面：一是感邪较重，或邪气的致病性较强；二是机体正气较虚，抗邪无力。如外感六淫邪气，邪在肌表不解，因邪气过盛或因失治、误治，以致邪气深入为病；或外感寒湿邪气，因体质阳盛或过食辛辣，或郁滞日久，病邪化热入里，形成里热病变等。

2. 里邪出表　里邪出表是指病邪原本在脏腑较深的层次，由于邪正斗争，病邪由里透达于表的病理过程。里邪出表，大都是由于疾病过程中，正气渐复，抗邪有力的结果。若素体禀赋强盛，或治疗护理得当则机体正气抗邪有力，故能驱邪外出，使病邪由里出表疾病趋于向愈。如温热病，高热烦渴、胸闷喘促，在治疗过程中，汗出而热解，或斑疹、白痦透发于外等。

(二) 邪正盛衰与虚实变化

在疾病的发展变化过程中，正气和邪气之间不断地进行斗争，必然会导致邪正双方力量的盛衰变化。或邪气较盛而正气未衰，邪正相持不下；或正盛而邪退；或邪盛而正衰；或正气大伤，邪气留恋不去；或邪气虽去而正气已衰等，随着邪正盛衰的消长，在疾病过程中则相应地表现出或虚或实的病理状态。故《素问·通评虚实论》说："邪气盛则实，精气夺则虚。"

1. 虚实病机 实性病机主要是指邪气亢盛，正气未衰，以邪盛为矛盾主要方面的病理变化。亢盛的邪气包括外感六淫、内伤饮食、虫积，或痰饮、瘀血等病理产物留滞于体内等。由于邪气虽盛，但正气未衰，尚能积极地与邪抗争，从而形成正邪激烈相争，病理反应强烈，并表现一系列以亢奋、有余、不通为特征的实性病理变化。如壮热、狂躁、声高气粗、腹痛拒按、痰涎壅盛、二便不通等；实性病机多见于外感病的初期和中期，或由于痰、食、水、饮、瘀血、结石等滞留于体内所引起的疾病。

虚性病机主要是指正气不足，邪不太盛，以正气亏虚为矛盾主要方面的病理变化。正气不足包括机体精、气、血、津液等物质的亏损，脏腑、经络等生理功能衰退，抗病能力低下等。由于机体正气衰弱，而且邪亦不盛，邪正相争无力，难以出现剧烈的病理反应，从而表现出一系列以衰退、虚弱、不固等为主要特征的虚性病理变化。如神疲乏力、动则气喘、自汗出、畏寒肢冷、面容憔悴、身体消瘦等。虚性病机多见于疾病后期，以及多种慢性疾病的病理过程之中。

2. 虚实变化 邪正盛衰不仅可以产生单纯的虚性或实性病理变化，而且在疾病过程中，尤其是一些慢性的、复杂的疾病，随着邪正双方力量的消长盛衰，还可以形成多种复杂的虚实病理变化。

凡邪气过盛而损及正气，或正气本虚而致实邪内生或复感邪气者，可致"虚实夹杂"性病变。"虚实夹杂"又称"虚实错杂"。其中以邪实为主，兼有正气不足者，称为"实中夹虚"。如邪热炽盛，消灼津液而致实热伤津，出现以高热、烦渴、尿少、齿舌干燥等为主要表现者即属此类。以正虚为主兼有痰饮、水湿、瘀血、结石、宿食等实邪停留，或复感邪气者，称为"虚中夹实"。如脾阳虚衰，运化无力，水湿内生，而见以食少神疲、四肢不温、腹胀水肿等为主要表现者即属此类。虚实夹杂性病变，由于病邪所在的部位、层次不同，正气亏损的程度各异，可以表现为表虚里实、表实里虚、上实下虚、上虚下实等不同的类型。如素有脾肾阳虚的患者，复感外邪，邪束肌表，可见腹胀泄泻、不思饮食、四肢乏力、恶寒肢冷、鼻塞流涕、头身疼痛等即为表实里虚。

在疾病发展变化过程中，邪气久留而大伤正气，或正气不足而变生实邪等，还可以导致"虚实转化"的病理变化。其中先有实邪为病，继而耗伤正气，邪气虽去而正气大伤，病变可转化为以正虚为主的虚性病理，称为"由实转虚"。如湿邪伤人日久，耗伤脾胃阳气，转化为以阳气不足，运化无力，清气不升，或致脾不统血，而见以泄泻、眩晕、不思饮食、大便下血等为主要表现者即属此类。若先有正气不足，因推动、气化无力，而后内生痰饮、水湿、瘀血等病理产物积聚于体内，则可转化为以邪实为主的实性病理，称为“因虚致实”。如心阳不足，运血无力，血行迟滞，可致心脉痹阻，阳气不通，而见以心痛剧烈、胸前憋闷等为主要表现者即属此类。疾病虚实性质的转化，大都是有条件的，如失治、误治，或邪气积聚，或正气严重亏损等，均可以成为病变性质转化的重要因素。因此应当动态地观察和分析疾病的虚实变化。

在疾病发展变化的过程中，病变的本质和现象大都是相一致的，疾病的现象可以准确地反映病机的虚实变化。但在特殊情况下，由于邪正斗争的复杂性，人体机能活动和代谢的严重紊乱，也可以出现病变的本质和现象不相一致的情况，因而表现出“虚实真假”的病理。如本质为实性病变，由于邪气深结不散，气血郁积于内，经络阻滞，气血不能通达于外，而出现四肢逆冷、面色不华等似虚非虚的假象，即为“大实有羸状”的“真实假虚”；或本为虚性病变，由于正气虚弱，推动无力，机能活动失于鼓动而出现腹胀、喘满等似实非实的假象，则为“至虚有盛候”的“真虚假实”。因此分析病机的虚实变化，还必须透过现象看本质，才能准确地把握疾病的虚实性质，全面了解疾病过程中的邪正盛衰变化。

（三）邪正盛衰与疾病转归

任何疾病的发展变化都有其一定的结局。邪正双方在其相互斗争的过程中所产生的消长盛衰变化，对疾病的转归起着决定性的作用。在疾病过程中，正气未衰，具有抗御病邪的能力，正胜则邪退，即能逐渐战胜病邪，使疾病趋于好转或痊愈；若正气已衰，抗御病邪的能力低下，病邪强盛，疾病可日趋恶化，甚至导致死亡的不良结局。可见疾病过程中邪正盛衰的形式不同，其病理结局亦不相同。

1. 正胜邪退 正胜而邪退是在邪正消长盛衰变化过程中，疾病趋于好转和痊愈的一种转归，也是许多疾病最常见的结局。这是因为患者的正气比较充盛，抗御病邪的能力较强，能较快地驱除病邪；或因得到及时正确的治疗，脏腑、经络等组织器官的病理损害逐渐得到恢复，精、气、血、津液等被耗伤的物质逐渐得到充实，正气渐渐恢复，机体的阴阳两个方面趋于相对平衡，疾病因而痊愈。例如风寒感冒，邪气从皮毛或口鼻侵犯人体，而出现恶寒发热、无汗、头身疼痛、鼻塞流清涕、咳嗽等，属于肺卫不宣，病邪尚在肌表，正气亦能抗邪外出，若及时予以解表宣肺的治疗，则病邪驱除，正气修复而痊愈。

2. 邪胜正衰 邪胜而正衰是在邪正消长盛衰变化过程中，疾病趋于恶化，甚至死亡的一种转归。这是由于机体的正气衰弱，抗邪无力；或由于邪气过于强盛，严重损伤人体的正气，以致机体抗邪能力日渐低下，不能制止邪气的致病作用，机体受到的病理性损害逐渐加重，则病情日趋恶化。若进一步发展，正气大衰，邪气独盛，脏腑、经络、气血等的生理功能严重衰惫，则可致阴阳离决，生命活动终止。例如外感热病过程中，“亡阴”、“亡阳”的病理改变，即是正不敌邪，邪胜正衰，疾病恶化的典型表现。此时若能及时给予恰当的治疗，也可避免恶化的转归。

3. 正虚邪恋 正虚邪恋是疾病后期，正气已虚而邪气未尽，正气一时无力驱邪，邪气留恋不去，病势缠绵的一种转归。这是由于正气素虚，疾病过程中虽奋起抗邪，但正气先已力竭，以致无力驱邪；或因邪气强盛，消耗正气，加之治疗未能彻底，以致正气未复，邪恋不去；或为某些性质缠绵黏着的邪气所伤，病程较长，正气日趋损伤，邪气羁留难去等。这种转归常常是许多疾病由急性转为慢性，日久不愈，反复发作，或留下某些后遗症的主要原因之一。例如外邪犯肺，若因正气素虚，或治疗不彻底，病邪久留，肺的生理功能遭到破坏，则可致咳嗽日久不愈，甚至发展成为慢性咳喘病。

4. 邪去正虚 邪去正虚是疾病后期，病邪已经驱除，但正气耗伤，有待逐渐恢复的一种转归。多见于急、重病的后期。这是因为在疾病过程中，邪气亢盛，病势急剧，正气受到较重的损伤；或由于治疗措施过于峻猛，如大汗、大下等，邪气虽被驱除，但正气亦已大伤；或由于素体虚弱，大病之后正气虚弱更甚。此时病邪虽已尽除，但正气的耗伤、脏腑组织的病理性损害，尚需一段时间的调养才能逐渐恢复。由于正气损伤的程度不同，其恢复所需时间亦长短不一。若经过一段时间的将息调养，正气逐渐充盛，病理性损害得到修复，疾病可告愈。若此时重感病邪，则易致疾病复发。

综上所述，邪正斗争是疾病过程中的基本矛盾，邪气与正气之间的相互斗争，必然导致邪正的盛衰变化。从病理演变的角度来分析，邪正的盛衰不仅关系到疾病虚实性质的变化、病邪的出入和疾病的转归、预后，而且还将进一步影响到机体的阴阳平衡、气血的协调、津液的代谢，以及各脏腑器官的功能活动等，从而导致不同的病理改变。因此邪正盛衰是疾病过程中最基本的病理变化。

二、阴阳失调

阴阳失调即阴阳消长失去平衡协调的病理状态。是指在疾病过程中，由于各种致病因素的影响及邪正之间的斗争，导致机体阴阳的相对平衡状态遭到破坏，表现以寒、热为主要特征的病理变化。阴阳失调是对脏腑经络、气血营卫等功能失调，以及表里出入、上下升降失常等病机的概括。阴阳失调的病理变化，虽甚复杂，但从总体上来说，主要是阴阳的消长异常和阴阳的互根关系失调，不外乎阴阳偏胜、阴阳偏衰、阴阳互损、阴阳格拒、阴阳转化，以及阴阳亡失等几个方面。

（一）阴阳偏胜

阴阳偏胜是指阴邪或阳邪过于亢盛的病理状态，属于“邪气盛则实”的实性病理。主要由于外感阴寒病邪或体内阴寒性病理产物积聚，以及外感阳热病邪或某些因素导致脏腑阳气亢盛所形成。“阳胜则热，阴胜则寒”就明确地指出了阳偏胜和阴偏胜的病机特点。

阴和阳是相互制约的，并在一定条件下可以发生性质的转化。阳长则阴消，阴长则阳消，所以阳偏胜必然制阴，而导致不同程度的阴偏衰；阴偏胜必然制阳，而导致不同程度的阳偏衰。阴阳偏盛至极还可出现阴阳性质的转化。《素问·阴阳应象大论》说“重阴必阳，重阳必阴”，即揭示了阴偏胜和阳偏胜病变的发展趋势。

1. 阳偏胜 阳偏胜，即是阳盛，是指机体在疾病过程中所表现的一种以阳气偏盛，机能亢奋，热量过剩的病理状态。其病机特点多表现为阳盛而阴未虚的实热性病理变化。阳偏胜的形成多由于感受阳热邪气，或虽外感阴邪，但从阳化热；或由于情志内伤，五志过极而化火；或因痰湿、瘀血、食积等郁久化热所导致。

由于阳是以热、动、燥为特点的，故阳偏胜时即出现一系列与此相关的病理征象，如壮热、面赤、烦躁、口渴、脉数等。故《素问·阴阳应象大论》说：“阳胜则热。”由于脏腑组织的生理功能和特性各不相同，其阳盛的病理变化亦各异。如心火亢盛，主要是对心主神志和心主血脉功能的影响，导致心神躁扰不宁和血流急迫动数，出现心烦躁动、壮热神昏、口渴引饮、脉数，甚至出血等症状。如肝火上炎，主要导致肝气疏泄太过，气血不宁而上冲，出现目赤头痛、急躁易怒、吐血，甚至晕厥等症状。

但需指出的是，“阳胜则阴病”、“重阳必阴”是阳偏胜病变的发展趋势。“阳胜则阴病”即阳胜则伤阴。阳偏胜的病变必然会导致不同程度的阴液耗损，出现口舌干燥、小便短少、大便燥结等热盛伤阴的症状，但其矛盾的主要方面仍是以阳胜为主的实热，如病变进一步发展，大量耗伤人体的阴液也可表现不同程度的阴虚之症。

“重阳必阴”（热极生寒）即是指由阳转阴，乃阳气亢盛至极，病变性质由阳（热）转化为阴（寒）。如某些热性病，初起见高热、口渴等一派邪热亢盛的表现，由于热毒过盛，可突然出现体温下降、四肢厥冷、冷汗淋漓等阴寒性的危重征象。

2. 阴偏胜　阴偏胜，即是阴盛，是指机体在疾病过程中所表现的一种以阴气偏盛，机能障碍或减退，产热不足，以及阴寒性病理产物积聚的病理状态。其病机特点多表现为阴盛而阳未虚的实寒性病理变化。形成阴偏胜的原因多是由于感受阴寒邪气，或是过食生冷之物，或是阴寒性病理产物积聚，寒阻阳气，从而导致阳不制阴，阴寒内盛。

由于阴是以 寒、静、湿为特点，所以阴偏胜时即出现一系列与此相关的病理征象，如形寒肢冷、水肿、身体踡缩等。故《素问·阴阳应象大论》说：“阴胜则寒。”由于脏腑组织的生理功能和特性各不相同，其阴盛的病理变化亦各异。如寒湿困阻脾阳，运化功能受阻，水谷不化，津液代谢障碍，可见腹胀泄泻、不思饮食，或痰饮、水肿等病症。如寒邪痹阻于筋骨，则气血阻滞，筋脉拘挛，可见肢体冷痛、屈伸不利，或身重不仁等症。

“阴胜则阳病”、“重阴必阳”是阴偏胜病变的发展趋势。“阴胜则阳病”，即阴偏盛的病变必然导致不同程度的阳气耗损，出现面色苍白、小便清长、大便稀溏等寒盛伤阳的症状，但其矛盾的主要方面仍是以阴盛为主的实寒。如果病变进一步发展，机体的阳气严重受损，亦可表现为阳衰。

“重阴必阳”（寒极生热），即是指由阴转阳，乃阴寒邪气亢盛至极，病变性质由阴（寒）转阳（热）。如外感寒邪致病，初起见恶寒、无汗、口不渴、头身痛等一派寒冷表现。如因素体阳盛，或治疗失误，或寒邪郁滞日久等，均可从阳化热，转化为以高热、口渴、尿少色黄等为特征的阳热亢盛病变。

（二）阴阳偏衰

阴阳偏衰，亦称阴阳亏损，是指阴或阳过于虚衰的状态，属于“精气夺则虚”的虚性病理。主要由于在疾病过程中，邪正之间的斗争，导致了机体的精、气、血、津液等基本物质的亏损，或脏腑、经络等组织器官的生理功能衰退所形成。正常情况下阴阳双方存在着相互制约、互根互用的关系。因此当阴或阳一方衰少不足时，必然不能制约另一方而导致对方的相对偏盛，从而形成“阳虚则阴盛”、“阳虚则寒”，“阴虚则阳亢”、“阴虚则热”的病理变化。

1. 阳偏衰　阳偏衰是指机体在疾病过程中，阳气虚损，机能活动减退或衰弱，温煦功能减退的病理状态。其病机特点多表现为阳气不足，阳不制阴，阴相对偏盛的虚寒性病理变化。阳偏衰的形成多由久病耗伤阳气，或先天禀赋不足，或后天失于调养，或饮食劳倦损伤等所致。

阳气不足以心、脾、肾三脏较为多见，尤其是肾，肾阳虚衰在阳偏衰的病机中占有极其重要的地位。阳气偏衰时多表现为温煦、推动、振奋等作用的减退。其温煦作用减弱，人体热能不足，故有寒的表现，如畏寒喜暖、四肢不温等；其推动无力，脏腑、经络等的生理活动减弱，血、津液等运行迟缓，加之失于温通气化，则易致血液凝滞、水液停蓄等；其振奋作用低下，则表现为精神不振、喜静踡卧等。

阳虚则寒与阴胜则寒，尽管在病机上有一定的联系，但其病理特点则各不相同。前者是以阳虚为主的虚寒，后者则是以阴胜为主的实寒。

2. 阴偏衰 阴偏衰是指机体在疾病过程中，精、血、津液等物质亏损，阴不制阳，导致阳气相对偏旺，机能活动虚性亢奋的病理状态。其病机特点多表现为阴液不足，宁静、滋养作用减退，阴不制阳，阳气相对有余的虚热性病理变化。阴偏衰的形成多由外感阳热病邪，邪退阴伤，阴液亏损；或因五志过极，化火伤阴；或久病耗伤阴液；或津血流失过多；或因过食燥热之品，日久伤阴等所致。

阴液不足以肺、肝、肾三脏为多见，尤其是肾，肾阴不足在阴偏衰的病机中占有相当重要的地位。阴液不足时主要表现为阴的制阳、滋润和宁静作用的减退。其制阳作用低下，则使阳气相对亢奋，而见热的表现，因其属于虚热，故多表现为低热、五心烦热或骨蒸劳热等。其滋润作用减退，脏腑官窍、形体组织失于润养，则见干燥的征象，如口燥咽干、尿短少、大便燥结等。其宁静功能不足，阳气偏亢，可致人体出现虚性兴奋现象，如心烦、失眠等。

阴虚则热与阳胜则热，虽然在病机上有一定的联系，但其病理特点则各不相同。前者是以阴虚为主的虚热，后者则是以阳胜为主的实热。

（三）阴阳互损

阴阳互损是指在阴或阳任何一方虚损的前提下，影响到相对的一方，形成阴阳两虚的病理状态，属于阴阳偏衰病理的进一步发展，是阴阳互根互用关系失常的病理表现。在阴偏衰的基础上导致阳气不足者则称为阴损及阳；在阳偏衰的基础上导致阴液亏少者则称为阳损及阴。由于肾藏真阴，寓元阳，为全身阳气、阴液的根本，因此当脏腑的阳或阴虚损到一定程度时，必然会损及肾阴、肾阳。无论阴虚或阳虚，多是在累及肾阴或肾阳，导致肾脏阴阳失调的情况下，发生阳损及阴或阴损及阳的阴阳互损病机。

1. 阴损及阳 阴损及阳是指阴液亏损，致使阳气的生化不足，或者阳气无所依附而耗散，形成以阴虚为主的阴阳两虚病变。例如肝阳上亢，其病机本为肝肾阴虚，水不涵木，阴虚无力制阳的阴虚阳亢，随着病情的发展，亦可进一步耗损肝肾阳气，继而出现畏寒肢冷、面色淡白等阳虚症状，病变发展为阴损及阳的阴阳两虚。阴损及阳病机变化的关键是以阴液不足为前提，故明·汪绮石《理虚元鉴·治虚二统》说："阴虚之久者阳亦虚，终是阴虚为本。"

2. 阳损及阴 阳损及阴是指阳气亏损，致使阴液的生成减少，或阳不摄阴而阴液流失等，形成以阳虚为主的阴阳两虚病变。例如虚性水肿，其病机本为阳气不足，阳虚气化失职，津液代谢障碍，水液停聚而泛溢肌肤，但是随着病情的发展亦可进一步因阴液久无阳气以助而生成减少，或通阳利水过久，以致阴液日渐亏耗，出现形体日益消瘦、烦躁不安、筋脉拘急、肌肉瞤动等阴虚症状，病变发展为阳损及阴的阴阳两虚。阳损及阴病机变化的关键是以阳气亏损为前提，正如明·汪绮石《理虚元鉴·治虚二统》所言："阳虚久者阴亦虚，终是阳虚为本。"

（四）阴阳格拒

阴阳格拒是阴阳失调病机中比较特殊的病理变化。主要是由于某些原因引起阴或阳偏盛至极而壅盛阻遏于内，格拒另一方于外；亦可由于一方极度虚弱而导致另一方相对偏盛，双方盛衰悬殊，盛者盘踞于内，将衰弱的一方排斥于外，迫使阴阳之间不相交通维系，从而导致真寒假热或真热假寒。因此阴阳格拒属于病变的本质与现象不相一致的较为复杂的病理变化。阴阳格拒病理多见于疾病过程中的极盛阶段，病情多较危重。这一病理变化包括阴盛格阳和阳盛格阴两种病机。

1. 阴盛格阳　阴盛格阳主要是由于阴寒邪气过盛，壅阻于内，排斥阳气于外，使阴阳之气不相顺接交通，相互格拒，出现内真寒、外假热的病理状态。由于其病理本质是阴寒内盛，故常见四肢厥冷、下利清谷、小便清长等阴寒表现。但因其格阳于外，所以还表现有与其病变本质不相符的假热症状，如自觉身热，但欲盖衣被；口渴欲饮，但喜热饮且量少等。这种病理改变即属于寒极似热、阴证似阳的真寒假热。清·吴谦《医宗金鉴·伤寒心法要诀》说："阴气太盛，阳气不得相营也。不相营者，不相入也。既不相入，则格阳于外，故曰阴盛格阳也。"此外临床上还有一种称为"戴阳"的病变，是指下元真阳极度虚弱，阳不制阴，偏盛之阴盘踞于内，逼迫衰极之阳浮越于上，阴阳不相维系的一种下真寒、上假热的病变，亦属于阴盛格阳。究其病理本质则是程度极为严重的虚寒性病变。由于阳衰阴盛，格阳于上，所以亦可见面颊泛红、口燥咽干等假热表现。

2. 阳盛格阴　阳盛格阴主要是由于阳热邪气过盛，深伏于里，阳气被遏，闭郁于内而不能透达于外，使阴阳之气不相交通，互相格拒，出现内真热、外假寒的病理状态。由于其病理本质是阳热内盛，故多见烦渴饮冷、面红、气粗、烦躁等阳热表现；由于格阴于外，所以还表现有与其病变本质不相符的假寒症状，如手足厥冷，但胸腹灼热等，而且其内热愈盛，则肢冷愈重，即所谓"热深厥亦深"。这种病理变化即属于热极似寒、阳证似阴的真热假寒。清·吴谦《医宗金鉴·伤寒心法要诀》说："阳气太盛，不得相营也。不相营者，不相入也，既不相入，则格阴于外，故曰阳盛格阴也。"

（五）阴阳亡失

阴阳亡失，包括亡阴和亡阳。主要是指机体的阴液或阳气突然大量亡失，功能活动严重衰竭的病理状态。

1. 亡阳　亡阳是指在疾病过程中，机体的阳气突然亡脱，而致全身机能活动严重衰竭的病理状态。阳气的大量消耗是引起亡阳的最直接的病机，如邪气过盛，正不敌邪，阳气突然脱失；或素体阳虚，正气不足，因过度疲劳，消耗阳气过多；或过用汗、吐、下法，以致阳随阴泄，阳气外脱；或慢性消耗性疾病，长期大量耗散阳气等，均可致阳气亡脱。由于亡阳，其温煦、推动、振奋、固摄等功能严重衰竭，故亡阳病变多表现为面色苍白、四肢逆冷、精神衰惫、大汗淋漓、脉微欲绝等危重征象。

2. 亡阴 亡阴是指在疾病过程中，机体的阴液突然丢失或大量消耗，而致全身机能活动严重衰竭的病理状态。阴液的大量消耗是引起亡阴的最直接的病机，如热邪炽盛，或邪热久留，大量煎灼阴液；或大吐、大汗、大泻等，直接消耗大量阴液；或因久病，长期损伤阴液，日渐耗竭等，均可致阴液亡脱。由于亡阴，其滋润、宁静、制阳、内守等功能严重衰竭，故亡阴病变多表现为烦躁不安、气喘口渴、手足虽温但大汗欲脱等严重的外脱不守征象。

亡阴与亡阳，在病机和临床征象等方面虽然有所不同，但由于机体的阴和阳存在着互根互用的关系，阴亡则阳气无所依附而散越，阳亡则阴液无以固摄而耗脱。所以亡阴可以迅速导致亡阳，亡阳亦可迅速导致亡阴，最终招致“阴阳离决，精气乃绝”，生命活动终止。

综上所述，阴阳失调的病机，是以阴和阳之间相互制约、相互消长、互根互用和相互转化的理论，来阐释、分析疾病过程中因邪正斗争所致阴阳平衡失调，寒热虚实变化的机理。因此在阴阳偏盛和偏衰的病理变化过程中，各类型病理变化之间都存在着密切的联系。阴阳失调各种类型的病机，并不是固定不变的，而是随着病程的长短，病情的进退和邪正盛衰等而不断变化的，如阴阳偏衰病变的发展，可致阴阳互损的阴阳两虚，也可致阴阳格拒的寒热真假；阴阳偏盛至极，正不敌邪，或阴阳偏衰至极，正气大伤，则可致阴阳亡失等。

三、精气血津液失常

精、气、血、津液的失常是指在疾病过程中，由于邪正斗争的盛衰，或脏腑功能的失调，导致精、气、血、津液的不足、运行失常，以及关系失调的病理变化。

人体精、气、血、津液的充足和运行协调，是脏腑、经络、官窍等一切组织器官进行生理活动的物质基础。如果因某些致病因素的影响，导致精、气、血、津液的失常或关系失调，必然会影响到机体的各种生理功能，导致疾病发生。但是精、气、血、津液又必须依赖脏腑功能活动而不断化生和维持其正常运行，因此脏腑生理功能异常也会影响到精、气、血、津液代谢失调而导致一系列病理变化。所以精、气、血、津液失常的病机，不仅是脏腑、经络等组织器官各种病理变化的基础，也是分析多种临床疾病病机的基础。

（一）精的失常

精的失常主要包括精亏和精淤两个方面：

1. 精亏 精，主要指肾精，肾精禀受于先天父母，充实于水谷精气，宜藏不宜耗。因此若先天禀赋不足，或后天脾胃虚弱，水谷不充，或房劳过度，耗损肾精；或久病虚弱，脏气不足，累及于肾，均可致肾精不足，失于充养，而出现精亏病变。肾精亏损的病变，其表现是多方面的，如小儿生长发育异常，成年人体弱多病、抗病能力低下、早衰、女子不孕、男子精少不育、眩晕、耳鸣、精神萎顿、足膝痠软、健忘等。

2. 精淤 精淤是指男子精滞精道，排精障碍而言。《素问·上古天真论》指出：“丈夫……二八，肾气盛，天癸至，精气溢泻。”“肾者主水，受五脏六腑之精而藏之，故五脏盛乃能泻。”指出肾中精气充盛，青春期后即有精气外泄。但如果房室不节，或忍精不泄，或年少手淫，或旷久不交，或惊恐伤肾，或忧郁气滞，或瘀血、败精阻滞，或外伤等均可致肾气亏损，鼓动无力；或肝气不畅，疏泄不利；或邪阻精道，排泄不畅等致精泄不畅而淤滞。精淤的主要表现是排精不畅，可伴精道疼痛、睾丸胀痛、小腹坠胀等，若精淤日久，可因败精淤积变生他病，如男子不育，排尿异常等。

（二）气的失常

气的失常主要包括两个方面：一是气的不足，功能减退，称为“气虚”；二是气的运动失常，如气滞、气逆、气陷、气闭、气脱等，称为“气机失调”。

1. 气不足 气不足，又称气虚，是指在疾病过程中，气的生化不足或耗散太过而致气的亏损，从而使脏腑组织功能活动减退，抗病能力下降的病理状态。气不足的形成多因先天禀赋不足，元气衰少；或后天失养，生化不足；或久病劳损，耗气过多；或脾、肺、肾等脏腑的功能失调，以致气的生成减少。

由于气具有推动、固摄、气化等作用，所以气不足的病变，常表现为推动无力，固摄失职，气化不足等异常改变，如精神疲乏、全身乏力、自汗出、易于感冒等。气不足的进一步发展，还可导致精、血、津液的生成不足，运行迟缓，或失于固摄而流失等。气不足病变，可出现在任何脏腑组织，由于各脏腑组织的生理功能和特性不同，其气不足的病理表现也各有区别。如脾气虚则运化无力，可见食少便溏、全身消瘦、四肢无力等症；肺气虚，则呼吸功能减退，无力宣降，可见声低懒言、动则气喘等症。

2. 气机失调 气机失调是指在疾病过程中，由于致病邪气的干扰，或脏腑功能失调，导致气的升降出入运动失常所引起的病理变化。

气在人体内不断地运动，升降出入是气运动的基本形式。人体各脏腑组织的功能活动，以及精、气、血、津液之间的相互关系，无不依赖于气的升降出入运动以维持其相对的平衡协调。同时气的运动又是在脏腑组织的共同配合下进行的，如脾胃的升清与降浊，肺的宣发与肃降，肝气的升发与疏泄，心肾的阴阳相交、水火既济等，都是气的升降出入运动的具体体现；所以气的运动和升降出入的正常与否，不但影响着精、气、血、津液的运行，而且影响着脏腑经络等组织器官的功能活动；反之精、气、血、津液的运行是否协调，脏腑经络等组织器官的功能正常与否，亦能影响气机的运动。气机失调可以概括为气滞、气逆、气陷、气闭、气脱五个方面。

（1）气滞：气滞是指气运行不畅而郁滞的病理状态。主要是由于情志郁结不舒，或痰湿、食积、瘀血等有形实邪阻滞，或因外邪困阻气机，或因脏腑功能障碍，影响气的正常流通，引起局部或全身的气机不畅或阻滞所致。脏腑之中，由于肝升肺降、脾升胃降，在调整全身气机中起着极其重要的作用，因此气滞不仅见于肺气壅滞、肝郁气滞、脾胃气滞，而且肺、肝、脾、胃等脏腑的功能障碍，也能形成气滞病变。不同部位的气机阻滞，其具体病机和临床表现各不相同，如外邪犯肺，则肺失宣降，上焦气机壅滞，多见喘咳胸闷；饮食所伤，胃肠气滞，则通降失职，多见腹胀而痛，时轻时重，得矢气、嗳气则舒等。但气机郁滞不畅是其共同的病机特点，因此闷、胀、痛是气滞病变最常见的临床表现。

由于气能推动精、血和津液的运行，所以气滞不畅病变的发展，可以引起精行不畅而精淤，血行不畅而血瘀，也可进一步引起津液代谢障碍，而成痰饮、水肿；此外气滞日久，还可郁而化火等。

(2) 气逆：气逆是指气的升降运动失常，当降者降之不及，当升者升之太过，以致气逆于上的病理状态。多由情志所伤，或因饮食寒温不适，或因外邪侵犯，或因痰浊壅滞所致。气逆病变以肺、胃、肝等脏腑最为多见，如外邪犯肺，或痰浊阻肺，可致肺失肃降而气机上逆，出现咳嗽、气喘等症；饮食寒温不适，或饮食积滞不化，可致胃失和降而气机上逆，出现恶心、呕吐、嗳气、呃逆等症；情志所伤，怒则气上，或肝郁化火，可致肝气升动太过，气血冲逆于上，出现面红目赤、头胀头痛、急躁易怒，甚至吐血、昏厥等病症。

气逆于上多以邪实为主，也有因虚而致气机上逆者，如肺虚无力以降，或肾虚不能纳气，都可导致肺气上逆而喘咳；胃气虚弱，无力通降，亦可导致胃气上逆而恶心、呃逆等。

(3) 气陷：气陷是在气虚的基础上表现以气的升举无力为主要特征的病理状态，也属于气的升降失常。由于脾胃居于中焦，为气血生化之源，脾气主升，胃气主降，为全身气机升降之枢纽，所以气陷病变与脾胃气虚关系密切，通常称气陷为"中气下陷"或"脾气下陷"，主要是由于久病体虚，或年老体衰，或泄泻日久，或妇女产育过多等，气虚较甚，升举无力所致。

由于气虚下陷病变，突出地表现为清气不升，气不上行和升举无力，气虚下陷的主要特征，所以其病理改变主要有"上气不足"和"中气下陷"两个方面。因脾气亏虚，升清不足，气不上行，无力将水谷之精气充分地上输至头目等，则上气不足，头目失养，常表现为头晕眼花、耳鸣耳聋等。《灵枢·口问》就说："上气不足，脑为之不满，耳为之苦鸣，头为之苦倾，目为之眩。"由于脾虚升举无力，则气机趋下，陷而不举，甚至引起内脏无托而下垂，常表现有小腹坠胀、便意频频，或见脱肛、子宫下垂、胃下垂等病变。

(4) 气闭：气闭是气机郁闭，外出受阻的病理变化。主要是指气机郁闭，气不外达，出现突然闭厥的病理状态。多因情志过极，肝失疏泄，阳气内郁，不得外达，气郁心胸；或外邪闭郁，痰浊壅滞，肺气闭塞，气道不通等所致。所以气闭病变大都病情较急，常表现为突然昏厥、不省人事、四肢欠温、呼吸困难、面唇青紫等。

(5) 气脱：气脱是气虚至极而有脱失消亡之危的病理变化。主要是正不敌邪，或正气持续衰弱，气虚至极，气不内守而外脱，出现全身性功能衰竭的病理状态。气脱是各种虚脱性病变的主要病机。多因疾病过程中邪气过盛，正不敌邪；或慢性疾病，长期消耗，气虚至极；或大汗出、大出血、频繁吐泻，气随津血脱失所致。由于气向外大量流失，全身严重气虚，功能活动衰竭，所以气脱病变多表现为面色苍白、汗出不止、口开目闭、全身软瘫、手撒、二便失禁等危重征象。

（三）血的失常

血的失常主要包括两个方面：一是血的不足，濡养作用减退，称为"血虚"；二是血的运行失常，如血液运行迟缓而致血瘀；血液运行加速而迫疾；血液妄行，逸出脉外而出血等。

1. 血不足 血不足又称血虚，是指血液不足，血的濡养功能减退的病理变化。由于心主血脉，肝主藏血，故血不足的病变以心、肝两脏最为多见。形成血不足病变的原因甚多，常见的有三个方面：一是大出血等导致失血过多，新血未能及时生成补充；二是化源不足，如脾胃虚弱，运化无力，血液生化减少，或肾精亏损，精髓不充，精不化血等；三是久病不愈，日渐消耗营血等。

由于全身各脏腑组织器官，都依赖于血液的濡养，而且血能载气，血少则血中之气亦虚，血液又是神志活动的重要物质基础。所以在血虚时，血脉空虚，濡养作用减退，就会出现全身或局部的失荣失养，功能活动逐渐衰退，神志活动衰惫等一派虚弱表现，如面色、唇、甲淡白无华，头晕健忘、神疲乏力、形体消瘦、心悸、失眠、手足麻木、两目干涩、视物昏花等。

2. 血液运行失常 血液运行失常是指在疾病过程中，由于某些致病邪气的影响，或脏腑功能失调，导致血液运行瘀滞不畅，或血液运行加速，甚至血液妄行，逸出脉外而出血的病理变化。人体血液的正常运行，依赖于心、肝、脾、肺等脏腑以及气的推动、温煦和固摄作用的共同配合。因此在某些致病因素的影响下，导致上述脏腑及气的功能失调，均可引起血液的运行失常。血液的运行失常，主要包括血瘀、血行迫疾及出血等。

（1）血瘀：血瘀是指血液运行迟缓或瘀滞不畅的病理状态。导致血瘀病变的因素甚多，最常见的有气滞而血行受阻；气虚而推动无力，血行迟缓；寒邪入血，血寒而凝滞不通；邪热入血，煎熬津血，血液黏稠而不行；痰浊等阻闭脉络，气血瘀阻不通，以及“久病入络”等，影响血液正常运行而瘀滞。

血瘀与瘀血的概念不同。血瘀是指血液运行瘀滞不畅的病理，而瘀血则是血液运行失常的病理产物，又可成为继发性致病因素。

血瘀病理可以出现在任何局部，也可是全身性的。血液瘀滞于脏腑、经络等某一局部，不通则痛，可出现局部疼痛，固定不移，甚至形成癥积肿块等。如果全身血行不畅，则可出现面、唇、舌、爪甲、皮肤青紫色暗等症。

由于气、血、津液的运行密切相关，血瘀病理形成之后，又可阻滞气机，甚至影响津液的输布，导致水液停蓄，形成气滞、血瘀、水停的病理状态。

（2）血行迫疾：血行迫疾是指在某些致病因素的作用下，血液被迫运行加速，失于宁静的病理变化。血行迫疾的形成多是外感阳热邪气，或情志郁结化火，或痰湿等阴邪郁久化热，热入血分所致；也可因脏腑阳气亢旺，如肝阳上亢，血气躁动等所致。

血液的正常运行，虽然要依赖阳气的温煦以促进其运动，但是仍以宁静勿躁为本。由于某些因素导致阳气亢旺，血液失于宁静而躁，必然会引起血行迫急，甚至损伤脉络，迫血妄行。同时因血液与神志关系十分密切，血躁则神亦躁，易致神志不宁。所以血行迫疾，常表现为面赤舌红、脉数、心烦，甚至出血、神志昏迷等病症。

（3）出血：出血是指在疾病过程中，血液运行不循常道，逸出脉外的病理变化。导致出血的原因颇多，常见的有外感阳热邪气入血，迫使血液妄行和损伤脉络；气虚固摄无力，血液不循常道而外逸；各种外伤，破损脉络；脏腑阳气亢旺，气血冲逆；或瘀血阻滞，以致脉络破损等。导致出血的病变，不外乎火热迫血妄行、气虚不能摄血和脉络损伤几个方面。

出血，主要有吐血、咳血、便血、尿血、月经过多，以及鼻衄、齿衄、肌衄等。由于导致出血的原因不同，其出血的表现亦各异。火热迫血妄行，或外伤破损脉络者，其出血较急，且颜色鲜红、血量较多；气虚固摄无力的出血，其病程较长，且出血色淡、量少，大多表现在人体的下部；瘀血阻滞，脉络破损的出血，多是血色紫暗或有血块等。

（四）津液代谢失常

津液的代谢过程离不开气的升降出入运动和气化功能，以及脾、肺、肾、膀胱、三焦等脏腑功能活动的有机配合。如果气的升降出入运动失去平衡、气化功能失常，或是肺、脾、肾等脏腑的功能异常，均可导致津液的生成、输布与排泄障碍，从而形成津液不足，或蓄积于体内，产生痰饮、水湿等病变。

1. 津液不足 津液不足是指津液的亏少，导致脏腑、组织官窍失于濡润滋养而干燥枯涩的病理状态。多由外感阳热病邪，或五志化火，消灼津液；或多汗、剧烈吐泻、多尿、失血，或过用辛燥之物等引起津液耗伤所致。

由于津和液在性状、分布部位、生理功能等方面均有所不同，因而津和液亏损不足的病机及表现，也存在着一定的差异。津较稀薄，流动性较大，内则充润血脉、濡养脏腑，外则润泽皮毛和孔窍，易于耗散，也易于补充。如炎夏季节而多汗尿少，或高热而口渴引饮，或气候干燥而口、鼻、皮肤干燥等，均以伤津为主。液较稠厚，流动性较小，可濡润脏腑，充养骨髓、脑髓、脊髓和滑利关节，一般不易耗损，一旦亏损则又不易迅速补充。如热性病后期，或久病耗阴，症见形瘦肉脱、舌光红无苔、肌肉瞤动、手足震颤等，均以脱液为主。虽然伤津和脱液，在病机和表现上有所区别，但津和液本为一体，二者之间在生理上互生互用，在病理上也相互影响。伤津时不一定脱液，脱液时则必兼伤津。所以说伤津乃脱液之渐，脱液乃津液干涸之甚。

2. 津液输布、排泄障碍 津液的输布和排泄是津液代谢过程中的两个重要环节。津液的输布是指津液在体内的运行和布散的过程；津液的排泄是指将代谢后的津液，通过汗、尿等途径，排出体外的过程。这两个环节的功能障碍虽然各有不同，但其结果都能导致津液在体内不正常的停留，成为内生水湿、痰饮的根本原因。

津液的输布和排泄障碍，主要与脾、肺、肾、膀胱、三焦的功能失常有关，并受肝失疏泄病变的影响。如脾失健运，则津液运行迟缓，清气不升，水湿内生；肺失宣降，则水道失于通调，津液不行；肾阳不足，气化失职，则清者不升，浊者不降，水液内停；三焦气机不利，则水道不畅，津液输布障碍；膀胱气化失司，浊气不降，则水液不行；肝气疏泄失常，则气机不畅，气滞则水停，影响三焦水液运行等。

汗和尿是体内津液代谢后排泄的重要途径，所以汗、尿的排泄障碍，虽是内脏功能失调的表现，但也是最易导致津液停蓄而内生水湿的环节。津液化为汗液，主要是肺的宣发布散作用；津液化为尿液，并排出体外，主要是肾阳的蒸腾气化功能和膀胱的开合作用。因此肺、肾、膀胱的生理功能衰退，不仅影响到津液的输布，还明显地影响着津液的排泄过程。其中肾阳的蒸腾气化功能贯穿于整个津液代谢的始终，在津液排泄过程中同样起着主要作用。当肺气失于宣发布散，腠理闭塞，汗液排泄障碍时，津液代谢后的废液，仍可化为尿液而排出体外。但是如果肾阳的气化功能减退，尿液的生成和排泄障碍，则必致水液停留为病。《素问·水热穴论》说："肾者，胃之关也。关门不利，故聚水而从其类也。"

津液的输布和排泄障碍是相互影响和互为因果的，最终都是导致津液在体内的停滞。一旦体内津液停留，内生痰饮水湿，不但加重肺、脾、肾等脏腑的功能失调，还可以进一步影响气血的运行，从而形成综合性的病理改变。

（五）精气血津液关系失常

精、气、血、津液之间有着密切的联系。其中的任何一方失常，都可能对其他三者产生影响，导致其关系失调，临床常见精气亏损、精血两虚、气滞血瘀、气血两虚、气不摄血、气随血脱、血随气逆、津停气阻、气随津脱、津血两伤、津亏血瘀、血瘀水停等病理。

1. 精气亏损 精可化气，气能生精。肾主藏精，元气藏于肾，肾精亏损，可致元气化生不足，气虚日久，生化无力，又可加重肾精的亏损。因此久病或年老体弱者，均可因精亏伤气或气伤损精而致精气两亏病变。精气两虚可表现为生长、发育迟缓，生殖机能障碍以及身体虚弱，抗邪无力，形成多病的体质。

2. 精血两虚 精血两虚是指精亏与血虚同时存在的病理状态。肾藏精，肝藏血，精血同源互化，以维持其动态平衡。若久病伤及肝肾精血，可致精血两亏，肝肾不足病变。精血两虚病变常表现为眩晕、耳鸣、神倦健忘、头发稀疏脱落、腰膝痠软，或男子精少不育，或女子月经失调、经少不孕等。

3. 气滞血瘀 气滞血瘀是指气滞和血瘀同时存在的病理状态。气的运行阻滞，可以导致血液运行的障碍，而血液瘀滞又必将进一步加重气滞。所以说气滞则血瘀，血瘀则气亦滞。两者可同时形成，亦可因气滞病变的进一步发展所导致。由于肝主疏泄而藏血，肝的疏泄在气机调畅中起着关键的作用，关系到全身气血的运行，因而气滞血瘀多与肝的功能异常密切相关。由于心主血脉而行血，肺朝百脉，主司一身之气，所以心、肺两脏的功能失调，也可形成气滞血瘀病变。

4. 气血两虚 气血两虚是气虚与血虚同时存在的病理状态。多因久病消耗，渐致气血两伤；或先有失血，气随血脱；或先因气虚，血液生化无源而日渐衰少等所致。由于气虚而推动、固摄、温煦作用低下，加之血液亏虚，失于充养，故气血两虚常见症状有面色淡白无华、少气懒言、疲乏无力、自汗、形体消瘦等。

5. 气不摄血 气不摄血是指因气的不足，固摄血液的功能减弱，血不循经，逸出脉外，导致各种出血的病理状态，是出血的病机之一。气不摄血而出血的病变，往往因出血而气亦随之耗伤，气愈虚而血亦虚，病情进一步发展可形成气血两虚。由于脾主统血，若脾气亏虚，统血无力，则易致血不循常道而外逸，甚至中气不举，血随气陷于下。气不摄血的病变多与脾气亏虚有关。

6. 气随血脱 气随血脱是指在大量出血的同时，气也随着血液的流失而耗脱的病理状态。气随血脱是以大量出血为前提的，如外伤出血、妇女崩漏、产后大失血等。由于血为气母，血能载气，大量出血，则气无所依附，气也随之耗散而亡失。气随血脱病变的发展，轻则气血两虚，重则气血并脱。

7. 血随气逆 血随气逆是指气机上逆的同时，血亦因之而冲逆于上的病理状态。由于气为血之帅，气能行血，血随气而行。所以当气逆时，血亦随之上逆为病。血随气逆，是以气机上逆为前提，而且大都是气逆较甚者。脏腑之中，肝为藏血之脏，肝气主升、主动而为刚脏，若肝阳亢旺，气机上逆，则易导致血随气逆而涌盛于上，出现吐血、昏厥等。因此血随气逆的病变，以肝病最为多见。

8. 津停气阻 津停气阻是指水液停蓄与气机阻滞同时存在的病理状态。主要是指津液代谢障碍，水湿痰饮内停，导致气机运行阻滞；或因气的升降出入运动失调，气机不行，影响津液代谢；或水停而加重气机阻滞所形成的病理变化。其病理表现因津气阻滞部位不同而异，如痰饮阻肺，则肺气壅滞，宣降不利，可见胸满咳嗽、痰多、喘促不能平卧等病症；水湿停留中焦，则阻遏脾胃气机，导致清气不升，浊气不降，可见脘腹胀满、嗳气食少症；水饮泛溢四肢，则可阻滞经脉气机，而见肢体沉重、胀痛不适等症。

9. 气随津脱 气随津脱是指因津液丢失太多，气无所附，气随津液外泄而耗伤，乃至亡失的病理状态。多由高热伤津，或大汗出，或严重吐泻、多尿等，耗伤津液，气随津脱所致。如暑热邪气致病，迫使津液外泄而大汗出，不仅表现有口渴饮水、尿少而黄、大便干结等津伤症状，而且常伴有疲乏无力、少气懒言等耗气的表现。清·尤在泾《金匮要略心典·痰饮篇》就说："吐下之余，定无完气。"由于津能载气，所以凡在吐下等大量丢失津液的同时，必然导致不同程度伤气的表现，轻者津气两虚，重者津气两脱。

10. 津血两伤 津血两伤是指津液和血同时出现亏损不足的病理状态。由于津血同源，津液是血液的重要组成部分，所以津伤可致血亏，失血可致津少。如高热大汗、大吐、大泻等大量耗伤津液的同时，可导致不同程度的血液亏少，形成津枯血燥的病变，常表现有心烦、肌肤甲错、皮肤瘙痒、手足蠕动等症。若大量出血，更可导致津液严重脱失。《灵枢·营卫生会》就说："夺血者无汗，夺汗者无血。"汉·张机《伤寒论·辨太阳病脉证并治第一》也说"衄家，不可发汗"、"亡血家，不可发汗"。

11. 津亏血瘀 津亏血瘀是指因津液亏损而导致血液运行瘀滞不畅的病理状态。由于津液是血液的重要组成部分，因此津液充足则血行滑利。如因高热、大面积烧烫伤，或大吐、大泻、大汗出等，引起津液大量耗伤，则可致血量减少，血液浓稠而运行涩滞不畅，可在津液耗损的基础上，发生血瘀病变。其临床表现除津液不足的症状外，还可见到面唇紫暗、皮肤紫斑、舌体紫暗，或有瘀点、瘀斑等血瘀表现。清·周学海《读医随笔·卷三》说："夫血犹舟也，津液水也，医者于此，当知增水行舟之意。"又说："津液为火灼竭，则血行愈滞。"说明了高热灼津可以导致血行迟滞的病理变化。

12. 血瘀水停 血瘀水停是指血液瘀滞与津液停蓄同时并见的病理状态。由于气、血、水三者的运行密切相关，因此其病理变化不仅有气滞血瘀、水停气阻，而且血液运行与水液输布的失常，在病理上亦相互影响。如血瘀日久，气机不行，可致津液输布代谢障碍，水液停蓄；反之若水液代谢严重受阻，痰湿内生，水饮停滞，则气机不畅，亦可影响血液运行而致血瘀。无论是血瘀导致水停，还是水停导致血瘀，大都同时存在不同程度的气机阻滞。而且气、血、水三者之间互为因果，可以形成病理上的恶性循环。

总而言之，邪正盛衰决定疾病的虚实变化及转归，阴阳失调所形成的寒热虚实病理，精、气、血、津液的亏损及其运行失常所产生的一系列病理改变，是任何疾病过程中所表现出的基本病机，无论是外感疾病，还是内伤杂病，都是在不同的致病因素作用下邪正之间的相互斗争，破坏了某些脏腑组织的生理功能，以及脏腑组织之间的平衡协调关系，导致阴阳、精、气、血、津液失调所形成的各种不同的病理变化。

四、“内生五邪”病机

“内生五邪”，也称“内生五气”或称“五气病理”，是指在疾病的发展过程中，由于脏腑阴阳失调，气、血、津液代谢异常所产生的类似风、寒、湿、燥、热（火）五种外邪致病特征的病理变化。由于病起于内，所以分别称为“内风”、“内寒”、“内湿”、“内燥”、“内热（或内火）”。“内生五邪”不是致病邪气，而是脏腑阴阳失调，气、血、津液失常所形成的综合性病机变化。

（一）风气内动

风气内动，即是“内风”，是指因体内阳气亢逆变动或筋脉失养而形成的具有眩晕、麻木、抽搐、震颤等“动摇”特征的一类病理状态。《素问·至真要大论》说：“诸暴强直，皆属于风。”风气内动与肝、心、脾等脏阴阳气血失调有关，其中关系最密切的是肝，所以将风气内动，又称“肝风内动”或“肝风”，故《素问·至真要大论》说:“诸风掉眩，皆属于肝。”

1. 肝阳化风 肝阳化风，多是情志所伤，操劳太过等耗伤肝肾之阴，筋脉失养，阴虚阳亢，水不涵木所形成的病理状态。由于筋脉失养，肢体颤动，加之水不涵木，浮阳不潜，久则阴不制阳，肝的阳气升而无制，阳气躁动不宁，以致亢而化风，形成风气内动。肝阳化风是以肝肾阴虚为本，肝阳亢盛为标，其病理变化多属虚实错杂。其临床表现，轻则筋惕肉瞤、肢体麻木、震颤、眩晕欲仆，或为口眼歪斜，或为半身不遂。甚则血随气逆于上，出现卒然昏倒、不省人事等。

2. 热极生风 热极生风，又称热甚动风。多见于热性病的热盛阶段，是因邪热炽盛，煎灼津液，伤及营血，燔灼肝经，使筋脉失养，阳热亢盛而化风的病理状态。热极生风的主要病机是邪热亢盛，属实性病变。故其临床表现以痉厥、四肢抽搐、目睛上吊、角弓反张等为主，并伴有高热、神昏谵语等症。

3. 阴虚风动 阴虚风动属于虚风内动，是指机体阴液枯竭，无以濡养筋脉，筋脉失养而变生内风的病理状态。多由热性病后期，阴津亏损，或慢性久病阴液耗伤所致。由于其病变本质属虚，所以其动风之状多较轻、较缓，常表现为筋惕肉瞤、手足蠕动等症。

4. 血虚生风 血虚生风亦属虚风内动，是指血液亏虚，筋脉失养，或血不荣络而变生内风的病理状态。多是由于失血过多，或血液生化减少，或久病耗伤阴血，或年老精血亏少，以致肝血不足所引起。病变本质属虚，其动风之状亦较轻、较缓。多表现为肢体麻木、筋肉跳动、手足拘挛等。若血燥生风还可见皮肤瘙痒或脱屑等。

（二）寒从中生

寒从中生，即是“内寒”，是指机体阳气虚衰，温煦气化功能减退，阳不制阴，虚寒内生的病理状态。

内寒病理的形成多与脾肾等脏阳气虚衰有关。由于脾为后天之本，气血生化之源，脾阳布达四肢肌肉而起温煦作用；肾阳为人体阳气之根本，能温煦全身各脏腑组织。脾阳根于肾阳，所以脾肾阳气虚衰，尤其是肾阳不足是内寒病理形成的关键。故《素问·至真要大论》

说："诸寒收引，皆属于肾。"

阳气不足，虚寒内生，其病理变化主要表现在三个方面：一是阳气不足，机体失于温煦，如畏寒肢冷等；二是气化功能减退，津液代谢障碍导致病理产物在体内积聚，如痰饮、水湿等；三是阳不化阴，蒸化无权，津液不化，如尿频清长、痰涎清稀等。故《素问·至真要大论》说："诸病水液，澄澈清冷，皆属于寒。"

寒从中生（内寒）与外感阴寒病邪（外寒）所引起的病理变化之间既有区别，又有联系。"内寒"主要是体内阳虚阴盛而寒，以虚为主，属虚寒；"外寒"主要是外感寒邪为病，虽然也有寒邪伤阳的病理变化，但以寒为主，属实寒。两者之间的主要联系是寒邪侵犯人体，必然会损伤机体的阳气，病变发展可以导致阳虚；而阳气亏虚之体，因抗御外邪能力低下，则又易感寒邪而致病。

（三）湿浊内生

湿浊内生，即是"内湿"，是指因体内津液输布、排泄障碍，导致水湿痰饮内生并蓄积停滞的病理状态。

内湿病理的形成多与脾脏有关。脾主运化水液，喜燥而恶湿，所以脾的运化失职是湿浊内生的关键。故《素问·至真要大论》说："诸湿肿满，皆属于脾。"此外湿浊内生与肺、肾也有关系，因肺主通调水道而行水，若肺气失于宣降，亦可致水道不通津液不布，内生水湿。脾的运化有赖于肾阳的温煦作用，且肾主水，肾阳为全身阳气之本，在肾阳虚衰时，不仅肾阳不化水液，且易影响到脾的运化功能而导致湿浊内生。

湿浊内生的病理变化主要表现在两个方面：一是由于湿性重浊黏滞，多易阻滞气机，出现胸闷、腹胀、大便不爽等症；二是湿为阴浊之物，湿邪内阻，可进一步影响脾、肺、肾等脏腑的功能活动。如湿阻于肺，则肺失宣降，可见胸闷、咳嗽、吐痰等症；若湿浊内困日久，进一步损伤脾、肾阳气，则可致阳虚湿盛的病理改变。湿浊虽可阻滞于机体上、中、下三焦的任何部位，但以湿阻中焦，脾虚湿困最为常见。

外感湿邪（外湿）与内生湿邪（内湿），既有区别，又有联系。"外湿"是从外感受湿邪为病，以湿邪伤于肌表、筋骨关节为主；"内湿"是由脾、肺、肾等脏腑的功能失调，尤其是脾失健运，水津不布，留而生湿所致。两者之间的联系是湿邪外袭每易伤脾，若湿邪困脾伤阳，则易致脾失健运而滋生内湿；脾虚失运，内湿素盛者，又每易招致外湿入侵而致病。

（四）津伤化燥

津伤化燥，即是"内燥"，是指体内津液不足，导致人体各组织器官失于濡润而出现一系列干燥枯涩症状的病理状态。

内燥病变的形成多由久病耗伤阴津，或大汗、大吐、大下，或亡血、失精等导致阴液亏少，或某些热性病过程中热盛伤津等所致。由于津液亏少，内不足以灌溉脏腑，外不足以润泽肌肤孔窍，则出现一系列干燥失润的症状，如肌肤干燥、口燥咽干、大便燥结等。故刘完素《素问玄机原病式》说："诸涩枯涸，干劲皴揭，皆属于燥。"

由于内燥的本质是体内津液亏损，故内燥病变可发生于各脏腑组织，但以肺、胃、大肠最为多见。肺为娇脏，性喜柔润，若肺燥则宣降失职，常见干咳无痰，或咯血等症；胃喜润而恶燥，若胃燥则失于通降，常见不思饮食、食后腹胀等症；大肠主传导食物糟粕，若大肠失润则传导失职，常见大便燥结等症。

（五）火热内生

火热内生，即是“内热”，又称“内火”，是指由于阳盛有余，或阴虚阳亢，或五志化火等而致的火自内扰，机能亢奋的病理状态。火热内生有虚实之别，其病机主要有如下几个方面：

阳气过盛化火：人身的阳气在正常情况下，有温煦脏腑组织的作用，称为“少火”。但在病理状态下，若脏腑阳气过于亢盛，则化为亢烈之火，可使机能活动异常兴奋，这种病理性的阳亢则称为“壮火”，也即是“气有余便是火”，多属于实火。

邪郁化火：邪郁化火包括两个方面。一是外感风、寒、湿、燥等病邪，在病理过程中，郁久而化热化火，如寒邪化热、湿郁化火等；二是体内的病理性产物，如痰湿、瘀血、饮食积滞等，郁久而化火。邪郁化火的主要机理，实质上就是由于这些因素导致机体阳气郁滞不达，郁久而从阳化火生热。因此邪郁化火的病变亦多为实火。

五志过极化火：又称“五志之火”，是指由于精神情志刺激，影响脏腑气血阴阳，导致脏腑阳盛，或气机郁结，气郁日久而从阳化火所形成的病理状态。此类化火，多属实火。如过度愤怒，引起肝阳亢旺，升腾于上，发为肝火等。

阴虚火旺：此属虚火，是指阴液大伤，阴不制阳，阴虚阳亢，虚热内生的病理状态。多见于慢性久病之人，如阴虚而引起的牙龈肿痛、咽喉疼痛、骨蒸颧红等均为虚火上炎所致。

综上所述，内生“五邪”病机是疾病过程中，以脏腑阴阳、气血、津液失调为主所形成的病理变化。结合基本病机所阐述的内容，内风、内寒、内湿、内燥、内热（火）病变，都是阴阳失调、气血失常、津液代谢失常病机的具体体现。

思考题

1. 疾病发生的基本原理是怎样的？如何理解？
2. 发病形式主要有哪些？
3. 邪正盛衰如何决定疾病的虚实变化和疾病的发展与转归？
4. 阴阳偏盛偏衰的病机特点是什么？其与阴阳互损、格拒、亡失有何病机联系？
5. 气机失调、血液运行失常的病机包括哪些？
6. 气血津液关系失常的病机包括哪些？如何理解？
7. 内生五邪与外感六淫有何区别？
8. 内风、内寒、内湿、内燥病理各与哪些脏腑在病机上密切相关？

第八章 诊 法

诊法是中医诊察疾病、收集病情资料的基本方法。包括望、闻、问、切四法，简称“四诊”。望诊法是医生通过观察病人整体神、色、形、态的变化和局部表现以及排出物的形、色、质、量改变等情况，以了解病情，察知疾病的方法；闻诊法是听病人体内发出声音的变化，及嗅闻病人身体散发出的异常气味等，以辨别病情的方法；问诊法是询问病人及其陪诊者，以了解病人既往的健康状况、发病经过及自觉痛苦与不适等相关情况的方法；切诊法是通过切按病人体表动脉搏动状况和触按病人身体有关部位，以了解病情的方法。

四诊所搜集的病情资料是疾病表现出的各种异常现象。人体是一个以五脏为中心的有机整体，脏腑形体官窍通过经络相互联系，维持机体生理功能的协调平衡。“有诸内，必形诸外”，体内的生理、病理变化必然反映于外。所以通过诊察疾病显现于外部的各种征象，以整体观念为指导，用于分析疾病的原因、病机和病位，了解脏腑的盛衰变化，为辨证论治提供依据。

诊察疾病时必须望、闻、问、切四诊并用，从不同角度全面地搜集临床资料，不应片面夸大某一诊法的作用，更不能相互取代。同时又须四诊合参，方能“见微知著”而不致贻误病情。

第一节 望 诊

望诊是指医生对病人神、色、形态、五官、舌象等进行有目的地观察，借以了解健康状况，测知病情的方法。

人体是一个有机的整体，体内的气血阴阳、脏腑经络等生理和病理变化，必然在其体表相应的部位反映出来。因此通过对体表的观察，可了解体内病变的客观依据，故《灵枢·本藏》说：“视其外应，以知其内脏，则知所病矣。”

望诊在中医诊法中占有重要的地位，故有“望而知之谓之神”的说法。望诊时应注意：一是选择适宜的光线，以自然光线为佳；二要充分暴露受检查的部位，以便客观准确地掌握病情资料；三是实施检查时必须注意保护受检者的隐私。望诊的准确性，与中医基础理论掌握的程度、诊法知识运用的熟练程度、对疾病的熟悉程度，以及临床经验的积累有关。

望诊的内容主要包括望神、望色、望形态、望头面五官、望舌、望皮肤、望小儿食指络脉、望二阴和望排出物等。

一、望神

神是中医学对于生命现象的认识。一指人体一切生命活动的主宰及其外在表现；二指人的精神意识思维情感等活动。有生命就有神，故曰“得神者昌，失神者亡”（《素问·移精变气论》）。望神之“神”，是指机体生命活动及精神意识状态的综合表现。

望神是通过观察神的得失有无，以分析病情及判断预后等的诊察方法。神具体反映在人的目光、面色、表情、神识、言语、体态等方面，这是望神的主要内容。由于心主血藏神，其华在面，五脏六腑之精气皆上注于目，故人的面部色泽、精神意识及眼神为望神之重点，尤其是诊察眼神的变化。

神以精、气、血为主要物质基础。神产生于先天之精，又赖后天水谷精气的充养，血能养神。精、气、血产生于五脏，五脏功能正常，则精、气、血充足，生命机能旺盛，即是“得神”；若脏腑功能失调，精亏气虚血少，或其运行布散失常，则神失所养。因此通过望神可以了解脏腑功能的盛衰，精、气、血之盈亏，判断疾病的轻重及预后等。

望神时应注意：一要以神会神，在短时间内对就诊者神色形态做出大体的判断；二是形神合参，将病人的精神意识状态与形体变化综合起来进行分析；三是重视典型（特异性）症状和体征，以便尽快做出正确的诊断。

望神主要观察以下五种情况：

（一）得神

得神即神气充足的表现。凡神识清楚、思维敏捷、言语清晰、目光明亮灵活、精彩内含、面色荣润含蓄、表情自然、体态自如、动作灵活、反应灵敏者，称为“得神”，亦称“有神”。可见于常人，表示精气充足，体健无病；若见于病人，则说明精气未衰，脏腑未伤，病情轻浅，预后良好。

（二）少神

少神即神气不足的表现。凡病人表现为精神不振、思维迟钝、不欲言语、目光呆滞、肢体倦怠、动作迟缓者，称为“少神”。为轻度失神的表现，提示正气受损，见于一般虚证，或脏腑失和，气血不畅之证。

（三）失神

失神是神气衰败之象。在疾病过程中，病人出现精神萎靡、神识朦胧、昏昏欲睡、声低气怯、应答迟缓、目暗睛迷、瞳神呆滞、面色晦暗暴露、表情淡漠呆板、体态异常者，称为“失神”，亦称“无神”。表示正气大伤，精气衰竭，病情深重，预后不良。失神有邪闭、正衰之分。若见神识昏迷、语无伦次、循衣摸床、撮空理线，为邪闭清窍；若见猝然昏倒、目闭口张、手撒尿遗，为失神重证，提示精气已脱。

（四）假神

假神是垂危病人出现精神暂时好转的假象。见于久病、重病精气大衰之人，如原已意识不清、不能言语、精神极度萎顿，突然神清多语、声高不休、精神振作，但躁动不安；或本已目光无神呆滞、面色晦暗或苍白，突然目显光彩、两颧泛红如妆；或数日不能进食，突然欲食等，都属假神的表现。此为阴阳即将离决的危笃之象，是精气衰竭已极，阴不敛阳，以致虚阳外越而出现一时“好转”的假象，多见于临终之前。临床通常喻为“回光返照”、“残灯复明”。

假神应与病情好转加以区别：假神是突然在某些方面出现一过性异于原来的表现，与危重的病情不相符，且持续时间短暂；病情好转则是逐渐的，病人各种表现由重渐轻，与整个病情发展一致。

（五）神志错乱

神志错乱是精神意识失常的表现，亦属失神的范畴。常见于癫、狂、痫等病。如表情淡漠、默默不语，继则神情发呆、哭笑无常者，多为痰气凝结，阻蔽心神的癫病；若躁扰不宁、呼号怒骂、不避亲疏、行为狂乱者，属痰火扰心之狂病；若猝然昏仆不知人事、两目上视、口吐涎沫、四肢抽动，或口中如作猪羊叫声，多属痰迷心窍、肝风内动的痫病。

二、望色

望色是通过观察面部与肌肤的颜色和光泽，以了解病情的诊察方法。望色以望面部气色为主，兼顾肌肤、口唇、爪甲等。

皮肤色泽是脏腑精气血外荣之象，其中血液盈亏与运行情况反映于皮肤颜色，而脏腑精气盛衰则主要体现于皮肤光泽。五脏六腑精气充盛，气血畅达，通过经脉滋养肌肤，上荣于面，其色泽明润含蓄；若脏腑功能失调，气血不足，皮肤色泽会出现相应变化。故望色可推测脏腑气血盛衰，辨别疾病的性质及判断预后。

望色时应注意：一是注意观察分辨常色中的主色与客色，以避免与病色混淆；二要注意部位与色泽合参，以整体观为指导，对错综复杂的病情进行分析；三是注意色泽的动态变化，以推测疾病的发展和预后；四是注意光线、饮食、睡眠、情绪等对肤色的影响。

由于面部血脉丰富，又为脏腑气血所荣，故本节重点叙述望面色。望面色包括常色与病色两个方面。

（一）常色

常色即人无病时的面色。常色的特征是光明润泽、含蓄不露。光明润泽为色有神气，含蓄不露为色有胃气。常色是人体脏腑功能正常、精气血津液充盈的表现。

常色因人而异，由于先天禀赋以及四时、气候、环境、职业等不同，常色又有主色、客色之分。

1. 主色 是个体一生基本不变的面色，也称正色或本色。主色具有种族特征，我国正常人的面色为黄红隐隐、明润含蓄，但因禀赋等原因可形成偏白、或偏黑、或偏黄、或偏红、或偏青等差异。

2. 客色 是指随生活环境以及劳作等因素而发生相应变化的面色，称为客色。人的面色随昼夜四时、气候等变化也会有所改变。如四时之变，春稍青、夏稍赤、长夏稍黄、秋稍白、冬稍黑，但均不离黄红隐隐、明润含蓄之本色。此外因职业、劳逸、情绪、运动等导致面色的短暂改变，亦属客色范畴。

（二）病色

病色即疾病状态下面部色泽的异常变化。病色的特征是色泽晦暗枯槁或显露，或独见一色而失红润。常反映机体脏腑功能失常，或气血阴阳失调，或精气外泄，或邪气内阻等病理变化。

观察病色关键在于辨别五色善恶及五色主病。

1. 五色善恶 凡五色光明润泽者为善色，说明虽病而脏腑精气血未衰，预后良好；凡五色枯槁晦暗者为恶色，提示病情深重，脏腑精气衰败，气血阴阳亏虚，胃气已竭，多预后不佳。察五色善恶时，不论何色，皆以病色明润含蓄还是晦暗暴露为区分要点。

2. 五色主病 五色即青、赤、黄、白、黑，五色变化见于面部，可反映不同脏腑的病变及病邪的性质。

（1）青色：主惊风、寒证、痛证、瘀血。为气血不通，经脉瘀阻所致。

主惊风：小儿于眉间、鼻梁、口唇四周出现青灰色，是惊风先兆或发作。

主寒、痛、瘀：面色多见青白、青紫或青黑晦暗。由于外感寒邪，寒性凝滞，气血不畅；或阳气亏虚，气血瘀滞，经脉不利。“不通则痛”，临床多伴有疼痛。

（2）赤色：主热证。为血液充盈于脉络所致。

面色红赤或满面通红，多见于外感发热或脏腑阳盛之实热证，热盛则血行疾速，脉络扩张而充盈故见赤色；两颧潮红为阴虚阳亢之虚热证；若面色苍白，忽见颧红如妆，游移不定，多见于久病重病之人，为虚阳浮越于上的“戴阳”证，属危重证候。

（3）黄色：主虚证、湿证。与脾虚气血化源不足，或脾虚湿蕴有关。

面色淡黄无泽，枯槁无华，称为萎黄，是脾胃气虚，气血不足所致；面色黄而虚浮，为脾失健运，水湿泛溢肌肤所致，称为“黄胖”；若面目肌肤俱黄，称为“黄疸”，其黄色鲜明如橘皮者，属“阳黄”，是湿热熏蒸，胆汁外溢所致；黄色晦暗如烟熏者，属“阴黄”，为寒湿郁阻，气血不荣所致。

（4）白色：主虚证、寒证、失血证。为气血不荣，脉络空虚所致。

面色苍白无华，是失血证或血虚，血脉空虚所致；面色㿠白为气虚；面色白而无华略带黄色为脾虚，气血俱亏；若暴病突现面色苍白，常为阳气欲脱之象。寒证伴有剧烈疼痛时，亦可见面色苍白，是阴寒凝滞，经脉拘急所致。

（5）黑色：主肾虚、寒证、瘀血和水饮。是阳虚寒盛、气血凝滞或水饮停留所致。

面黑多属肾病。肾阳虚衰，则阴寒内盛，气血凝滞，血脉瘀阻，水饮不化，而面见黑色。面黑而浅淡者，为肾阳衰微；面黑而干焦，多为久病肾精亏耗；面色黧黑、肌肤甲错属瘀血；目眶色黑，常为肾虚水泛之痰病，或寒湿下注的带下病。

五色主病，虽有上述规律，但临床不可过分拘泥。

三、望形态

形指形体，态指姿态。望形态是通过观察病人之形体胖瘦强弱及动静姿态，以诊断疾病的方法。

人体是以五脏为中心内外相应的有机整体，形体强弱、动静变化，均与脏腑精气盛衰及气血运行密切相关。内盛则外强，内衰则外弱。脏腑阴阳气血失常可表现为形态的异常，从而成为诊断疾病的依据。不同的形态又能体现体质的差异，提示某些疾病发病的倾向性和证候类型的特异性。

望形态时应注意：整体与局部变化的联系，动作与姿态的动态变化，年龄、性别、职业对形态的影响等。

望形态包括观察形体和姿态两方面：

（一）望形体

望形体是指观察人形体之胖瘦强弱及体质形态等，以诊断疾病的方法。《素问·三部九候论》说："必先度其形之肥瘦，以调其气之虚实。"强调了本法对诊断疾病的重要意义。

望形体时应注意观察形体的强弱胖瘦和体质的差别。

1. 强弱胖瘦

（1）体强：即形体强壮。表现为筋骨强健、胸廓宽厚、肌肉丰满、皮肤润泽、精力充沛等。这是内脏坚实，气血充盛，阴阳和调的征象。身体强壮则抗病力强而少病，即或患病也易治疗，预后较好。

（2）体弱：即形体虚弱。表现为筋骨不坚、胸廓狭窄、肌肉瘦削、皮肤不荣、疲惫乏力等。这是内脏虚弱，气血不足，阴阳失衡的征象。身体衰弱则抗病力弱而易病，或病多虚证难治，预后较差。

（3）体胖：即形体肥胖，有常态与病态之分。若体胖能食、肌肉坚实有力、动作灵活者，为形气俱盛，身体健康的表现。若体胖超常、肌肉松弛、神疲乏力、动作笨拙者，为形盛气衰。这是阳气不足，或多痰多湿的表现，易成痰饮或发生中风、胸痹等病。

（4）体瘦：即体形瘦削，亦有常态与病态之分。虽体瘦，但筋骨肌肉坚实，精力充沛、食欲旺盛者，仍属健康。若体瘦无力、神疲倦怠者，是形气俱虚，多为脾胃虚弱，后天不充所致。形瘦而多食易饥，是中焦有热；形瘦颧红皮肤干枯，多属阴血不足，虚火内生；久病极度消瘦、骨瘦如柴，即"大肉已脱"，是气虚至极，津液干枯，脏腑衰败，神气欲脱之危候。

2. 体质差别 体质是指个体由先天遗传和后天获得因素所决定的，表现在形态结构、生理机能和心理活动方面综合的相对稳定的特性。体质在一定程度上反映了机体脏腑经络、气血阴阳盛衰的禀赋特点。观察病人的体质形态，有助于了解不同个体对疾病的易感性及预后转归。体质形态可分为三种基本类型。

（1）偏阳质：形体及机能特点呈阳偏旺而阴较亏的特征。如体型偏于瘦长、头长颈细、肩窄胸平、背微驼。平素性情开朗急躁、喜动好强、喜凉恶热、大便多干。易感阳邪，患病易出现从阳化热，或阳亢、阴虚病理变化。

（2）偏阴质：形体及机能特点呈阴偏盛而阳较弱的特征。如体型偏于短胖、头圆颈粗、胸厚肩阔、身体多呈后仰。性格多内向抑郁、喜静少动、喜暖怕冷。易感阴邪，患病易出现从阴化寒，或阴盛、阳虚、痰饮、瘀血等病理变化。

（3）阴阳平和质：形体及机能特点无阴阳偏颇，气血调匀，阴阳和谐，是大多数人的体质特征。其发病随邪气性质而变。

（二）望姿态

望姿态是通过观察病人的动静状态及肢体动作和体位，以诊断疾病的方法。不同疾病可表现出特有的动静姿态或动作体位，因此观察病人姿态，可以判断疾病的性质和邪正的虚实。

望姿态时主要观察病人的行、坐、卧、立时的动作与体态，并应结合其他诊法进行辨证。动静姿态与所患疾病密切相关，不同性质的疾病会表现出不同的姿态。

1. 行 行走时以手护腹、身体前倾，多为腹痛；以手护腰、曲背弯腰、步履艰难，多为腰腿病；行走身体震动，或步态蹒跚，多为肝风内动，或筋骨受损。

2. 坐 坐而仰首、胸满气急，多为痰壅气逆的肺实证；坐而俯首、气短懒言，多为肾虚或肾不纳气；坐而不得卧，卧则气逆，多为心阳不足，水气凌心；坐则昏眩、不耐久坐，多为肝风内动，或气血俱虚；坐时以手抱头为头痛；低头伏案、不欲言语，多为气郁痰结，情怀抑郁。

3. 卧 卧时身重不能转侧、面常向里，多为阴证、寒证、虚证；卧时身轻自能转侧、面常向外，多为阳证、实证、热证。卧时踡缩，多为阳虚恶寒；若伴呻吟不止，则多为剧痛之征；喜加衣被，多为寒证；仰面伸肢，常欲揭衣被，多为阳盛之实热证。咳逆倚息不得卧，好发于冬季，多为内有痰饮；坐卧不安则为烦躁之征或腹满胀痛，或为心神不宁。

4. 站 站立不稳，其态似醉，并见眩晕者，多属肝风内动，气血并走于上导致的上盛下虚证，或为饮邪上泛证；不耐久站，站立时常需它物支撑，多属气血阴阳虚衰，不能滋养筋骨肌肉所致。若以手护腹，为脘腹疼痛之征。

四、望头项五官

望头项五官是通过重点观察受检者头面、颈项及五官等局部变化，以测知内应脏腑病理变化的方法。

（一）望头面

望头面是指通过对受检者头面形态、头发及囟门的观察，以诊断疾病的方法。

头为精明之府，诸阳之会，内藏脑髓，髓源于肾精。经脉汇聚于头面，脏腑气血上荣于头。故望头面可察脏腑精气盛衰，血液盈亏，特别是肾与脑的病变。

望头面时应注意头形、头发、囟门及面部形态的异常变化。

1. 望头部

（1）形态：小儿头形过大或过小，伴智力低下者，为先天不足，肾精亏虚。方颅畸形，多见于佝偻病，属肾精不足。头摇不能自主，多为肝风内动；年迈而头摇不已，见于血虚风动证。

（2）囟门：囟门望诊可以观察婴幼儿肾与脑的情况。小儿 1 ~ 1.5 岁时，囟门渐合。若囟门迟闭，骨缝不合，称为“解颅”，多为肾气不足；若囟门下陷者，称为“囟陷”，多属虚证，见于先天不足，发育不良，或吐泻伤津，或气血不足，或脾胃虚寒等；囟门高突，称为“囟填”，多属实热证，因外感时邪，火毒上攻所致。

（3）头发：应注意观察头发的疏密与色泽。头发色黑润泽浓密者，是肾气充盛，精血充足的表现。头发稀疏，色黄干枯者，是肾气亏虚，精血不足所致。青年白发，有家族史而无所苦者，一般不作病态。若伴见健忘、腰膝痠软者，属肾虚；伴心悸、失眠、健忘者，为劳神伤血；小儿发结如穗、形瘦腹大，多见于疳积，是脾胃虚损所致。

2. 望面部 观察面部形态时，应与面部色诊相结合。

（1）面肿：眼睑浮肿，多为水肿病，亦可由睡眠不足引起，前者除眼睑头面浮肿外，常同时伴肢体肿胀。

（2）腮肿：两腮漫肿焮热、面赤咽痛，或喉不痛，但外肿而兼耳聋者称为“痄腮”，俗名“蛤蟆瘟”，为温毒壅结气血所致。

（3）口眼歪斜与口舌歪斜：面部一侧经脉不和，气血不畅，肌肉受损，收缩无力，导致口眼或口舌向健侧歪斜。其中口眼歪斜者病在局部，为风邪中于经络，属外风病证；口舌歪斜常与半身不遂并见，为痰瘀痹阻经脉，属内风病证。

（4）苦笑面容：是由于面肌痉挛所致之苦笑状，为破伤风的特殊征象。多因外伤或新生儿断脐不慎，邪毒感染所致。

（5）面肌瞤动：面部肌肉抽动、或轻或重、醒则发作、睡则停止，为肝风内动，或血虚失养所致。

（二）望五官

望五官是通过观察头面器官目、舌、口、鼻、耳等的异常变化，以察知疾病的方法。

五官为五脏之苗窍，又称“五官七窍”。《灵枢·五阅五使》说：“鼻者肺之官也，目者肝之官也，口唇者脾之官也，舌者心之官也，耳者肾之官也。”五官内应五脏，故脏腑病变可反映于相应官窍。诊察五官的异常变化，可作为诊断脏腑病变的依据。

1. 望目 望目是指对目的形态、色泽等方面的观察以诊病的方法。目为肝窍，目为心之使，而五脏六腑之精气皆上注于目，所以观察目的变化可知脏腑病变。目的各部分与五脏相对应，即瞳仁属肾，称水轮；黑睛属肝，称风轮；白睛属肺，称气轮；目眦的血络属心，称血轮；眼睑属脾，称肉轮。根据五轮变化可推测所对应之脏的病变。望目时应注意其神、色、形、态之常变。

（1）目色：目眦色赤为心火；白睛赤为肺火；白睛显红络为阴虚火旺；全目赤肿为肝经风热；眼胞红肿湿烂为脾火；白睛变黄为黄疸，目眦淡白则是血亏之征。

（2）目形：目窠微肿如新卧起之状，是水肿病初起；目窠内陷，为亡阴脱液之征或五脏精气衰竭之象，病重难治。喘而眼睛突起为肺胀；眼突颈肿属瘿病。

（3）目态：主要观察目之动静变化。两目上视，白多黑少，不能转动者，为“戴眼”，见于惊风、痉厥及癫痫等；双目凝视前方不能转动，称“瞪目直视”，多属阴血亏损或痰迷心窍；黑睛斜向一侧，称“横目斜视”，为肝风内动的表现之一，亦可见于先天性斜视；瞳仁散大，称“瞳仁扩大”，多属肾精耗竭，为濒死危象，亦可见于中毒病人；瞳仁缩小，则属肝胆火炽，或中毒所致。

2. 望耳 是通过观察耳部变化，以测知疾病的方法。耳为肾窍，心寄窍于耳。耳又为“宗筋之所聚”，手足少阳、手足太阳及足阳明经入于耳或环绕其周围，故耳与整体具有密切的联系。因此，望耳可诊察全身或某些脏腑的病变。望耳应注意观察耳的色泽、形态及耳道分泌物等。

（1）耳部色泽：耳部色泽微黄红润为常色。色淡白，主寒证或气虚；色㿠白则多见于血虚、血脱；色青白，主慢脾风；色黑者，主肾病，耳轮焦黑干枯，属肾精大亏。耳背有红络，耳根发凉者，为麻疹先兆。

（2）耳部形态：耳薄小者形亏肾虚，耳肿胀者为邪盛；耳轮甲错者多属久病血瘀。

（3）耳道分泌物：耳内流脓，称“脓耳”，多因肝胆湿热蕴结所致。

3. 望鼻　是通过观察鼻的形色变化，以及排出物等，以诊察疾病的方法。肺气通于鼻，鼻为肺之外窍，是呼吸的通道，且为足阳明胃经所过。故望鼻之变化可察知肺、脾胃等脏腑的病变。望鼻应注意其色泽、形态和鼻内分泌物。

（1）鼻的色泽：鼻头色青为虚寒或腹痛；色黄为里有湿热；色白为气虚或失血；色赤为脾肺二经有热；色黑为有水气。

（2）鼻的形态：鼻肿为邪气盛，多因肺经火盛或外伤所致。鼻头色赤有小丘疹，久之色紫变厚或肿大，称“酒渣鼻”，多因肺胃热壅；鼻翼煽动，常见于喘证。如新病多为邪热壅肺所致，或痰饮停聚于肺，属实证、热证；若久病见喘而汗出，是肺肾精气虚竭的危重证。

（3）鼻内分泌物：鼻流清涕属外感风寒；鼻流浊涕多为外感风热。涕黄质黏量少，或偶有血丝，多为燥邪所致；若久流浊涕且腥臭者，名为“鼻渊”，属湿热蕴蒸。

4. 望口唇　是通过观察口唇色泽和形态变化，以诊察疾病的方法。脾开窍于口，其华在唇，手阳明大肠经、足阳明胃经环绕口唇，故口唇变化可反映脾胃及相关脏腑和经脉的病变。望口唇主要观察口唇的色泽及形态变化。

（1）口唇色泽：正常唇色红而明润。唇色淡白，主血虚；唇色深红，主实热证；唇红绛而干，是热伤津液或热入营血；唇色淡红，为虚为寒；唇色鲜红者，为阴虚火旺；唇色青紫，为气滞血瘀；环口黑色者，是肾气将绝或水气内停；小儿环口发青为惊风先兆。

（2）口唇形态：口唇糜烂，多因脾胃湿热上蒸或食积生热；口唇干枯皲裂，为津液耗伤；唇内溃烂，色淡红，为虚火上炎；口开不闭主虚证；口闭不开为“口噤”，主病多实。

5. 望齿龈　是通过观察齿龈的色泽形态，以诊察疾病的方法。齿为骨之余，由肾所主，手足阳明经入齿中。故齿龈变化可反映相关脏腑和经脉的病变。望齿主要观察齿龈的润燥、色泽和形态。

（1）牙齿：牙齿黄垢，是胃浊熏蒸；牙齿干燥不泽，为阴液耗伤；齿如枯骨，是肾阴枯涸；齿衄肿痛者，属胃火；牙齿腐洞为“龋齿”。

（2）牙龈：龈色红肿者，是胃火盛，若见出血为胃火伤络；龈肿不红者，是虚火上炎，若出血而不红肿者，是虚火灼络或气不摄血。牙龈腐烂，牙齿脱落为“牙疳”。

6. 望咽喉　是通过观察咽喉部色泽、形态及分泌物，以诊察疾病的方法。喉为肺之门户，咽内通于胃，肾之经脉循咽喉，故望咽喉可知肺胃与肾之病变。望咽喉应注意与问诊相结合。

咽喉红肿疼痛，为外感风热或肺胃有热；咽红干而痛，是热伤肺津；若红肿溃烂，为热毒深极；咽部嫩红，肿痛不甚，是水亏火灼；咽喉一侧或两侧突起肿块，状如乳突，称“乳蛾”，是邪壅气血；若红赤溃烂，为热毒蕴结；若溃烂出现黄色脓样膜状物或脓点，刮之易去，属“烂乳蛾”或“烂喉痧”，是热毒壅盛，热灼肉腐，搏结成脓所致；咽部有灰白色膜点，擦之不去，重擦出血，随即复生者，是“白喉”，为疫疠毒邪蕴积肺胃，上蒸咽喉所致，极易传染，须隔离治疗。

（三）望颈项

望颈项是通过观察颈项部的外形，以诊察疾病的方法。颈项是连接头与躯干的部分，其前部称颈，后部称项。颈项内有呼吸饮食之路径，又是经脉上达头面必经之处，故观察颈项，对局部及某些全身病证的诊断具有一定意义。颈项部的望诊应注意外形和动态变化。

1. 外形变化 主要观察有无肿瘤、结节及其部位、形态、大小等。

（1）瘿瘤：颈前颌下喉结的一侧或两侧，结块肿大，或大或小，随吞咽移动，称为“瘿瘤”，多因肝气郁结，痰凝血瘀所致，或与地方水土有关。

（2）瘰疬：颈侧颌下肿块累累如串珠，称“瘰疬”，多由肺肾阴虚，虚火灼津结成痰核，或感受风热时毒，气血壅滞结于颈项所致。

2. 动态变化 主要观察颈项部的动静姿态。正常人颈项转动自如，若观察颈部血脉搏动情况，取卧位时较明显。

（1）颈脉搏动：颈侧人迎脉搏动较常人明显，是水肿病之征象。若卧则颈脉怒张，是心阳衰微，水气凌心。

（2）项软：颈项软弱，头项不能举者，称“颈软”，见于小儿，系先天不足，肾精亏少；久病项软，举头无力，是气血大伤，肌肉失养，见于痿病；若老年体弱，项软头垂，是肾中精气亏竭的表现。

（3）项强：后项强硬，俯仰转动不利，称为“项强”。轻者伴头痛、恶寒、脉浮，多为风寒侵袭太阳经脉；甚者伴高热神昏，多为温热病热极生风。醒后突觉项强不舒、肩背疼痛者，为“落枕”，多因睡姿不当或风寒客于经络，或颈部肌肉劳损所致。

五、望舌

望舌是通过观察舌象变化，以测知体内病变的方法，简称舌诊。舌诊是中医特色诊法之一，在诊断学中占有十分重要的地位。

舌诊的原理主要有二：一是舌与脏腑密切相关。人体脏腑通过经络与舌连通，其中心、脾胃、肾与舌的关系最为密切。心开窍于舌，手少阴心经之别系于舌，心主血脉，舌体分布有丰富的脉络，故心的功能正常与否，必然反映于舌；足太阴脾经连舌本、散舌下，舌又为脾胃之外候，舌苔乃胃气上蒸而成，故舌象又可反映脾胃的运化功能状况；肾为先天之本而藏精，足少阴肾经挟舌本，精气盈亏亦会导致舌象变化。二是舌与精气血津液关系密切。气血的生成、运行与脾胃、心等脏腑密切相关，故气血盛衰变化与运行情况多能反映于舌；舌下“金津”、“玉液”乃是肾液、胃津上潮的孔穴，因此舌体润燥又可反映体内津液多少。故观察舌象可以推测脏腑盛衰、气血盈亏、邪正消长及病情顺逆，对判断正气盛衰、区别病邪性质、分辨病位深浅及推断病情及预后具有重要意义。

舌象包括舌质和舌苔。舌质又称舌体，指全舌的肌肉脉络组织。舌体的上面称舌背（或舌面），下面称舌底。舌体前1/5为舌尖部，候心肺；中2/5为舌中部，候脾胃；后2/5为舌根部，候肾。舌之两边则候肝胆。（见图8-1）。舌苔是指舌面上的苔状物，禀胃气而生成。

舌诊要求：一是光线充足，在自然光线或白炽灯下，病人取坐位或卧位，面向光亮；二要伸舌自然，使舌面平坦舒展，便于观察，避免用力致舌肌紧张，影响舌色和舌形；三是察舌苔时应注意除外“染苔”，如某些饮食或饮料可使苔色失真；四是察舌顺序一般先舌质后舌苔，由舌尖至舌根。

正常舌象为淡红舌薄白苔，表现为：舌质柔软，活动自如，舌色淡红，荣润有神；舌苔薄白均匀，干湿适中。望舌主要包括望舌质和舌苔两个方面。

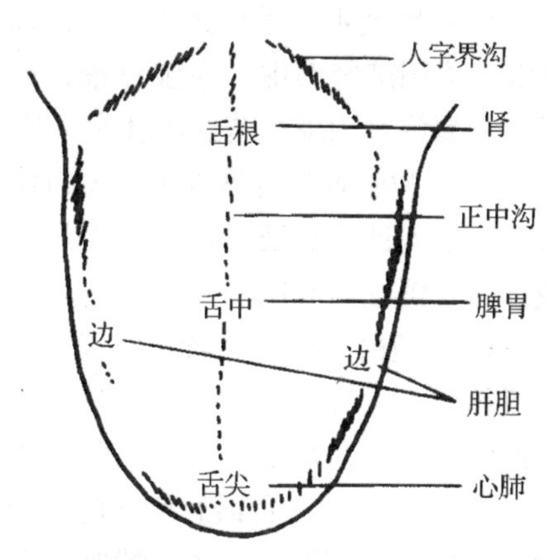

图8-1 舌面脏腑部位分属图

（一）望舌质

望舌质是通过观察舌体的神、色、形、态改变，以测知脏腑病变的方法。

舌质与脏腑经络、气血阴阳关系密切，故望舌质能辨脏腑的虚实、气血盈亏、阴阳盛衰，据此可判断疾病的预后。望舌时应注意观察舌体有神无神、舌色变化、舌形的改变及舌体的动静姿态。

1. 望舌神 即观察舌质的荣枯以辨有神、无神。察舌神以辨生机。舌质红活荣润，为有神，是脏腑气血充盛，生机旺盛之象，虽病亦属善候；舌体干枯晦暗无华，为无神，是脏腑气血阴阳衰败，邪气壅盛之象，生机受损，病势危重，预后不良。望舌神是判断疾病预后的关键。

2. 望舌色 即通过观察舌质颜色的变化，以了解疾病的有关情况。

（1）淡红舌：是正常舌象。即舌色淡红明润，为脏腑功能正常，气血和调，胃气充盛的表现，见于常人。或疾病初起，病较轻浅，尚未伤及脏腑气血。

（2）淡白舌：舌色较正常浅淡，由气血不荣所致，主虚证、寒证或气血两虚证。淡白而润，兼舌体胖嫩，多为阳虚证；舌色淡白而舌体瘦薄者，属气血两虚证。

（3）红绛舌：舌色深于正常，鲜红者，称红舌；深红者，称绛舌。红绛舌的形成机理是体内邪热亢盛，气血涌动，舌络充盈；或热入营血，耗伤营阴，血液浓稠，热壅血滞则舌呈绛红；或阴虚水涸，虚火上灼舌络致舌红。红绛舌主热证，但有虚实之分。若舌色鲜红，苔黄燥者，属气分实热；舌质深绛，为热入营血；舌质嫩红或绛，少苔或无苔，主阴虚火旺；舌尖红者，为心火亢盛；舌边红者，是肝胆火盛；舌中部红者，为中焦热盛。

（4）青紫舌：舌色淡紫无红者，为青舌；舌色深绛而暗，为紫舌。可全舌青紫，亦可见局部青紫斑点。青紫舌主血行瘀滞，其原因有：热毒炽盛，深入营血，灼伤营阴，气血不畅；或阴寒内盛，血脉凝滞；或跌仆外伤，气血瘀滞等。青紫舌主热、寒或瘀等。舌绛而深，干枯少津，主热毒炽盛；淡紫或青紫而润，是阴寒内盛；舌色紫暗或青紫，或局部有紫斑、瘀点，是瘀血之征。舌尖有瘀点、瘀斑，为心血瘀阻；舌边青紫，是肝郁血瘀；舌中紫暗，为瘀阻胃络。

3. 望舌形 即通过观察舌体的形态变化，以测知疾病的方法。舌形主要指舌体的大小与形质，正常舌体大小适中，望舌形主要观察其胖瘦、老嫩、厚薄以及有无裂纹、芒刺、齿痕和舌下脉络等。

（1）老嫩舌：辨老嫩舌主要观察舌体的纹理。舌体纹理粗糙，形色坚敛者，为苍老舌，不论苔色如何，多主实证。是阳热炽盛，伤津耗液，舌体失润所致。若舌质纹理细腻，形色浮胖娇嫩者，为娇嫩舌，多属虚证或虚中夹实。是水湿内停，浸淫舌体所致。

（2）胖大舌：舌体大于正常，伸舌满口，且舌肌呈弛缓状，称胖大舌。主水肿、痰饮为病。多因脾肾阳虚，水湿停聚，或湿聚成痰饮，阻滞舌络所致。舌淡白胖嫩，苔白而水滑，多属脾肾阳虚；若红而胖大，伴黄腻苔，是脾胃湿热，或痰热为病。

（3）肿胀舌：舌体肿大，盈口满嘴，舌肌呈胀急状，甚者不能闭口，难以缩回，称肿胀舌；主实证、热证。常因心脾热盛，或温热挟酒毒上壅，或中毒，以致气血壅阻舌络而成。若舌鲜红而肿胀，为心脾热盛；青紫肿胀，是酒毒攻心之象。

（4）瘦薄舌：舌体较正常瘦小而薄者，称瘦薄舌。主阴血亏虚之证。因阴血耗伤，或脾虚精亏，舌失濡润充养，舌肌萎缩，以致舌体瘦薄。若舌色浅淡而瘦薄，属心脾血虚；舌色红绛瘦薄，乃热盛伤阴或阴虚火旺之象。

（5）裂纹舌：舌面有明显的数目不等、形状各异、深浅不一的裂沟，称裂纹舌。其裂沟中一般无舌苔覆盖，多主精血亏虚之证。因精血亏虚，或阴津耗伤，舌体失养，舌面萎缩龟裂所致。久病舌色浅淡而裂者，为血虚不润；暴病见舌色红绛而裂，由热盛伤津，阴津耗伤所致；淡白胖嫩，边有齿痕而有裂纹者，是脾虚湿渍。

辨裂纹舌应注意在正常人群中约0.5%的人有先天性裂纹，称先天性舌裂，其特征是裂纹中有舌苔覆盖，且无不适感。

（6）点刺舌：点，指舌面上有大小不一的星点。色红者，称“红星舌”，是温毒入血或热毒乘心之征；白点多为脾胃气虚挟热毒上攻，为将糜烂之兆；黑点为血中热盛。刺，即芒刺，舌面红色颗粒高起如刺，摸之棘手，称“芒刺舌”。主邪热炽盛，芒刺越多，邪热越甚。常因脏腑热盛，热入营血，营热郁结充斥舌络所致。若舌尖有芒刺，为心火亢盛；舌边有芒刺，属肝胆火盛；舌中有芒刺，主胃肠积热。

（7）齿痕舌：舌体边缘有牙齿挤压的痕迹，称齿痕舌。主脾虚湿盛。齿痕舌常与胖大舌并见，其形成多因脾阳虚，水湿内停，致舌体肿大，与齿缘相互挤压而成。

正常人舌边也可见轻微齿痕，且长期不易消失，但舌体并不胖大，不属病态，应与上述病理性齿痕舌相鉴别。

（8）舌下络脉：将舌尖翘起，舌系带两侧金津、玉液穴处，隐隐可见青紫色脉络，即为舌下络脉。正常人的络脉不扩张，也无分支或瘀点。若舌下络脉青紫迂曲，主血瘀气滞；若舌下出现许多青紫或紫黑色小疱，多属肝郁血瘀；舌下络脉青紫粗胀，则属痰热内阻，或为寒凝血瘀。

4. 望舌态 即通过观察舌体的动静姿态，以诊察疾病的方法。应注意舌体运动情况，舌体活动灵活，伸缩自如，为正常舌态。病理舌态常见舌体强硬、震颤、歪斜等表现。

（1）强硬舌：舌体失其柔和，伸缩不利，或不能转动者，为强硬舌，亦称“舌强”。多见于热入心包或中风病证。其成因有三：外感邪热亢盛，灼伤阴津，扰及神明，舌脉失养；痰浊、痰热内结，闭窍阻络，舌失其主；肝风挟痰，上阻舌络。若舌红而强硬，兼神志不清者，多属热扰心神；舌色红干而强硬，多为热盛伤津；若舌强语謇、口舌歪斜者，常见于中风病。

（2）震颤舌：舌体颤动，或舌体细微颤动，称震颤舌。动则为风，病涉于肝。多因血液亏虚，筋脉失养，舌脉挛急；或邪热亢盛，燔灼肝经，筋脉拘急；或肝郁化火生风等，均可致舌体颤动。若舌质淡白而颤动者，属血虚生风；舌红或绛而颤动，为热盛生风。

（3）歪斜舌：伸舌时舌体偏向一侧，称歪斜舌。见于中风或中风先兆，或外伤等。其形成多因肝风内动，挟痰瘀阻于舌的一侧经脉，受阻一侧则舌肌弛缓，收缩无力，而健侧舌肌力如常，故伸舌时向健侧歪斜。

（4）痿软舌：舌体软弱，一侧或全舌痿软，伸缩无力，言语困难，称痿软舌。多由阴血亏虚，舌肌失养而萎缩。舌淡白而渐痿者，属气血两亏；舌红绛而渐痿者，属肝肾阴亏已极；新病舌干红而暴痿者，是热灼津伤。

（5）短缩舌：舌体紧缩不能伸长，甚则伸舌难于抵齿，称为短缩舌，是由舌上筋脉挛急所致。若舌淡紫湿润而短缩，多属寒凝筋脉；舌胖苔腻而短缩，多为痰湿内阻；舌红绛而短缩，属热病伤津。先天性短缩舌，是舌下系带过短，牵拉而使舌不能伸长所致。

（二）望舌苔

望舌苔是通过对舌苔颜色、质地进行观察，以了解疾病变化情况的方法。

舌苔是指附着于舌面上的一层苔垢。正常舌苔是由脾胃之气、津上蒸而成，表现为薄白苔，不滑不燥，是胃气充盛之象。病理舌苔则是胃气挟邪气上蒸而成，故舌苔与胃气的强弱、病邪的寒热等属性有关。观察舌苔变化对判断病因、推测病位、确定病性及预测预后吉凶都有重要意义。望舌苔应着重观察舌苔的颜色及舌苔的质地。

1. 望苔色 是通过观察舌苔不同颜色变化，以诊察疾病的方法。一般有白苔、黄苔、灰黑苔三类及其兼色变化。

（1）白苔：白苔最为常见，主病也最为复杂。其形成原因：一是由胃气上熏，凝聚于舌而成，为正常之苔；二是因外寒入侵或阳虚内寒，阻遏阳气，寒凝于舌所致，多主表证、寒证。

白苔有厚薄之分，因舌质、苔质之别，具有不同的临床意义，也可见于里证、热证、虚证、实证等。

①薄白苔：苔薄色白，细腻均匀，干湿适中，舌色淡红，为正常舌苔。亦可见于表证，若兼有恶寒发热、脉浮，是表证初起之象，为病邪在表而尚未入里的表现。如舌苔薄白、舌质淡白、神倦肢冷者，多为阳虚内寒证；苔薄白而干、舌尖红者，为燥热伤津，或心肺火盛；苔薄色白、舌面湿润水滑，可见痰湿上犯，或痰饮水湿上溢。

②厚白苔：苔白而厚，多主里证、实证。若苔白厚而腻，为脾阳不振，水饮停聚，或痰湿内生；苔白厚如积粉，扪之不燥者，是外感浊邪疫气，热毒内盛所致，常见于瘟疫或内痈；苔白厚如腐渣，多为内有食积痰浊，胃腑积热之故。

（2）黄苔：黄苔的形成，是因病邪入里化热，脏腑内热，胃气夹邪热上泛熏灼，导致苔色变黄。黄苔一般主里证、热证，也可见于表证、虚证和寒证。黄苔有深浅、厚薄、润燥等不同，主病各异。

①淡黄苔：苔色淡黄，或黄白相兼，多由薄白苔转变而来，见于外感病，是外邪由表入里化热，但尚未完全入里，表里同病的表现。苔薄黄而润，是表邪初入里，里热不甚，津液未伤。

②黄厚腻苔：苔色黄而厚腻湿润，多见于湿温病，或湿热内结，或饮食积滞，或为痰热内盛。

③黄干苔：苔色黄干而少津，多属邪热伤津。若呈黄厚干苔，为里热实证；若色黄干枯不润为老黄，甚至为焦黄色，为热积于内，胃液干枯。

若舌苔黄滑而润，但舌质淡胖而嫩者，则为阳气虚衰，水湿不化所致。

（3）灰黑苔：苔色呈浅黑色为灰苔，深灰色即为黑苔。灰苔与黑苔主病同类而有轻重程度的差别，常并称为灰黑苔。

①灰苔：可见于里热证，亦主里寒证。苔灰而润，主痰湿内停或寒湿中阻；苔灰而干燥，常兼见舌质红，是热炽伤津或阴虚火旺；若为由白而黄转灰者，为外感后传经邪热所致。

②黑苔：多由灰苔或焦黄苔转化而来，主里证、热证，又主寒证，多见于病情较重者。苔黑而滑润、舌质色淡者，主虚寒，多为阳虚阴寒内盛；苔黑厚腻而黏、舌红者，是痰湿挟热伏于中焦；苔黑而干燥、舌质红者，主热证，多属邪热伤津。若舌中焦黑，四周无苔，为津液受伤，虚火所致；苔黑燥而生芒刺，是热极津涸之实热证；若苔黑生刺，望之虽燥，但渴不多饮、边有白苔、舌质淡白而嫩者，为真寒假热证。

2. 望苔质 苔质即舌苔的质地。望苔质是指通过观察舌苔质地的厚薄、润燥、腻腐、剥脱等变化，以诊察疾病的方法。

（1）薄厚苔：舌苔薄厚的分辨，以“见底”、“不见底”为标准。凡透过舌苔能隐隐见到舌体者为薄苔，又叫见底苔；不能见到舌体者为厚苔，又叫不见底苔。薄苔是由胃气、胃津熏蒸于舌而成；厚苔则常因胃气挟食浊、痰湿等邪气熏蒸，滞积于舌所致。故薄苔察胃气，厚苔辨邪气。观察舌苔的厚薄，有助于了解病位的深浅、感邪的轻重以及病情的进退。

薄苔主病初起在表，邪浅病轻。苔薄色白主表寒证，苔薄色黄主表热证。苔厚主病邪在里，病情较重。苔厚而黄腻主湿热或痰热，或食积化热。舌苔由薄变厚，多为邪盛病进，或伏邪显露；舌苔由厚变薄，则提示正胜邪退，或邪气消散外达。

（2）润燥苔：舌苔的润燥主要根据舌面津液多少来区分。舌苔润泽有津，干湿适中者为润苔；若苔面湿润而滑，甚则流涎欲滴为滑苔；苔面干燥少津，望之枯涸者为燥苔；舌苔干而粗糙，扪之涩手者为糙苔；舌苔干而有裂纹者是裂苔。

润苔是胃津、肾液上承于舌之征，但热入营血，蒸动营阴津液上潮于舌，亦可见舌面湿润。滑苔多为寒湿内蕴，或阳虚水饮不化，聚于舌面所致。燥、糙苔，为热盛津伤，阴液亏耗所致；或湿邪内郁，阻遏阳气，气不化津上承而成。裂苔因火热伤津，苔失津润而致。

察舌苔之润燥，可以了解津液的盈亏及其输布的常与变。舌苔润泽，表明津液未伤。若舌红绛而苔润，为热入营血；舌淡而苔滑，为水湿内停。舌红苔燥，多属热盛伤津；舌淡苔燥，乃痰饮水湿郁遏阳气。舌苔由润变燥，表明津液渐伤；由燥转润，则提示热退津复。

（3）腐腻苔：舌面覆盖一层苔垢，苔质疏松，颗粒较大、松软，形如豆渣堆积舌面，刮之易去，称为腐苔；若苔质致密，颗粒细腻，如油腻覆盖舌面，刮之难去，为腻苔。

腐苔主食积、痰浊，多因阳热有余，蒸腾胃中腐浊邪气上泛，聚集于舌而成。腻苔多见于湿浊、痰饮等浊邪阻滞，胃气不降的病证，因湿浊内阻，阳气被遏，湿浊停积舌面而成。

（4）剥落苔：舌苔在病程中全部或部分剥脱者称剥落苔，简称剥苔。剥落苔的形成是因胃气匮乏不得上蒸于舌，或胃阴枯涸不能上潮于口所致。根据苔剥落的部位和大小而形成不同类型。

舌前部苔剥落者，称前剥苔；舌中部苔剥落者，称中剥苔；舌苔多处剥落，舌面仅存少量斑驳片舌苔，称花剥苔；若舌苔骤然退去，舌面光洁如镜者，即为光剥舌，又称镜面舌，是胃阴枯竭，胃气大伤，毫无生机的危重征象。

观察舌苔剥脱变化，既可测知胃气、胃阴的存亡，也可反映邪正的盛衰，判断疾病的预后。如舌苔从有到剥苔，是胃的气阴不足，正气渐衰的表现；但舌苔剥落之后，复生薄白苔者，乃邪去正胜，胃气渐复之佳兆；痰热湿浊内阻出现剥苔，则是邪气渐退，而胃阴耗伤之象。

辨舌苔之剥落应注意与先天性剥苔加以区别，先天性剥苔部位常在人字沟前呈菱形状，是先天发育不良所致。

（5）真假苔：辨舌苔真假，以有根、无根为标准。舌苔坚敛着实，紧贴舌面，刮之不脱者，为有根苔，称真苔。真苔多为实证，是胃气尚存，夹食积浊气上蒸所致。若苔不着实，似涂浮舌上，刮之即去，为无根苔，称假苔。假苔多见于虚证，为胃气大伤，不能上蒸，难以续生新苔，而原有之苔逐渐脱离舌体之故，所以刮之即脱。

察舌苔真假，可辨邪正盛衰，病情轻重顺逆。病在初、中期出现假苔，表明邪浊聚积，病尚轻浅；若见真苔且厚，为胃气壅实，病较深重；久病出现假苔，是胃气匮乏之逆证；若见真苔，则是胃气来复的顺证。

（三）舌质和舌苔的综合诊察

舌苔和舌质的变化所反映的生理和病理意义各有侧重，故临床诊舌必须舌苔与舌质合参。舌苔的色、质变化与所感邪气及病证的性质有关；舌质的色、形主要反映脏腑气血津液情况。因此在诊察疾病时，不仅应详察舌苔、舌质的基本变化与主病，还须注意不同舌苔与舌质之间的相互关系，将两者结合起来审察病情。

通常舌质与舌苔的变化是一致的，所反映的病机也是相关的，如内有实热，则见舌质红、舌苔黄；虚寒证则多见舌质淡白、舌苔白。但在某些疾病中可出现两者变化不一的情况。主要有以下两种：

其一，舌质和舌苔单方面异常。无论病之久暂，都意味病情单纯。可提示病邪性质、病程长短、病位深浅及邪正盛衰等情况。

其二，舌质和舌苔均有改变，但变化不一致。对此应从三个方面考察：一要着重从舌质分析病机，如舌质淡胖而嫩，苔黄滑润者，则舌质反映其阳虚，苔滑润体现水湿不化，其黄色则不能从热而辨；二要着重从舌苔辨其病机，如淡红舌黄黑苔而干燥，此时舌苔反映了里热炽盛，且有伤津之象；三是提示存在两种以上的病理变化，病情较为复杂，辨证应考虑二者的意义，不要轻易从舍。如舌红苔白滑，主里热挟痰；舌红瘦苔黑，为热盛伤津等。

六、望皮肤

望皮肤是通过观察皮肤色泽与形态，以诊察疾病的方法。

皮肤居一身之表，内合于肺，卫气循行其间，十二正经的皮部和孙络循行、分布于此，故为机体的屏障，凡外邪所犯，或内脏失调，均可引起皮肤出现异常改变。因此望皮肤可以了解气血津液的盛衰，测知内脏的病变及病邪的性质，亦可判断疾病的顺逆。

望皮肤主要观察其形色的变化。色泽变化的内容与“望色”一致，此不赘述。皮肤外形的变化主要有：

1. 望水痘 皮肤出现水疱，其形椭圆，表浅易破，大小不等，陆续出现，浆薄如水，晶莹透亮，不结厚痂，不留疤痕。为外感时邪所致，属病情轻浅的一种传染病。

2. 望斑疹 多系血分受邪而致的皮肤改变。斑与疹不同。斑，形如锦纹，点大成片，散见于皮肤下，摸之不碍手，色红或紫暗。疹，形小如粟粒，高出肌肤，抚之碍手，色红或淡红。斑疹可见于温热病和内伤杂病。温热病见之，系因邪热郁于肺胃不得外泄，内迫营血，外发肌肤所致。内伤发斑，或为脏腑蕴热，迫血妄行，或因气虚不摄，血溢肌肤。一般而言，斑较疹为重，若斑疹同见，则系邪盛病重之征。

斑疹当辨顺逆。温热病斑疹始于胸腹，渐及四肢，分布均匀，疏密适中，色红身热，且斑疹透出后热退神清者，为邪去正安之顺证；若始于四肢，后及胸腹，分布不匀，稠密成团，色深红或紫暗，身热不退，神识不清者，是邪气内陷之逆证。

3. 望白㾦 皮肤出现白色小疱疹为白㾦。其特点是高出皮肤、晶莹如珠、根部肤色不变、擦破流水，多分布于颈项胸腹，偶见于四肢，消失时有皮屑脱落。多因湿温或暑温病中，湿热郁蒸肌肤，汗出不彻，蕴蒸而成。凡白㾦晶莹饱满、颗粒清楚，是津气充足，正能胜邪，湿热外达之顺证；若见色白而枯、干瘪无浆之枯㾦，为津气不足，正不胜邪，邪毒内陷之逆证。

4. 望痈疽疔疖 痈、疽、疔、疖是体表皮肤常见的外科疮疡疾患。由于病因不同，属性有别，特点各异而有区别。

（1）痈：肌肤局部红肿高起、根盘紧束，伴有焮热疼痛者为“痈”，属阳证。多因热毒内蕴，复感邪毒，致营卫不和，经络阻塞，气血壅滞不通，热胜肉腐成痈。

（2）疽：患处漫肿无头、肤色不变、不热少痛者为“疽”，属阴证。多因气血虚而寒痰凝滞，或五脏风毒积热，流注肌肉，内陷筋骨而成。

（3）疔：初起患部如粟米状，根脚坚硬而深，麻木或发痒，顶白而痛甚者为“疔”。多因嗜食膏粱厚味，致脏腑蕴热，复感毒邪侵袭，内外合邪，气血凝滞而成。疔易发于颜面手足，其中头面疔疮容易发生疔疮走黄而危及生命。

（4）疖：患处形小而圆，生于皮肤浅表，红肿热痛不甚，容易化脓，脓溃即愈者为“疖”。多因暑湿郁阻肌肤，或湿热蕴积脏腑，外发肌肤，使气血壅滞而成。

此外，皮肤虚浮肿胀，为水湿泛滥为病；皮肤干瘪枯燥，多为津液耗伤，或精血亏虚；

皮肤干枯、纹理交错如龟蛇之鳞甲者，称为“肌肤甲错”，是血虚夹瘀所致；皮肤干枯如蛇蜕之皮，伴有麻木不仁、须眉脱落者，为麻风恶候。

七、望小儿食指络脉

望小儿食指络脉是通过观察小儿食指内侧络脉的形色变化，以诊察疾病的方法。古称“望小儿指纹”，此法适用于3岁以内的小儿。

小儿食指络脉诊法始见于唐代王超《水镜图诀》，是由《内经》诊鱼际络脉法演变而来，后世医家对此法不断发挥，并被广泛用于临床，对诊断小儿疾病具有重要的意义。

小儿食指络脉诊法的原理：食指内侧络脉与寸口脉同属手太阴肺经，而寸口为脉之大会，能反映人体脏腑气血阴阳的盛衰变化，故诊食指络脉与诊寸口脉意义相同。3岁以内的幼儿，因寸口脉部短小，诊脉时常易啼哭，从而影响脉象的准确性。而幼儿皮肤薄嫩，络脉变化极易显见，所以察小儿食指络脉可弥补其脉诊的不足。3岁以上的儿童，皮肤渐厚，指纹逐渐模糊不清，且情绪较为稳定，故可切脉候病，不再运用此法。

（一）观察方法

观察小儿食指络脉时，令家长抱幼儿向光亮处，医生用左手握患儿食指末端，以右手拇指蘸水推小儿食指掌侧前缘，从指尖向指根方向推动数次，用力须适中，使络脉显露，便于观察。

（二）临床意义

小儿正常食指络脉，隐隐显露，色淡红略紫。病变时应根据其出现部位、颜色和形状的异常变化，察知病邪的性质和深浅，判断气血阴阳的盛衰，推测疾病的轻重吉凶等。观察小儿食指络脉时应注意以下四个方面：

1. 三关分布 食指络脉显现可分风、气、命三关：由食指掌横纹起第一节为“风关”，第二节为“气关”，第三节为“命关”（见图8-2）。根据络脉见于三关的部位，以测定邪气的浅深及病情轻重。络脉显现于风关者，是邪气入络，示邪浅病轻；若见络脉透过风关至气关者，是邪气入经，主邪深而病重；络脉过气关达命关时，是邪气入脏，邪陷病危之兆；若络脉透过风、气、命三关直达指尖，称“透关射甲”，提示病情凶险，预后不佳。

2. 色泽变化 一般色深而浓者病重，色浅淡者病轻。色紫红者主内热；色鲜红者多属外感表证；色青者主惊风或痛证；色紫黑者主血络郁闭，为病重之象；色淡白者为虚证。

3. 隐显深浅 络脉浮现明显，主病在表，多见于外感病；络脉沉隐不显，主病在里，多见于内伤里证。

4. 形状变化 正常络脉多是斜形、单枝，粗细适中。若络脉渐长为病进；日渐缩短为病退。络脉增粗多属热证、实证；变细者多属寒证、虚证。但应注意络脉粗细与气候冷暖变化有关，长短与年龄大小相关。

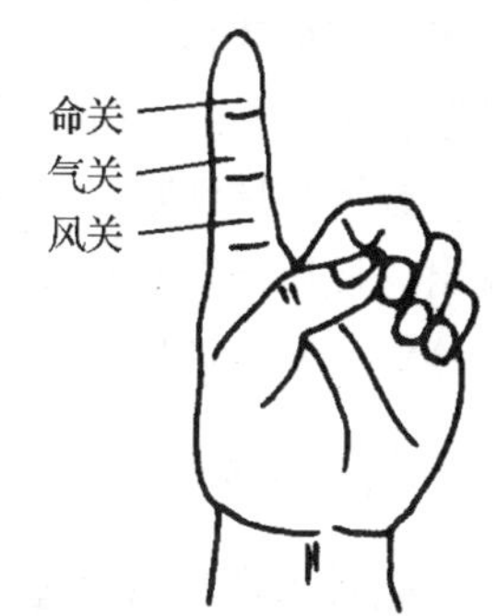

图8-2 小儿食指三关图

望小儿食指络脉应考虑影响其形色的一些因素，如皮肤的厚薄、肤色的不同、形体胖瘦及某些疾病等，都可影响络脉的显现及色泽。因此望小儿食指络脉应与其他诊法结合，综合分析作出诊断。

八、察二阴

察二阴是通过观察前阴和后阴的形色变化，以测知疾病的方法。前阴包括外生殖器及排尿器官，又称“下阴”。前阴为宗脉之所聚，又为阳明及冲、任诸脉汇合处，肝之经脉环绕阴器。后阴即肛门，又称“魄门”。肛门通于大肠，肺与大肠相表里。肾开窍于二阴，司二便，主生殖。可见前后二阴与脏腑经络有着密切的关系。因此察二阴的变化可以了解相关脏腑经络的病变。

（一）望前阴

望前阴是通过观察前阴的形态、功能活动及有关改变，以了解局部或相关脏腑病变的方法。

1. 男子 应观察前阴形态变化，并了解其功能状况。若阴囊肿大、皮泽透明的，称“水疝”，是水湿停聚，下注阴囊所致；阴囊肿大、不透明不坚硬者，称“癞疝”，常因小儿啼哭，气聚阴囊所致；阴囊内有肿块，卧则入腹，立则入囊，有胀痛者，为“狐疝”，可因禀赋素弱，肝气内动，迫肠入囊而成，或为气虚下陷所致；阴囊肿而冰冷、控睾而痛，为“寒疝”，系阴寒凝聚所致；阴茎萎软缩小，名“阴缩”，内因阳气亏虚，外感阴寒邪气，寒凝肝脉所致；若阴茎有硬结或破溃流脓者，是梅毒内陷，毒向外攻之“下疳”证。

2. 女子 前阴突出如梨状肿块，称“阴挺”，多因产后劳伤，脾气亏虚，升提无力，致胞宫下垂所致；外阴发白瘙痒、皮肤干枯萎缩，为女阴白斑，是阴亏血燥之象。

（二）望后阴

望后阴是通过观察肛门及其周围的形态，并结合病人自觉症状变化，以诊察疾病的方法。

肛门有裂口出血者，为肛裂。见于大便之后，伴有疼痛，为血热肠燥，大便干燥难排所致；肛门周围红肿高起、疼痛焮热，为“肛痈”，多由湿热下注或外感邪毒所致。肛门内外周围有物突出，可兼疼痛，甚则便时出血，是为“痔核”，因湿热内结，血脉瘀阻所致。其生于肛门齿线以外者，称“外痔”；生于肛门齿线以内者，称“内痔”；内外皆有者，称“混合痔”。肛门周围有瘘管，内通直肠，外流脓水，称“肛瘘”，多因久痔不愈，溃后成瘘，或因肛周痈疡日久不愈，溃后不收敛所致。直肠脱出肛门外者，为“脱肛”。轻者便时脱出，便后回缩；重者咳嗽、劳累即出，久不回缩。皆因脾气虚，中气下陷所致，常见于年老体弱、妇女产后或久泻及习惯性便秘者。

九、望排出物

望排出物是指通过观察病人的排泄物和分泌物的变化，以了解疾病情况的方法。排泄物是指人体排出体外的代谢废物；分泌物指官窍所分泌的液体，在病理状态下分泌量增大，也可成为排出体外的排泄物。排出物包括呕吐物、痰、涎、涕、唾、二便及月经、带下、汗、泪、脓液等。其中月经、带下、汗液等在有关章节介绍。

排出物是机体代谢活动及某些病理变化过程的产物，与脏腑组织器官的生理、病理密切相关，所以观察排出物的变化，能测知相关脏腑的病变和邪气的性质。

观察排泄物和分泌物时，应注意其形、色、质、量的变化。色白质稀者，多为寒证、虚证；色黄赤质稠者，多属热证、实证。

（一）望痰涎涕唾

望痰涎涕唾是指通过观察痰涎涕唾的变化，以测知相关脏腑病变的方法。对痰涎涕唾的诊察，要着重其色泽、形质的观察，同时结合气味的辨别和排出量的询问。

1. 望痰 通过观察痰的形质，以及气味及排出量等，推测相关脏腑的病变的方法。痰是机体水液代谢障碍所形成的病理产物，有广义和狭义之分。此指由呼吸道排出的黏液，即狭义之痰。

痰白而清稀，或有灰黑点者为寒痰，多因寒邪伤阳，气不化津或脾阳不振，湿聚成痰，上犯于肺所致；痰色白清稀而多泡沫者为风痰，是因痰湿伏肺，外受风寒所致；痰白滑量多易咯者为湿痰，是脾虚不运水湿聚而为痰；痰少而黏难咯出者，甚则干咳少痰属燥痰，因燥邪犯肺耗伤肺津所致；痰中带有血丝，血色鲜红，是肺中血络受损，见于燥邪犯肺，或肝火犯肺及阴虚火旺等；咯吐脓痰腥臭或脓血者，为热毒蕴肺，肉腐血败酿脓成痈，多见于肺痈。

2. 望涎 即观察涎的形质及量的多少，了解脏腑病变情况。涎为脾（胃）之液，亦与肾有关。

小儿口流清涎量多，称“滞颐”，是脾胃虚寒所致。若口角清涎淋漓，睡则流出更甚，是脾虚不能摄津之故。成人特别是老年人口角流涎，多是肾虚不摄所致。

3. 望涕 即观察涕液的变化以诊察疾病。涕为肺之液，涕的色、质及量的变化常反映肺的病变。

鼻塞流清涕，为外感风寒；鼻流黄涕或浊涕，是外感风热；鼻流清涕、喷嚏不止、遇冷即发作，称“鼻鼽”，由风寒束于肺卫所致；涕稠似脓血、腥臭难闻，或流黄水，反复发作，经久不愈，称“鼻渊”，是湿热邪毒蕴阻肺窍所致。

4. 望唾 即观察唾液分泌情况，了解相关脏腑病变。唾为肾之液，亦与脾胃相关。故唾液分泌量的变化常与肾、脾胃功能失调有关。多唾而稀，为肾阳气化失司，水液上泛所致；唾多而黏，多因胃中积冷、宿食、湿停等，致胃气上逆而多唾。

（二）望呕吐物

望呕吐物是指观察呕吐物的形质性状变化，以诊察疾病的方法。呕吐是胃失和降，气逆于上的表现。呕吐物形、色、质、量变化，可反映胃的病变，并可作为判断病性寒热虚实的依据。

呕吐物秽浊酸臭，或呕吐鲜血，夹食物残渣，是胃有积热或肝火犯胃所致；呕吐物清稀无臭，多因脾胃阳虚或寒邪犯胃所致；呕吐物酸腐，夹有未消化食物，多因饮食失节，食滞不化所致；呕吐清水痰涎，伴口干不欲饮、苔腻胸闷，为痰饮中阻，多由脾阳失运，水饮停积而成；呕吐不消化食物、无酸臭味，或呕吐黄绿苦水、频发频止者，为气滞呕吐，多见于肝气犯胃的病证。

第二节　闻　诊

闻诊是医生利用听觉和嗅觉来诊察了解病人病况的诊断方法。包括听声音和嗅气味两个方面。听声音是从病人所发出的语言、呼吸、咳嗽、呕吐、呃逆、嗳气、太息、喷嚏、哮鸣等声响中，了解病情变化；嗅气味是根据病体内所散发的各种气味以及分泌物、排泄物和病室的气味，以辨别证候和诊断疾病。

一、听声音

声音的发出是气流通过肺、气道、喉、会厌、舌、齿、唇、鼻等器官，产生振动的结果。肺主一身之气，气动则有声，是发声的动力；喉是声路，为发声之关键；舌为声机，唇齿煽动，对声音起调节作用。声音的异常变化主要与肺、肾、心等脏腑有关，肺主呼吸之气，肾主纳气，故有“肺为声音之门”、“肾为声音之根”的说法。由于心藏神而司语言，故又有“言为心声”之说。因此听声音不仅可以诊察与发音有关脏腑的病变，还可根据声音的变化，进一步诊察疾病表、里、虚、实等变化。

（一）正常声音

正常的声音具有发音自然、音调和谐、言语清楚、应答自如、言与意符等特点。由于人的个体脏腑、形质、禀赋有所差异，故正常的声音也有高低、清浊的不同。如男性多声低而浊，女性多声高而清，儿童则声尖清脆，老人则声浑厚低沉。正常人的声音柔和洪亮，是元气和肺气充沛的表现。

声音与情志的变化也有关系。如喜悦时发声欢快而和畅，愤怒时发声忿厉而急疾，悲哀则发声悲惨而断续，这些因一时感情触动而发的声音，也属正常范围。

（二）病变声音

1. 发声　凡患者发音高亢，声音连续，前轻后重的多属实证热证；发声低微，声音断续，前重后轻的多属虚证寒证。语声重浊，多因外感风寒，或湿浊阻滞，肺气不宣，鼻窍不畅所致。常见的发声异常有：

（1）嘶哑：嘶哑包括声嘶和失音。声嘶又称音哑，即嗓子干涩，发音困难，以致声音不清脆、不圆润、不响亮。失音是指完全不能发音，古称“喑”。声嘶与失音的病因病机基本相同，失音为声嘶之甚。新病声嘶或失音，属实证，多因外感风寒或风热，寒热二气交相袭肺，或痰浊壅滞，以致肺气不宣，清肃失职，正所谓“金实不鸣”。久病音哑或失音，多属虚证，常是精气内伤，肺肾阴虚，虚火灼金，以致津枯肺损，声音难出，即所谓“金破不鸣”。呼叫怒喊，耗伤气阴，喉咙失润，也可导致声嘶或失音。妊娠末期出现声音嘶哑，称为“子喑”，因为胞之脉系于肾，肾脉又系舌本，当胞体增大，络脉受压，使肾脉不通则肾之精气不能上承舌本则发子喑，分娩后可自愈。

（2）鼾声：熟睡时的鼻息声，称鼾声，并非全是病态。但若鼾声过大过长，则提示息道不畅，肺气失宣，多因睡态不当或鼻道有疾所致。若昏睡不醒，鼾声不绝者，多因神识昏迷，气道不利，气冲息道所致，常见于热入心包，或中风入脏之危证。

（3）呻吟：身有痛楚不适时，口中发出的“哼哼”声，称呻吟。呻吟声高音厉，必痛甚病急，多实证；呻吟声低音弱，一般痛微病缓，多虚证，或病危欲脱。

（4）惊呼：似暴受惊恐，骤然大叫一声，即所谓“惊呼”。多因病在骨节、脏腑，气机闭阻，病人因有剧痛，平时不敢多说多动作，稍有活动，疼痛加剧则发惊呼。如语声寂然，喜惊呼者，为骨节间病，或病深入骨；语声暗然不彻者，心膈间病。小儿阵发惊呼、发声尖锐、表情惊恐，多是惊风证。小儿夜啼亦多惊恐为病，或心脾经有热，或脾寒腹痛。

（5）喷嚏：正常人因异物、异味的刺激，喷嚏偶作的，不属病态。若新病喷嚏频作，伴鼻塞流涕、恶寒发热、头身疼痛、脉浮等，为风寒邪气侵袭肺卫，束于皮毛，阳气无所发越，因此产生喷嚏，借以上走，故有“风寒随喷嚏而散，难以入伤于经”的说法。若久病喷嚏频作、鼻塞流涕，但无恶寒、发热等表证表现，兼神疲乏力、气短、自汗、易感冒等，则为肺气不足所致。若阳虚久病，突然发作喷嚏，为阳气回复之证，如《灵枢·口问》曰：“阳气和利，满于心，出于鼻，故为嚏。”

2. 语言 言为心声，言语与心主神明有关，心病则语言错乱，说话困难，言不随心，清·陈念祖《医学实在易》说：“大抵语言声音不异于平时为吉，反者为凶。”所以闻言语可推测病证的预后。一般认为患病者沉默寡言，多属虚证、寒证；烦躁多言，多属热证、实证；言语轻迟低微，欲言不能复言，为“夺气”，是中气大虚之证。常见的语言失常有以下几种：

（1）语言謇涩：说话不流利、含糊不清、缓慢涩滞、语不达意，称为语言謇涩。多为中风先兆，常伴舌体强硬；若见于中风后遗症，是风痰阻络，舌体筋脉失于濡养，致舌失柔软和灵动。若见于热病后期，是真阴灼伤，舌体失养所致。

（2）谵语：神志不清、语无伦次、声高有力的称为谵语。多属热扰心神之实证，可见于温病邪入心包或阳明腑实证。

（3）郑声：神志不清、语言重复、时断时续、声音低弱的称为郑声。属于心气大伤，精神散乱的虚脱之证。

（4）独语：自言自语、喋喋不休、首尾不续、见人则止的称为独语。在急性热病中见此，多为邪陷心包；在情志病中见此，是痰浊内盛，上蒙心窍，神明被扰所致。见于老年人或久病者，为气血亏虚，心神失养，思维迟钝所致。

（5）错语：病人语言颠倒错乱，或言后自知说错，不能自主的称为错语，又称“语言颠倒”。是心气不足，神失所养的虚证。

（6）狂言：声嘶力竭、出言快、声音高、骂詈不休、喧扰妄动的称为狂言，多见于痰火犯扰心神的狂证。

3. 呼吸 呼吸与肺肾诸脏以及宗气相关，所以诊察呼吸变化，有助于推测五脏以及宗气的虚实。正常情况下，新生儿期，呼吸40次/分钟左右；婴儿期（满月至周岁），30次/

分钟左右；幼儿期（1～3岁），25次/分钟左右；成人16～20次/分钟。运动或情绪激动时，呼吸变粗而快，睡眠时呼吸减慢，皆属生理性变化，不是病态。病者呼吸如常，是形病而气未病；呼吸异常，是形气俱病。外感邪气有余，呼吸气粗而快，属热证、实证。内伤正气不足，呼吸气微而慢，属虚证、寒证。气粗为实，气微为虚。但久病肺肾之气欲绝，气粗而断续者为假实证；温热病，热在心包，气微而昏沉者为假虚证。呼吸微弱困难，气来短促，不足以息，为元气大伤，阴阳离绝之危证。病态呼吸的临床表现有喘、哮、上气、少气、短气等病症。

（1）喘：喘是呼吸困难、短促急迫的表现，甚者张口抬肩、鼻翼煽动、不能平卧。喘有虚实之分，实喘发作急骤、气粗声高息涌、惟以呼出为快、仰首目突、形体壮实、脉实有力，多属肺有实热，或痰饮内停。虚喘发病徐缓、喘声低微、吸少呼多、息短不续、动则喘甚，但以引长一息为快、形体虚弱、脉虚无力，是肺、肾虚损，气失摄纳所致。

（2）哮：哮是以呼吸急促似喘，喉中痰鸣如哨音为特征，多反复发作，缠绵难愈。多因内有痰饮，复感外寒，束于肺卫，引动伏饮而发；也有感受外邪，束于肺经所致者；久居寒湿地区，或过食酸咸生冷及鱼虾等，也可诱发哮症。

临床上哮症和喘症常同时出现，所以往往称为哮喘，关于哮与喘的区别，明·虞抟《医学正传》说："喘促喉中如水鸡声者谓之哮，气促而连续不能以息者谓之喘。"

（3）上气：上气指肺气不得宣散，上逆于喉间，气道窒塞，呼吸急促的表现。以呼多吸少，每兼咳嗽为特征。咳逆上气，兼见时时吐浊痰，但坐不得卧，是痰饮内停胸膈；若阴虚火旺，火逆上气，则兼咽喉不利；外邪束于皮毛，肺气壅塞，水津不布，则上气多兼身肿。

（4）短气：短气指呼吸气急而短，不足以息，数而不连续，似喘而不抬肩，喉中无痰鸣声。短气当辨虚实。饮停胸中，则短气而渴、四肢关节痛、脉沉，属实证；肺气不足，则体虚气短、小便不利，属虚证。

（5）少气：少气又称"气微"，指呼吸微弱、短而声低，非如短气之不相连续，形体动态一般无异常改变。少气主诸虚不足，是身体虚弱的表现。

4. 咳嗽 咳嗽的发生与肺脏关系最密切，但五脏六腑的病变凡可影响肺的均可引起咳嗽。这是由于肺主气又外合皮毛，上连喉咙，开窍于鼻，外邪或先袭于皮毛，或从口鼻而入，肺必首先受邪，气道壅塞，肺气上逆则发生咳嗽；脾不健运，水液聚积成痰湿，湿痰上渍于肺，即可使肺气不利而发生咳嗽；又肝气郁结，气郁化火，肝火上炎，肺受熏灼而失清肃，则发生咳嗽。故《素问·咳论》说："五脏六腑皆令人咳，非独肺也。"闻诊可根据咳嗽的声响和兼见症状，以鉴别病证的寒热虚实。

咳声重浊、痰色清白、鼻塞不通，多是外感风寒。因风寒束肺，使肺宣发肃降失职所致。

咳声不扬、痰稠色黄、不易咳出，兼咽喉疼痛、鼻出热气，多属肺热。因邪热犯肺，津液受灼，肺气不利所致。

咳有痰声，痰多而易于咯出，多是寒咳，或为痰饮、湿痰。因脾阳虚，水湿不运，湿聚生痰，痰湿阻肺，肺失宣降所致。

干咳无痰，或痰少黏稠、咽喉干燥，多属燥邪犯肺，或肺阴亏虚。因阴津耗损，肺失濡润，不得清肃所致。

咳声轻清、低微气怯，兼气促，多属肺虚，因久病肺气虚损，失于宣肃所致。

咳声如犬吠，常兼音哑，多为白喉。因疫毒攻喉，闭塞气道所致。

咳声阵发，发则连声不绝，甚则呕恶咳血，咳终止时作鹭鸶叫声样者，称“顿咳”，也叫“百日咳”。多因风邪与伏痰搏结，郁而化热，阻遏气道所致。

5. 呕吐 呕吐是指胃中饮食物、痰涎、水液上逆，经口冲出的一种表现。可分为呕、吐和干呕三种不同情况。以有声有物为呕，有物无声为吐，有声无物为干呕。临床上统称呕吐。三者均为胃失和降，胃气上逆的反应。根据呕吐的声音及所吐之物，可辨寒热虚实。

呕吐声音微弱、吐势徐缓，吐物呈清水痰涎，多属虚证、寒证。因脾胃阳虚，脾失健运，胃失和降，胃气上逆所致。

呕吐声音壮厉，吐物呈黏痰黄水、或酸或苦，多属热证、实证。因热伤胃津，胃失濡养而致胃气上逆。若热扰神明，呕吐呈喷射状。

呕吐酸腐味的食糜，多因暴饮暴食，或过食肥甘厚味，以致食滞胃脘，胃失和降，胃气上逆而致。若食滞不甚者，则干呕口臭。

6. 呃逆 呃逆古称“哕”，因其呃呃连声，后世称之为呃逆。此属胃经之气上逆，致横膈拘挛，声自咽部冲出，发出一种不由自主的冲击声。因胃的经脉贯膈络肺，达咽喉，故胃气上逆，可致横膈拘挛而发呃逆。呃逆多频频发作，每分钟数次、十多次不等。若呃声不高不低，短暂且可自愈，多因咽食匆促，或食后偶感风寒所致，不属病态。临床可据呃声之长短、高低和间歇时间不同，以诊察疾病的寒热虚实。

呃逆见于新病，呃声有力者，属实证、热证，多因寒邪或热邪客于胃。若呃声沉缓有力，是因寒邪阻遏胃阳；呃声频频、连续有力、高亢而短，则是肝火犯胃所致。

呃逆见于久病，呃声低怯者，属虚证、寒证，多因脾胃气衰或脾胃虚寒。若呃声低沉而长、气弱无力，是脾虚胃弱，中焦气机不畅所致。若呃声低弱，连续不断，则是脾胃阳衰，中焦虚寒。久病胃气衰败者，突然呃逆，其声低弱，不连续，良久一声，是病情转危之兆。

7. 嗳气 嗳气，古称“噫”，是气从胃中向上出于咽喉而发出的声音。因胃中有残留的气体，导致胃气上逆而成。日常饱食，或喝汽水后，偶见嗳气，是饮食入胃，排挤胃中气体上出所致，不属病态。嗳气亦当分虚实。虚者其声多低弱无力，嗳后腹满可暂减，顷刻如故；实者其声多高亢有力，嗳气腹满得减。

若嗳气声重浊、有酸腐臭气、脘腹胀痛拒按、苔厚腻，多因暴饮暴食，而致食停中焦，气机受阻，胃气上逆而成；若嗳气频作，其声响亮、胁胀脘痛、脉弦，多因恼怒伤肝，肝气横逆犯胃，胃气上逆而嗳气频作。

嗳气声低沉而断续、无酸腐气味、纳谷不馨、舌淡脉弱，多因脾胃虚弱，脾气不升，胃气不降而上逆所致。可见于久病或老人。

8. 太息 太息，又称叹息，是病人自觉胸闷不畅，一声长吁或短叹后，则胸中略舒的一种表现，是因气机不畅所致，以肝郁为多见。

肝气郁滞者，则叹息频作，多因长期的心有不平或情有所逆，以致肝失条达，气机不畅而见叹息。阳气不足之人也可见喜叹息，多因劳伤过度，或久病失养，阳气耗伤太过，气虚不得舒展所致。

9. 肠鸣 肠鸣，又称腹鸣，是指腹中辘辘作响而言，是腹中气机不和，胃肠中的气体随着胃肠的蠕动与水液相互激荡而产生。根据其发生的部位、声响可辨病位和病性。

鸣声在脘部，如囊裹水，振动有声，起立行走或以手按抚，其声则辘辘下行，为痰饮停聚于胃，阻滞中焦气机，传导失常所致。

肠鸣声在脘腹，辘辘如饥肠，得温、得食则减，受寒、饥饿时加重，多因久病不愈，或过用寒凉药物，损伤胃阳，致胃肠气机不和之故。

腹中肠鸣如雷，若属风、寒、湿邪胜则脘腹痞满，大便濡泄；寒甚则脘腹疼痛，肢厥吐逆。多因过食生冷，或腹部受寒，致中阳被困，脾胃升降失常，气机受阻所致。

二、嗅病气

病气分为病体之气与病室之气两种，都是指和疾病有关的气味而言。病室之气是由于病体本身或排泄物所发出，气从病体散发到病室，可以说明疾病的严重情况。

（一）病体之气

1. 口气 正常人说话时口中无异常之气散出，如口有臭气，多属消化不良，或有龋齿，或口腔不洁。口出酸臭之气的，是内有宿食；口出臭秽之气的，是胃热；口出腐臭之气的，多是内有溃腐疮疡。

2. 汗气 病人身有汗气，可知已曾出汗。汗有腥膻气，是风湿热久蕴于皮肤，津液受到蒸变的缘故。腋下汗出臭秽，令人不可接近者，称“狐臭”，因湿热郁蒸或遗传所致。

3. 鼻臭 鼻出臭气，经常流浊涕，是“鼻渊”，多因肺热或脾胃湿热内盛所致。

4. 身臭 身发腐臭气，应考虑有无溃腐疮疡。

5. 排泄物之气味 如痰涎、大小便、妇人经带等的异常之气，一般是通过问诊（问病人或其家属）可以了解。如咳吐浊痰脓血，有腥臭气的为肺痈。大便臭秽为热，有腥气为寒。小便黄赤浊臭，多是湿热。矢气酸臭，多是宿食停滞。妇女经带有腥气的是寒；有臭气的是热，秽臭不堪的当是重证恶候。

（二）病室之气

瘟疫病开始即有臭气触人，轻则盈于床帐，重的充满一室。病室有腐臭或尸臭气的，是脏腑败坏，病属危重；病室有血腥臭，病人多患失血症。还有病室特殊气味，如尿臊气（氨气味），多见于水肿病晚期病人；烂苹果气（酮体气味），多见于消渴病病人，均属危重证候。

第三节 问诊

问诊是指医生对病人或陪诊者进行询问，以了解病情的一种诊察方法。因为有关疾病的很多情况，如病人的一般情况、自觉症状、疾病的演变过程、治疗经过、既往病史等，均须通过问诊才能了解，而问诊所得的病情资料还可为进一步选择其他检查方法提供线索。所以问诊是诊法中不可缺少的重要环节。明代医家张介宾曾提出问诊是“诊治之要领，临证之首务”(《景岳全书·传忠录上·十问篇》)。

医生在问诊时，首先要做到认真负责，耐心细致；全面了解，详而不繁；抓住重点，简而不漏。同时还要注意言谈和蔼可亲，通俗易懂，既不能以不良的语言和表情刺激病人，避免给病人带来不利的影响，也不可仅凭医生本身的主观臆断去套问或暗示病人，而使问诊所得资料片面或失真。

问诊既要全面、系统，又要根据不同的病情有所侧重。对于妇女和儿童病人，还应根据其生理及病理特点进行有针对性的询问。特别是对于危急病人，医生首先要为抢救生命而争取时间，不能因机械地苛求问诊内容完整而贻误时机。可以先作扼要的询问和重点的检查，待经抢救转危为安之后，再对未详之处进行补问。

问诊的主要内容有一般情况、主诉、现病史、既往史、个人生活史、家族史等。询问时应根据就诊对象及具体病情的不同，灵活而有主次地进行询问。清代陈念祖曾在总结前人经验的基础上作《十问歌》，言简意赅地概括了问诊的基本内容，即“一问寒热二问汗，三问头身四问便，五问饮食六问胸，七聋八渴俱当辨，九问旧病十问因，再兼服药参机变，妇人尤必问经期，迟速闭崩皆可见，再添片语告儿科，天花麻疹全占验”(《医学实在易·四诊易知》)。

一、一般问诊

一般问诊主要是询问病人的姓名、性别、年龄、民族、籍贯、婚否、职业、家庭住址、工作单位、工作性质、发病时间、治疗经过等一般情况。

通过一般问诊，一方面书写较详细的病历，以便在必要时进行查阅，或与病人及家属进行联系、随访，对病人负责；另一方面，则可以了解与病情有关的资料，作为诊断疾病的参考和依据，如年龄、性别、职业等的不同，可有不同的多发病、常见病。小儿易患麻疹、水痘等病变，妇女多见经、带、胎、产的疾病，中老年人又往往出现高血压病、中风、冠心病等。长期从事水中作业者，易感湿邪；经常在高温环境下劳作者，容易中暑。还有矽肺、铅汞中毒等职业病，大多与工作性质有关；而疟疾、血吸虫病、大骨节病、瘿瘤等，又多属地方性、区域性的病变。

（一）问主诉

主诉是指病人就诊时感受最明显或最痛苦的主要症状、体征及其持续时间。

主诉通常是病人就诊的主要原因，也是疾病的主要矛盾。医生在问诊时，应善于对病人零乱的陈述加以归纳，抓住其中几个主要症状，并将其部位、性质、程度、持续时间等，逐一询问清楚。主诉包含的症状不宜过多，一般是1～3个，如“咳嗽三天”、“发热、腹痛、泄泻两天”等。记录主诉的文字也要简洁、明了。

主诉是调查、认识、分析、处理疾病的主要依据，具有非常重要的诊断价值，准确的主诉可以帮助医生判断疾病的范围、类别，以及病势的轻重缓急。

（二）问现病史

现病史是指从疾病的发生到此次就诊时病情演变的全过程，以及对疾病诊治的经过。现病史是病情资料中最重要的内容之一，是病史的主要组成部分。

问现病史，首先是询问发病情况，包括发病时的环境与时间，有无明显的发病原因或诱因，是突然发病还是缓慢起病，疾病最初的症状及其部位、性质、程度、持续时间等。

其次要询问病情的演变过程。按时间顺序了解从起病至就诊时病情演变的主要情况，如哪一阶段有哪些主要表现，症状的性质、程度有何变化。病情有否好转或加重现象，是否有新的病情出现等。

再次是询问病情演变过程中所作过的诊断和治疗情况。如曾在何处作过哪些检查，检查结果如何；作过何种诊断，诊断的依据是什么；作过哪些治疗，所用何种药物，以及剂量、用法、时间、疗效、有无不良反应等。

（三）问既往史

既往史又称过去病史，是指病人以往的患病情况或健康状况。由于不同的体质对某些病邪的感受性以及临床表现的证候类型不尽相同，疾病之间又可互相影响，互相传变，因此通过了解既往史对当前病症的诊断很有帮助。

一般健康情况包括强壮、素体健康，或虚弱、多病等。对过去曾患的疾病，不仅要询问当时的诊断，必要时还要了解其主要症状、病情变化、诊治经过、是否痊愈、有否复发及后遗症等。若现在仍未痊愈，则要问其有何病症表现，对目前所患疾病有无影响等。对儿童病人，还应注意询问是否得过麻疹、白喉、水痘、腮腺炎等传染病，何时何地接受过何种预防接种等。另外对某些药物或物品有无过敏史也应了解。

（四）问个人生活史

个人生活史是指病人的生活习惯、社会经历、饮食嗜好、劳逸起居、工作情况及婚姻生育史等，这与某些疾病的发生及病理变化有一定的关系。如询问出生地、居住地及经历地，尤其应注意是否到过某些地方病高发区或传染病流行区域。日常生活习惯有无吸烟、饮酒、喝茶等嗜好，平时性情、精神状态如何，劳逸起居是否得当。从事何种职业、工作性质、工作环境、工作强度如何，特别要注意询问有何种毒物接触史。对成年男女，还应询问其婚姻生育和配偶的健康状况，对已婚妇女，则还应询问其经、带、胎、产的情况。

（五）问家族史

家族史是指病人的直系亲属，如父母、兄弟姐妹、配偶、子女等的健康状况和患病情况，这对于了解病人有无可能发生传染性疾病和遗传性疾病具有重要意义。因为许多传染病的发生常与生活密切接触有关，某些遗传性疾病与血缘关系密切。如果直系亲属已死亡，应问清楚其死亡的原因与时间。

二、问现在症状

问现在症状是指询问病人就诊时所感到的痛苦与不适，以及与病情相关的全身情况。症状是病理变化的反映，是诊病辨证的主要依据，很多症状唯有病人自己能够感受，只有通过详细询问方可获知。因此问现在症状是问诊的主要内容，也属于现病史的范围，对了解疾病的病因、病位，判断疾病的性质等有着重要作用。问现在症状的内容，包括询问寒热、出汗、疼痛、饮食口味、大小便、睡眠、耳目等。

（一）问寒热

问寒热是询问病人有无怕冷或发热的症状。怕冷与发热，并不局限于体温的升高或降低，如怕冷可以是病人主观上的感觉，其体温并不一定低于正常；发热除指体温高于正常外，还包括病人自觉全身或某一局部有发热的主观感觉。

由于“阳胜则热，阴胜则寒；阳虚则寒，阴虚则热”，所以寒热的产生是因病邪的性质和机体阴阳盛衰变化所决定的。询问时要注意问清怕冷与发热是单独出现、同时出现还是交错出现；问清寒热的轻重、出现的时间、持续的长短、表现的特点及其伴随的症状等。

1. 但寒不热 病人只觉怕冷而无发热的情况，称为但寒不热。但寒不热的产生，可以由阴寒之邪侵犯人体，阳气被遏所引起；也可因体内阳气不足，阴寒内盛而导致。根据其怕冷的程度及特征，分为恶寒、恶风、寒战和畏寒四类。

（1）恶寒：病人无风自冷，虽加衣被、甚至近火取暖仍觉寒冷的，称为恶寒。多属感受外邪，正邪交争，腠理密闭，卫阳郁遏而不外达，皮毛失其温煦所致。多见于外感病的初期，是表证的主要症状之一。通常恶寒的症状较短暂，继则必与发热并见。若寒邪直中脏腑，亦可见恶寒或病变部位冷痛之象，同时伴有内脏功能失常的症状。至于加衣加被或近火取暖而冷感无明显缓解者，是因外邪未除，卫阳郁而不宣之故。

（2）恶风：自觉怕风，遇风则冷，避之可缓者，称为恶风。由于风性轻扬开泄，易使腠理疏松而微有冷感，故恶风多为风邪外袭所致，并常与出汗同时兼见。在肺卫气虚，肌表不固的内伤病中，也可出现恶风的感觉。

（3）寒战：恶寒且伴有全身发抖者，称为寒战，亦叫“寒栗”。其病理变化多为邪正剧烈交争，相持不下，是恶寒的严重表现。

（4）畏寒：病人经常自觉怕冷，得暖可以缓解者，称为畏寒。畏寒属阳虚，往往见于素体阳虚或因病而损伤阳气的病人。阳气是热量的来源，阳虚不能温煦肌体，故时觉怕冷，常伴有面色淡白、四肢不温等症状。由于加衣加被可减少阳气耗散，近火取暖可资助阳气，故得暖则其冷缓解。

2. 但热不寒 病人只觉发热、恶热而无怕冷的症状，称为但热不寒。主要见于阳盛或阴虚的里热证。根据热势的轻重、发热的时间、特点等，可分为以下几种热型：

（1）壮热：病人持续高热不退，体温超过39℃，只恶热不恶寒者，称为壮热。多见于外感热病的极期，属里实热证，是邪气亢盛，正气相对不虚，邪正剧争，里热炽盛，蒸达于外的表现，常伴有多汗、烦渴等症。

（2）潮热：发热如潮水之有规律，定时发热或定时热甚者，称为潮热。潮热多在午后或夜间，这与人体阳气从午后开始入内，与里热相合，不得发散有关。临床常见的潮热有三种情况：

①阳明潮热：病人常于日晡（下午3～5时）阳明旺时而热甚，故又称“日晡潮热”。多为邪热侵入胃肠，燥热内结所致。以热势较高、腹部胀痛拒按、大便秘结的里实热证为特征。

②湿温潮热：指午后热甚，但身热不扬，即肌肤初扪之不觉很热，扪之稍久则觉灼手。

此属湿热邪气困遏中焦的湿温病，多系午后阳气入内，与中焦湿热相合，使湿遏热伏，郁蒸于内，热难透达，故午后热甚且身热不扬。因湿热易阻气机，又常伴有胸闷呕恶、头身困重、苔黄而腻等症状。

③阴虚潮热：以午后或入夜低热，或五心烦热为特征，多为阴液亏损，虚阳偏亢的里虚热证，常兼有盗汗、颧红、舌红少津等症状。若阴虚热甚，自觉有热气自深层向外透发的感觉，则又称“骨蒸潮热”。

（3）微热：病人自觉发热而体温并无增高，或轻度发热，体温一般不超过38℃者，称微热，又谓“低热”。微热虽热势较轻，但通常持续时间较长，多见于某些阴液亏虚、脾气虚损或气阴不足之内伤病或温热病的后期，也可继发于其他疾病。临床最常见的微热除阴虚潮热外，还有脾气虚损，无以升提清阳，阳气不能正常升发敷布，郁而发热的气虚发热，可兼见烦劳则热甚、少气自汗、倦怠乏力等症状。

3. 恶寒发热 恶寒与发热同时并见，是外感表证的主要症状。乃外邪客于肌表，卫阳奋起抗邪，正邪交争，致使卫阳郁遏不宣则发热，肌表失却温煦则恶寒。由于外邪性质不同，恶寒与发热又有轻重的区别。

（1）恶寒重发热轻：病人恶寒明显，发热轻微，是外感寒邪所致表寒证的特征。因寒为阴邪，易伤阳气，故恶寒重；寒性凝滞，阻遏卫阳，肌表郁遏不宣，故发热轻。

（2）发热重恶寒轻：病人发热较重，恶寒甚微，是外感热邪所致表热证的特征。因热为阳邪，易致阳盛，故发热重；热邪袭表，腠理开泄，汗出而表卫不固，故恶寒轻微。

（3）发热轻而恶风：病人发热不重，但当风觉冷，常是外感风邪所致伤风表证的特征。因风性浮越，腠理疏松，卫阳郁遏不甚，故发热怕冷均轻。

恶寒发热的轻重，不仅关系到感受病邪的性质，而且与邪正盛衰也有着密切的联系。如邪轻正衰者，发热恶寒均较轻；邪正俱盛者，发热恶寒均较重；邪盛正衰者，又多为恶寒重而发热轻。

4. 寒热往来 病人恶寒与发热交替而作，是邪在半表半里的特征。由于邪正相争，互为进退而相持不下，正胜则发热，邪胜则恶寒，故寒热交替发作。其中时冷时热，寒热往来无定时者，可见于少阳证；如寒战与高热交替而作，发有定时，每日发作1次，或2～3日发作1次，并兼有头痛、多汗等症者，常见于疟疾病。

（二）问出汗

汗为阳气蒸化津液，出于体表而成。病理情况下的显性出汗或无汗，与邪气侵扰，正气强弱及腠理疏密等因素相关。所以通过询问病人的汗出与否和汗出时间、部位、性质、多少、颜色及主要兼症等，可以了解人体的阴阳盛衰、津液盈亏及邪正斗争的情况。

1. 汗出有无 为了辨别病邪的性质和正气的盛衰，应首先了解有无出汗的现象。

（1）表证有无汗出：在外感病表证阶段，若无汗出者，多为外感寒邪所致的表寒实证。因寒主收引，寒邪侵袭肌表，使腠理致密，汗孔闭塞而无汗出。若有汗出者，常属外感风邪的表虚证或外感风热的表热证。因风性开泄，或热性升散，均易使腠理疏松而汗出。倘若卫阳素虚，复感外邪，肌表不固，则更易引起出汗。

（2）里证有无汗出：里证无汗常见于津亏、失血阴伤等，因阴津亏少，汗化无源所致，也可见于里寒证。若里证有汗，则应分清其寒热虚实的不同，如里热实证，可因阳热内盛，迫津外泄而汗出较多，同时伴有高热、烦渴、脉洪大等症。若因正气盛衰或其他原因引起的出汗，具体内容详见以下各节。

2. 汗出性质 汗出性质的不同，与正气的盛衰和疾病的预后密切相关。

（1）自汗：经常汗出不止，活动后尤甚者，称为自汗。多缘于阳气虚弱，腠理不密，津液无以固摄而外泄，常伴有神疲乏力、气短懒言等症。

（2）盗汗：入睡时出汗，醒后则汗止者，谓之盗汗。多因阴虚不能制阳而阳偏盛，虚热蒸发津液外出为汗，常伴有潮热、颧红及舌红少苔等症。

（3）战汗：当病势沉重时，病人先全身战栗抖动，继而汗出者，称为战汗。战汗是邪正交争剧烈，病变发展的转折点，可根据汗出后的病情变化来推测邪正之盛衰。若汗出热退、脉静身凉，是邪去正安的好转现象；若汗出后仍烦躁不安、脉来疾急，则为邪盛正衰的危候。

（4）绝汗：在病情危重的情况下大量出汗者为绝汗，又称“脱汗”，往往见于亡阴、亡阳的证候。若汗出如油、热而黏手，同时兼见高热烦渴、脉细疾数之症，属亡阴之汗；若汗出淋漓、清稀而冷，同时伴有身凉肢厥、脉微欲绝之症，则属亡阳之汗。

3. 汗出部位 局部出汗者，应明确其汗出的部位，从而判断其相关脏腑经络的阴阳气血盛衰。

（1）头汗：指头部或颈部出汗较多的现象。多因邪热袭扰上焦，阳气亢盛而逼津外泄；或中焦湿热蕴结，湿郁热蒸而津液上越。此外久病体弱，气虚无以固摄，或病情危重，阳衰阴盛，虚阳上浮，也可引起头面汗多。小儿睡眠时若常有头汗微出而无其他症状，不属病象，因小儿为阳热之体，易热迫津泄而汗出。

（2）半身汗：仅肢体的一半出汗，或左半身，或右半身，或上半身，或下半身，称为半身汗。病变部位则在于无汗的半身，由于患侧经络为风痰、瘀痰或风湿之邪阻滞，致使营卫不和，气血运行失调。常见于偏瘫、截瘫及痿证。

（3）手足汗：手足心汗出不甚者为生理现象。若汗出过多，常由阳明胃肠蕴热，邪热蒸迫津液旁达四肢所致；或是循行于手足心的手厥阴、足少阴经脉郁热而熏蒸汗液外泄。

临床上除应辨别以上各种汗症外，还应注意辨别汗的冷热和颜色。冷汗者多因阳气虚弱，肌表失固；热汗者多由外感风热或里热蒸迫所引起。若汗出色黄如柏汁者，名曰“黄汗”，多因风湿热邪交蒸所致；若汗出色偏红者，名曰“红汗”或“汗血”，常为胆经郁热所致。

（三）问疼痛

疼痛是临床上最常见的自觉症状之一，可发生于患病机体的各个部位。由于致病原因不同，其疼痛的性质也不一样。外邪、痰浊、食积、气滞、血瘀等，闭阻于经络，使气血运行不畅，可出现实性疼痛；气血不足、阴津亏损，导致脏腑经络失养，可产生虚性疼痛。问诊时应着重询问病人疼痛部位及疼痛性质等情况。

1. 疼痛部位 不同部位的疼痛，常反映相应脏腑经络的病变，辨清疼痛的部位，对了解病变所在的脏腑经络有一定的意义。

（1）头痛：头痛有虚有实，所致原因极多。实者常起病急而痛剧，如外邪袭扰头目，痰浊、瘀血上阻清阳等；虚者常病久而痛缓，如气血阴阳亏少，不能上荣于头，致使脑窍空虚等。头痛还可根据其经络的循行分布，以确定病之所在。如前额痛属阳明经，头侧痛属少阳经，枕项痛属太阳经，头顶痛属厥阴经等。

（2）胸痛：心肺居于胸中，故胸痛多为心肺功能异常所致。阳气不足、寒邪乘袭、瘀血阻滞、痰浊郁遏、火热伤络等，均可导致胸部气机不畅而发生疼痛。如胸痛伴高热、咳吐铁锈色痰，为肺热壅盛；胸痛伴潮热、盗汗，甚至咳血，是阴虚内热。胸闷痛而痞满者，多为痰饮；胸痛彻背、痛如刀绞者，多属胸痹。

（3）胁痛：胁痛一般与肝胆疾病有关，因胁肋为肝胆两经循行的部位。肝失疏泄、肝胆火旺、肝胆湿热、气滞血瘀，以及悬饮等病变，都可引起胁痛。

（4）脘痛：胃主通降，有受纳、腐熟水谷的功能。寒邪犯胃、食滞胃脘、肝气犯胃等，均易使胃失和降，气机不利而引起胃脘疼痛。进食后疼痛加剧者，多属实证；进食后疼痛缓解者，多属虚证。

（5）腹痛：脐以上的腹部统称大腹，属脾胃及肝胆；脐周围称脐腹，属脾和小肠；脐以下为小腹，属膀胱、大小肠及胞宫；小腹两侧为少腹，是肝经所过之处。因此腹痛的范围较广，可根据疼痛发生的不同部位来察知其所属的不同脏腑。因寒凝、热结、气滞、血瘀、食滞、虫积等所致者多为实证，其疼痛较剧而拒按；因气虚、血虚、阳虚等所致者多属虚证，其疼痛较缓而喜按。

（6）腰痛：腰为肾之府，腰痛见于虚证者多责之于肾，乃肾中精气阴阳虚损，不能温煦、滋养而致。若属实证，常由风寒湿邪阻滞经脉，或瘀血阻络所产生。

（7）四肢痛：四肢疼痛，可有关节痛、肌肉痛、筋骨痛等之别。多因风寒湿邪或风湿热邪侵袭，以致气血阻滞，运行不畅所引起。亦有因脾胃虚损，水谷精微不能敷布于四肢而致。若疼痛独见于足跟者多属肾虚。

2. 疼痛性质 根据疼痛的不同性质和特点，可分辨引起疼痛的病因与病机。

（1）胀痛：胀痛指痛有胀感，多由气滞引起，常具有时发时止、气泄得缓的特点。如情志抑郁，肝气阻滞，见胸胁胀痛；中焦寒凝气滞或食积内停，见脘腹胀痛；肝阳上亢或肝火上炎，则多见头部胀痛不舒。

（2）刺痛：刺痛即疼痛如针刺状，特点是痛处固定而拒按，为瘀血作痛的表现。多因跌仆闪挫、气滞、气虚，血寒、血热等，引起血行不畅，瘀阻于内所致。

（3）冷痛：痛处有冷感，得温则痛缓为冷痛，常见于阴气偏盛的寒证。实寒证多由寒邪阻络，不通则痛；虚寒证多因阳气不足，虚寒内生所致。

（4）灼痛：由火邪窜络，或阴虚热盛所引起的热证疼痛，多为灼痛，其特点是疼痛有灼热感而喜凉。如肝火旺盛，见胁肋灼痛；胃阴不足，虚火内扰，见胃脘灼痛等。

（5）绞痛：疼痛剧烈如刀绞，称为绞痛。多因有形实邪，如瘀血、结石、蛔虫等闭阻气机，或寒盛而气机滞塞所致。如心血瘀阻引起的胸痛，蛔虫上窜引起的腹痛，肾结石引起的腰痛等，往往都具有绞痛的性质。

（6）隐痛：隐痛是疼痛不剧烈却绵绵不休，多由气血不足，失却充养，或阳虚生寒，无以温煦而致，多属虚证。

（7）重痛：疼痛并有沉重的感觉，称为重痛。由于湿性重浊，湿邪客于经络，气机阻遏，则令人有重痛之感。如头沉痛、四肢困重疼痛、腰重坠而痛者，多属湿证。

（8）掣痛：痛处有抽掣感，或痛时牵引他处者，即为掣痛，亦称“引痛”。因肝主筋，故掣痛多与肝病有关，多因血虚经脉失养，或寒邪侵袭经脉所致。

（9）空痛：疼痛而有空虚的感觉，谓之空痛。多因气血衰少，精髓亏虚，脏腑、髓海、胞宫失养之故。多见于虚证。

（10）痠痛：痠痛即疼痛而兼有痠软的感觉，多见于湿邪侵袭肢体，气血不畅所致。若肾虚而骨髓失养，亦能引起腰膝痠痛的现象。

（11）走窜痛：疼痛部位游走不定，或走窜攻痛，称走窜痛。常见于风邪阻络所致的肢体关节疼痛而游走不定，或气机阻滞引起的胸胁脘腹疼痛而窜扰不宁。

还要询问疼痛持续的时间、喜按还是拒按等情况，也有助于对病情的诊断。新病疼痛、持续不解、痛而拒按，多属实证；久病疼痛、时有缓止、痛而喜按，多为虚证。

（四）问饮食口味

问饮食口味，应注意了解口渴与饮水，食欲与食量及口中味觉等情况。

1. 口渴与饮水　主要询问有无口渴、饮水多少、喜冷喜热等，以此分析体内津液的盈亏和输布状况。

（1）口不渴与渴不多饮：一般口不渴、不欲饮，反映体内津液未伤，往往见于寒证、湿证。渴不多饮时，若喜冷饮者，属湿热内蕴；若喜热饮者，为痰饮内停，津不上承。瘀血阻滞，气不化津，可见但欲漱水而不欲咽。饮停于胃，又可见口渴欲饮，但水入即吐的“水逆”证。

（2）口渴多饮：口渴且饮水量多，反映体内津液不足，常见于热证、燥证，亦可见于汗、吐、下太过津伤的病人。若大渴喜冷饮，为里热亢盛，耗伤津液；若大渴引饮，伴有小便量多、能食易饥，是为消渴疾病。

2. 食欲与食量　了解病人的食欲及食量，对判断其脾胃功能的强弱及疾病的预后转归有重要的意义。在疾病过程中，食欲恢复，食量渐增，表示胃气来复；反之，常是脾胃功能日益衰减的征兆。

（1）不欲食与厌食：不想进食，或进食时无欣快感、食量减少，称不欲食，又称“食欲不振”。若系实证，多由湿邪等困阻中焦，脾运化失司；若属虚证，则为脾胃虚弱，运化无力。有饥饿感，但不欲食，或进食不多者，称“饥不欲食”，多缘胃阴不足，虚火内扰所致。

厌食指厌恶食物，或恶闻食味，又称“恶食”。如兼有嗳腐吞酸、脘腹胀痛的，为食积胃肠之伤食证。如厌油腻厚味、呕恶、黄疸者，多属肝胆或脾胃湿热证。妇女怀孕期间，出现妊娠恶阻，也可见厌食而呕恶的反应。

（2）多食与偏嗜：在健康情况下，食欲旺盛是胃气充盛的表现。但在病理情况下，病人食欲过于旺盛，且多食易饥，并伴有口渴喜饮、尿黄便秘等症，往往是因胃火炽盛，腐熟太过所引起。若久病、重病之人，本不能食，突然食欲大振，甚至暴食，称为“除中”，是脾胃之气将绝的危兆。偏嗜生米或泥土之类的异物，常属虫积之象，多见于儿童。

3. 口味　病人口中味觉异常，大多提示脾胃及其他脏腑的功能失常。脾胃虚寒，见口淡乏味；脾胃湿热，见口甜而腻；肝胃蕴热，见口中泛酸；食积内停，见口中酸馊。肝胆火旺等热证，多见口苦；阳虚水泛或阴虚火旺等肾病，可见口咸。

（五）问大小便

问二便是指通过询问病人大小便的性状、颜色、气味、时间、次数、排泄量，以及排便时的异常感觉和伴随症状等，以了解病人的机体状况，作为判断病证寒热虚实依据的诊病方法。临床上对病人大小便的情况，主要是通过询问病人或者亲属、陪人而间接获得的相关资料，因此，将二便的望诊与问诊资料一并述之。

1. 大便 正常人体每日排便 1 ~ 2 次，也可隔日 1 次。排便通畅，便色黄褐，呈条状，干湿适中，成形而不燥，无脓血、黏液和较多未消化的食物。大便形、色、量的变化，常可反映脾、胃、肠和肾等脏腑的病变，以及疾病的寒热虚实属性。

（1）便次异常：包括便秘和泄泻两种病理表现。

①便秘：是指便次减少，便质干燥，排解艰难的病证，有热秘、冷秘、气秘、虚秘之分。热秘，为热结肠道，消灼津液；冷秘，为阴寒内盛，传导失司；气秘，因气机闭阻，腑气不通；虚秘，因阳气虚弱，无力排便，或津血亏虚，肠道失润所致。

②泄泻：是指便次增多，大便稀软不成形，或呈水样的病证。常见有湿热泻、食积泻、脾虚泻、肾虚泻和肝郁脾虚泻等证，可根据大便状况及伴随症状予以鉴别。一般新病急泻者多实，久病缓泻者多虚。暴注下泄，便如黄糜，兼腹痛及肛门灼热者，属大肠湿热泄泻。腹痛泄泻，泻后痛减，兼脘腹痞闷，嗳腐吞酸者，为伤食泄泻。食后腹痛泄泻，兼面色萎黄而纳少，为脾虚不运所致。黎明时腹痛泄泻，下利清谷，兼形寒肢冷，腰膝痠软，称为“五更泻”或“黎明泄”，是因脾肾阳虚而致。泄泻也与情志变化有关，情志不舒时可见腹痛泄泻，泻后痛减，此为气滞泄泻，乃肝郁脾虚之故。

（2）便质异常：便秘与泄泻不仅有便次的异常，还有便质的异常。大便中夹有较多未消化的食物，称“完谷不化”，属脾肾阳虚，不能腐谷消食，或属伤食积滞。大便清稀而完谷不化，如鸭粪溏薄者，属寒湿困脾。便下稀薄如水，兼恶风发热者，为风泻；兼身重，肠鸣辘辘者，为湿泻。大便色白，兼纳差腹胀者，为脾虚或胆气不舒；兼胁胀，身目发黄者，属黄疸。便下脓血黏液，赤白相杂，常见于湿热蕴结，脉络瘀滞受损的痢疾病证。其中赤多白少者偏于热，病在血分；白多赤少者偏于湿，病在气分。大便色黑如柏油状，兼面色不华，或脘腹隐痛者，常见于胃出血。大便下血，先血后便，血色鲜红，常因肠络为热所伤而出血，或因痔疮、肛裂而出血；先便后血，血色暗红或黑褐，则由热灼胃络或气不摄血所致。若大便溏结不调，时干时稀，多因肝郁脾虚所致。大便先干后稀，则是脾虚运化无力的表现。此外，婴幼儿若见大便色绿，属于消化不良的食积泻。

（3）排便感异常：排便时感觉大便滞涩难挣，称为排便不爽，多见于大肠湿热、伤食泄泻、肝郁乘脾等证。排便时肛门有灼热感，为湿热下注，热迫大肠所致。腹痛窘迫，时时欲泻，肛门重坠，便出不爽者，称为“里急后重”，多因湿热内阻，肠道气滞引起，是痢疾的主症之一。久病体虚或年老体衰，导致脾肾阳虚，肛门失约，可出现不由自主而排出的大便失禁，或排解时大便滑脱而出的“滑泄”等病理状况。

2. 小便 小便为津液所化，贮于膀胱，与肾之气化、脾之转输、肺之肃降，以及三焦气化等均有密切的联系。健康成人在一般情况下，日间排尿3～5次，夜间0～1次，每昼夜总尿量约1000～1800ml。正常的小便无色或略有淡黄之色，质清而不浊。饮水、排汗、年龄、气温和季节等因素皆可影响尿量、尿次和尿质，如冬季汗少而尿多清长，夏季汗多而尿少色黄。了解小便的情况，可察知人体津液代谢和有关脏腑的功能是否正常。

（1）尿量异常：小便清长而量多，伴形寒肢冷，多见于虚寒证。若尿量增多的同时伴多食、口渴和消瘦，则常是消渴病的表现。尿量减少，可由阳热内盛或汗、吐、下过多而伤津耗液所致，也可因肺、脾、肾等内脏功能失调而水湿内停所致。

（2）尿次异常：病理状态下，小便次数增多，称“小便频数”。若兼尿少色黄而急迫者，属膀胱湿热，病程较短；若兼小便清长，甚至入夜尿次增多者，为肾气不固或肾阳虚衰，病程较长。小便不畅，点滴而出者为“癃”；小便不通，点滴不出者为“闭”。两者合称“癃闭”。癃闭有虚实之分，其实证多因湿热下注，或瘀血、砂石阻塞尿道所致；其虚证常由肾阳不足，气化无力所致。

（3）尿质异常：尿中带血，是热蓄膀胱，伤及血络，若排尿疼痛为血淋，不痛为尿血。排尿时有中断，尿中夹有砂石者，为砂淋。尿如米泔水，属实证者，是湿热蕴结；日久患者形体消瘦，多因脾肾虚损而致脂液外流，属虚证。

（4）排尿感异常：了解排尿时异常的感觉，也有助于对病证虚实的判断，如小便涩痛，并伴有尿频尿急而量少色黄，多是湿热下注膀胱的表现，常见于淋证。若小便后余沥不尽，或小便不能约束而失禁，或睡中不由自主而遗尿等，都是肾气不足，固摄无权，膀胱失约的表现。

（六）问睡眠

睡眠是人体适应自然界昼夜节律性的变化，以维持体内阴阳协调平衡的生理现象，是人体生理活动的重要组成部分。问睡眠应主要询问睡眠时间的长短、入睡程度的深浅和伴随的症状。睡眠异常，主要有失眠和嗜睡两种。

1. 失眠 失眠又称“不寐”，其表现为经常难以入睡，或睡后易醒，或睡而易惊，或彻夜难眠，常伴有多梦，是阳不入阴，神不守舍的病理反映。失眠引起的原因很多，证候有虚有实。虚证如心肾不交、水火不济而扰动心神；或心脾两虚，气血亏乏而心神失养。实证如痰火内扰，胆失疏泄而心神不安；或食积胃脘，浊气上泛而心神被扰，亦即“胃不和则卧不安”之谓。

2. 嗜睡 嗜睡，又称“多寐”，指精神困乏，睡意很浓，经常不由自主地入睡。嗜睡多见于痰湿困脾，或脾虚不运的病证，表现为肢体困重、头目昏沉而嗜睡，或食少乏力，饭后困倦而嗜睡等症状。若睡而神昏，伴高热谵语者，称为“昏睡”，是热入营血，蒙蔽心神之象；如精神衰惫、神识朦胧、似睡非睡、似醒非醒，伴肢冷脉微者，称为“但欲寐”，多由心肾阳虚，阴寒内盛所致。

（七）问耳目

耳目是诸多脏腑经络循行之处，故询问耳目的各种异常感觉，可以了解相应内脏功能失常的情况。

1. 问耳 询问耳部异常的自觉症状，是诊察耳病的主要方法。其中“耳鸣”，为耳内鸣响，妨碍听觉；“耳聋”，为听力减退，或听觉丧失；“重听”，为听音不清，声音重复。如突然起病而耳聋，或耳鸣声大如雷，或兼有重听者，多为肝胆火盛、痰浊上蒙、瘀血阻滞、风邪上袭等引起的实证；如体虚耳聋渐生，或耳鸣声小时止，也可兼有重听者，多为肾气虚弱，精髓亏少所致的虚证。

2. 问目 主要询问病人眼目视觉的强弱、痛痒等感觉及分泌物的状况。目痛最为常见，多属实证，肝阳上亢、肝火上炎、风热侵袭等都可引起眼目疼痛。目眩，指眼前发黑、发花，甚则视物旋转，可由肝阳上亢或痰湿上蒙清窍引起，也可因气血阴精亏虚，目失濡养使然。目昏，为视物昏暗模糊；雀盲，为暗时视物不清；歧视，为视一物为几物，三者病因病机基本相同，均由肝肾虚损，精血不足而致。

三、妇科问诊

由于妇女有特殊的生理、病理特点，故除上述的问诊以外，尚须注意询问经、带、胎、产等方面的情况。

（一）问月经

健康而发育成熟的女性，一般每月定期行经，月经周期通常为28天左右，行经3～5天，经量中等，经色鲜红，经血不稀不稠，无血块。

问月经时应注意了解月经的周期、行经天数和月经的量、色、质及有无闭经、痛经等情况，必要时须询问末次月经的日期，以及初潮或停经的年龄。

1. 经期异常 主要分为先期、后期和不定期三类。

（1）月经先期：月经周期常提前7天以上者，称月经先期。多因热盛迫血妄行，或气虚不能摄血所致。血热者兼量多、色红、质稠；气虚者兼量多、色淡、质稀。

（2）月经后期：月经周期常推迟7天以上者，称月经后期。多因寒凝气滞，血不畅行；或血液亏少，血海不充；或痰郁血瘀，冲任受阻所致。

（3）月经不定期：即经期错乱，或前或后在7天以上而无定期。其实者多因肝气郁滞，气机不调或瘀血内阻，气血不畅；其虚者多为脾肾虚损，气血不足，以致冲任失调。

2. 经量异常 健康妇女每次月经血量约为50～100ml，由于个体素质、年龄等的差异，可略有不同。若经量多少超过了生理范围，则属病理表现。

（1）月经量多：月经周期不变，行经量却超过正常，或行经时间延长，量亦因而增多，为月经量多。血热妄行，冲任受损；或气虚不能摄血；或瘀血阻络，络伤血溢等均可引起。

（2）月经量少：指月经周期如常，而经量减少，或行经时间缩短，经量少于正常者。多因阴精不足，血海空虚；或寒凝、血瘀、痰湿阻滞，血行不畅所致。

（3）闭经：在行经年龄而并未怀孕的情况下，停经超过3个月，称为闭经。其产生原因与月经量少基本相同，多责之于气虚血少、气滞血瘀、血寒凝滞等，只是程度更重。

（4）崩漏：不在行经期，阴道内大量出血，或持续淋漓不断出血的，称为崩漏。多因阳热迫血妄行或气虚不能摄血所致。来势急，出血量多的称为“崩”；来势缓，出血量少的称为“漏”。

3. 经色、经质异常 若经色淡红质稀，提示气血不足；若经色深红质稠，多为血热内炽；若经色紫暗有块，多属寒凝胞宫，内有瘀血。

4. 经行腹痛 经行腹痛，可发生于经前、经期或经后，也简称“痛经”。气滞或血瘀所致者，常发生于经前或经期，多为小腹胀痛或刺痛；若小腹冷痛、得温痛减者，多属寒凝或阳虚。若行经或经后小腹隐痛、时伴腰脊痠痛者，多属气血不足，肝肾亏虚，胞脉失养所引起。

（二）问带下

正常情况下，妇女阴道内会分泌少量乳白色而无臭的黏液，这种分泌物称为带下。若分泌物过多，绵绵不绝，或带下的色、质及气味等发生异常改变，即为病理性带下。

如带下色白量多、质稀如涕无臭者，为白带，多属脾虚湿注或脾肾阳虚，寒湿下注之证；带下色黄、黏稠而臭秽者，为黄带，多为湿热下注而致；白带中夹有血液、微有臭味者，为赤白带，多是肝经郁热的表现。倘若带下颜色污秽似脓血、气味秽臭难闻、病程较长、时下不止者，常提示有恶性病变。

总之，凡带下色白而清稀、无臭，多属虚证、寒证；带下色黄或赤、稠黏臭秽，多属实证、热证。

（三）问胎产

胎产，是指已婚妇女妊娠及生育的情况，应根据病情需要询问其怀孕、生育的次数、时间、有无流产，以往分娩及产后的情况是否正常等。

1. 妊娠病 妊娠 2～3 月，出现恶心呕吐较重，甚至食入即吐，称为妊娠恶阻，多因脾胃虚弱或肝胃不和，导致冲脉之气上冲，胃失和降而成。怀孕后阴道有少量出血，常伴有腰痠、腹痛、小腹坠胀者，多为先兆流产的症状，由肾虚、气血虚弱或跌仆伤胎所引起。妊娠中、后期出现头晕目眩，肢体浮肿者，应预防肝风内动所致的妊娠痫证的发生。

2. 产后病 妊娠 10 月而分娩（28 天为一个妊娠月）为足月正产。产时艰难，流血过多，可致气血两虚。产后头晕眼花，不能坐起，或胸闷、呕恶、心烦，甚至神昏，不省人事，称为血晕。其实者为血瘀气闭；其虚者为血虚气脱。产后出血持续 20 天以上仍淋漓不断者，称为恶露不绝。若恶露过多，色红质稠而有臭气，多属血热；如量少有块，小腹痛而拒按，多属血瘀。

四、儿科问诊

儿科古称“哑科”，特别是低龄小儿对病情的表述较困难或难以准确回答医生提出的问题，故对于小儿的问诊，主要是通过询问陪诊者，以获得有关的病情资料。

小儿的生理特点，一是脏腑娇嫩、形气未充、腠理疏松、筋骨未坚、对外界环境的适应性和抗御邪气的能力较差；二是生长发育迅速、生机蓬勃。小儿在病理上具有发病较快、传变迅速、变化较多、易虚易实的特点。所以要及时、准确地判断病情，问诊时除了解一般问诊的内容外，还要结合小儿的生理和病理特点进行询问。

（一）问出生前后情况

新生儿（出生后至 1 个月）的疾病多与先天因素或分娩情况有关，故应着重询问出生时是否足月，母亲妊娠期及产乳期的营养和健康状况，是否难产、早产，以及分娩方式等，从而了解小儿的先天情况。

未足月出生的小儿常禀赋不足，体质虚弱。滞产、难产或用手术器械引产，易损伤胎儿，留下后遗症。母亲孕期感受邪毒或过食辛热，易致小儿出生后多发热性病证，或皮肤疮毒。父母体质虚弱或孕期母亲多病，常可导致小儿体弱，发育迟缓。母亲孕期患过敏性疾病、病毒感染性疾病或服用某些药物，可引起胎儿畸形或小儿听力障碍等恶果。

婴幼儿（1个月至3岁）发育较快，需要的营养较多，若营养不足或不当，可引起小儿发育不良及有关的疾病。如小儿“五迟”、“五软”，多由先天不足，后天失调，以至肝肾不足、脾胃虚弱所致。若长期饮食失调，喂养不当，可致脾胃虚损，运化失健，气血不足而见身材矮小、皮肤毛发干枯、腹胀肢瘦、大便不调、体力虚惫的小儿营养不良症，属于疳证。

（二）问预防接种情况及传染病史

小儿6个月~5周岁之间，自母体获得的先天免疫力逐渐消失，后天的免疫机能尚未完全形成，且接触感染机会较多，易患麻疹、水痘等多种急性儿科传染性疾病，故应着重询问预防接种情况、传染病史和传染病接触史。若小儿已作过相应疾病的预防接种，或患过某种具有长期免疫力的传染病，则发生该病的可能性极小；反之若病儿未进行某种传染病的预防接种，近期又有该病密切接触史，则易患该种传染病。

（三）问发病原因

小儿脏腑娇嫩，抵抗力弱，自我调节功能较差，易受气候、环境、生活条件的影响而发病。故临证时应着重询问小儿的喂养情况，了解有无伤食、受惊、着凉等易使小儿致病的原因。如对外界环境适应力低下，易患外感病；脾胃娇弱，消化力差，极易伤食，出现呕吐、腹泻、腹痛等症；婴幼儿神志发育不完善，易受惊吓，而见哭闹、惊叫、抽搐等症。

第四节　切　诊

切诊是医生用手在病人体表的一定部位进行触、摸、按、压，以获取病理信息，了解疾病内在变化和体表反应的一种诊察方法。切诊分脉诊和按诊两部分。

一、脉诊

脉诊是医生用手指触按病人的动脉搏动，以探查脉象，了解病情变化的一种独特的诊病方法。

脉象不同于脉搏。脉搏的形成，是由于心脏一舒一缩的跳动，血液从心脏流向脉管，脉管扩张和回复所产生的搏动。脉象是由脉搏所显示的部位、速率、形态、强度和节律等组成的综合形象，通过医生手指触觉所感知。

脉诊的基本原理，主要在于脉为人体气血运行的通道。脉为血之府，与心相连，心气推动血液在脉中运行；血液除属心所主外，又由脾所统，归肝所藏，且赖肺气的辅心行血，通过经脉灌溉脏腑，肾精又能化血而不断充养血脉。所以五脏均与血脉密切相关，且心又为五脏六腑之大主，故人体气血阴阳和脏腑的状况可显现于脉。当发生病变时，各种病理因素均能影响脉气，反映出不同的病脉，因此切脉可以诊断病证。

临床诊病辨证时，可以根据脉象的变化，推断人体的病理机制，探求病在何经何脏、属寒属热、在表在里、为虚为实，以及疾病的进退、预后等。

（一）切脉部位

切脉的部位古有遍诊法、二部诊法、三部诊法和寸口诊法四种，目前临床常用寸口诊脉法。

1. 遍诊法 即《素问·三部九候论》所提出的三部九候法。诊脉部位分头、手、足三部，每部又分天、地、人三候，所以又称“三部九候法”。

2. 二部诊法 指人迎脉、寸口脉相参的脉诊法，见于《内经》。是用于诊察经络疾病的方法。

3. 三部诊法 指人迎、寸口、趺阳三脉，见于汉·张机《伤寒杂病论》。

4. 寸口诊法 寸口又名气口、脉口，即是腕后桡动脉搏动处。寸口分寸、关、尺三部，以腕后高骨（桡骨茎突）内侧为关部，关前一指为寸部，关后一指为尺部，两手共六部脉。寸口诊法始见于《内经》，后经《难经》的补充和完善，自西晋·王叔和《脉经》始把寸口诊法作为常用诊脉部位（见图8－3）。

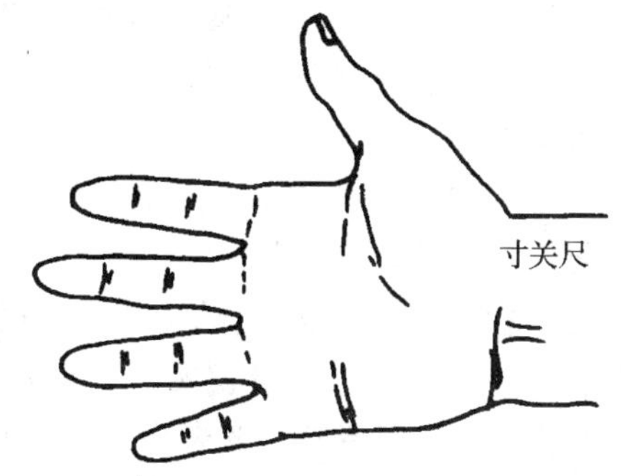

图8－3 寸关尺部位图

（1）寸口诊法的原理：第一，寸口属手太阴肺经，为脉之大会（肺朝百脉，全身的气血通过经脉均会合于肺而变见于寸口）。第二，肺经起于中焦，还循胃口，与脾经同属太阴，脾的精微上输于肺而灌注五脏六腑，此后从百脉又朝于气口。所以寸口诊法可以诊察脏腑气血阴阳的盛衰和整体的情况。

（2）寸口分部候脏腑：寸口脉寸、关、尺三部常用的配属脏腑法，是以右手寸部候肺，关部候脾胃，尺部候命门（肾）；左手寸部候心，关部候肝，尺部候肾。

（二）切脉方法

切脉，关键在于掌握诊脉的时间、姿势、布指、指法和指力。

1. 时间 《内经》认为平旦诊脉最为相宜，现在认为只要在内外环境安静的条件下随时都可诊脉，但医生一定要调匀呼吸，在一呼一吸之际计算被测者的脉搏跳动次数，每次诊脉的时间不应少于1分钟，以2～3分钟为宜。

2. 姿势 切脉时不论病人取坐位或卧位，其手臂须平展，直腕仰掌，使手臂与心脏保持同一水平，以免气血运行受阻而影响脉象。

3. 布指 医生先用中指在病人的腕后高骨内侧定关部，后用食指在关前定寸部，无名指在关后定尺部。布指的疏密可视病人身材的高矮作适当的调整，即身高臂长者疏，身矮臂短者密。诊小儿脉时，因其寸口短，可用“一指（拇指）定关法”。

4. 指法 切脉时三指平齐呈弓状，以指目（指端隆起螺纹处）按脉。三指平布后以同样的指力切三部脉，称“总按”；仅一指用力，重点辨某部脉，称“单按”。

5. 指力 元·滑寿《诊家枢要》说：“持脉之要有三：曰举、按、寻。轻手循之曰举，重手取之曰按，不轻不重委屈求之曰寻。”即以轻指力触及皮肤为举，又叫浮取；重指力按在肌肉与筋骨之间的为按，又叫沉取；介于轻重之间的指力，或举或按，或前后左右挪动切脉，以寻找脉象的最佳部位和状态叫寻。

（三）正常脉象

健康人的脉象称为正常脉象，又称平脉、常脉。切脉时必须要掌握正常脉象的形象特点及其变异因素，才能以常衡变，辨别形态多端的病脉。

1. 平脉的形象 脉位，不浮不沉，中取即得。速率，1 息 4～5 至（60～90 次/分钟）。强度，从容和缓，应指有力。形态，不大不小，不滑不涩。节律，均匀无歇止。

2. 平脉的特点 平脉具有胃、神、根三个特点。所谓脉有胃气，是指脉象从容和缓，节律一致；所谓脉有神，即脉象柔和有力，形体指下分明；所谓脉有根，即指沉取尺部，脉应指有力。

3. 平脉的变异因素 因季节而异的有春弦、夏洪、秋浮、冬沉。因地理而异的有江南气薄，脉多不实；西北气厚，脉多沉实；滇粤气热，脉多稍数。因年龄而异的有小儿脉偏快（年龄越小越快，如婴儿约 140 次/分钟，1 岁约 120 次/分钟，3 岁约 100 次/分钟，5 岁约 90 次/分钟），青壮年脉偏实，老年人脉多无力。因体格而异的有身高者脉长，身矮者脉短；瘦者肌肉薄则脉常浮，胖者皮下脂肪厚故脉常沉。因性别而异，女子脉偏濡弱略快，男子脉偏沉实有力。此外尚有因桡动脉异位，脉不见于寸口而从尺部斜向合谷穴的 称为“斜飞脉”，或脉出现在寸口背部的称为“反关脉”，均不作病脉论。

（四）常见病脉

凡脉象异于平脉和正常变异之脉，均属病理脉象，简称病脉。病脉的分类方法甚多，西晋王叔和在《脉经》中提出 24 种；明代李时珍在《濒湖脉学》中分 27 种；明代张介宾《景岳全书》分正脉 16 部；明代李中梓《诊家正眼》中分 28 种；清代张璐在《诊宗三昧》中提出 32 种。现将常见的 17 种病脉的脉象与主病分述如下：

1. 浮脉

脉象：轻取即得，重按稍减。

主病：表证。亦可见于内伤久病。

原理：外邪袭表，邪正相争在肌表腠理。脉气鼓动于外，故脉位浅显，轻取即得，重按压迫则脉力稍减，所以浮脉是表证之征。久病因阴血衰少，或阳气亏乏，不能内守而致虚阳外浮者，其脉虽浮，但举按皆不足，有别于表证的浮脉，是病情较为严重的表现。

2. 沉脉

脉象：轻取不应，重按始得。

主病：里证。有力为里实，无力为里虚。

原理：邪郁于里，气血阻滞，阳气不得舒展，故脉沉有力。若脏腑虚弱，阳虚气陷，脉气鼓动不足，则脉沉无力。

3. 迟脉

脉象：脉来迟慢，1 息不足 4 至（每分钟脉搏在 60 次以下）。

主病：寒证。有力为实寒，无力为虚寒。

原理：寒则凝滞，气血运行缓慢，故脉迟而有力。若阳气亏虚，无力运行气血，则脉迟而无力。此外，邪热结聚，阻滞血脉流行，也见迟脉，但迟而有力，按之必实，如伤寒阳明病脉迟可下之类。故迟脉不可概认为寒证，当脉症合参。

4. 数脉

脉象：脉来快数，1 息 6 至（每分钟脉搏在 90 次以上）。

主病：热证。有力为实热，无力为虚热。

原理：外感热病初起，或脏腑热盛，由于邪热鼓动，血行加速，故脉数有力。发热越高，脉速越快。浮数为表热，沉数为里热。若津血不足，阴虚火旺，虚热内生所致，则脉数无力。此外心气不足而致脉气散乱，也可表现为脉数而无力。

5. 虚脉

脉象：三部脉举之无力，重按空虚。

主病：虚证，多为气血两虚。

原理：气不足以鼓动，则脉来无力；血不足以充脉，故按之空虚。

6. 实脉

脉象：三部脉举按皆有力。

主病：实证。

原理：邪气亢盛而正气未虚，正邪相搏，气血充盈，脉道坚满，搏动有力。

7. 滑脉

脉象：往来流利，应指圆滑如按滚珠。

主病：痰饮、食积、实热。

原理：邪气壅盛，气实血涌，血行流利，故脉应指如珠圆滑。但青年人脉偏滑是气血充实之象；妇女妊娠也常见滑脉，是气血充盛养胎之征，均属生理现象。

8. 涩脉

脉象：往来不畅，应指艰涩如轻刀刮竹。

主病：精伤、血少、气滞、血瘀。

原理：精伤、血少，脉失濡润，血行不畅，脉气往来艰涩，多见脉涩而无力。气滞、血瘀，脉气不畅，血行受阻，则脉涩而有力。

9. 洪脉

脉象：脉体大而有力，如波涛汹涌，来盛去衰。

主病：热盛。

原理：热邪充斥，脉道扩张，故脉形宽大倍于常脉；又因热邪燔灼，气盛血涌，沸腾似波涛，则脉有大起大落。

10. 细脉

脉象：应指细小如线，但起落明显。

主病：虚证，多见于阴虚、血虚证，又主湿病。

原理：阴血亏虚不能充盈脉道，或湿邪阻压脉道，均可导致脉细小。

11. 濡脉

脉象：浮而细软。

主病：主虚证，也主湿证。

原理：阴血不足，而脉道不充；气虚不摄，脉气浮浅，故显濡象。又因湿邪困阻约束脉道，故脉显细软而浮。

12. 弦脉

脉象：端直以长，挺然指下，如按琴弦。

主病：肝胆病、痛证、痰饮。

原理：肝失疏泄，气机不利，致使脉道拘急而显弦脉。痛则气乱，或痰饮内停，致使气机输转不利，故也见弦脉。

13. 紧脉

脉象：劲急有力，左右弹指，状如牵绳转索。

主病：寒、痛、宿食。

原理：邪实寒盛，血脉敛缩，气血壅迫，脉道紧张，正邪相搏，而见左右弹指的紧脉。

14. 缓脉

脉象：1 息 4 至，来去怠缓。

主病：湿病、脾胃气虚。

原理：从至数来说，缓脉比迟脉稍快，1 息 4 至。脉从容和缓，说明气血充盈，百脉通利，是常脉的有胃有神之征。故病人脉转和缓，是正气恢复的征兆。若怠缓，则为湿邪黏滞重着，阻遏气机，或脾胃气虚，气血不足以充盈鼓动脉气所致。此外，风邪袭表，营卫不和，则脉显浮缓。

15. 结脉

脉象：缓而时止，止无定数。

主病：结而有力主寒、痰、瘀血、癥瘕积聚；结而无力主虚，见于气血亏虚。

原理：结脉是脉迟缓而有不规则的歇止。其形成一是阴寒内盛，寒、痰、瘀血、癥瘕积聚阻碍血行，而致心阳涩滞，脉中气血运行不相连续，故脉结而有力；二是气血虚衰，心阳不振，脉中气血运行不相接续，故脉结而无力。因脉中气血运行断续不定，故歇止无定数。

16. 代脉

脉象：时有一止，止有定数，良久方来。

主病：主脏气衰微，或跌打损伤、痛证、惊恐。

原理：代脉是脉缓而有规则的歇止，其歇止时间比结、促脉稍长。其形成一是脏气衰微，气血虚损，气不连续，无力推动血行，致脉缓而有歇止，良久复来，常说明是病情较重；二是卒逢惊恐、跌打损伤或痛证，因气机受阻，心气失和，而致脉气不相衔接时，也可见代脉，但为时短暂，不可误认是病重。因脏腑气血运行有其规律性，故脏腑衰弱而导致气血运行不相连续也有一定规律，所以代脉止有定数。

17. 促脉

脉象：数而时止，止无定数。

主病：促而有力主阳热亢盛、气血壅滞、痰食停积等实证；促而无力多为脏腑虚衰，多见于虚脱之证。

原理：促脉是脉来快速如数脉，而有不规则的歇止，但歇止时间短，脉突停而立即复跳。其形成一是阳热亢盛，气热则血行速，血在急驰中，量有不续，故脉数而中止无定数，又因有实邪阻滞脉道，气血逆乱不和则脉有力；二是气血虚衰，阴阳不和，致气虚不摄阳，阴虚不敛阳，虚阳外越而脉数无力，但脉中气血不和，不能连续，故歇止无定数。

以上介绍了17种比较常见的病理脉象的脉形、脉理和主病，但在临床上除了这17种常见病理脉象以外，还有其他病理脉象。现将28种病理脉象的种类、脉形、主病列表（表8－1）于下，以便比较、掌握。

表8－1　二十八脉的分类比较表

分类	脉名	脉象	主病
浮类脉	浮	轻取即得，重按稍减	主表证，也主虚证
	散	浮大无根，至数不齐	元气离散，脏气衰竭
	芤	浮大中空，如按葱管	主失血、伤阴
	革	浮弦中空，如按鼓皮	主亡血、失精、小产、崩漏
沉类脉	沉	轻取不应，重按始得	主里证
	伏	重按推筋着骨始得	主邪闭、厥证、痛极
	牢	沉取实大弦长	主阴寒内盛诸证
数类脉	数	脉来快数，90次/分钟以上	主热证，也主虚证
	疾	脉来急疾，120次/分钟以上	主阳热极盛，也主阴竭、元气将脱
	动	脉形如豆，滑数有力	主痛、惊
	促	脉来数而时止，止无定数	主阳热亢盛，也主虚证、脱证
迟类脉	迟	脉来迟缓，60次/分钟以下	主寒证
	缓	脉来怠缓，60次/分钟	主湿证，也主脾胃气虚，亦见于常人
	结	缓而时止，止无定数	主寒、痰、瘀血、癥瘕积聚，主虚证
	代	时而一止，止有定数，良久方来	主脏气衰微，跌打损伤，痛证、惊风
虚类脉	虚	三部脉举按无力，重按空虚	主虚证，多为气血亏虚
	濡	浮细而软	主虚证，湿证
	细	应指细小如线，起落明显	主诸虚劳损，又主湿证
	弱	沉细而软	主虚证，气血不足
	微	极细极软，按之欲绝，若有若无	主阳气衰微，气血大虚
	涩	往来不畅，应指艰涩如轻刀刮竹	主伤精、血少、气滞、血瘀
	短	首尾俱短，不应本位	有力为气郁，无力为气损
实类脉	实	三部脉举按有力	主实证
	滑	往来流利，应指圆滑如按滚珠	主痰饮、食积、实热
	洪	脉体大而有力，来盛去衰，如波涛汹涌	主热盛
	弦	端直以长，挺然指下，如按琴弦	主肝胆病，痛证、痰饮
	紧	劲急有力，左右弹指，如牵绳转索	主寒、痛、宿食
	长	首尾端直，超过本位	主阳气有余，实热之证

（五）相兼脉的主病规律

两种以上的脉同时出现，称相兼脉，亦称复合脉。如浮数为二合脉，弦滑数为三合脉，浮数滑实为四合脉。上面介绍的脉象中，有些脉本身就是复合脉，如濡脉是浮、细脉的合成。凡是性质相反的脉不能相兼，如迟与数、洪与细、滑与涩等。

相兼脉的主病，多为组成该相兼脉的各单脉主病的相合。如浮为表，数为热，故浮数脉主表热证；沉为里，迟为寒，故沉迟脉主里寒证。

临床上常见的相兼脉及其主病举例如下：

浮数脉，主风热袭表的表热证。

浮缓脉，主太阳中风的表虚证。

浮紧脉，主外感寒邪之表寒证。

沉紧脉，主里寒证。

沉细脉，主阴虚或血虚。

沉弦脉，主肝郁气滞。

滑数脉，主痰热、痰火，或内热食积。

洪数脉，主气分热盛。

弦数脉，主肝火、肝热。

弦细脉，主肝肾阴虚，或血虚肝郁。

沉细数脉，主阴虚内热。

弦滑数脉，主肝火夹痰、肝风痰热内扰。

（六）脉症顺逆与从舍

一般情况下脉与症是相应的，例如外感有余病证，脉见浮、洪、数、实，表示邪实正盛，正气足以抗邪；内伤久病，脉来沉、微、细、弱，说明有邪衰正伤，均属脉症相应，为顺证。但也有脉与症不是相应的，如“病热脉静，泄而脉大，脱血而脉实，病在中脉实坚，病在外脉不实坚者”(《素问·玉机真藏论》)，皆属脉症相反的逆证。

临证时若有脉与症不相应的情况，必须辨明脉症的真假以决定从舍，或舍脉从症，或舍症从脉。

舍脉从症，指在辨证过程中，当脉症表现不一致时，经过分析，以临床症状作为审定病机、确定治疗方案的依据，称为“舍脉从症”。较多用于一些急性病病情复杂时，例如病人高热神昏，但脉不数反缓，症属热邪内闭，阻滞血脉流行，故脉缓而不数，此当从症，急用清营透热法。

舍症从脉，指在辨证过程中，当脉症表现不一致时，经过分析，以脉象作为审定病机、确立治疗方案的依据，称为“舍症从脉”。较多用于一些慢性病病情复杂时，如大咯血病人，血虽止但脉不呈虚弱，反现滑数，滑数脉主内有热邪为患，势必迫血妄行而再度出血，故症状好转只是暂时的现象，应据脉而确定泻火宁血的治则。

二、按诊

按诊是对病人的肌肤、手足、脘腹及腧穴等部位施行触、摸、按、压、叩，以测知病变的一种诊断方法。按诊是切诊的一部分，也是四诊中不可忽视的一种方法，是在望、闻、问的基础上，根据被测部位的冷热、软硬、疼痛、肿块或其他异常变化，更进一步探明疾病的部位和性质。

触，是以手指或手掌轻轻接触病人局部，以了解寒热、润燥等情况。摸，是以手抚摸局部，以探明局部的感觉情况及肿物的形态、大小等。按，是以手轻压局部，以了解肿块的界限、质地，肿胀的程度、性质等。压，是用手重压病变部位，测知深部有无压痛，是否有脓等。叩，是以右手中指的指端，叩击病变部位，同时听其声响，以了解相关情况的诊察方法。在临床上5种手法是综合运用的，常是先触摸，后按压，由轻及重，由浅至深，以了解病变情况。

按诊时医生要体贴病人，手须温暖，动作要轻巧，检查必须由病变部位周围正常处开始，逐渐移向病变部位，并进行比较。还须注意观察病人在接受检查时的表情，了解其痛苦的部位和程度。必要时可用谈话或其他方式，转移病人的注意力，以解除其紧张情绪。

（一）按肌肤

按肌肤是为了探明全身肌表的寒热、润燥以及肿胀等情况。

1. 辨寒热 按肌肤的冷暖可了解疾病的寒热虚实。一般认为热邪盛时，肌肤多热；阳气衰时肌肤多寒。身热初按热甚，久按热反转轻的，是热在表；如久按其热反甚，有热自内向外的蒸发感，为热在里，可见于湿热病或虚劳病。

2. 察润燥 摸肌表可以察知皮肤的润燥情况，以了解病人有汗无汗和津液是否损伤。如皮肤滋润的多属津液未伤；湿润的，身已汗出。若皮肤干燥，则为汗尚未出；干瘪者，多属津液耗伤较重。皮肤甲错，摸之棘手者，多见于伤阴或内有瘀血。

3. 诊肿胀 按肌肤肿胀处可以诊知水肿和气肿。凡按之凹陷没指，举手不能即起的是水肿；按之凹陷，举手即起的是气肿。

4. 审痈疡 按压痈疡病灶可审察属阴属阳和是否成脓。凡痈疡按之肿硬而不热，根盘平塌漫肿的，多属阴证；按之高肿灼手，根盘紧缩的，多属阳证。按之坚硬而热不甚的，为无脓；按之边硬顶软而热甚的多为有脓。轻按即痛的，为脓在浅表；重按而痛的，为脓在深部。已成脓肿的，可用两手指平放在脓肿部位，一指轻微加压推动，以另一指所感到的波动，来测知脓液的多少。

此外，古代尚有"按尺肤"的诊法。所谓尺肤是指从肘部内侧至掌后横纹处的一段皮肤。触按尺肤的缓急、滑涩、寒热可以辨别病证的属性。尺肤松弛不绷紧的谓缓，主热证；尺肤绷紧不松弛的谓急，主寒证；尺肤柔滑润泽的谓滑，主病风邪或多汗；尺肤干涩的谓涩，主病寒凝、津枯、气血不和；尺肤热甚，见于外感病时，多属温热证；尺肤寒冷，说明阳气亏虚，里寒偏盛，故有泄下、少气之证。

（二）按手足

按手足可以通过观察寒热，辨阴阳盛衰及病邪所属。

1. 辨手足冷热 疾病初起，手足俱冷的是阴寒盛；久病或体弱者，手足常冷不温，是阳虚有寒。壮热者，其手足俱热的，多属阳热炽盛的病证；若见胸腹灼热而四肢厥冷，则属热深厥深的“热厥”，是阳热壅结于内郁而不达所致。

2. 辨手掌冷热 外感发热，多见掌背热盛；内伤阴虚发热，多见掌心热盛而其他部位的皮肤按之不热。若小儿掌心发热多属饮食积滞。小儿壮热而手指尖冷，须防动风抽搐；麻疹患儿，中指尖独冷，是发疹的征象。

（三）按脘腹

脘腹是人体的重要部位，体表的一定部位又属不同的脏腑所主，清·汪宏《望诊遵经》说：“脐上属胃，脐下属肠，大腹属太阴（脾），脐腹属少阴（肾），少腹属厥阴（肝）。”所以通过手指对脘腹部的触摸按压，可以了解局部的冷热、软硬、胀满、肿块及压痛等情况，有助于辨别脏腑的虚实、病邪性质和有无积聚癥瘕。

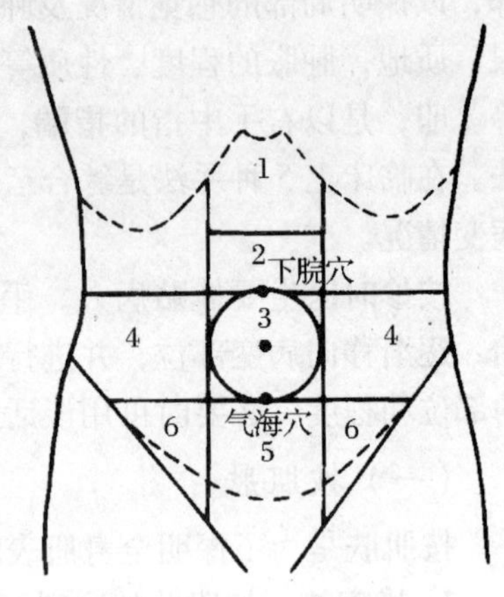

图8-4 腹部分区示意图

按脘腹部时必须明确腹部几个重要分区（见图8-4）。胸骨剑突以下凹陷处称心下（1），脐上2寸（以同身寸计算）为下脘穴，脐下2寸为气海穴。以下脘至气海之间为直径划一圆周，其圆周之内称为脐周（3），脐周以上至心下为胃脘（2），脐周两侧为左腹、右腹（4），脐周以下为小腹（5），小腹两侧为少腹（6）。

脘腹部按诊时，病人一般取仰卧位，松腰间系带，暴露检查部位，两腿合拢，膝部屈曲，脚掌平放，腹肌尽量放松。医生站在病人右侧，面向病人。用手按时须由轻及重，由浅至深，从健康部位着手，逐渐移向病变部位。

按脘腹可辨满痛、肿胀、肠痈、积聚和蛔虫等。

1. 辨满痛 满与痛都是病人的自觉症状，腹中胀而不舒叫满，痛可因致病原因的不同而有不同的痛感。满痛感可在腹部任何一个部位呈现，通过按诊可辨虚实。凡按之充实，应手有抵抗感，或满痛加剧、拒按，叩之呈浊音的，属实证；若按之空虚，应手柔软，压痛不甚，或满痛反而减轻、喜按，叩之呈空声的，属虚证。

如果满痛在心下或胃脘部，按之坚硬而疼痛的为结胸；按之濡软，压之不痛，或虽硬满而无压痛的，则为心下痞或称脘痞。胃脘部按之有形而胀痛，推之辘辘有声者为胃中有水饮。

2. 辨肿胀 全腹肿胀如鼓状，当辨水臌或气臌。以手分置腹之两侧，一手轻扣腹壁，如贴于对侧腹壁的手掌有波动感的，表示腹中有积水，同时若用手按之如囊裹水，且腹壁有凹痕者，为水肿又称水臌；若无波动感，无凹痕，叩之如鼓者，为气胀又称气臌。

3. 辨肠痈 右少腹疼痛，具有由胃脘部痛转移而来的病史，伴恶寒发热，按之有包块应手，且除了局部压痛外，当缓慢地由浅至深按压患处时，病人疼痛不甚，突然抬手放松时，疼痛明显加剧（反跳痛）者，是肠痈。

4. 辨积聚 腹中有肿块称为积聚，又称癥瘕。按之坚硬，推之不移，痛有定处的，为积为癥，多属血瘀；按之无形，聚散不定，痛无定处的为聚为瘕，多属气滞。若是有形的积聚，按诊时尚须诊察其位置、大小、硬软、形状、表面情况、压痛程度、能否移动等。

5. 辨蛔虫 小儿脐周疼痛，时作时止，按之硬块且有移动感，多是蛔虫聚集成块的征象。一般有三大特征：一是形如筋结，久按会转移；二是细心诊察，觉指下如蚯蚓蠕动；三是腹壁凹凸不平，按之起伏聚散，往来不定。

（四）按腧穴

腧穴即经络之气汇聚的穴位。当内脏有病变时，在体表相应的腧穴部位可出现较明显的压痛点、敏感反应，或可摸到结节状、条索状物，均可作为内脏病变的辅助诊断。例如肺病可在肺俞穴摸到结节，或在中府穴有压痛；肝病在肝俞和期门穴有压痛；胃病在胃俞穴和足三里穴有压痛；肠痈除右下腹压痛外，在足阳明经上的阑尾穴也有压痛。

思考题

1. 望神的要点是什么？望神为什么能判断病情的轻重预后？
2. 舌诊的重要性及临床意义如何？
3. 何谓常色、主色、客色？病理性五色各有什么主病？
4. 不同年龄、性别的个体声音有何不同？
5. 谵语和郑声的表现与病机有何不同？
6. 怎样根据呕吐的情况辨别寒热虚实？
7. 试述听呼吸的生理病理意义。
8. 试述临床根据闻诊方法辨别咳嗽的寒热虚实。
9. 一般问诊包括哪些内容？
10. 问现在症状包括哪些内容？
11. 试述“问寒热”的内容及其临床意义。
12. 试述“问出汗”的内容及其临床意义。
13. 试述“问疼痛”的内容及其临床意义。
14. 如何根据饮食口味、睡眠、二便等情况来诊断疾病？
15. 妇科问诊有何特点及临床意义？
16. 试述脉诊的基本原理。
17. 正常脉象的形象如何？
18. 常见有病理脉象有哪些，其形象及主病是什么？
19. 按诊包括哪些具体的方法？
20. 怎样辨别水臌与气臌？

第九章 辨证

辨证就是在中医基础理论指导下，将四诊（望、闻、问、切）所收集的各种症状、体征等临床资料进行分析、综合，对疾病当前的病理本质做出判断，并概括为具体证名的诊断过程。

中医学的辨证方法有多种，都是在长期临床实践中总结而成的。本章重点介绍八纲辨证、气血津液阴阳病辨证、脏腑病辨证、外感病辨证等方法。八纲辨证是各种辨证的纲领，适用于临床各种疾病的辨证；气血津液阴阳病辨证与脏腑病辨证主要应用于内伤杂病；外感病辨证包括六经辨证、卫气营血辨证、三焦辨证等辨证方法。其中六经辨证用于外感病中“伤寒病”的辨证；卫气营血辨证与三焦辨证用于外感病中“温病”的辨证。

第一节　八纲辨证

八纲，即阴、阳、表、里、寒、热、虚、实八个辨证的纲领。八纲辨证是指在掌握四诊收集的资料基础上，根据病位的浅深、疾病性质的寒热、正邪斗争的盛衰、疾病类别的阴阳等，运用八纲理论进行分析的辨证方法。

八纲辨证的内容早在《内经》中就有诸多的论述，为八纲辨证的形成和发展奠定了牢固的基础。汉·张机在《伤寒杂病论》中将八纲与脏腑经络有机地结合起来，运用到伤寒病与杂病的诊治中。明·张介宾《景岳全书·传忠录》对八纲作了较全面的论述，他以阴阳为二纲，以表、里、寒、热、虚、实为六变，以二纲统六变，并将其作为辨证的纲领。明·王执中在《伤寒正脉》中亦说：“治病八字，虚、实、阴、阳、表、里、寒、热。八字不分，杀人反掌。”首次运用“八纲”概念的是20世纪50年代出版的祝味菊《伤寒质难》，书云：“所谓八纲者，阴、阳、表、里、寒、热、虚、实是也，古昔医工观察各种疾病之证候，就其性能之不同，归纳于八种纲要，执简驭繁，以应无穷之变。”此后“八纲”被中医界广为接受，成为中医辨证论治的纲领。

八纲辨证是从各种辨证方法的个性中概括出来的共性，是各种辨证的纲领。在诊断疾病过程中，起着执简驭繁、提纲挈领的作用，适用于临床各科。尽管疾病的表现错综复杂，但可用八纲加以归纳和概括。如疾病的类别，可分为阴证与阳证；病位的浅深，可分为表证与里证；疾病的性质，可分为寒证与热证；邪正的盛衰，邪盛为实证，正虚为虚证。运用八纲辨证就能将各种复杂的临床表现，归纳为阴阳、表里、寒热、虚实四对纲领性证候，从而找出疾病的关键，掌握其要领，确定其类型，预决其趋势，为治疗指出方向。其中阴阳两纲又可以概括其他六纲，即表、热、实证为阳证；里、寒、虚证为阴证，故阴阳又是八纲中的总纲。

八纲辨证是互相联系而又不可分割的，如辨表里应与寒、热、虚、实相联系，辨寒热应与表、里、虚、实相联系，辨虚实又应与寒、热、表、里相联系。疾病的变化往往不是单纯的，常常是表里、寒热、虚实夹杂在一起，如表里同病、虚实夹杂、寒热错杂等。在一定的条件下，疾病的阴阳表里寒热虚实证候之间还可以出现相互转化，如表邪入里、里邪透表、寒证转热、热证转寒、实证转虚、因虚致实等。当疾病发展到一定阶段，还可以出现一些与疾病性质相反的假象，如寒热真假、虚实真假等。阴证、阳证也是如此，阴中有阳，阳中有阴，疾病可以由阳入阴，由阴出阳，又可从阳转阴，从阴转阳。因此不仅要掌握各类证候的特点，还要注意其相互间的相兼、夹杂、转化、真假等关系。

一、表里辨证

表里辨证是辨别疾病病位和病势趋向的两个纲领。人体的皮毛、肌腠、经络在外属表；脏腑、气血阴阳、骨髓在内属里。从病势趋向论，病势由表入里是病渐加重，由里出表是病渐减轻。

表里辨证主要用于外感病，可以判断病位浅深及病理变化趋势。表证病轻而浅，里证病深而重；表邪入里为病进，里邪出表为病退。掌握疾病的轻重进退，为解表与治里等治疗提供依据。

（一）表证

表证是指六淫等外邪经皮毛、口鼻侵入时所产生的证候。多见于外感病的初期，具有起病急、病程短的特点。

【临床表现】恶寒（或恶风）发热，头身疼痛，鼻塞流涕，咽喉痒痛，咳嗽，舌苔薄白，脉浮。

【辨证要点】

①本证以外邪袭表，卫气被郁为主要病机。

②为外感病的初期阶段，有起病急、病程短的特征。

③以恶寒发热并见、苔薄白、脉浮为辨证依据。

④可见鼻塞流涕、咽喉痒痛、咳嗽，甚至喘促等肺气失宣的兼证。

（二）里证

里证是指病位深入于里（脏腑、气血、骨髓）的一类证候。它与表证相对而言，多见于外感病的中、后期阶段或内伤疾病。里证的成因，大致有四种情况：一是表邪内传入里，侵犯脏腑而成；二是外邪直接侵犯脏腑所致；三是情志内伤、饮食劳倦等因素损伤脏腑，使脏腑功能失调，气血阴阳逆乱而致病；四是病理产物性病因所引起的疾病。

【临床表现】因病在里，或病起于里，故其基本特点是无新起之寒热并见，以脏腑气血阴阳等失调的症状为其主要表现，如：高热，恶热，或微热，潮热，烦躁神昏，口渴引饮，或畏寒肢冷蜷卧，身倦乏力，口淡多涎，腹痛，便秘，或泄泻，呕吐，尿少色黄或清长，苔厚，脉沉等。

【辨证要点】

①病位已不在表，病邪已深入于里。

②本证以脏腑气血阴阳等失调的症状为其辨证依据。

③表证里证的鉴别：主要审察其寒热、舌象和脉象变化。外感病中，发热恶寒同时并见的属表证，但寒不热或但热不寒或无寒热的属里证。表证的舌象少变化，里证的舌象多有变化。表证脉浮，里证脉不浮。

（三）表证里证的关系

人体的肌表与脏腑是通过经络的联系而表里相通。疾病发生过程中，在一定的条件下，可出现表里错杂和表里病位的变化。

1. 表里同病 表证和里证在同一时期出现，称为表里同病。大体见于初病既有表证又有里证；表证未解，又及于里；旧病未愈，又加新病，如本有内伤，又加外感，或先有外感，又内伤饮食劳倦等。

表里同病往往与寒热、虚实并见，常见的有表热里寒、表寒里热、表虚里实、表实里虚以及表里俱寒、表里俱热、表里俱虚、表里俱实等。具体内容详见寒热虚实辨证。

2. 表里出入 表里出入有表邪入里和里邪出表两种情况。

（1）表邪入里：凡病表证，表邪不解，内传入里，称为表邪入里。多因机体抗邪能力下降，或邪气过盛，或护理不当，或误治、失治等因素所致。例如原病表证，本有恶寒发热，若恶寒消失，不恶寒而反恶热，并见口渴便秘、尿少色黄、舌红苔黄等症，便是表邪入里的证候。

（2）里邪出表：某些里证，病邪从里透达于外，称为里邪出表。多是由于治疗与护理得当，机体正气渐复，抗邪有力的结果，或因某些邪气的性质所致。例如内热烦躁，咳逆胸闷，继而热退、汗出、身凉；或麻疹、白痦透发，都是病邪由里出表的证候。

表邪入里说明病势加重，里邪出表多反映邪气渐退，病势减轻。掌握表里出入的变化，对于推断疾病的发展及转归，具有重要意义。

二、寒热辨证

寒热辨证是辨别疾病性质的两个纲领。寒证与热证反映机体阴阳的偏盛与偏衰。阴盛或阳虚者，表现为寒证；阳盛或阴虚者，表现为热证。寒热辨证是辨明疾病性质属寒或属热，为散寒或清热提供治疗依据。

（一）寒证

寒证是指感受寒邪，或机体阴盛、阳虚所表现的证候。多因外感寒邪，或因内伤久病，阳气耗伤，或过食寒凉生冷，阴寒内盛所致。寒证包括表寒、里寒、虚寒、实寒等。

【临床表现】各类寒证临床表现不尽一致，常见的有：恶寒喜暖，面色㿠白，肢冷蜷卧，口淡不渴，痰、涎、涕清稀，小便清长，大便稀溏，舌苔白而润滑，脉迟或紧等。

【辨证要点】

①本证以阴寒内盛或阳气不足为主要病机。

②以恶寒喜暖、肢冷踡卧、面色㿠白、分泌物及排泄物清稀、舌苔白滑等症状为辨证依据。

（二）热证

热证是指感受热邪，或机体阴虚、阳亢所表现的证候。多因外感热邪，或寒邪入里化热；或七情过激，郁而化热；或饮食不节，积蓄为热；或房室劳伤，劫夺阴精，阴虚内热等所致。热证包括表热、里热、实热、虚热等。

【临床表现】各类热证表现不尽一致，常见的有：恶热喜冷，口渴喜冷饮，面红目赤，烦躁不宁，痰、涕黄稠，吐血，衄血，大便干，尿少色黄，舌红苔黄而干，脉数等。

【辨证要点】

①本证以阳热亢盛或阴虚内热为主要病机。

②以发热、恶热喜凉、面红、舌红苔黄、脉数等症状为辨证依据。

③热伤津液，故渴喜冷饮、大便干、尿少色黄、舌干少津等症状亦可作为辨证的参考依据。

④热伤血络，迫血妄行，故衄血、吐血等出血症状亦可见之。

⑤寒证热证的鉴别：辨别寒证与热证，不能孤立地根据某一症状作判断，应对疾病的全部表现进行综合观察。若病人恶寒喜暖、口不渴、面色㿠白、四肢逆冷、大便稀溏、小便清长、舌淡苔白滑、脉迟或紧，则属寒证。若病人恶热喜凉、渴喜冷饮、面色红赤、四肢灼热、大便干结、尿少色黄、舌红苔黄、脉数，则属热证。

（三）寒证热证的关系

寒证与热证虽有本质的不同，但又互相联系，既可在同一病人身上出现，表现为寒热错杂的证候，又可以在一定的条件下互相转化。在疾病发展过程中，特别是危重阶段，有时还会出现假寒或假热的现象。

1. 寒热错杂 在同一病人身上，既有寒证，又有热证，寒热交错同时出现者，称为寒热错杂。常见的有上热下寒、上寒下热、表寒里热、表热里寒等。

（1）上热下寒证：指病人在同一时间内，上部表现为热，下部表现为寒的证候。如既见胸中烦热、口臭、牙龈肿痛等上热证，同时又见腹痛喜暖喜按、大便溏泄之下寒证。此为上焦有热而中焦有寒的上热下寒证。

（2）上寒下热证：指病人在同一时间内，上部表现为寒，下部表现为热的证候。如既有胃脘冷痛、呕吐清涎之寒证，又同时出现尿少色黄、尿频尿痛之热证。此为胃中有寒、膀胱有热的上寒下热证。

（3）表寒里热证：指寒在表而热在里的证候。多见于素有内热，又外感风寒；或外寒入里化热而表寒未解的病证。由于里热所在部位不同，故各类表寒里热的临床表现不尽一致，常见的有：恶寒发热、头身痛、无汗、烦躁、口渴、尿黄、脉浮紧。

（4）表热里寒证：指热在表而寒在里的证候。多见于素有里寒，又外感风热；或因表热证误下而脾阳耗伤。临床上既出现发热恶寒、头痛、咳嗽、咽喉肿痛的表热证，同时又出现大便溏泄、四肢不温、小便清长的里寒证。

上述寒热错杂证，除分清表里、上下、经络、脏腑之外，还必须分清寒热孰多孰少和主次先后。

2. 寒热转化

（1）寒证转化为热证：原本是寒证，后出现热证，热证出现时寒证特点消失的转化过程，即是寒证转化为热证。多因机体阳气偏盛，寒邪从阳化热所致；也可因治疗不当，过服温燥药物而致。例如外感寒邪，开始为表寒证，出现恶寒发热、头身痛、无汗、苔薄白、脉浮紧等临床表现，病情进一步发展，寒邪入里化热，恶寒症状消失，继而出现壮热、口渴心烦、舌红苔黄、脉洪大等症状，表明证候已由表寒证转化为里热证。

（2）热证转化为寒证：原本是热证，后出现寒证，寒证出现时热证特点消失的转化过程，即是热证转化为寒证。多因邪盛正虚，正不胜邪，机能衰败所致；也可因误治失治，损伤阳气而致。这种转化有缓有急，如热痢日久，阳气日耗，转化为虚寒痢，这是缓慢转化的过程。再如高热病人，大汗不止，气随汗泄，或吐下过度，阳随津脱，出现体温骤降、面色苍白、四肢厥冷、脉微欲绝的虚寒证（亡阳），此属急骤转化的过程。

寒热证的相互转化，说明疾病本质发生了变化。它能反映邪正盛衰情况，由寒证转化为热证，是机体正气尚盛，寒邪郁而化热；热证转化为寒证，多属邪盛正虚，正不胜邪。

3. 寒热真假 当寒证或热证发展到极点时，有时会出现与疾病本质相反的一些假象，即所谓“寒极似热”、“热极似寒”的真寒假热、真热假寒。这些假象常见于病情危笃的严重关头。若不细察，易于误诊而危及生命。

（1）真寒假热证（寒极似热）：即内有真寒而外现假热的证候。病人的临床表现是身热、口渴、面赤、脉大等，似是热证，但仔细观察，身虽热而反欲近衣被取暖；口渴但不欲饮，或喜少量热饮；面虽赤但颧红如妆，嫩红带白，游移不定；脉虽大却按之无力；同时还有四肢厥冷、小便清长、大便稀溏、精神萎靡、舌淡苔白等一派寒象。此为阴寒内盛，格阳于外，又称“阴盛格阳”。

阴盛格阳证要与戴阳证加以区别。戴阳证是指体内阴寒过盛，阳气被拒于外，内真寒外假热的危重病证。主要因下元虚衰，真阳浮越所致。其临床表现是：浮热、两颧色淡红如妆、游移不定，或口鼻作衄，或口燥齿浮、口渴但喜少量热饮、手足躁动不安、足胫逆冷、脉浮大、按之空虚无力，或微细欲绝。其辨证要点是：身虽热却喜盖衣被，口虽渴但饮水不多且喜热饮，或漱水不欲饮，手足躁动但神志清楚，脉虽大但按之无力。

（2）真热假寒证（热极似寒）：即内有真热而外现假寒的证候。病人的临床表现是四肢厥冷、脉沉等，似是寒证，但手足冷而身体灼热，不恶寒而反恶热；脉虽沉却数而有力；并见口渴喜冷饮、烦躁不安、大便干结、尿少色黄、舌红苔黄等一派热象。这种手足厥冷、脉沉为假寒象，是由于内热炽盛，阳气郁闭，不能外达所致。内热才是疾病的本质，即阳盛于内，格阴于外，又称“阳盛格阴”、“阳厥”、“热厥”。并且其内热愈盛，则肢冷愈严重，即所谓“热深厥亦深”。

寒热真假的鉴别：辨别寒热之真假，除了解疾病的全过程外，主要从以下两方面来体察。首先，假象多出现在四肢、皮肤和面色等方面，而脏腑、气血阴阳等方面的内在表现则能如实反映疾病的本质。故辨证时应以里证、舌象、脉象等作为诊断的依据。如舌质的淡白与红绛、润与燥、口渴与否、脉之有力与否、小便清长与色黄量少等。其次，假象与真象的面赤和肢冷是有区别的。例如假热的面赤仅在颧颊上，颜色浅红而娇嫩，浮露于皮肤，时隐时现；真热的面赤是满面通红。再如肢冷，假寒之肢冷却反不欲近衣被，并伴有胸腹热炽，按之灼手；真寒的肢冷可并见身体踡卧，欲加衣被。

总之，假象是疾病的表面现象，真象是疾病的本质，辨证时应透过现象看本质，不要被假象所迷惑。

（四）寒证热证与表证里证的关系

寒证热证与表证里证的关系有表寒证、表热证、里寒证、里热证等多种证候。

1. 表寒证 指寒邪袭表所表现的证候。

【临床表现】恶寒重，发热轻，头身疼痛，无汗，舌淡苔薄白润，脉浮紧。

【辨证要点】

①本证以寒邪袭表，卫气被郁，腠理郁闭为主要病机。

②以恶寒重、发热轻、无汗、脉浮紧等症状为辨证依据。

2. 表热证 指风热病邪侵犯肌表所表现的证候。

【临床表现】发热，微恶风寒，头痛，或有汗，口干微渴，舌边尖红，脉浮数。

【辨证要点】

①本证以风热袭表，肺卫失宣为主要病机。

②以发热重，恶寒轻，或有汗，舌边尖红，脉浮数为辨证依据。

3. 里寒证与里热证 里寒证包括里实寒证和里虚寒证，里热证包括里实热证和里虚热证。详见“虚证实证与表证里证寒证热证的关系”中的有关内容。

三、虚实辨证

虚实辨证是辨别邪正盛衰的两个纲领。虚指正气不足，实指邪气盛实。通过虚实辨证，可以掌握患者邪正盛衰情况，为扶正和祛邪提供治疗依据。

（一）虚证

虚证是指人体正气不足所表现的证候。多因先天不足和后天失调所致，但以后天失调为主，如情志内伤，饮食失调，劳逸过度，房室不节，产育过多，久病失治等原因，损伤人体正气均可成为虚证。虚证包括精、气、血、阴、阳、津液不足，以及脏腑各种不同的虚损。

【临床表现】各种虚证的表现不尽一致，常见的有：面色淡白或㿠白或萎黄，精神萎靡，身倦乏力，形寒肢冷，自汗，大便稀溏或滑脱，小便清长或失禁，舌淡胖嫩，脉虚，沉迟无力或弱，或形体消瘦，颧红，五心烦热，盗汗，潮热，舌红少苔或无苔，脉细数无力。

【辨证要点】

①本证以正气不足，机体功能衰退为其主要病机。

②临床表现以五脏气血阴阳亏虚为主。具有起病缓，病程长的特点，多见于慢性消耗性疾病。其具体辨证内容详见气血津液阴阳病辨证和脏腑病辨证。

（二）实证

实证是指邪气亢盛所表现的证候。实证形成的原因主要有二：一是六淫或疫疠之邪侵入人体，正邪剧争所致；二是脏腑功能失调，代谢障碍，气机阻滞，水湿痰饮内停，瘀血内阻，或宿食、虫积等停滞体内所致。由于外邪性质与致病的病理产物不同，故临床表现各异。

【临床表现】实证的临床表现各不相同，常见的有：高热，胸闷烦躁，甚至神昏谵语，呼吸气粗，痰涎壅盛，腹胀痛拒按，大便秘结或下利里急后重，小便不利或涩痛、色黄量少，舌质苍老，舌苔厚腻，脉实有力等。

【辨证要点】

①本证具有邪实而正气未虚，正邪剧争的病机。

②具有起病急，病程短的特点。因病邪性质各异，临床表现复杂，具体辨证详见有关各章节。

③虚证实证的鉴别：虚证与实证，由于虚损之部位和邪气的性质各异，故症状极为复杂。同样的症状，可能是虚证，也可能是实证，如腹痛、腹胀、便秘、恶寒等在虚证和实证中均可出现。因此必须通过望形体、舌象、闻声息、问病史、按胸腹、脉象等诊察手段进行全面分析。若病人形体虚弱、精神萎靡不振、声低息微、痛处喜按、舌淡嫩无苔或少苔、脉象虚弱无力者属虚证。若病人形体壮实、精神亢奋、声高息粗、痛处拒按、舌质苍老、舌苔厚腻、脉实有力者属实证。

（三）虚证实证的关系

虚证与实证有虚实错杂、虚实转化、虚实真假等方面的关系。

1. 虚实错杂 病人同时存在着正虚和邪实两种病机的证候，称为虚实错杂。包括实证夹虚、虚证夹实、虚实并重。若结合病位则有表里虚实错杂以及上下虚实错杂。

（1）实证夹虚：指以邪实为主，正虚为次的证候。此证常发生于实证过程中正气受损的病人，亦可见于体虚而新感外邪者，或实证误治失治，邪气未除，正气已伤者。例如本来是壮热、口渴、大汗出、心烦、舌红苔黄的里热证，由于里热炽盛，耗伤气阴，又出现微恶寒、脉浮大无力等气阴两伤的症状，这是实热兼气阴两虚，属实中夹虚之证。

（2）虚证夹实：指以正虚为主，邪实为次的证候。此证多见于实证日久，正气大伤而余邪未尽的病人，亦可见于素体大虚而复感外邪者。例如温病的肝肾亏虚证，出现于温病后期，症见低热不退、手足心热、口干、舌干绛无苔。这是邪热灼烁肝肾之阴，而呈现邪少虚多的证候。

（3）虚实并重：指正虚和邪实均十分明显，病情比较严重的证候。此证多见于较严重的实证，迁延日久，正气大伤而实邪不减，亦可见于原本正气甚虚，又感受较重邪气的病人。例如臌胀之病，出现腹胀满如鼓、腹壁青筋暴露、二便不通等实邪盛于内，同时又出现形体羸瘦、不能食、精神萎靡等正气大伤症状，此属虚实并重证候。

2. 虚实转化 疾病的发展过程，就是邪正相争的过程。因而虚证和实证之间，可以出现相互转化，如实证转虚、因虚致实等。

（1）实证转虚：先患实证，后出现虚证，当虚证特点出现时实证特点消失的转化过程，称为实证转虚证。多因邪气久留，或失治或误治，损伤人体正气而转为虚证。例如高热、口渴、汗出、脉洪大之实热证，因治疗不当，日久不愈，津气耗伤，以致高热退却而见肌肉消瘦、面色枯白、不欲饮食、虚羸气少、舌苔光剥、脉细无力。

（2）因虚致实：病本虚证，由于正气亏虚，脏腑功能失调，而致痰、食、血、水等凝结阻滞，成为因虚致实。如心脉痹阻、肝阳化风等证。

3. 虚实真假 虚证与实证，有真假疑似之分。辨证时要从复杂的症状中辨别真假，以去伪存真。虚实真假与虚实错杂证不同，应注意审察鉴别。

（1）真实假虚证：指疾病本质属实证，大实之中反见虚羸的现象，称为真实假虚证。如热结肠胃、痰食壅滞、大聚大积之实证，却见神情默默、畏寒肢冷、脉沉或涩等症脉。若仔细辨认则可以发现，虽神情默默，但语出则声高气粗；脉虽沉或迟涩，但按之有力，虽然畏寒肢冷，但胸腹按之灼手。引起这种类似虚象的原因是实邪阻滞经脉，气血不能畅达之故，因此称这类症脉为假象。前人所说的“大实有羸状”，即指此而言。

（2）真虚假实证：指疾病本质属虚证，但又出现一些类似实证的现象，称为真虚假实证。如素体脾虚，运化乏力，因而出现腹部胀满、脉弦等类似实证现象。但腹满时有缓解，不似实证之腹满不减；腹痛而喜按，按之不痛或按之痛减，不似实证之拒按；脉虽弦，但按之无力。导致这种类似实的症状，其原因是机体正气虚弱，布化无力所致。前人说“至虚有盛候”，即指此而言。

对虚实真假的判断，首先要注意脉象的有力无力、有神无神、浮候沉候。疾病本质隐伏于内，假象常表现于外，故辨证时脉象应以沉候为据，重按有力有神为真实证，无力无神为真虚证。其次要注意舌象的苍老与嫩胖。舌质嫩胖淡白为真虚证，苍老坚敛为真实证。还要注意语言发声气息高亢与低怯。语声高亢气粗者多为实证，语声低怯息微者多为虚证。此外还必须了解疾病的全过程，如发病原因、诱因、疾病演变情况、治疗经过以及体质的强弱、病之新久等。

（四）虚证实证与表证里证寒证热证的关系

虚实证常通过表里寒热证表现出来，可以形成多种证候。临床上有表虚、表实、里虚、里实、虚热、实热、虚寒、实寒等证。

1. 表虚证 表虚证多指风邪袭表所表现的证候。也可因素体阳虚气虚，复感外邪所致。

【临床表现】发热，恶风，头项强痛，汗出，脉浮无力。

【辨证要点】

①本证以风邪袭表，营卫不和，腠理疏松，或素体虚亏为主要病机。

②以发热、恶风、汗出、脉浮无力为辨证依据。

2. 表实证 临床上多指外感寒邪的表寒证。

【临床表现】恶寒，发热，无汗，头身疼痛，无汗，脉浮有力。

【辨证要点】

①本证以外寒侵袭，正邪相争，腠理密闭为主要病机。

②以恶寒、发热、无汗、脉浮有力为辨证依据。

③表虚证与表实证鉴别：前者以汗出、脉浮无力为特点，后者以无汗、脉浮有力为特点。

3. 里虚证 里虚证所包括的内容广泛，各脏腑经络、气血阴阳亏损所表现的证候，都属里虚证的范畴。其具体辨证内容见脏腑病辨证。

4. 里实证 里实证是指邪气内盛所表现的证候。其包括的内容也较多，不但有各脏腑经络之分，而且还有各种不同病邪之别。其具体辨证内容见脏腑病辨证。

5. 虚热证 虚热证是指体内阴液不足所表现的证候。

【临床表现】形体消瘦，口燥咽干，颧红，午后潮热，五心烦热，或骨蒸，或劳热，盗汗，舌红绛少苔或无苔，脉细数。

【辨证要点】

①本证以阴液亏耗失其润养，阴不制阳，虚热内生为主要病机。

②以形体消瘦、口燥咽干、潮热盗汗、五心烦热、舌红少苔、脉细数等为辨证依据。

6. 实热证 实热证是指阳热炽盛所表现的证候。

【临床表现】恶热喜凉，面红目赤，口渴喜冷饮，烦躁不安，或神昏谵语，腹胀满痛拒按，大便秘结，尿少色黄，舌红苔黄燥，脉洪、滑、数、实等。

【辨证要点】

①本证以外邪入里化热，或热邪直接侵入脏腑以致里热炽盛为主要病机。

②以热象、伤阴、热扰心神的临床表现为辨证依据。

7. 虚寒证 虚寒证是指体内阳气虚衰所表现的证候。

【临床表现】精神不振，少气懒言，面色㿠白，畏寒肢冷，腹痛喜按，大便溏薄，小便清长，舌淡白，脉沉迟无力。

【辨证要点】

①本证以阳气虚衰，寒从内生，机能衰退为主要病机。

②以畏寒肢冷、腹痛喜暖喜按、便溏尿清的虚寒之象和机能衰退的精神不振、少气懒言等症共见为辨证依据。

8. 实寒证 实寒证是指感受寒邪，阳气被遏所表现的证候。

【临床表现】恶寒喜暖，面色苍白，四肢欠温，腹冷痛拒按，大便溏泄或冷秘，或咳喘痰鸣，口淡多涎，小便清长，脉迟有力或沉紧。

【辨证要点】

①本证以寒邪直中脏腑，阳气被遏为主要病机。

②以突出的寒象，以及冷痛拒按、脉迟有力或沉紧等邪盛特征为辨证依据。

四、阴阳辨证

阴阳是辨别证候类别的纲领，是八纲辨证的总纲。根据疾病症状、体征表现特点，可以将疾病归为阴阳两大类，这样能起到提纲挈领和对比鉴别的作用。

（一）阳证

凡符合属阳性质的证候，称为阳证。表证、热证、实证均属阳证范围。

【临床表现】不同的疾病，表现出来的阳性证候不尽相同，常见的有：恶寒发热，或壮热，面红目赤，心烦，躁动不安，或神昏谵语，呼吸气粗而快，语声高亢，喘促痰鸣，痰、涕黄稠，口渴喜冷饮，大便秘结或热结旁流，尿少色黄而涩痛，舌红绛起芒刺，苔黄、灰黑而干，脉实、洪、数、浮、滑等。

【辨证要点】

①本证以亢奋、躁动、功能亢进、红赤、分泌物黏稠等为主要特点。

②恶寒发热、脉浮是表证的表现；面红目赤、烦躁不安、壮热、渴饮、痰涕黄稠为热证的特征；语声高亢、喘促痰鸣、大便秘结或热结旁流是实证、热证特点；舌红绛，苔黄、灰黑，脉实、洪、数、滑为实热之体征。

（二）阴证

凡符合属阴性质的证候，称为阴证。里证、虚证、寒证均属阴证范围。

【临床表现】不同的疾病，所表现的阴性证候不尽相同，常见的有：面色㿠白或晦暗，少气懒言，倦怠无力，精神萎靡，身重，蜷卧，畏寒肢冷，语言低怯，呼吸微而缓，口淡不渴，大便溏而腥臭，痰、涕、涎清稀，小便清长，舌淡胖嫩苔白滑，脉沉迟或细涩或微弱等。

【辨证要点】

①本证以抑郁、静而不烦、功能衰退、清冷、面色晦暗等为主要特点。

②精神萎靡、体倦乏力、声低息微是虚证表现；畏寒肢冷蜷卧，痰、涕、涎清稀，大便溏而微臭、小便清长是里寒的表现；脉虚、沉迟、弱、微，舌淡嫩苔白滑均为属虚、属寒的体征。

③阳证阴证的鉴别：一般来说，凡急性的，兴奋、功能亢进、明亮的均属阳证；凡慢性的，抑郁、静而不躁、清冷、功能衰退、晦暗的均属阴证。

第二节 气血津液阴阳病辨证

气血津液阴阳病辨证是根据气血津液阴阳的相关理论，分析四诊所获得的临床资料，在八纲辨证的基础上，分析、归纳、判断为某种证候的辨证方法。

气血津液阴阳是构成人体和维持人体生命活动的物质基础，其生成和作用的发挥，与脏腑的正常生理活动有密切关系，而脏腑生理功能的维持，又依赖于气血津液阴阳的滋养和推动。因此气血津液阴阳的病变与脏腑病变密切相关，两者相互补充。

一、气病辨证

气病辨证是以气的相关理论分析四诊所搜集的症状、体征等资料，进行辨证的思维方法。气的病变繁多，但临床上常见的证候有气虚、气滞、气逆、气陷四种。其中气虚、气陷属于虚证；气滞、气逆多属于实证。

（一）气虚证

气虚证是指元（真）气不足，气的功能减退，脏腑组织机能活动减弱所表现的证候。常因久病体虚，或劳累过度伤气所引起。

【临床表现】少气懒言，身倦乏力，自汗，活动劳累后诸症加重，或见头晕目眩，面色淡白，舌淡苔白，脉虚无力。

【辨证要点】

①本证以元气不足，功能减退为主要病机。

②以少气懒言、身倦乏力、自汗出、舌淡苔白、脉虚无力等为其辨证依据。

③可兼见头晕目眩、面色淡白、劳累后症状加重等症状。

（二）气陷证

气陷证是指气虚无力升举而反下陷所表现的证候。常由气虚证进一步发展而来。

【临床表现】久泻久痢，腹部有坠胀感，或便意频频，或脱肛，子宫脱垂，肾、胃下垂，伴见头晕目眩，少气懒言，倦怠乏力，舌淡苔白，脉弱。

【辨证要点】

①本证以气虚无力升举而致下行太过为主要病机。

②以内脏下垂、久泻久痢与气虚之象并见为辨证依据。

③有气虚证的一般症状，如头晕目眩、少气懒言、身倦乏力、舌淡苔白、脉弱无力等。

④有久泻久痢、腹部坠胀、便意频频、内脏下垂等气机下陷定性症状。

（三）气滞证

气滞证是指人体某一内脏，或某一部位气机阻滞，运行不畅所表现的证候。常因情志不遂，七情郁结，或病邪阻滞气机所引起。

【临床表现】胸胁脘腹等处胀闷、疼痛，症状时轻时重，部位常不固定，可为窜痛、攻痛，嗳气或矢气之后胀痛减轻，舌淡红，脉弦。

【辨证要点】

①本证以气机运行不畅，阻滞于全身或某一局部为主要病机。

②以胀闷疼痛、脉弦为辨证依据。

③有胸胁脘腹胀痛、部位不固定、症状时轻时重等定位症状。

④要辨清引起气滞的原因以及气滞发生的确切部位。

（四）气逆证

气逆证是指气机升降失常，脏腑之气上逆所表现的证候。常由感受外邪或痰浊、食积阻塞，或情志不遂所引起。

【临床表现】肺气上逆，则见咳嗽喘息；胃气上逆，则见呃逆，嗳气，恶心，呕吐；肝气上逆，则见眩晕，头胀痛，甚则昏厥，呕血等。

【辨证要点】

①本证以气机升降失常，气逆于上为主要病机。

②以肺、胃、肝等脏腑气机上逆为辨证依据。

③以肺气上逆之咳嗽、喘息；胃气上逆之恶心、呃逆、嗳气；肝气升发太过之头痛、眩晕、昏仆、呕血等为定位症状。

二、血病辨证

血病辨证是以血的相关理论，分析四诊所搜集的症状、体征等资料，进行辨证的思维方法。血的病变可概括为血虚、血瘀、血热、血寒四类证候。其中血虚属虚证，血瘀、血热、血寒属实证。

（一）血虚证

血虚证是指血液亏虚，脏腑经络、形体官窍失其濡养所表现的证候。常由失血过多，或生血不足，或思虑过度，暗耗阴血所引起。

【临床表现】面色淡白无华或萎黄，口唇、爪甲色淡，头晕目眩，或心悸，失眠，多梦，或手足拘挛麻木，或妇女月经量少色淡，或月经后期，或经闭。舌淡苔白，脉细。

【辨证要点】

①本证以血液不足，脏腑组织失于濡养为主要病机。

②以面色萎黄，或面、舌、唇、爪甲色淡白、脉虚而细为辨证依据。

③血虚证以心、肝两脏为多见，故有心悸、失眠多梦，或头晕目眩、手足拘挛麻木、月经量少色淡等心、肝病症的定位症状。

（二）血瘀证

凡离经之血不能及时排出和消散，停留于体内，或血行不畅，阻塞于经脉之内，或瘀积于脏腑组织器官之中，均称为瘀血。由瘀血内阻所引起的病证，称之为血瘀证。常由气虚、气滞、血寒、血热、外伤等所引起。

【临床表现】因瘀血所瘀阻的部位及形成瘀血的原因不同，其临床表现各异。如瘀阻于心，可见心悸，胸闷心痛，口唇指甲青紫；瘀阻于肺，可见胸痛，咳血；瘀阻于肝，可见胁痛，胁下肿块；瘀阻于胃，可见呕血，大便色黑如柏油；瘀阻于心，可见发狂；瘀阻胞宫，可见痛经，月经不调，经色紫暗成块；瘀阻于肢体肌肤局部，可见局部肿痛青紫。舌质紫暗或有瘀斑、瘀点，脉细涩或结代。

【辨证要点】

①本证以血行不畅，瘀阻体内为主要病机。

②以痛如针刺、痛有定处、肿块固定、出血色紫有块、皮肤紫斑、唇舌、指甲青紫、脉涩为主要辨证依据。

③临床上常见的血瘀证有：心脉瘀阻证、肺血瘀证、肝血瘀证、胃肠血瘀证、瘀阻胞宫证、下焦蓄血证、瘀阻肌肤证等。

④由于引起血瘀的病因不同，临床上常有兼证出现，如气滞血瘀、气虚血瘀、寒凝血瘀、瘀热互结、痰瘀互结等。另外血瘀影响气化，阻滞水液的输布。因此还可形成血瘀水肿证。

（三）血热证

血热证是指血分有热，灼伤脉络，迫血妄行所表现的证候，即血分的热证。常由外感火热邪气，或情志过极，化火生热，伤及血分所引起。

【临床表现】咳血，吐血，衄血，尿血，便血，妇女月经提前，量多，或崩漏，或局部疮疡红肿热痛，或伴身热，口渴，心烦，甚则躁狂，舌质红绛，脉数。

【辨证要点】

①本证以血分有热，血行加速或妄行为主要病机。

②以各种出血（咳血、吐血、衄血、尿血、便血、妇女月经量多等）症状和实热症状并见为辨证依据。

③可兼身热、口渴、心烦或躁狂、舌质红绛、脉数等热象和伤阴的症状。

（四）血寒证

血寒证是指寒邪客于血脉，凝滞气机，血液运行不畅所表现的证候，即血分的寒证。常由外感寒邪伤及血分所引起。

【临床表现】手足局部冷痛，痛处肤色青紫发凉，得温痛减，遇冷痛剧，或少腹拘急冷痛，或妇女少腹冷痛，月经后期，经色紫暗，夹有瘀块，伴畏寒肢冷，喜温恶寒，舌淡紫苔白滑，脉沉迟或涩。

【辨证要点】

①本证以寒伤血脉，血行不畅为主要病机。

②以身体局部冷痛和寒性症状并见为辨证依据。

③有喜温恶寒、肢冷、舌淡紫苔白滑、脉沉迟或涩等寒证的一般症状。

④有手足局部冷痛、痛处肤色青紫发凉，或妇女少腹冷痛、月经后期、经色紫暗、夹有瘀块等血寒证的症状。

三、津液病辨证

津液病的辨证，是指运用津液的相关理论，分析四诊所获得的症状、体征等资料，辨别有无津液不足或停聚的辨证方法。津液病有津液不足证和津液停聚证两种。

（一）津液不足证

津液不足证是指体内的津液不足，脏腑组织官窍失其濡养所表现的证候，属内燥证。常由津液的生成不足或丢失、损伤过多所引起，如脾胃虚弱，运化无权，致津液生成减少，或高热、大汗、大吐、大下、多尿等致津液丢失、耗伤太过，造成津液不足证。

【临床表现】口干咽燥，渴欲饮水，唇焦或裂，皮肤干燥，甚或枯瘪，目眶深陷，小便短少，大便干燥，舌红少津，脉象细数等。

【辨证要点】

①本证以津液减少，脏腑组织官窍失于濡养为主要病机。

②以肌肤、口唇、舌咽干燥、尿少便干等干燥枯涩症状为辨证依据。

③可兼见舌红少津、脉象细数等虚热症状。

④本证以肺、胃、大肠津液不足为多见。在临床上多见的有肺燥津伤、胃燥津伤、肠燥津伤等证。

（二）水液停聚证

水液停聚证是指肺、脾、肾对水液的输布排泄功能失调，以致水液排出减少而停聚于体内所表现的多种证候。临证中又有水肿证、痰证和饮证。

1. 水肿证 体内水液停聚，泛溢肌肤，引起面目、四肢、胸腹甚至全身浮肿的病症，称为水肿证。临床辨证应区分阳水与阴水，以明虚实。

（1）阳水：水肿性质属实者，称为阳水。常由外感风湿邪气，或水湿浸淫等所引起。

【临床表现】头面浮肿，先从眼睑开始，继而波及全身，来势迅速，皮肤薄而光亮，小便短少，恶风恶寒，发热，肢节痠重，舌苔薄白，脉浮紧；或咽喉肿痛，舌红而脉浮数；或全身水肿，来势较缓，按之没指，肢体困重，脘闷纳呆，舌苔白腻，脉沉。

【辨证要点】

①本证以外感邪气，致使水湿停聚，泛溢肌肤为主要病机。

②以发病急、来势猛、水肿先从眼睑头面开始、上半身肿甚为辨证依据。

③常以邪犯肺、脾为多见，故可兼见肺失宣降之发热、恶风寒、咽喉肿痛，以及脾失健运的纳呆、身困等症状。

（2）阴水：水肿性质属虚者，称为阴水。常由病久正虚，劳倦内伤，脾肾阳虚所引起。

【临床表现】水肿以腰以下为甚，按之凹陷不起，小便短少，纳呆便溏，腹胀，面色不华或萎黄，神倦肢困；若水肿日益加重，小便不利，可见腰膝痠冷疼痛，畏寒神疲，四肢不温，舌淡或胖，苔白滑，脉沉迟无力。

【辨证要点】

①本证以劳倦、久病伤正，脾肾虚衰，水湿停聚为主要病机。

②以发病慢、来势徐、病程较长、水肿先从足部开始、腰以下肿甚并伴有寒象为辨证依据。

③ 以脾肾两伤，阳不化水为多见，故可兼腹胀、纳呆、便溏、肢困的脾阳不足之症，及腰膝冷痛、畏寒、肢冷等肾阳虚衰的症状。

2. 痰证 痰证是指水液停聚，质地稠厚，停聚于脏腑、经络、组织之间所表现的证候。常由外感六淫，内伤七情，导致脏腑功能失调，水液代谢失常所引起。

【临床表现】咳喘咯痰，胸闷，脘痞不舒，纳呆恶心，呕吐痰涎，头晕目眩，神昏癫狂，喉中痰鸣，肢体麻木，半身不遂，瘰疬瘿瘤，乳癖，喉中异物感等。舌苔白腻或黄腻，脉滑。

【辨证要点】

①本证以水液内停，凝聚体内为主要病机。

②以吐痰或呕吐痰涎，神昏癫狂，苔腻，脉滑等痰盛症状为辨证依据。

③由于痰浊停聚的部位不同，所表现的症状各异，故辨证时要针对具体情况而定。

④痰阻于肺，失于宣降，故见咳喘、咯痰；痰阻于胃，胃失和降，则呕吐痰涎、脘闷纳呆；痰停在头，清阳不升，则头晕目眩；痰阻咽喉，则喉中痰鸣，或咽中梗塞不利；痰浊在心，则发癫、狂；痰停经络，气血失荣，则肢体麻木、半身不遂；痰结皮下，则为瘰疬、瘿瘤、乳癖。

3. 饮证 饮证是指水饮停聚，质地清稀，停聚于脏腑组织之间所表现的证候。常由外邪侵袭，或肺脾肾等脏腑机能衰退或障碍等原因所引起。

【临床表现】咳嗽气喘，胸闷，痰液清稀，量多色白，倚息不得平卧；或胸胁胀闷作痛，随呼吸、咳嗽转侧而加剧；或脘痞腹胀，水声辘辘，泛吐清水；或下肢浮肿，身体困重疼痛，舌苔白滑，脉弦。

【辨证要点】

①本证以水饮内停于脏腑组织为其主要病机。

②由于饮停聚的部位不同，故形成的证候特点有很大区别，一般依《金匮要略》将饮证分为四种，即痰饮、悬饮、支饮、溢饮。舌苔白滑、脉弦为饮证的主要舌脉征象。

③饮停于胃肠为痰饮，故见脘痞腹胀、水声辘辘、泛吐清水之症；饮停于胸胁为悬饮，故见胸胁胀满作痛，随呼吸、咳嗽转侧而加剧之症；饮停于胸膈为支饮，肺气上逆，则见咳嗽气喘、胸闷、痰液清稀色白等症；水饮泛溢于四肢肌肤为溢饮，故有小便不利、下肢浮肿、身体困重疼痛等症。

四、气血津液同病辨证

气、血、津液，均是构成人体和维持人体生命活动的基本物质，在其生成、发挥生理功能方面，相互依存，相互为用；若发生病变时，则相互影响，形成不同的病证。临床上主要有气虚血瘀证、气滞血瘀证、气血两虚证、气不摄血证、气随血脱证、津停气阻证、气随津脱证等。

（一）气虚血瘀证

气虚血瘀证是指气虚不足，推动血行无力，以致血行瘀阻所表现的证候。常由久病体弱，劳倦过度耗气等所引起。

【临床表现】神倦乏力，少气懒言，自汗，胸胁刺痛固定不移，拒按，或胁下痞块，或肢体瘫痪，半身不遂，舌淡紫，或有紫斑，脉涩。

【辨证要点】

①本证以气虚无力行血而致血行瘀阻为主要病机。

②以气虚和血瘀症状并见为辨证依据。

③有气虚的一般表现，如神倦乏力、少气懒言、自汗等。

④有血瘀的特征，如胸胁刺痛、痞块，或瘫痪、半身不遂、舌淡紫或有紫斑、脉涩等。

⑤本证属本虚标实。

（二）气滞血瘀证

气滞血瘀证是指气机阻滞而致血行瘀阻所表现的证候。常由情志不遂，闪挫外伤，或寒邪内阻等所引起。

【临床表现】胸胁胀满或走窜疼痛，性情急躁，胁下痞块，刺痛拒按，入夜更甚，或妇女痛经，经色紫暗，夹有瘀块，舌紫暗或有瘀斑，脉弦涩。

【辨证要点】

①本证以气机不畅，血行瘀阻为主要病机。

②以气滞和血瘀症状并见为辨证依据。

③有气滞的一般表现，如胸胁胀满走窜疼痛等。

④有血瘀的常见症状，如痞块、刺痛拒按，或痛经、夹有瘀块、舌紫暗或有瘀斑、脉弦涩等。

（三）气血两虚证

气血两虚证是指气虚与血虚同时存在所表现的证候。常由久病不愈，气虚不能生血，或血虚无以化气所引起。

【临床表现】头晕目眩，少气懒言，乏力自汗，心悸失眠，面色淡白或萎黄，唇爪甲淡白，舌淡嫩，脉细弱。

【辨证要点】

①本证以气血不足，功能减退为主要病机。

②以气虚与血虚症状并见为辨证依据。

③有气虚的一般症状，如少气懒言、乏力自汗等。

④有血虚的常见症状，如头晕目眩、心悸失眠、面色淡白或萎黄、唇爪甲淡白等。

（四）气不摄血证

气不摄血证是指气虚固摄血液功能减弱所表现的证候。常由久病体弱，劳倦过度或气的生成不足所引起。

【临床表现】吐血，便血，衄血，皮下出血，或妇女月经量多，崩漏，伴见神疲乏力，少气懒言，自汗，头晕目眩，面色淡白或萎黄，舌淡白，脉细弱。

【辨证要点】

①本证以气虚无力摄血而致出血为主要病机。

②以出血和气虚症状并见为辨证依据。

③有气虚证的一般临床表现，如神疲乏力、少气懒言、自汗、头晕目眩、面舌色淡白，脉细弱等。

④有吐血、便血、衄血、皮下出血、月经量多等出血症状。

（五）气随血脱证

气随血脱证是指在大出血时，气随之亡脱所表现的证候。常由外伤失血、胃肠大出血、妇女崩中，以及产后大出血等所引起。

【临床表现】大量出血，继而突然出现面色苍白，大汗淋漓，四肢厥冷，呼吸喘促或微弱，神昏，脉微欲绝。

【辨证要点】

①本证以大出血时伴有气脱为主要病机。

②以出血和阳气脱失症状并见为辨证依据。

③有出血来势急，血液在短期内大量丢失的症状，如吐血、崩漏等。

④有面色苍白、大汗淋漓、四肢厥冷、呼吸喘促或微弱、神昏、脉微欲绝等阳气外脱之象。

（六）津停气阻证

津停气阻证是指津液代谢失常，过多停聚于体内，而阻碍气机运行，导致气阻所表现的证候。常由肺、脾、肾等脏腑功能失常，津液的输布、排泄障碍，水湿停聚体内所引起。

【临床表现】水肿尿少，胸满咳喘，或喘促不能平卧；或心悸，心痛；或脘腹胀满，困倦，纳化呆滞，舌淡胖，脉沉无力。

【辨证要点】

①本证以津液停聚，阻碍气机为主要病机。

②以水肿、尿少和气机阻滞症状并见为辨证依据。

③本证多见于肺、心、脾胃，饮停阻于肺则胸闷咳喘、喘促不能平卧；水饮凌心，心阳被抑，故心悸、心痛；水饮阻于中焦，清气不升，故见头昏困倦、脘腹胀满、纳化呆滞。

（七）气随津脱证

气随津脱证是指津液大量丢失，气失其依附，而随津液外脱亡失所表现的证候。常由高热、大汗耗伤津液，或严重吐泻所引起。

【临床表现】汗、吐、下等大量耗伤津液，继而突然出现面色苍白，大汗淋漓，四肢厥冷，呼吸微弱，脉微欲绝。

【辨证要点】

①本证以津液大量丢失，阳气外脱为主要病机。

②以津液大量丢失和阳气脱失症状并见为辨证依据。

③有津液大量急剧耗伤的症状，如大汗、大下等。

④有面色苍白、大汗淋漓、四肢厥冷、呼吸微弱、脉微欲绝等阳气外脱的危重症状。

（八）津亏血瘀证

津亏血瘀证是指津液亏损，血液运行不畅所表现的证候。常由高热、吐泻、大汗等使津液大量耗伤，血液亏少而循行滞涩所引起。

【临床表现】口咽干燥，渴欲饮水，唇焦或裂，皮肤干燥，小便短少，大便干燥，肌肤甲错，并有落屑，或斑疹显露，舌质绛紫，或有瘀斑、瘀点。

【辨证要点】

①本证以津液不足，血行瘀阻为主要病机。

②以津液亏虚和瘀血之象并见为辨证依据。

③有口咽干燥、唇焦或裂、尿少、便干等津亏症状。

④有肌肤甲错、斑疹、舌质绛紫，或有瘀斑等血瘀症状。

（九）津枯血燥证

津枯血燥证是指津液严重亏损，从而导致血燥，虚热内生所表现的证候。常由高热、吐泻、大汗等使津液大量耗伤等所引起。

【临床表现】口咽干燥，渴欲饮水，唇焦或裂，小便短少，大便干燥，五心烦热，形体消瘦，皮肤干燥，甚或瘙痒，舌红少津，脉细数。

【辨证要点】

①本证以津液不足而致血燥失润为主要病机。

②以津液亏虚和血燥虚热内生之象并见为辨证依据。

③有口咽干燥、唇焦或裂、尿少、便干等津液亏虚的表现。

④有五心烦热、消瘦、皮肤干燥瘙痒、舌红少津、脉细数等血燥生虚热之表现。

五、阴阳失调病辨证

八纲辨证中的阴阳两纲是辨别疾病类别的纲领，根据疾病的症状、体征特点，用阴阳的纲领给予归类，即表、热、实证属阳，里、寒、虚证属阴。本节所述的是阴阳失调所引起的具体病证辨证，主要有阳盛证、阴盛证、阳虚证、阴虚证、阴阳两虚证、亡阳证和亡阴证等。

（一）阳盛证

阳盛证是指阳气偏盛，脏腑经络机能亢进，邪热过盛所表现的证候。常由感受阳热之邪，或感受阴寒之邪，从阳化热，或七情内伤，五志过极化火所引起。

【临床表现】壮热，或持续高热不退，心烦失眠，烦躁，或发狂，口渴喜冷饮，汗出，面红目赤，大便干燥，小便短赤，舌红苔黄，脉数等。

【辨证要点】

①本证以“阳盛则热”为主要病机。

②有壮热，或持续高热不退、面红目赤、汗出、舌红苔黄、脉数等实热症状。

③可兼见阴津耗伤和心神被扰症状，如口渴喜冷饮、尿少色黄、大便干燥，及心烦失眠、烦躁或发狂等。

（二）阴盛证

阴盛证是指阴气偏盛，脏腑机能障碍或减退，阴寒之邪过盛所表现的证候。常由感受寒邪、湿邪，或过食生冷，寒湿中阻所引起。

【临床表现】恶寒，或形寒肢冷，喜暖，口淡不渴，或脘腹冷痛，溲清，便溏，或痰液清稀，水肿，苔白，脉紧或迟。

【辨证要点】

①本证以“阴盛则寒”为主要病机。

②有恶寒、形寒肢冷、脘腹冷痛、苔白、脉紧或迟等实寒表现。

③可兼见喜暖、溲清、便溏等伤阳症状，以及痰液清稀或水肿、口淡不渴等水液停留的症状。

（三）阳虚证

阳虚证是指机体阳气亏损，温煦功能减退所表现的证候。常由久病耗伤阳气或感受阴寒之邪日久伤阳等引起。

【临床表现】面色㿠白，少气懒言，畏寒肢冷，精神萎靡，口淡不渴，或喜热饮，小便清长，大便溏泄，或浮肿，小便不利，舌淡胖苔白滑，脉沉弱。

【辨证要点】

①本证以阳气亏损，温煦功能减退为主要病机。

②以面色皖白、畏寒肢冷、小便清长、大便溏泄的虚寒之象为辨证依据。

③有少气懒言、精神萎靡、尿少浮肿、脉沉弱等脏腑机能衰退的症状。

（四）阴虚证

阴虚证是指机体内津液精血等属阴的物质亏损，无以制阳，滋润濡养功能减退所表现的证候。常由温热病后期，灼伤阴液，或内伤久病，思虑劳伤等伤阴所引起。

【临床表现】形体消瘦，午后潮热，五心烦热，或骨蒸劳热，颧红盗汗，大便干燥，尿少色黄，舌红绛少苔或无苔，脉细数。

【辨证要点】

①本证以阴液亏虚，虚热内生为主要病机。

②以午后潮热、五心烦热、颧红盗汗、尿少色黄、舌红绛少苔、脉细数等虚热症状为辨证依据。

③有形体消瘦、口咽干燥、大便干燥等阴液不足之症。

（五）阴阳两虚证

阴阳两虚证是指阴虚与阳虚症状并见所表现的证候。常由阴虚进一步发展损及阳，或阳虚进一步发展损及阴所引起。

【临床表现】畏寒肢冷，神疲乏力，少气懒言，口咽干燥，自汗或盗汗，低热，消瘦，失眠，尿少水肿，溲清便溏，面色淡白或颧红，脉沉迟无力或虚数。

【辨证要点】

①本证以阴液不足和阳气虚弱并见为主要病机。

②若为阴虚不能化生阳气，则形成以阴虚为主的阴阳两虚证候，有低热、盗汗、咽干、消瘦、失眠、神疲乏力、少气懒言、脉虚数等症状。

③若是阳虚不能化阴，则形成以阳虚为主的阴阳两虚证候，有畏寒肢冷、神疲乏力、少气懒言、尿少水肿、口咽干燥、消瘦、失眠、脉沉迟无力等症状。

（六）亡阳证

亡阳证是指机体阳气突然脱失，而致全身机能严重衰竭所表现的危重证候。常由邪盛，正不敌邪，或大汗、大出血以致阳气暴脱所引起。

【临床表现】面色苍白，冷汗淋漓，四肢厥冷，呼吸微弱，精神疲惫，神情淡漠，甚则昏迷，舌淡润，脉微欲绝。

【辨证要点】

①本证以阳气突然脱失为主要病机。

②以冷汗淋漓味淡、四肢厥冷、面色苍白为辨证依据。

③有呼吸微弱、精神疲惫、神情淡漠，甚则昏迷、舌淡润、脉微欲绝等脏腑机能严重衰竭的症状。

（七）亡阴证

亡阴证是指机体阴液突然大量消耗或丢失，而致全身机能严重衰竭所表现的危重证候。

【临床表现】大汗淋漓，味咸而黏，面色赤，四肢温和，肌肤热，烦躁不安，呼吸急促，口舌干燥，渴喜冷饮，齿燥，目眶深陷，舌质红绛而干，脉细数无力。

【辨证要点】

①本证以阴液亡失，阴竭阳浮为主要病机。

②以大汗淋漓、味咸而黏、面色赤、四肢温和、肌肤热、烦躁不安、息促、渴喜冷饮、舌质红绛而干、脉细数无力的症状为辨证依据。

③有口舌干燥、齿燥、目眶深陷等阴液濡润功能严重衰竭的症状。

④亡阴证与亡阳证的鉴别：亡阴证的特点为汗热味咸、肌肤温热、喘息烦躁、渴喜冷饮、面舌色红、脉细数；亡阳证则表现为汗冷味淡、肌肤逆冷、气息微弱、口不渴、面色苍白、舌淡而润、脉微欲绝。

第三节 脏腑病辨证

脏腑病辨证是指运用脏腑经络、气血津液阴阳及病因的相关理论，分析四诊所搜集的症状、体征等资料，以辨明疾病所在的脏腑部位、病因、性质以及邪正盛衰的一种辨证方法。简言之，即以脏腑的相关理论为依据，辨别脏腑疾病证候的辨证方法。

藏象学说是脏腑病辨证的理论依据。因为每一个脏腑都有其各自的生理功能，脏腑之间又相互联系，故脏腑功能失常时，就会形成不同的病证。因此熟悉和掌握各脏腑的生理功能及其相互关系是掌握脏腑病辨证的基础。

脏腑病辨证主要用于内伤杂病的辨证，是临床各种疾病的诊断基础。其内容包括脏病辨证、腑病辨证和脏腑兼病辨证，其中脏病辨证是脏腑病辨证的核心内容。

一、心与小肠病辨证

心居胸中，外有心包络裹护。心的主要生理功能是主血和藏神，开窍于舌，其华在面。心的病变主要表现为血液运行和神志活动的异常，因此心脏病的常见症状有心悸怔忡、心痛、心烦、失眠、神昏、神志错乱、口舌生疮等。心与小肠相表里，小肠主液，受盛化物，泌别清浊，故小肠病的常见症状为小便赤涩灼痛、尿血。

（一）心气虚证

心气虚证是指心气不足，鼓动无力所表现的证候。常由久病失养，或年高心气衰微所引起。

【临床表现】心悸或怔忡，动则尤甚，伴见精神疲惫，气短，身倦乏力，自汗，面色淡白，舌淡苔白，脉虚弱或结代。

【辨证要点】

①本证以心气不足，鼓动无力为主要病机。

②以心悸和气虚症状并见为辨证依据。

③有身倦乏力、自汗、气短、面色淡白等气虚的一般症状。

④有心悸或怔忡、动则尤甚、脉虚弱或结代等心病的定位症状。

（二）心阳虚证

心阳虚证是指心阳虚衰，失其温养，虚寒内生所表现的证候。常是心气虚的进一步发展。

【临床表现】心悸或怔忡，动则尤甚，伴见心胸憋闷、疼痛，气短，自汗，形寒肢冷，面色㿠白或面唇青紫，舌质淡胖，苔白滑，脉弱或结代。

【辨证要点】

①本证以心阳虚衰，虚寒内生为主要病机。

②以心气虚和寒象症状并见为辨证依据。

③心阳虚多由心气虚发展而来，故见心悸或怔忡、气短、自汗、脉弱或结代等心气虚的定位症状。

④有形寒肢冷、面色㿠白、舌淡胖、苔白滑等虚寒的定性症状。

（三）心阳暴脱证

心阳暴脱证是指心阳衰极，阳气突然外脱所表现的危重证候。常由心阳虚证进一步发展，或由痰瘀阻塞心脉所致。

【临床表现】在心阳虚证临床表现的基础上，突然冷汗淋漓，四肢厥冷，呼吸微弱，面色苍白，或心痛剧烈，口唇青紫，神志昏糊，或昏迷不醒，舌淡紫，脉微欲绝。

【辨证要点】

①本证以心阳衰极，突然外脱为主要病机。

②以心阳虚和亡阳症状并见为辨证依据。

③有冷汗淋漓、四肢厥冷、呼吸微弱、面色苍白，或心痛剧烈、口唇青紫、舌淡紫、脉微欲绝，甚至神志昏糊，或昏迷不醒等心功能突然严重衰竭的定位症状。

④心气虚证、心阳虚证、心阳暴脱证的鉴别：心气虚证病情轻，无虚寒表现；心阳虚证病情重虚寒特点明显；心阳暴脱证病危势急，伴有亡阳的危候。

（四）心血虚证

心血虚证是指心血不足，失其濡养功能所表现的证候。常由失血过多，久病耗伤，或生血减少等所引起。

【临床表现】心悸，失眠多梦，健忘，面色淡白而无华，或萎黄不泽，头晕目眩，唇舌淡白，脉细无力。

【辨证要点】

①本证以心血不足，心神失养为主要病机。

②以心悸、失眠多梦、健忘和血虚症状并见为辨证依据。

③有面色淡白而无华，或萎黄、头晕目眩、唇舌淡白、脉细无力等血虚证的定性症状。

④有心悸、失眠多梦、健忘等心神失养的定位症状。

（五）心阴虚证

心阴虚证是指心阴耗损，虚热内扰所表现的证候。常由思虑劳神过度，暗耗心阴等所引起。

【临床表现】心悸，心烦，失眠多梦，形体消瘦，口燥咽干，颧红盗汗，午后潮热，五心烦热，舌红少津，脉细数。

【辨证要点】

①本证以心阴耗损，虚热内扰心神为主要病机。

②以心悸、心烦、失眠多梦和虚热症状并见为辨证依据。

③有形体消瘦、口咽干燥、颧红盗汗、五心烦热、舌红少津、脉细数等虚热证的定性症状。

④有心悸、心烦、失眠多梦等心病的定位症状。

⑤心血虚证与心阴虚证的鉴别：两者都以心悸、失眠多梦、健忘为主症，而心血虚证有血虚证的一般表现，无虚热之象；心阴虚证则有虚热特点。

（六）心火亢盛证

心火亢盛证是指心火内炽所表现的证候。常由外感火热之邪，或情志抑郁，气郁化火所引起。

【临床表现】心烦，失眠，甚则狂躁谵语，或口舌生疮，或吐血，衄血，伴发热，口渴喜冷，尿少色黄或灼痛，大便秘结，面色红赤，舌尖红赤，舌苔黄，脉数有力。

【辨证要点】

①本证以心火内炽为主要病机。

②以心的常见症状与实热证的一般表现共见为辨证依据。

③有发热、口渴、饮冷、小便短赤或灼痛、大便秘结、舌尖红赤、苔黄、脉数有力等热证的定性症状。以及吐血，衄血等出血症状。

④有心烦、失眠，甚则狂躁谵语等火热内扰心神的心病定位症状。

（七）心脉痹阻证

心脉痹阻证是指各种致病因素导致心脉痹阻不通，血行不畅所表现的证候。常由正气不足，瘀血、痰浊、阴寒、气滞等因素阻痹心脉所引起。

【临床表现】心悸怔忡，心胸憋闷疼痛，痛引肩背内臂，时作时止。或见痛如针刺，舌紫暗，或有瘀斑、瘀点，脉涩或结代；或见心胸闷痛，体胖多痰，身重困倦，舌胖苔厚腻，脉沉滑；或见心胸剧痛，得温痛减，畏寒肢冷，舌淡苔白润，脉沉迟或沉紧；或见心胸胀痛，因情志波动而加重，喜太息，舌淡红或暗红，脉弦。

【辨证要点】

①本证以心脏脉络痹阻不通为主要病机。

②以心悸怔忡、心胸憋闷疼痛的心病定位症状为辨证依据。

③有舌紫暗或有瘀斑、瘀点、脉涩或结代等血瘀证的一般症状。

④本证有不同类型，如因痰浊阻痹心脉所致者，可见心胸闷痛、体胖多痰、身重困倦、

舌胖苔厚腻、脉沉滑；若因阴寒凝滞心脉所致者，可见心胸剧痛、得温痛减、畏寒肢冷、舌淡苔白润、脉沉迟或沉紧；若因气滞心脉痹阻者，可见心胸胀痛、喜太息，并因情志波动而诱发或加重，舌淡红或暗红、脉弦等。

（八）痰蒙心神证

痰蒙心神证是指痰浊蒙闭心神，以致精神、情志失常所表现的证候。常由外感湿浊、内伤七情或内生痰浊所引起，又称痰迷心窍证。

【临床表现】神志模糊，甚则昏不知人；或精神抑郁，表情淡漠，神志痴呆，喃喃独语，举止失常；或突然仆倒，不省人事，四肢抽搐，目睛上视，口吐涎沫，喉中痰鸣，伴见面色晦滞，胸脘满闷，呕恶，舌苔白腻，脉滑。

【辨证要点】

① 本证以痰浊内盛，蒙闭心神为主要病机。

② 以痰浊内盛和神志失常并见为辨证依据。

③ 有神志模糊、精神抑郁、神识痴呆，或突然昏仆、不省人事等心神失常的定位要点。

④ 有喉中痰鸣、胸闷呕恶、苔腻脉滑等痰证的一般症状。

⑤ 本证有肝郁痰蒙与肝风挟痰两型。若因肝气郁结，气郁生痰，上蒙心神，发为癫证，症见精神抑郁、表情淡漠、神志痴呆、喃喃独语、举止失常；若因肝风夹痰，上蒙心神，发为痫证，可见突然仆地、不省人事、四肢抽搐、目睛上视、口吐涎沫等症。

（九）痰火扰神证

痰火扰神证是指痰火扰乱心神，以致神志异常所表现的证候。常由情志刺激，气郁化火生痰，或外感火热邪气，灼津为痰，痰火内扰所引起，又称痰火扰心证。

【临床表现】心烦失眠，重则神昏谵语或语言错乱，哭笑无常，狂躁妄动，打人毁物，伴见发热气粗，面红目赤，口渴喜冷，吐痰黄稠或喉中痰鸣，舌红苔黄腻，脉滑数。

【辨证要点】

① 本证以痰火搏结，扰乱心神为主要病机。

② 以痰火内盛和神志失常并见为辨证依据。

③ 有心烦失眠、神昏谵语或语言错乱、狂躁妄动等神志异常的定位症状。

④ 有吐痰黄稠、喉中痰鸣、发热气粗、面红目赤、口渴喜冷、舌红、苔黄腻、脉滑数等痰火内盛的定性症状。

⑤ 痰蒙心神证与痰火扰神证的鉴别：两证都以精神、情志失常为主症，都有痰盛的症状，都属心的实证。但痰蒙心神证多表现为癫，或痫，无明显热象；痰火扰神证多表现为狂，且热象突出。

（十）小肠实热证

小肠实热证是指心移热于小肠所表现的证候。常由心火亢盛，移热于小肠所引起。

【临床表现】心烦，口舌生疮，小便涩痛色黄，尿道灼热，或尿血，口渴，舌尖红赤苔黄，脉数。

【辨证要点】

①本证以心火炽盛，下移小肠为主要病机。

②以心烦、口舌生疮、尿赤、尿道灼热等症状为辨证依据。

③有口渴、舌红苔黄、脉数等实热证的一般症状。

二、肺与大肠病辨证

肺居胸中，上连气道，开窍于鼻，外合皮毛。肺的生理功能是主管呼吸，辅心行血，通调水道。肺病的常见症状有咳嗽、气喘、吐痰、胸痛、咯血、声音嘶哑、鼻塞流涕和水肿等。

肺与大肠相表里。大肠为“传导之官”，能吸收水分，排泄糟粕。大肠病的主要症状有便秘、泄泻、便血等。

（一）肺气虚证

肺气虚证是指肺气不足而致功能活动减弱所表现的证候。常由久咳久喘耗气，或脾肾亏虚影响及肺所引起。

【临床表现】咳喘无力，气短，动则益甚，咳痰清稀，语声低微，神疲乏力，懒言，自汗，易感冒，面色淡白，舌淡苔白，脉弱。

【辨证要点】

①本证以肺气不足，宣降无力为主要病机。

②以咳喘无力、吐痰清稀和气虚症状并见为辨证依据。

③有神疲乏力、懒言、自汗、面色淡白、易感冒、舌淡苔白、脉弱等气虚证的一般症状。

④有咳喘无力、气短、动则益甚、咳痰清稀、语声低微等呼吸功能减弱等肺病的定位症状。

（二）肺阴虚证

肺阴虚证是指肺阴亏耗，虚热内扰，肺失清肃所表现的证候。常由久咳伤阴，痨虫袭肺等所引起。

【临床表现】干咳无痰，或痰少而黏，不易咯出，甚或痰中带血，胸痛，声音嘶哑，口干咽燥，形体消瘦，颧红，盗汗，五心烦热，舌红少苔或无苔，脉细数，或伴见气短乏力，神疲倦怠等症状。

【辨证要点】

①本证以肺阴亏耗，虚热内扰为主要病机。

②以干咳无痰或痰少而黏和虚热症状并见为辨证依据。

③有五心烦热、颧红盗汗、口干咽燥、形体消瘦、舌红少苔或无苔、脉细而数等阴虚内热的定性症状。

④有干咳、咯血、胸痛、音哑等肺病的定位症状。

⑤若伴见气短、乏力、神疲倦怠，则为肺的气阴两虚证。

（三）风寒束肺证

风寒束肺证是指风寒之邪，侵袭肺表，肺卫失宣所表现的证候。常由外感风寒之邪所引起。

【临床表现】咳嗽，痰清稀色白，甚或胸闷气喘，喉痒，恶寒，微有发热，鼻塞流清涕，或身痛无汗，舌苔薄白，脉浮紧。

【辨证要点】

①本证以风寒外袭，肺卫失宣为主要病机。

②以咳嗽、痰液清稀和风寒在表之象并见为辨证依据。

③有恶寒、微有发热、鼻塞流清涕，或身痛无汗、舌苔薄白、脉浮紧等表寒证的一般症状。

④有咳嗽、痰清稀色白，甚或胸闷气喘、喉痒等肺病的定位症状。

⑤风寒束肺证与表寒证的鉴别：两证虽然都属外感病证，但主兼症状有别。风寒束肺证以咳嗽、痰稀色白，或胸闷气喘为主症；表寒证以恶寒、发热、脉浮为主症，而咳嗽等肺系症状为次或缺无。

（四）风热犯肺证

风热犯肺证是指风热之邪侵袭肺卫所表现的证候。常由外感风热邪气，或外感风寒化热所引起。

【临床表现】咳嗽，痰稠色黄，鼻塞流黄浊涕，咽喉肿痛，发热，微恶风寒，口微渴，舌边尖红，苔薄黄，脉浮数。

【辨证要点】

①本证以风热外袭，肺卫失常为主要病机。

②以咳嗽、痰黄稠和风热在表之象并见为辨证依据。

③有发热、微恶风寒、口微渴、鼻塞流黄涕、舌边尖红、苔薄黄、脉浮数等表热证的一般症状。

④有咳嗽、痰稠色黄，或咽喉肿痛等肺病的定位症状。

⑤风热犯肺证与表热证的鉴别：两证虽然都属外感病证，但风热犯肺证以咳嗽、痰稠色黄，或咽喉肿痛为主症，表热证则以发热、微恶风寒、脉浮数等为主症，咳嗽、咽喉肿痛等肺系症状为次，或者轻微，或者缺无。

（五）燥邪犯肺证

燥邪犯肺证是指自然界燥邪侵犯肺卫，肺的津液受伤所表现的证候。常由秋令之季，感受燥邪所引起。

【临床表现】干咳无痰或少痰，痰黏难咯，甚则胸痛，痰中带血，口、唇、鼻、咽干燥，小便短少，大便干结，或身热微恶风寒，少汗或无汗，苔薄而干燥少津，脉浮数或浮紧。

【辨证要点】

①本证以燥邪侵袭，肺卫受伤为主要病机。

②以肺系症状和干燥少津之象并见为辨证依据。

③有口、唇、鼻、咽干燥、小便短少、大便干结、苔薄而干燥少津等燥邪伤津的一般症状，以及干咳无痰，或少痰、痰黏难咯，甚则胸痛、痰中带血等肺病的定位症状。

④有发热、微恶风寒、少汗或无汗、脉浮等表证的症状。

⑤燥邪犯肺证与肺阴虚证的鉴别：两者虽然都有肺系失于滋润的干咳无痰，或痰少而黏，口咽干燥，痰中带血等干涩症状，但燥邪犯肺证属于外感病证，多发于秋季或干旱少雨之时，病程短，并兼有外感表证特点；肺阴虚证属内伤虚证，可发于任何季节，且有阴虚内热的特点。

（六）热邪壅肺证

热邪壅肺证是指热邪炽盛，内壅于肺所表现的证候。常由外感风热之邪入里，或风寒之邪入里化热，壅塞于肺所引起。

【临床表现】咳嗽，痰稠色黄，气喘息粗，鼻翼煽动，或胸痛，咳吐脓血腥臭痰，或衄血，咳血，伴见壮热，口渴饮冷，烦躁不安，面赤，大便干燥，尿少色黄，舌红苔黄，脉滑数。

【辨证要点】

①本证以热邪炽盛，内壅于肺为主要病机。

②以里热炽盛和肺病症状并见为辨证依据。

③有壮热、口渴饮冷、烦躁不安、面赤、大便干燥、尿少色黄、舌红苔黄、脉滑数里热炽盛的定性症状。

④有咳嗽、痰稠色黄，或胸痛、咳吐脓血腥臭痰、气喘息粗、鼻翼煽动，或衄血、咳血等肺病的定位症状。

⑤热邪壅肺证与风热犯肺证的鉴别：两者都属肺的热证，但热邪壅肺证属里热证，且热象明显，病程长；风热犯肺证兼有表证，病程短。

（七）寒痰阻肺证

寒痰阻肺证是指寒邪与痰浊交并，壅滞于肺所表现的证候。常由素有痰疾，复感寒邪，内客于肺，或中阳不足，聚湿生痰所引起。

【临床表现】咳嗽气喘，痰稀色白量多，胸闷，或喘哮痰鸣，形寒肢冷，舌淡苔白，脉濡缓或滑。

【辨证要点】

①本证以寒痰交阻，壅滞于肺为主要病机。

②以咳喘痰多突然发作和寒象并见为辨证依据。

③有形寒肢冷、舌淡苔白、脉濡缓或滑等里寒证的定性症状。

④有咳嗽气喘、痰稀色白量多、胸闷，或喘哮痰鸣等肺病的定位症状。

（八）痰湿阻肺证

痰湿阻肺证是指痰浊阻塞于肺，以致肺气上逆所表现的证候。

【临床表现】咳嗽痰多，色白而黏，易于咯出，胸闷，甚则气喘痰鸣，舌淡苔白腻，脉滑。

【辨证要点】

①本证以痰湿阻塞于肺，肺气上逆为主要病机。

②以咳嗽痰多色白，易咯出，而寒热之象不明显为辨证依据。

③有咳嗽痰多、色白而黏、易于咯出、胸闷，甚则气喘痰鸣、舌淡苔白腻、脉滑等肺病的定位症状。

④痰湿阻肺证与寒痰阻肺证的鉴别：两者都是肺的实证，都以咳、喘、胸闷、痰稀量多色白为主症，但寒痰阻肺证有明显的寒象，而痰湿阻肺证则无明显的寒象。

（九）大肠湿热证

大肠湿热证是指湿热邪气阻滞大肠，以致大肠传导失司所表现的证候。常由饮食不节或不洁所引起。

【临床表现】腹痛，下痢脓血，里急后重，或暴注下泻，气味秽臭，肛门灼热，尿少色黄，或口渴，或发热，舌红苔黄腻，脉濡数或滑数。

【辨证要点】

①本证以湿热阻滞大肠，传导失司为主要病机。

②以下痢或泄泻和湿热之象并见为辨证依据。

③有发热、口渴、尿少色黄、舌红苔黄腻、脉濡数等湿热内盛的定性表现。

④有腹痛、下痢脓血、里急后重，或暴注下泻等大肠病的定位症状。

（十）大肠液亏证

大肠液亏证是指津液不足，大肠失其濡润所表现的证候。常由热病后津伤未复，或老年阴血亏虚等所引起。

【临床表现】大便秘结干燥，难以排出，常数日一行，或伴见口臭，头晕，口咽干燥，舌红少津，脉细涩。

【辨证要点】

①本证以津液不足，大肠失润为主要病机。

②以大便燥结、难以排出和津亏失润之象并见为辨证依据。

③有口咽干燥、舌红少津、脉细涩等津液亏损失润之燥象。

④有大肠液亏，传导失司之大便秘结干燥、难以排出、常数日一行等大肠病的定位症状。

⑤可兼见浊气上逆之口臭、头晕。

（十一）肠虚滑脱证

肠虚滑脱证是指大肠阳气虚衰，失于固摄，以致大肠滑脱失禁所表现的证候。常由久泻、久痢伤及脾肾等所引起。

【临床表现】泻下无度，或大便滑脱失禁，甚则脱肛，腹痛隐隐，喜温喜按，形寒肢冷，舌淡苔白滑，脉沉弱。

【辨证要点】

①本证以大肠阳衰，滑脱不禁为主要病机。

②以泻下无度和虚寒之象并见为辨证依据。

③有腹痛隐隐、喜温喜按、形寒肢冷、舌淡苔白滑、脉沉弱等虚寒的定性症状。

④有泻下无度，或大便滑脱失禁，甚则脱肛等大肠病的定位症状。

三、脾与胃病辨证

脾胃共处中焦，为表里关系。脾主运化水谷，胃主受纳腐熟，脾主升，胃主降，共同完成饮食物的消化、吸收与输布。脾为气血生化之源，又能统摄血液。

脾的病变常见症状有腹胀腹痛、泄泻或便溏、浮肿、出血、肢体倦怠等。

胃病常见的症状有胃脘疼痛、恶心、呕吐、呃逆、嗳气等。

（一）脾气虚证

脾气虚证是指脾气不足，运化失常所表现的证候。常由饮食失调，劳累过度等伤脾耗气所引起。

【临床表现】纳少，腹胀，饭后尤甚，大便溏薄，肢体倦怠，少气懒言，面色萎黄无华，形体消瘦，或浮肿，舌淡苔白，脉缓弱。

【辨证要点】

①本证以脾气不足，运化失常为主要病机。

②以纳少、腹胀、便溏和气虚症状并见为辨证依据。

③有肢体倦怠、少气懒言、面色萎黄无华、舌淡苔白、脉缓弱等气虚证的定性症状。

④有纳少、腹胀、便溏、消瘦、浮肿等脾病的定位症状。

（二）脾气下陷证

脾气下陷证是指脾虚无力升举，反而下陷所表现的证候，又称中气下陷证。常由脾气虚进一步发展而来。

【临床表现】脘腹重坠作胀，便意频数，或久泻不止，或脱肛，子宫下垂，胃下垂，或小便如米泔。伴见纳少，少气乏力，肢体倦怠，声低懒言，头晕目眩，舌淡苔白，脉弱。

【辨证要点】

①本证以脾气虚，升举无力而陷下为主要病机。

②以脾气虚和下陷症状并见为辨证依据。

③有纳少、肢体倦怠、声低懒言、头晕目眩、舌淡苔白、脉弱等脾气虚证的定位症状。

④有胃下垂、子宫脱垂、脱肛等内脏下垂症状，以及便意频数，或久泻不止、小便如米泔等气陷特征。

（三）脾不统血证

脾不统血证是指脾气不足，统血无权，血溢出脉外所表现的证候。常由久病或劳倦伤脾所引起。

【临床表现】便血，尿血，崩漏，或月经量多，或皮下出血。伴见纳少，便溏，神疲乏力，少气懒言，舌淡苔白，脉细弱。

【辨证要点】

①本证以脾气不足，统血无权为主要病机。

②以出血和脾气虚症状并见为辨证依据。

③有纳少便溏、神疲乏力、少气懒言、舌淡苔白、脉细弱等脾气虚的定位症状。

④以出血为主症，有血色淡、病程长、病势缓的特点。

（四）脾阳虚证

脾阳虚证是指脾阳虚衰，中焦阴寒内盛所表现的证候。常由脾气虚发展而来，或过食生冷，损伤脾阳所引起。

【临床表现】腹胀纳少，腹痛喜温喜按，大便稀溏，畏寒肢冷，面白无华，或肢体困倦，或周身浮肿，小便不利，或白带量多清稀，舌淡胖，苔白滑，脉沉迟无力。

【辨证要点】

①本证以脾阳虚衰，中焦阴寒内盛为主要病机。

②以脾气不足和虚寒性症状并见为辨证依据。

③有腹胀纳少、大便稀溏、肢体困倦，或周身浮肿、小便不利，或白带量多清稀等脾病的定位症状。

④有腹痛喜温喜按、畏寒肢冷、舌淡胖、苔白滑、脉沉迟无力等虚寒的定性症状。

⑤脾气虚证、脾气下陷证、脾不统血证、脾阳虚证的鉴别：此四证为脾病常见的证候，以脾气虚证为基本证候，脾气虚证是在气虚特点的基础上，以纳呆、腹胀为主症；脾阳虚证较前者重，有腹痛喜温喜按、畏寒肢冷、浮肿等虚寒特征；脾气下陷证则兼有内脏下垂、头晕目眩、久泻久痢、下坠等气陷特征；脾不统血证则以出血为主症。

（五）脾阴虚证

脾阴虚证是指脾的阴液亏虚，运化功能失常所表现的证候。常由饮食不节，过食辛辣香燥，伤及脾阴，或胃阴不足病及于脾所致。

【临床表现】不饥不食，涎少，腹胀，消瘦，伴见五心烦热，口唇干燥，大便秘结，小便短少，倦怠乏力，舌红无苔或光剥，脉细数。

【辨证要点】

①本证以脾阴不足，运化失常为主要病机。

②以不饥不食、腹胀、大便秘结和阴虚之象并见为辨证依据。

③有消瘦、五心烦热、口唇干燥、小便短少、舌红无苔或光剥、脉细数等虚热的定性症状。

④有不饥不食、倦怠乏力、腹胀、大便秘结等脾病定位症状。

（六）寒湿困脾证

寒湿困脾证是指寒湿内盛，中阳受困所表现的证候。常由饮食不节，过食生冷，或居处潮湿所引起。

【临床表现】脘腹胀满疼痛，纳呆，恶心，呕吐，大便溏泄，肢体困重，或浮肿，小便不利；面目肌肤发黄，色泽晦暗如烟熏，舌体胖苔白腻，脉濡缓。

【辨证要点】

①本证以寒湿内盛，中阳困阻为主要病机。

②以脾运失健和寒湿中阻症状并见为辨证依据。

③有脘腹胀满疼痛、纳呆、恶心、呕吐、大便溏泄，或水肿、肢体困重等脾病的定位症状。

④有黄疸、晦暗如烟熏、舌体胖苔白腻、脉濡缓等寒湿偏盛的定性症状。

（七）脾胃湿热证

脾胃湿热证是指湿热内蕴中焦所表现的证候，又称中焦湿热或湿热蕴阻脾胃证。常由感受湿热邪气，或过食肥甘，积湿化热所引起。

【临床表现】脘腹胀满，肢体困倦，尿少色黄，大便溏泄不爽，纳少厌食，恶心呕吐，或面目肌肤发黄，色泽鲜明如橘子色，皮肤发痒；或身热起伏，汗出热不解；舌红苔黄腻，脉濡数。

【辨证要点】

①本证以湿热蕴阻中焦，脾胃失常为主要病机。

②以脾运失健和湿热内阻症状并见为辨证依据。

③有脘腹胀满、肢体困倦、尿少色黄、大便溏泄不爽、纳少厌食、恶心呕吐等湿热蕴结脾胃的定位症状。

④有黄疸、身热起伏、汗出热不解、舌红苔黄腻、脉濡数等湿热蕴蒸的定性表现。

⑤脾胃湿热证和寒湿困脾证的鉴别：两证都属中焦的实性证候，都具有湿盛的特征，所区别的是脾胃湿热证为热性证候，可见身热、舌红苔黄腻、脉濡数等热象特征；寒湿困脾证则以湿盛为主，可见舌胖苔白腻、脉濡缓等。

（八）胃气虚证

胃气虚证是指胃气不足，受纳、腐熟功能减弱，以致胃失和降所表现的证候。常由饮食不节，损伤胃气，或久病失养所引起。

【临床表现】胃脘隐痛，或胀痛，食后胀甚，按之觉舒，食欲减退，时作嗳气，气短神疲，倦怠懒言，舌质淡苔薄白，脉虚弱。

【辨证要点】

①本证以胃气不足，纳降失常为主要病机。

②气虚和胃失和降症状并见为辨证依据。

③有胃脘隐痛，或胀痛、食后胀甚、按之觉舒、食欲减退、时作嗳气等胃气亏虚的定位症状。

④有气短神疲、倦怠懒言、舌质淡苔薄白、脉虚弱等气虚的定性症状。

（九）胃阴虚证

胃阴虚证是指胃阴不足，胃失濡润，和降失常所表现的证候。常由温热病后期，胃阴耗伤，或气郁化火伤阴所引起。

【临床表现】胃脘隐隐灼痛，饥不欲食，或食而甚少，或胃脘嘈杂，脘痞不舒，或干呕呃逆，伴见口咽干燥，大便干结，小便短少，舌红少苔或无苔，脉细而数。

【辨证要点】

①本证以胃阴不足，纳降失常为主要病机。

②胃失和降与阴虚之象并见为辨证依据。

③有口咽干燥、大便干结、小便短少、舌红少苔或无苔、脉细而数等阴虚证的定性症状。

④有胃脘隐隐灼痛、饥不欲食，或食而甚少，或胃脘嘈杂、脘痞不舒，或干呕呃逆等胃失纳降的定位症状。

（十）胃阳虚证

胃阳虚证是指胃阳不足，虚寒内生，以致胃气失和所表现的证候，又称胃虚寒证。常由过食生冷，损伤胃阳，或过用寒凉攻伐药物等所引起。

【临床表现】胃脘绵绵冷痛，时发时止，喜温喜按，泛吐清水，食少脘痞，口淡不渴，倦怠乏力，畏寒肢冷，舌质淡嫩或淡胖，脉沉迟无力。

【辨证要点】

①本证以胃阳不足，失于和降为主要病机。

②以胃失和降和虚寒症状并见为辨证依据。

③有畏寒肢冷、口淡不渴、倦怠乏力、舌质淡嫩或淡胖、脉沉迟无力等阳虚内寒证的定性症状。

④有胃脘绵绵冷痛、时发时止、喜温喜按、泛吐清水、食少脘痞等胃病的定位症状。

（十一）胃热（火）证

胃热证是指胃中火热炽盛，胃的功能失常所表现的证候。常由过食辛辣温燥之品，或气郁化火犯胃所引起。

【临床表现】胃脘灼痛，拒按，或消谷善饥，或见口臭，或牙龈肿痛溃烂，齿衄，渴喜冷饮，大便秘结，尿少色黄，舌红苔黄，脉滑数。

【辨证要点】

①本证以火热炽盛，胃气失和为主要病机。

②以胃脘灼痛及实火内炽症状并见为辨证依据。

③有渴喜冷饮、大便秘结、尿少色黄、舌红苔黄、脉滑数等火热内炽的定性症状。

④有胃脘灼痛、拒按、消谷善饥、口臭，或牙龈肿痛溃烂、齿衄等火热灼胃的定位症状。

⑤胃热（火）证与胃阴虚证的鉴别：两证均为胃的热性证候，但有虚实的不同。胃热（火）证多为过食辛辣或气郁化火所致，病发突然，病程短，热象明显为实性热证；胃阴虚证多为热病后期，发病缓，病程长，具有阴虚特点为虚性热证。

（十二）胃寒证

胃寒证是指寒邪犯胃，或胃阳不足，使胃的功能失常所表现的证候。常由过食生冷，或胃脘受寒所引起。

【临床表现】胃脘冷痛，痛势剧烈，拒按，得温稍减，遇冷痛剧，或恶心呕吐，畏寒肢冷，口淡不渴，舌淡苔白润，脉弦或沉紧。

【辨证要点】

①本证以寒邪犯胃，或胃阳不足为主要病机，故有实寒与虚寒之分。

②以胃脘冷痛，遇冷痛剧为辨证依据。

③有形寒肢冷、口淡不渴、舌淡苔白润、脉弦或沉紧等寒证的定性症状。

④有胃脘冷痛、痛势剧烈、拒按、得温稍减、遇冷痛剧，或恶心呕吐等寒凝气机，胃气失和的定位症状。

⑤胃寒的虚证、实证鉴别：胃虚寒证的病程长，以胃阳不足，虚寒内生为主要病机，其脘痛多为隐痛、喜温喜按。胃实寒证的病程短，多突然发病，以外感寒邪，寒凝气阻为主要病机，其脘痛多为剧痛、拒按。

（十三）食滞胃肠证

食滞胃肠证是指饮食停滞胃肠所表现的食积证候，常由饮食过量，或暴饮暴食伤及胃肠所引起。

【临床表现】脘腹胀闷疼痛，拒按，厌食，嗳腐酸馊；或呕吐酸腐食臭，吐后胀痛减轻；或肠鸣矢气，大便溏泄，泻下物酸腐臭秽，舌苔厚腻，脉滑。

【辨证要点】

①本证以饮食停滞，胃肠失调为主要病机。

②以脘腹胀满疼痛，呕吐酸腐食臭为辨证依据。

③有脘腹胀闷疼痛、拒按、厌食、嗳腐酸馊；或呕吐酸腐食臭、舌苔厚腻、脉滑等食滞于胃的定位症状。

④有肠鸣矢气、大便溏泄、泻下物酸腐臭秽等食伤于肠，传导失常的表现。

（十四）胃腑气滞证

胃腑气滞证是指胃气壅滞，和降失常所表现的证候。常由情志抑郁，气机失调，或饮食停滞，阻塞胃脘所引起。

【临床表现】胃脘胀满疼痛，拒按，嗳气，呃逆，恶心，呕吐，不思饮食，大便秘结，或腹胀肠鸣，舌苔白，脉弦涩。

【辨证要点】

①本证以胃气壅滞，失于和降为主要病机。

②以胃脘胀满疼痛、脉弦涩为辨证依据。

③有胃脘胀满疼痛、嗳气、呃逆、恶心、呕吐等气滞胃腑，失于和降的定位症状。

（十五）胃腑血瘀证

胃腑血瘀证是指瘀血积滞胃腑所表现的证候。常由寒凝、气滞等原因使血瘀于胃所引起。

【临床表现】胃脘疼痛如针刺，或如刀割，固定不移，痛处拒按，进食后加剧，伴有食少，消瘦，或吐血，或大便色黑，面色紫暗，舌紫暗，或有瘀斑、瘀点，脉涩。

【辨证要点】

①本证以胃腑血行瘀阻为主要病机。

②以胃脘疼痛和瘀血之象并见为辨证依据。

③有疼痛固定不移、痛处拒按、面色紫暗、舌紫暗，或有瘀斑、瘀点、脉涩等瘀血证的一般症状。

④有胃脘疼痛如针刺、或如刀割，或者食少、消瘦，或吐血，或大便色黑等胃病定位症状。

（十六）胃肠实热证

胃肠实热证是指邪热入里，与肠中糟粕相搏，燥屎内结所表现的证候。常由邪热炽盛，侵犯于胃肠所引起。

【临床表现】高热，或日晡热甚，腹部硬满疼痛，拒按，大便秘结，或热结旁流，气味恶臭，汗出口渴，甚则神昏谵语，狂乱，尿少色黄，舌红苔黄燥，或焦黑起芒刺，脉沉实有力。

【辨证要点】

①本证以胃肠实热炽盛为主要病机。

②以腹部硬满疼痛、大便秘结和里热炽盛之象并见为辨证依据。

③有高热，或日晡热甚、汗出口渴，甚则神昏谵语、狂乱、尿少色黄、舌红苔黄燥，或焦黑起芒刺、脉沉实有力等里热炽盛的定性症状。

④有腹部硬满疼痛、拒按、大便秘结，或热结旁流、气味恶臭等热炽胃肠的定位症状。

四、肝与胆病辨证

肝位于右胁，其生理功能为疏通全身气机和藏血。肝病常见的症状有胸胁、乳房、少腹胀痛或窜痛、头部胀痛、头晕目眩、情志抑郁，或急躁易怒、肢麻手颤、四肢抽搐、消化异常，以及目疾、月经不调、睾丸疼痛等。

胆附于肝，为中精之府，其生理功能为贮藏胆汁，排泄胆汁，以助消化。胆病常见症状有口苦、黄疸、惊悸、胆怯等。

（一）肝气郁结证

肝气郁结证是指肝失疏泄，气机郁滞所表现的证候。常由精神刺激，情志不遂以致肝失疏泄所引起。

【临床表现】胸胁、少腹胀痛或窜痛，胸闷善太息，情志抑郁或易怒，或咽喉如梗，吞之不下，吐之不出；或瘿瘤；或妇女乳房胀痛，或月经不调，痛经或闭经；或形成癥块；舌苔薄白，脉弦或涩。

【辨证要点】

①本证以肝失疏泄，气机郁滞为主要病机。

②以情志抑郁、胸胁、少腹胀痛或窜痛、脉弦为辨证依据。

③有胸胁、少腹胀痛或窜痛、胸闷善太息、情志抑郁或易怒、脉弦等肝病定位症状。

④由于肝疏泄气机功能涉及面广，故可兼见胸闷善太息、咽喉如梗、瘿瘤，或气滞血瘀的妇女乳房胀痛、月经不调、痛经或经闭，血瘀胁下，见癥块等症。

（二）肝火上炎证

肝火上炎证是指肝火炽盛，气火上逆所表现的证候。常由情志不遂，郁而化火，或火热之邪伤肝所引起。

【临床表现】头晕胀痛，耳鸣如潮，或突然耳聋，耳内流脓肿痛，或两目赤肿，急躁易怒，胁肋灼痛，口苦，不寐，或噩梦纷纭，面红目赤，或吐血，衄血；大便秘结，尿少色黄，舌红苔黄，脉弦数。

【辨证要点】

①本证以肝火炽盛，气火上逆为主要病机。

②以肝经循行部位实火炽盛为辨证依据。

③有头晕胀痛、耳鸣如潮，或突然耳聋、耳内流脓肿痛；或两目赤肿，或胁肋灼痛，急躁易怒、口苦等肝经火盛的定位症状。

④可兼见不寐、噩梦纷纭、面红目赤，或吐血、衄血、大便秘结、尿少色黄、舌红苔黄、脉弦数等热盛的定性症状。

（三）肝血虚证

肝血虚证是指肝血不足，所属组织器官失养所表现的证候。常由血的生成不足，或久病耗伤阴血所引起。

【临床表现】头晕目眩，面白无华或萎黄，爪甲不荣，视物模糊，或夜盲；或肢体麻木，关节拘急不利，手足震颤；或妇女月经量少，色淡，甚则闭经，舌淡，脉细。

【辨证要点】

①本证以血液不足，肝失所养为主要病机。

②以筋脉、头目、爪甲失养和血虚症状并见为辨证依据。

③有面白无华或萎黄、舌淡、脉细等血虚的定性症状。

④有头晕目眩、爪甲不荣、视物模糊，或夜盲，或肢体麻木、关节拘急不利、手足震颤，或妇女月经量少、色淡，甚则闭经等肝血不足，经脉头目等组织失养的肝病定位症状。

（四）肝阴虚证

肝阴虚证是指肝阴不足，虚热内扰所表现的证候。常由久病伤阴或肾阴不足以致水不生木所引起。

【临床表现】头昏耳鸣，两目干涩，胁肋灼痛，或手足蠕动，形体消瘦，口咽干燥，五心烦热，潮热盗汗，面部烘热，舌红少苔或无苔，脉细弦数。

【辨证要点】

①本证以肝阴不足，虚热内扰为主要病机。

②以筋脉、头目失养和阴虚虚热症状并见为辨证依据。

③有形体消瘦、五心烦热、口干咽燥、潮热盗汗、面部烘热、舌红少苔或无苔、脉细弦数等虚热的定性症状。

④有头昏耳鸣、两目干涩、胁肋灼痛，或手足蠕动等筋脉、头目失养的肝病定位症状。

（五）肝阳上亢证

肝阳上亢证是指肝肾阴虚，阴不制阳，肝阳偏亢所表现的证候。常由恼怒伤肝，化火伤阴，或房劳所伤，年老肾阴亏虚等阴不制阳所引起。

【临床表现】眩晕耳鸣，头目胀痛，面红目赤，急躁易怒，心悸失眠，头重脚轻，步履不稳，腰膝痠软，舌红，脉弦有力或弦细数。

【辨证要点】

①本证以肝肾阴虚，肝阳偏亢为主要病机。

②以头目眩晕胀痛、腰膝痠软、头重脚轻、病程较长为辨证依据。

③有眩晕耳鸣、头目胀痛、面红目赤、急躁易怒、心悸失眠等肝阳升发太过，气血上逆的定位症状。

④有腰膝痠软、头重脚轻、步履不稳、舌红、脉弦或弦细数等肝肾阴虚的一般症状。

⑤肝火上炎证、肝阴虚证、肝阳上亢证的鉴别：三证都有热象，但肝火上炎证属于实热证，以肝经火热内盛为主要病机；肝阴虚证属于虚热证，以肝阴不足，阴不制阳，虚热内扰为主要病机；肝阳上亢证为本虚标实证，以肝肾阴虚，阴不制阳而致肝阳偏亢为主要病机。肝火上炎证进一步发展可致肝阴虚证，肝阴虚证日久可演变为肝阳上亢证。肝阴虚证和肝阳上亢证的过程中，均可出现肝火上炎。

（六）肝风内动证

肝风内动证是指以眩晕欲仆、抽搐、震颤等“动摇不定”症状为主要特征的一类证候。常由肝阳上亢、高热、阴虚、血虚等进一步发展所致。根据病因病性的不同，临床主要分为肝阳化风、热极生风、阴虚生风和血虚生风四种证型。

1. 肝阳化风证 肝阳化风证是指肝阳升发太过，亢逆无制所表现的动风证候。常由情志不遂，化火伤阴，或素有肝肾阴虚，阴不制阳，阳亢日久化风所引起。

【临床表现】眩晕欲仆，头摇，头痛，肢体震颤，项强，步履不正，手足麻木，语言謇涩，或突然昏倒，不省人事，口眼歪斜，半身不遂，喉中痰鸣，舌红苔白腻，脉弦细有力或弦滑。

【辨证要点】

①本证以肝阳升发太过而亢逆无制为主要病机。

②以平素即有头晕目眩等肝阳上亢症状，又突见动风之象，甚或突然昏倒、半身不遂等症为辨证依据。

③有眩晕欲仆、头摇、头痛、手足麻木、肢体震颤、项强、步履不正、舌红苔白腻、脉弦细有力或弦滑等肝阳化风的定位症状。

④有突然昏倒、不省人事、口眼歪斜、半身不遂等肝风夹痰，蒙蔽清窍的症状。

2. 热极生风证 热极生风证是指热邪炽盛，耗伤津液，筋脉失养所表现的动风证候。常由热邪燔灼肝经所引起。

【临床表现】高热，心烦，或躁扰如狂，或神昏，手足抽搐，颈项强直，牙关紧闭，两目上视，角弓反张，舌质红绛苔黄燥，脉弦数。

【辨证要点】

①本证以热伤阴津，筋脉失养而风动为主要病机。

②以高热和动风之象并见为辨证依据。

③有高热、心烦，或躁扰如狂、舌质红绛苔黄燥、脉弦数等实热的定性症状。

④有手足抽搐、颈项强直、牙关紧闭、角弓反张等肝风的定位症状。

3. 阴虚动风证 阴虚动风证是指阴液亏虚，筋脉失养所表现的动风证候。常由外感热病后期伤阴，或内伤久病，阴液耗伤所引起。

【临床表现】手足蠕动，眩晕耳鸣，潮热颧红，口咽干燥，形体消瘦，舌红无苔，脉细数。

【辨证要点】

①本证以阴液亏虚，筋脉失养而风动为主要病机。

②以阴虚和动风之象并见为辨证依据。

③有眩晕耳鸣、潮热颧红、口咽干燥、舌红无苔、脉细数等虚热的定性症状。

④有手足蠕动等虚风内动的肝病定位症状。

4. 血虚生风证 血虚生风证是指血液亏虚，筋脉失养所表现的动风证候。常由久病血虚，或生血不足所引起。

【临床表现】手足震颤，肌肉瞤动，肢体麻木，眩晕耳鸣，爪甲、口唇色淡，面白无华，舌质淡白，脉细弱。

【辨证要点】

①本证以血虚而致风动为主要病机。

②以血虚和动风之象并见为辨证依据。

③有眩晕耳鸣、爪甲、口唇色淡、面白无华、舌质淡白、脉细弱等血虚的定性症状。

④有肢体麻木、手足震颤、肌肉瞤动等风动的定位症状。

⑤肝风内动四证的鉴别：四证均以眩晕欲仆、抽搐、震颤等动摇症状为主症。但肝阳化风证为本虚标实证，在肝阳上亢证的基础上发病；热极生风证为实热证，且有高热等实热征象；阴虚生风证属虚证，继发于他证之后，有虚热特点；血虚生风证也为虚证，有明显的血虚特征。

（七）肝胆湿热证

肝胆湿热证是指湿热蕴结肝胆，或肝经湿热所表现的证候。常由感受湿热邪气，或过食肥甘，积湿生热，侵犯肝经所引起。

【临床表现】胁肋灼热胀痛或胁下痞块，腹胀，厌食，口苦，恶心呕吐，大便不调，小便短黄；或身目发黄，黄色鲜明，或寒热往来，或身热不扬；或阴部瘙痒，带下色黄味臭；或阴部湿疹，灼热瘙痒；或睾丸肿胀热痛。舌红苔黄腻，脉弦数或滑数。

【辨证要点】

①本证以湿热蕴结肝胆，疏泄失常为主要病机。

②以胁肋胀痛、厌食腹胀、身目发黄、阴部瘙痒和湿热内蕴症状并见为辨证依据。

③有身热不扬、大便不调、小便短黄、舌红苔黄腻、脉弦数或滑数等湿热内盛的定性症状。

④有胁肋灼痛、胀痛、胁下痞块、黄疸、口苦，或寒热往来、外阴瘙痒、带下黄臭、睾丸肿痛等肝失疏泄，气机不畅的定位症状。

⑤可兼见腹胀、厌食、恶心呕吐等肝病横犯脾胃的症状。

（八）寒滞肝脉证

寒滞肝脉证是指寒邪凝滞肝经所表现的证候。常由寒邪侵袭所引起。

【临床表现】少腹牵引睾丸坠胀冷痛，或阴囊收缩引痛，得温则减，遇寒加重，形寒肢冷，舌淡苔白润，脉沉紧或弦紧。

【辨证要点】

①本证以寒邪凝滞肝脉为主要病机。

②以少腹、睾丸、阴囊坠胀冷痛为辨证依据。

③有形寒肢冷、舌淡苔白润、脉沉紧或弦紧等寒证的定性症状。

④有少腹冷痛、睾丸坠胀疼痛，或阴囊收缩冷痛等寒袭肝经的定位症状。

（九）胆郁痰扰证

胆郁痰扰证是指胆气郁滞，痰热内扰所表现的证候。常由情志不遂，气郁化火生痰，内扰于胆，胆气不宁，心神不安所致。

【临床表现】胆怯易惊，惊悸不宁，失眠多梦，烦躁不安，胸胁闷胀，头晕目眩，口苦，恶心，呕吐，舌苔黄腻，脉弦数或滑数。

【辨证要点】

①本证以痰热内扰，胆气郁滞不畅为主要病机。

②以惊悸、心烦、失眠、眩晕、舌苔黄腻为辨证依据。

③有胆怯易惊，或惊悸不宁、胸胁闷胀等胆病定位症状。

④有头晕目眩、烦躁不安、多梦、口苦、恶心、呕吐、舌苔黄腻、脉弦数或滑数等痰热内扰的症状。

五、肾与膀胱病辨证

肾位于腰部，主管人体的生长发育与生殖，调节水液代谢，并有纳气功能。肾寓元阴元阳，为脏腑阴阳的根本。肾病的常见症状有腰膝痠软、头晕耳鸣、发脱齿摇、遗精早泄，或阳痿不育、浮肿、气喘、二便异常等。

膀胱位于下腹部，与肾相表里，能贮尿排尿。膀胱病变的常见症状有尿频、尿急、尿痛、尿血、尿闭、遗尿，或小便失禁。

（一）肾精不足证

肾精不足证是指肾精亏虚，生殖和生长发育机能低下所表现的证候。常由先天禀赋不足，或房室不节，过度耗伤肾精所引起。

【临床表现】小儿发育迟缓，身体矮小，囟门迟闭，智力低下，骨骼痿软；或成人早衰，发脱齿摇，耳鸣耳聋，失眠健忘；或男子精少不育或女子经闭不孕，性机能减退，舌淡脉细弱。

【辨证要点】

①本证以肾精亏虚，功能低下为主要病机。

②以小儿发育迟缓，成人生殖机能低下及早衰之象为辨证依据。

③有小儿发育迟缓，或成人早衰等肾精不足的表现，以及男子精少不育、女子经闭不孕、性机能减退等肾病定位症状。

（二）肾阴虚证

肾阴虚证是指肾阴亏虚，失于濡润，虚热内生所表现的证候。常由久病虚劳，房事不节，或温热病后期，灼伤肾阴所引起。

【临床表现】眩晕耳鸣，腰膝痠软，健忘，发脱齿摇，男子遗精，阳强易举，女子经少、经闭，或见崩漏，五心烦热，颧红盗汗，骨蒸潮热，形体消瘦，尿少色黄，舌红无苔，脉细数。

【辨证要点】

①本证以肾阴亏虚，虚热内生为主要病机。

②以肾的常见症状和虚热之象并见为辨证依据。

③有五心烦热、颧红盗汗、骨蒸潮热、形体消瘦、尿少色黄、舌红无苔、脉细数等虚热的定性症状。

④有眩晕耳鸣、腰膝痠软、健忘、发脱齿摇，男子遗精、早泄、阳强易举，女子经少、经闭，或见崩漏等肾虚的定位症状。

（三）肾阳虚证

肾阳虚证是指肾阳亏虚，温煦失职，气化失权所表现的证候。常由素体阳虚，或房劳过度，或久病伤阳所引起。

【临床表现】腰膝痠冷疼痛，畏寒肢冷，尤以下肢为甚，面色㿠白，或黧黑，神疲乏力，小便清长或夜尿多；或男子阳痿，精冷不育；或女子宫寒不孕，或性欲减退；或大便久泻不止，或五更泄泻；或浮肿（腰以下为甚），按之凹陷不起，甚则腹部胀满，心悸久喘，舌淡胖苔白滑，脉沉迟无力。

【辨证要点】

①本证以肾阳亏虚，温煦、气化失常为主要病机。

②以性与生殖机能减退与畏寒肢冷、腰膝痠冷等虚寒之象并见为辨证依据。

③有面色㿠白或黧黑、神疲乏力、舌淡胖苔白滑、脉沉迟无力等虚寒的定性表现。

④有男子阳痿不举、精冷不育，女子宫寒不孕、性欲减退；小便清长、夜尿多、大便久泄不止、五更泄泻；浮肿、按之凹陷不起，甚则腹部胀满、心悸咳喘等肾病定位症状。

（四）肾气不固证

肾气不固证是指肾气不足，封藏固摄功能失职所表现的证候。常由先天禀赋不足，或久病劳损，伤及肾气所引起。

【临床表现】腰膝痠软，神疲乏力，耳鸣，小便频数而清，或尿后余沥不尽，或夜尿多，或遗尿，或小便失禁；或男子滑精，早泄；或女子带下清稀，胎动易滑，舌淡脉沉弱。

【辨证要点】

①本证以肾气不足，固摄无力为主要病机。

②以肾和膀胱不能固摄的症状为辨证依据。

③有小便频数而清，或尿后余沥不尽，或夜尿多，或遗尿，或小便失禁；男子滑精、早泄；女子带下清稀、胎动易滑等肾病定位症状。

④有神疲乏力、耳鸣、舌淡脉沉弱等气虚特点。

（五）肾不纳气证

肾不纳气证是指肾虚纳气无力所表现的证候。常由先天禀赋不足，或老年肾气虚弱所引起。

【临床表现】久喘不止，呼多吸少，动则喘甚，腰膝痠软，自汗，神疲，声音低怯，舌淡苔白，脉沉弱。喘息严重时，突然出现冷汗淋漓，肢冷面青，脉浮大无根；或气短息促，颧红盗汗，五心烦热，舌红无苔，脉细数。

【辨证要点】

①本证以肾气亏虚，纳气无力为主要病机。

②以久病咳喘、呼多吸少、动则喘甚为辨证依据。

③有腰膝痠软、自汗、神疲、声音低怯、舌淡苔白、脉沉弱等肾气亏损的定位症状。

④本证可兼有肾阴虚证或肾阳虚证的症状特点，若兼喘息、肢冷面青等症者为肾阳不足所致；若兼气息短促、颧红、盗汗、五心烦热等症者为肾阴亏虚所致。

（六）膀胱湿热证

膀胱湿热证是指湿热蕴结膀胱，气化功能失常所表现的证候。常由外感湿热之邪，或湿热内生，下注膀胱所引起。

【临床表现】尿频，尿急，尿道灼痛，尿血，尿有砂石，或尿浊，尿短赤，小腹胀痛急迫，或见发热，腰痠胀痛，舌红苔黄腻，脉滑数。

【辨证要点】

①本证以湿热蕴结膀胱，气化失常为主要病机。

②以尿急、尿痛、尿频和湿热症状并见为辨证依据。

③有尿频、尿急、尿道灼热、尿血、尿有砂石等膀胱病的定位症状。

④有发热、腰痠胀痛、舌红苔黄腻、脉滑数等湿热的定性特点。

六、脏腑兼病辨证

人体的脏腑在生理上是一个有机的整体，因而发生疾病时常可互相影响。凡两个或两个以上的脏器相继或同时发生疾病时，即为脏腑兼病。

脏腑兼病在临床上甚为多见，其证候也较为复杂，这里主要介绍临床常见的 13 种证候。

（一）心肺气虚证

心肺气虚证是指心肺两脏气虚，以心悸、喘咳无力为主要表现的证候。常由久病咳喘或先天禀赋不足所引起。

【临床表现】胸闷心悸，咳喘气短，吐痰稀白，神疲乏力，面色淡白，声音低怯，自汗，舌淡苔白，或唇舌淡紫，脉虚或弱。

【辨证要点】

①本证以心肺之气不足，功能减退为主要病机。

②以咳喘、心悸和气虚症状并见为辨证依据。

③有神疲乏力、自汗、面色淡白、舌淡苔白，或唇舌淡紫、脉虚或弱等气虚证的症状。

④有心悸胸闷、咳喘气短、吐痰稀白等心肺疾病的定位症状。

（二）心脾两虚证

心脾两虚证是指心血不足，脾气虚弱所表现的证候。常由久病失调，或思虑过度耗伤心脾所引起。

【临床表现】心悸怔忡，失眠多梦，头晕健忘，食欲不振，腹胀便溏，或皮下出血，或妇女月经量少色淡，淋漓不尽，倦怠乏力，面色萎黄，舌淡，脉细弱。

【辨证要点】

①本证以心血不足，脾气虚弱为主要病机。

②以心悸、失眠多梦等心神失养的症状与纳差、腹胀、便溏等脾虚不运化症状共见为辨证依据。

③有脾不统血之皮下出血，或妇女月经量少色淡、淋漓不尽等症状。

（三）心肝血虚证

心肝血虚证是指心肝两脏血液亏损，机体失其濡润所表现的证候。常由思虑劳神，暗耗阴血，或失血过多，或久病体虚所引起。

【临床表现】心悸健忘，失眠多梦，头晕耳鸣，面白无华，两目干涩，视物模糊，爪甲不荣，肢体麻木，关节拘挛，妇女月经量少，色淡，甚或经闭，舌淡苔白，脉细无力。

【辨证要点】

①本证以血液亏虚，心肝失养为主要病机。

②以血虚，神志、目、筋失养的症状为辨证依据。

③有心悸健忘、失眠多梦、面白无华以及头晕耳鸣、两目干涩、视物模糊、爪甲不荣、肢体麻木、关节拘挛、妇女月经量少色淡等心肝血虚的定位症状。

（四）心肾不交证

心肾不交证是指心肾水火既济失调所表现的证候。常由思虑太过，久病伤阴，或房事不节伤肾所引起。

【临床表现】心烦不寐，心悸不安，口舌生疮，腰膝痠软，遗精，健忘，头晕耳鸣，五心烦热，潮热盗汗，舌红无苔，脉细数；或兼见腰膝痠困发凉。

【辨证要点】

①本证以肾阴不足，心火偏亢为主要病机。

②以心烦不寐、遗精、腰膝痠软和虚热症状并见为辨证依据。

③有五心烦热、潮热盗汗、健忘、头晕耳鸣、舌红无苔、脉细数等虚热定性症状。

④有心烦不寐、心悸不安、口舌生疮及腰脊痠痛、遗精等心肾疾病的定位症状。

⑤本证亦可兼见腰膝痠困发凉的肾阳虚特征。

（五）心肾阳虚证

心肾阳虚证是指心肾阳气虚衰，气化无力，阴寒内盛所表现的证候。常由心阳虚病及于肾，或肾阳虚水泛凌心所引起。

【临床表现】心悸怔忡，形寒肢冷，肢体浮肿，腰以下为甚，小便不利，神疲乏力，或唇甲青紫，舌质淡胖，或淡暗青紫，脉沉微。

【辨证要点】

①本证以心肾阳虚，阴寒内盛为主要病机。

②以心悸怔忡、肢体浮肿和虚寒症状并见为辨证依据。

③有形寒肢冷、神疲乏力、唇甲青紫、舌质淡胖，或淡暗青紫、脉沉微等虚寒定性特征。

④有肢体浮肿、小便不利、心悸、怔忡等心肾两虚的定位症状。

（六）肺脾气虚证

肺脾气虚证是指肺脾两脏气虚，以气短咳喘，纳呆腹胀为主要表现的证候。常由久病咳喘，或劳倦伤脾所引起。

【临床表现】久咳不止，痰多稀白，或气短而喘，语声低微，食欲不振，腹胀便溏，甚则面浮肢肿，倦怠乏力，自汗，面白无华，舌淡苔白滑，脉虚或弱。

【辨证要点】

①本证以肺脾之气不足，两脏功能减退为主要病机。

②以咳喘、气短、腹胀便溏和气虚之象并见为辨证依据。

③有神疲乏力、语声低微、自汗、面白无华、舌淡苔白滑、脉虚或弱等气虚症状。

④有久咳不止、痰多稀白，或气短而喘，以及食欲不振、腹胀便溏，甚则面浮肢肿等肺脾功能减退的定位症状。

（七）肺肾阴虚证

肺肾阴虚证是指肺肾两脏阴液亏损不足，虚热内扰所表现的证候。常由久咳伤肺，肺虚及肾，或虚劳久病，肾病及肺所引起。

【临床表现】干咳无痰，痰少而黏，或痰中带血，或声音嘶哑，腰膝痠软，男子遗精，女子月经量少，经闭，崩漏，形体消瘦，颧红盗汗，潮热，五心烦热，口咽干燥，舌红无苔或少苔，脉细数。

【辨证要点】

①本证以肺肾两脏阴液不足，虚热内扰为主要病机。

②以肺肾常见症状与虚热之象并见为辨证依据。

③有形体消瘦、颧红盗汗、潮热、五心烦热、口咽干燥、舌红无苔或少苔、脉细数等虚热的定性症状。

④有干咳无痰、痰少而黏，或痰中带血，或声音嘶哑，腰膝痠软，男子遗精，女子月经量少、经闭、崩漏等肺肾不足的定位症状。

（八）脾肾阳虚证

脾肾阳虚证是指脾肾两脏阳气虚衰，以泄泻或水肿为主要表现的证候。常由久泻不止，或脾肾久病伤阳所引起。

【临床表现】腰膝或下腹冷痛，久泻久痢不止，或五更泄泻，完谷不化，粪质清稀；或面浮肢肿，小便不利，甚则腹胀如鼓，面色㿠白，形寒肢冷，精神萎靡，舌质淡胖，舌苔白滑，脉沉迟无力。

【辨证要点】

①本证以脾肾之阳不足，阴寒内盛为主要病机。

②以泻痢浮肿、腰膝冷痛和虚寒症状并见为辨证依据。

③有面色㿠白、形寒肢冷、精神萎靡、舌质淡胖苔白滑、脉沉迟无力等虚寒的定性症状。

④有腰膝或下腹冷痛、久泻久痢不止，或五更泄泻、完谷不化、粪质清稀；或面浮肢肿、小便不利，甚则腹胀如鼓等脾肾不足的定位症状。

（九）肝肾阴虚证

肝肾阴虚证是指肝肾两脏阴液亏损不足，虚热内扰所表现的证候。常由房事不节，肾精耗损，肾病及肝，或情志内伤，肝病及肾所引起。

【临床表现】头晕目眩，耳鸣，双目干涩，腰膝痠软，男子遗精，女子月经量少、经闭、崩漏，胁痛，形体消瘦，口咽干燥，五心烦热，颧红盗汗，舌红无苔或少苔，脉细数。

【辨证要点】

①本证以肝肾之阴不足，虚热内扰为主要病机。

②以腰膝痠软、胁痛、耳鸣、遗精和虚热症状并见为辨证依据。

③有形体消瘦、口咽干燥、五心烦热、颧红盗汗、舌红无苔或少苔、脉细数等虚热的定性症状。

④有头晕目眩、耳鸣、双目干涩、胁痛、腰膝痠软、男子遗精、女子月经量少等肝肾不足的定位症状。

（十）肝脾不调证

肝脾不调证是指肝失疏泄，脾失健运所表现的证候。又称肝郁脾虚、肝气犯脾。常由情志不遂，郁怒伤肝犯脾，或劳倦伤脾侮肝所引起。

【临床表现】胸胁胀闷窜痛，善太息，情志抑郁或急躁易怒，纳呆腹胀，便溏不爽，肠鸣矢气，或大便溏结不调，或腹痛欲泻，泻后痛减，舌苔白或腻，脉弦。

【辨证要点】

①本证以肝失疏泄，脾失健运为主要病机。

②以胸胁胀满、腹痛肠鸣、纳呆便溏、脉弦为辨证依据。

③有胸胁胀闷窜痛、善太息、情志抑郁或急躁易怒和纳呆腹胀、便溏不爽、肠鸣矢气，或大便溏结不调，或腹痛欲泻、泻后痛减等肝郁脾虚的定位症状。

（十一）肝气犯胃证

肝气犯胃证是指肝气郁结，横逆犯胃，胃失和降所表现的证候。常由情志不遂，郁怒伤肝犯胃等所引起。

【临床表现】胃脘连胸胁胀闷疼痛，或窜痛，呃逆，嗳气，或吞酸嘈杂，情志抑郁或急躁易怒，善太息，舌苔薄白或薄黄，脉弦或弦数。

【辨证要点】

①本证以肝气横逆犯胃为主要病机。

②以胸胁胃脘胀痛、呃逆、嗳气、脉弦为辨证依据。

③有胃脘连胸胁胀闷疼痛、或窜痛，呃逆，嗳气、或吞酸嘈杂，情志抑郁或急躁易怒、善太息、舌苔薄白或薄黄、脉弦或弦数等肝胃不和的定位症状。

（十二）寒犯肝胃证

寒犯肝胃证是指胃阳虚衰，浊阴引动肝气上逆所表现的证候。常由胃阳不足，浊阴上逆，或肝寒犯胃所引起。

【临床表现】干呕，或呕吐涎沫，食少，口淡乏味，头疼连脑，或巅顶作痛，伴见畏寒肢冷，小便清长，面色淡白，舌苔薄，脉弦细。

【辨证要点】

①本证以胃中阴寒，引动肝气上逆为主要病机。

②以干呕，或呕吐涎沫和巅顶作痛并见为辨证依据。

③有畏寒肢冷、小便清长、面色淡白、舌苔薄、脉弦细等虚寒的定性症状。

④有干呕，或呕吐涎沫、食少、口淡乏味，以及巅顶头痛等邪犯肝胃的定位症状。

（十三）肝火犯肺证

肝火犯肺证是指肝经气火犯肺，使肺失清肃所表现的证候。常由肝气不舒，情志不遂，气郁化火，伤及于肺等所引起。

【临床表现】胸胁灼痛，急躁易怒，头痛目赤，咳嗽阵作，咯痰黄稠，甚或咯血，烦热口苦，舌红苔薄黄，脉弦数。

【辨证要点】

①本证以肝火灼伤肺金，肺失肃降为主要病机。

②以胸胁灼痛、咳嗽或咯血和实火内炽之象并见为辨证依据。

③有胸胁灼痛、急躁易怒、头痛目赤、咳嗽阵作、咯痰黄稠，甚或咯血等肝肺大犯定位症状。

④有烦热口苦、舌红苔薄黄、脉弦数等实火内炽之热象。

第四节 外感病辨证

外感病是指人体感受外邪而引起的一类疾病。外感病多具有特定的致病因素，并有流行性、季节性、地域性，甚或有传染性，病程发展具有明显的阶段性等特点。

外感病的辨证方法主要包括六经辨证、卫气营血辨证和三焦辨证。

一、六经辨证

六经辨证是东汉末年张机在《素问·热论》等篇的基础上，结合其临床体会，将伤寒病的传变特点进行了分析、归纳，创立出的一种适用于外感病的辨证方法。他的《伤寒杂病论》开创了辨证论治的先河，为后世医家所尊崇。伤寒六经辨证以太阳、阳明、少阳、太阴、少阴、厥阴来划分外感病的不同发展阶段，是一个概括邪正、阴阳、气血、脏腑、经络、气化等，以及治法、方药在内的综合性的临床辨证论治理论体系。伤寒概念有广狭两义，广义的伤寒泛指外感病，狭义的伤寒是指感受寒邪，感而即发的外感病。六经辨证是《伤寒论》中辨证的纲领。六经概括了脏腑、经络、气血的生理功能和病理变化。六经病证是六经所属脏腑经络的病理变化反映于临床的各种证候。以病变部位分，则太阳主表，阳明主里，少阳主半表半里，三阴均属于里。三阳病证以阳经和六腑病变为基础，多属于实证、热证；三阴病证以阴经和五脏病变为基础，多属于虚证、寒证。因此六经辨证的应用，虽重点在分析外感风寒之邪所引起的病理变化及其传变规律，但是并不局限于论治外感热病，也适用于某些内伤杂病。

六经辨证方法将外感病发生、发展过程中所表现的各种证候，以阴阳为总纲，归纳为三阳证（太阳病证、阳明病证、少阳病证）、三阴证（太阴病证、少阴病证、厥阴病证）两大类。凡是抗病力强，病势亢奋的，为三阳病证；凡是抗病力弱，病势衰减的，为三阴病证。六经辨证的重点在于说明外感病各阶段的病变部位、性质、邪正盛衰和病势趋向及其相互转化等特点，作为指导诊断和治疗的依据。

（一）常见证候

六经的常见证候有太阳病证、阳明病证、少阳病证、太阴病证、少阴病证、厥阴病证。

1. 太阳病证 太阳病证是指外邪侵袭体表，邪正交争于人体浅表部位所表现的证候。太阳病是外感病的初期阶段，病位表浅。太阳统摄营卫，主一身之表，抗御外邪侵袭，为诸经之藩篱。外邪侵犯人体，太阳首当其冲，故首先表现为太阳病证，并以恶寒、头项强痛、脉浮为其主要临床表现。风寒袭表，卫阳被遏，肌腠失于温养，故恶风寒；足太阳经脉受邪，经气不利，气血运行不畅，致头项背疼痛；正邪抗争于太阳肌表，脉气鼓动于外，故脉浮。上述临床表现是太阳病的主症主脉，无论病程的长短，但见此症此脉，即可辨为太阳病。

根据感受邪气之后的不同反应，太阳病又分为经证和腑证。由于病人的体质差异，感受病邪的性质、轻重不同，太阳经证又有太阳中风和太阳伤寒的区别。若太阳经证不解，病邪可循经入腑，还可导致太阳腑证，腑证又有蓄水证和蓄血证之分。

（1）太阳经证：太阳经证是指由于风寒之邪侵袭人体肌表，正邪抗争，营卫失调所表现的证候。太阳经证为伤寒病的初起阶段，又分为太阳中风和太阳伤寒证。

太阳中风证：是指以风邪为主的外邪侵犯太阳经脉，导致卫强营弱所表现的证候。

【临床表现】发热，恶风，汗出，头项强痛，或见鼻鸣，干呕，舌苔薄白，脉浮缓。

【辨证要点】

①本证以风邪袭表，腠理不固，营卫失和为主要病机。

②以发热、恶风、汗出、脉浮缓为辨证依据。

太阳伤寒证：是指以寒邪为主的外邪侵犯太阳经脉，导致卫阳被遏，营阴郁滞所表现的证候。

【临床表现】恶寒，发热，头项强痛，无汗而喘，骨节疼痛，脉浮紧。

【辨证要点】

①本证以寒邪袭表，卫阳被遏，营阴郁滞为主要病机。

②以恶寒重、发热轻、无汗、脉浮紧为辨证依据。

③太阳中风证和太阳伤寒证的鉴别要点：前者为感受风邪，表现出恶风、汗出、脉浮缓的表虚证症状；后者为感受寒邪，表现出恶寒、无汗、脉浮紧的表实证。

（2）太阳腑证：太阳腑证是指太阳经证不解，病邪循经内传其腑膀胱所表现的证候。由于病邪分别与水、血相搏，病机各异，故太阳腑证又分为太阳蓄水证和太阳蓄血证。

太阳蓄水证：是指太阳经证不解，病邪循经入腑，膀胱气化不行所表现的证候。

【临床表现】小便不利，小腹胀满，发热，恶风，自汗，心烦口渴，或饮入即吐，脉浮或浮数。

【辨证要点】

①本证以病邪侵入膀胱，邪热与水互结，气化不行为主要病机。

②以小便不利、小腹胀满、口渴不欲饮的水气停蓄症状为辨证依据。

③有发热、恶风、汗出、脉浮等太阳经证未解的表现。

太阳蓄血证：是指太阳经证不解，邪热循经深入下焦，与瘀血互结所表现的证候。

【临床表现】少腹急结或硬满，小便自利，神志错乱如狂，善忘，大便色黑如漆，脉沉涩或沉结。

【辨证要点】

①本证以病邪侵入下焦，邪热与瘀血相结为主要病机。

②以少腹急结或硬满、神志错乱如狂、小便自利为辨证依据。

③有发热、恶风、汗出、脉浮等太阳经证未解的表现。

④太阳蓄水证和太阳蓄血证的鉴别要点：前者以小便不利、小腹满为主症；后者以小便自利、少腹急结、神志错乱如狂为主症。

2. 阳明病证 阳明病证是指外邪内传阳明经，以致阳热亢盛，胃肠燥热所表现的证候。其特点是阳热炽盛，性质属里实热证。阳明病证为外感病发展过程中，正邪斗争剧烈的极期阶段。阳明病多由太阳病失治、误治、伤津化燥，邪热内传入里；或由津液素亏，而阳气偏盛之人，初感外邪，即化热入里；或由于感邪较重，虽发汗解表，未能逐邪外出，依然传里化热；或由少阳病失治，邪热传入阳明所致。其主要脉症是身热、汗出、不恶寒、反恶热、脉洪大。

阳明病以“胃家实”为主要病机，即指胃肠的实证、热证。阳明为多气多血之经，阳气旺盛，邪入阳明最宜化燥化热。里热炽盛，蒸腾于外，故见身热；热迫津液外泄，故大汗出；表邪已入里化热，阳明邪热独盛，故不恶寒，反恶热；热盛血涌，则脉洪大，并应指有力。

由于病人的体质差异，病变部位和证候特点的不同，可分为阳明经证和阳明腑证两大类型。

（1）阳明经证：阳明经证是指邪热亢盛，弥漫全身，充斥阳明之经，肠道尚无燥屎内结的证候。

【临床表现】身大热，汗大出，口大渴，面赤，气粗似喘，心烦躁扰，舌苔黄燥，脉洪大。

【辨证要点】

①本证以邪热充斥阳明，肠道无燥屎内结为主要病机。

②以身大热、大汗出、口大渴、脉洪大为辨证依据。

③有面赤气粗、心烦躁扰、舌红苔黄燥等实热证的症状。

（2）阳明腑证：阳明腑证是指邪热内盛阳明，热烁津液，邪热与肠中糟粕相搏，燥屎内结所表现的证候。阳明腑证病情较经证为重，往往是经证发展的结果，多由阳明热盛，汗出过多，或误用发汗之法，使津液外泄，肠中干燥，里热更甚，导致燥屎阻滞，形成阳明腑实证。

【临床表现】腹部胀满硬痛而拒按，大便秘结，日晡潮热，手足濈然汗出，烦躁，甚者谵语，狂乱，循衣摸床，喘息，舌苔黄燥或焦黄，舌起芒刺，甚至焦黑燥裂，脉沉实有力或滑数。

【辨证要点】

①本证以阳明热盛，燥屎内结，腑气不通为主要病机。

②以大便秘结、腹胀满硬痛、拒按、舌苔黄厚干燥、脉沉实为辨证依据。

③可兼有身热日晡尤甚、汗出、口渴、舌红苔黄燥等实热证的症状。

3. 少阳病证 少阳病证是指病邪侵犯少阳胆腑，导致枢机不运，经气不利所表现的证候。少阳病证其病邪已离太阳之表，又未入阳明之里，处于表里之间的半表半里，故又称为半表半里证。少阳病多因太阳病不解，邪气内侵，郁于胆腑与三焦，正邪分争于半表半里之间，枢机不利所致；或由于病邪直接侵犯少阳，或由于厥阴病转出少阳而产生。以寒热往来、胸胁苦满、脉弦为主要临床特征。

病邪在半表半里，正邪相争，正胜邪则发热，正不胜邪则恶寒，病邪出入不定，故见寒热往来，是少阳病的特有热型。少阳经脉循行于胸胁，热郁少阳，经气不利，故胸胁苦满；肝胆受病，气机郁滞，故见脉弦。

根据病变部位和证候特点的不同，可分为少阳经证和少阳腑证。

（1）少阳经证：少阳经证是指邪犯少阳，胆火上炎，枢机不运，经气不利，邪结胁下少阳胆经所表现的证候。

【临床表现】寒热往来，胸胁苦满，口苦，咽干，目眩，心烦喜呕，默默不欲饮食，或目赤，耳聋，腹痛，胁下痞硬；或心下悸，小便不利，舌淡红或舌尖红，脉弦。

【辨证要点】

①本证以邪犯少阳，枢机不利为主要病机。

②以寒热往来、胸胁苦满、口苦、咽干、目眩、脉弦为辨证依据。

③可兼心烦喜呕、默默不欲饮食、耳聋、胁下痞硬等症。

（2）少阳腑证：少阳腑证是指少阳气机不利，胃肠结热所表现的证候。

【临床表现】寒热往来，胸胁苦满，呕吐不止，大便秘结或热结旁流，或发热，口苦，咽干，目眩，胃脘拘急疼痛，黄疸，苔黄而干，脉弦有力。

【辨证要点】

①本证以邪传少阳，气机不利，胃肠结热为主要病机。

②以寒热往来、胸胁苦满、呕吐不止、大便秘结或热结旁流、苔黄、脉弦有力为辨证依据。

③可兼口苦、咽干、目眩、胃脘拘急疼痛、黄疸等症。

4. 太阴病证 太阴病证是指病邪侵入太阴，导致脾阳虚衰，寒湿内停，运化失司，气机阻滞所表现的证候。太阴主湿，为三阴之屏障，病入三阴，太阴首先受邪，故太阴病为三阴病的初期阶段。太阴病证多因三阳病证失治、误治，损伤脾阳，或因脾阳素虚，寒邪直中太阴所致，其病变具有里、虚、寒、湿的特点。

太阴与阳明同居中焦，互为表里，关系密切，其病变可在一定条件下转化。如阳明病因清、下太过，损伤脾阳，可使病情向太阴方向转化；太阴病若过用温燥之剂，或寒湿久郁化热，亦可转属阳明，故有“实则阳明，虚则太阴”之说。

【临床表现】腹满呕吐，食欲不振，下利清谷或便溏，时腹自痛，喜温喜按，口不渴，四肢欠温，舌淡苔白滑或白腻，脉沉缓而弱。

【辨证要点】

①本证以脾阳虚衰，寒湿内停为主要病机。

②以腹满时痛、食欲不振、下利清谷或便溏、口不渴、脉缓弱为辨证依据。

③太阴与阳明病证都具有腹部胀满而痛，其鉴别要点为：阳明腹满痛而拒按、大便燥结，为里实热证；太阴腹满痛则时发时止、喜温喜按、下利清谷或便溏，属里虚寒证。

5. 少阴病证 少阴病证是指病邪侵入少阴，损及心肾，阳气虚衰，阴血耗伤，导致全身性阴阳衰惫所表现的证候。少阴病为外感病发展过程的后期阶段，病情多属危重。以脉微细、但欲寐为主要脉症。少阴阳气衰微，不能鼓动血液运行，故脉微细；阳气者，精则养神，阳微神气失养，故表现出但欲寐的症状。

少阴病的发生多由本经自感外邪，或由它经病传变而来，如太阳之邪最易陷入少阴，因太阳与少阴互为表里；或太阴病常累及少阴。

由于少阴为三阴之枢，统水火之气，本阳而标阴，故其病变既可从阴化寒，又可从阳化热，因此可分为少阴寒化证和少阴热化证两大类型。但就伤寒而言，少阴病以寒化证为多见。

（1）少阴寒化证：少阴寒化证是指心肾阳气衰微，病邪入内，邪从寒化，阴寒独盛所表现的全身性虚寒证候，为少阴病中较为多见的证候。

【临床表现】无热恶寒，但欲寐，四肢厥冷，精神萎靡，下利清谷，小便清长，口不渴或渴欲热饮，欲吐不吐，或食入即吐，舌淡苔白，脉微细，或身热而反不恶寒。

【辨证要点】

①本证以心肾阳虚，阴寒内盛为主要病机。

②以无热恶寒、精神萎靡、四肢厥冷、下利清谷、小便清长、脉微为辨证依据。

③本证亦可出现身热反不恶寒的真寒假热之象。

（2）少阴热化证：少阴热化证是指肾水亏虚，心火独亢，邪从热化，阴虚阳亢所表现的证候。

【临床表现】心烦不得眠，口燥咽干，舌尖红，或舌绛少苔，脉细数。

【辨证要点】

①本证以肾水亏虚，心火上亢，阴虚阳亢为主要病机。

②以心烦不得眠、口燥咽干、脉细数为辨证依据。

6. 厥阴病证 厥阴病证是指病邪传入厥阴经，表现为阴阳对峙，寒热交错，厥热胜复，上热下寒等病机特征。厥阴病是六经病发展传变的最后的阶段。厥阴病多由三阳病证误治，或少阴病证不愈发展而成；或肝经素虚，抗病力衰退，感受邪气而直接发病。

厥阴为三阴之尽，又是阴尽阳生之脏，故病情演变多趋极端，不是寒极就是热极，厥阴病常表现为寒热错杂，厥热胜复，呕吐下利等复杂情况。若阴寒由极盛而转衰，阳气由虚衰而转复，则病情好转；若阴寒盛极，阳气不继而先绝，则病情重笃垂危；若阴寒虽盛，但正气尚能与之抗争，则呈现阴阳对峙，寒热错杂的证候。

【临床表现】口渴，气上冲心，心中疼热，饥而不欲食，食则呕吐或吐蛔，四肢厥冷。

【辨证要点】

①本证以上热下寒，厥热胜复为主要病机。

②以四肢厥冷与发热相互演变为辨证依据。

③阳并于上则上热，故可见口渴、气上冲心、心中疼热等症；阴并于下则下寒，故可见饥不欲食、食则呕吐或吐蛔、四肢厥冷等症状。

（二）病传规律

六经病证是人体感受风寒之邪，始从皮毛、肌腠，循经络由表及里，进而传入脏腑所表现的不同阶段的病理变化。六经病证是脏腑、经络病变的反映，由于脏腑、经络之间是相互联系的，所以六经病证可以相互传变。传是指病情循着一定的趋向发展；变是指病情在某些特殊条件下性质的转变，疾病的传变与否，取决于正邪消长力量的对比、病人的体质，以及治疗是否恰当。六经病证既有严格的区别，彼此之间又有一定的相互联系。其传变规律有传经、直中、合病、并病之别。

1. 传经 外感病邪由体外侵袭人体，由表向内传变，某一经病证转变为另一经病证者，称为传经。传经的次序有循经传、越经传、表里传等不同形式。

（1）循经传：循经传是按六经顺序相传，如太阳病证不愈，传入阳明；阳明病证不愈，传入少阳；三阳病证不愈，传入三阴，首传太阴，次传少阴，终传厥阴经。还有一种传变规律即按太阳→少阳→阳明→太阴→厥阴→少阴次序相传者。

（2）越经传：越经传是指相隔一经或两经相传。如太阳病证不愈，直入少阳经，引起少阳病证。多由病邪偏盛，正气不足所致。

（3）表里传：表里传是指相表里两经之间的传变。如太阳经传少阴经，少阳经传厥阴经等。

2. 直中 因病人素体虚弱，外感病邪不经三阳经传变，而直接侵犯三阴经，或者一旦发病就是三阴经受邪的病证，称为直中。中太阴经，则病浅；中少阴经，则病深；中厥阴经，则病更甚。

3. 合病 两经或三经病证同时出现，称为合病。如太阳阳明合病，太阳太阴合病，三阳合病等。

4. 并病 伤寒病一经病证未解，又出现另一经的病证称为并病，如太阴少阴并病，太阳阳明并病等。

二、卫气营血辨证

卫气营血辨证是外感温热病的一种辨证方法，是清代叶桂根据温病的演变规律，病程发展的阶段性，结合其实践经验，发展《内经》及前辈医家有关卫、气、营、血的理论所创立的。

叶氏根据卫气营血四种物质不同的功能和密切的相互关系，在伤寒六经辨证的基础上，将外感温热病按其发生和发展过程中的浅深轻重，归纳为卫分证、气分证、营分证、血分证四个阶段，用以说明外感热病病位浅深、病势轻重及其演变规律，从而丰富了外感病辨证的内容，弥补了六经辨证的不足。

温热病邪侵袭人体，由卫分进入气分，由气分进入营分，由营分再进入血分，病邪逐步深入，病情也逐渐加重。就病变部位而言，卫分证主表，是温热病的初期阶段，病情轻浅，病在肺与皮毛；气分证主里，是温热病的极期阶段，病在胸膈、肺、胃、肠、胆等脏腑；营分证是邪热入于心营，邪热内陷阶段，病在心与心包；血分证则邪热已深入心、肝、肾，重在耗血、动血。

（一）常见证候

卫气营血辨证是对温热病四类不同证候的概括，常见证候有卫分证、气分证、营分证、血分证。

1. 卫分证 卫分证是指温热病邪初袭肺卫，正邪交争于肌表，卫气卫外功能失调，肺失宣降所表现的证候。多见于温热病初起阶段，因肺主气，属卫，外合皮毛，故卫分证常伴有肺经病变。

【临床表现】发热，微恶风寒，头痛，无汗或少汗，口微渴，咳嗽，或咽喉肿痛，舌边尖红，苔薄白或薄黄，脉浮数。

【辨证要点】

①本证以外感风热，肺卫失常为主要病机。

②以发热、微恶风寒、舌边尖红、脉浮数为辨证依据。

③可兼见头痛、口渴、咳嗽、咽喉肿痛等邪伤于肺的症状。

2. 气分证 气分证是指温热邪气入里，内传脏腑，表现为正盛邪实，正邪剧争，阳热亢盛的里实热证候。气分证多因卫分证不解，邪热内传，入于气分；或温热之邪直犯气分；或气分伏热外发；或营分邪热转出气分所致。气分证的范围甚广，凡温热病邪不在卫分，又不在营分、血分的一切证候，均属气分证。依据邪热侵犯肺、胃、胸膈、肠、胆等脏腑的不同而兼有不同的临床表现。常见的证候有邪热壅肺、热扰胸膈、胃热亢盛、热结肠道、热郁胆腑等。

【临床表现】发热，不恶寒反恶热，口渴，汗出，尿少色黄，舌红苔黄，脉数；或咳喘气粗，胸痛，咯痰黄稠；或兼心烦懊侬，坐卧不安，甚或胸膈灼热如焚；或壮热，烦渴喜冷饮，大汗出，脉洪大；或日晡潮热，便秘，或下利稀水，腹胀满硬痛，拒按；或寒热如疟，胁痛，口苦，心烦，干呕，脉弦数等。

【辨证要点】

①本证以邪热传入脏腑，里热炽盛为主要病机。

②以发热、不恶寒、反恶热、口渴、尿黄、舌红苔黄、脉数有力等里实热证表现为主要辨证依据。

③本证病位广泛，辨证时注意不同类型证候的鉴别：若见咳喘气粗、胸痛、咯痰黄稠等症，为邪热壅肺；若见心烦懊侬，坐卧不安等症，为热扰胸膈；若见壮热、烦渴喜冷饮、大汗出、脉洪大等症为胃热亢盛；若见日晡潮热、便秘，或下利稀水、腹胀满硬痛、拒按、舌苔黄燥或黑而干燥等症为热结肠道；若见寒热如疟、胁痛、口苦、脉弦数等症为热郁胆腑。

3. 营分证 营分证是指温热病邪内陷心营，导致营阴受损，心神被扰所表现的证候。营分证是温热病发展过程中较为深重的阶段。营分证多由于气分邪热失于清泄，或湿热病邪化燥化火传入营分；亦有肺卫之邪乘虚直陷营分；或温邪不经卫分、气分直入营分。营分介于气分和血分之间，若病势由营转气，是病情好转的表现；由营入血，则表示病情加重。

【临床表现】身热夜甚，心烦不寐，时有谵语，斑疹隐现，口反不渴，舌红绛而干，无苔，脉细数；或神昏谵语，或昏愦不语，舌謇，肢厥，舌鲜绛或暗晦。

【辨证要点】

①本证以邪热传里，营阴受损，心神被扰为主要病机。

②以身热夜甚、心烦或神昏谵语、斑疹隐隐、舌红绛、脉细数为辨证依据。

③可兼见舌謇、肢厥等症。

4. 血分证 血分证是指温热病邪深入营血，病变累及心、肝、肾三脏，以致耗血、动血、动风所表现的一类证候。血分证是温热病发展的最后阶段，也是病变最深重的阶段。血分证可由营分邪热未能透转气分，营热久羁，进而传入血分；或卫分、气分邪热亢盛，劫伤营血，直入血分；或素体阴虚，伏热内蕴，传入血分所致。临证有血分实热证和血分虚热证的不同。

（1）血分实热证：血分实热证是指温热病邪深入营血，血分实热内炽，或血分热毒极盛所致，以耗血、动血、动风、瘀血内阻为主要特征的实热证候。

【临床表现】身热夜甚，躁扰不宁，或昏狂谵妄，斑疹透露，色紫或黑，吐血，衄血，便血，尿血，舌深绛或绛紫，脉细数；或目睛上视，牙关紧闭，四肢厥冷，颈项强直，抽搐，角弓反张，脉弦数。

【辨证要点】

①本证以血分实热内炽，热盛动风、耗血、动血、瘀血内阻为主要病机。

②以身热夜甚、出血、动风、神昏谵语、斑疹紫黑及舌质深绛为辨证依据。

（2）血分虚热证：血分虚热证是指温热病邪深入营血，热盛伤阴所导致的以阴虚内热和虚风内动为主要表现的虚热证候。

【临床表现】低热，暮热早凉，五心烦热，神疲欲寐，耳聋，形瘦，脉虚细；或见手足蠕动，瘛疭等。

【辨证要点】

①本证以阴虚内热和虚风内动为主要病机。

②以低热、暮热早凉、五心烦热等虚热特点，以及手足蠕动、瘛疭等风动特点为辨证依据。

（二）病传规律

外感温热病多起于卫分，渐次传入气分、营分、血分，温热病的整个发展过程，实际上就是卫气营血证候的传变过程，其传变规律分为顺传和逆传两种形式。

1. 顺传 温热病邪按照由外向内或由内向外依次相传的规律传变的方式，为顺传。外感温热病证由卫、气、营、血的顺序传变，表明病邪由表入里，由浅入深，步步深入，病情由轻而重，由实致虚。而温邪自血而营，由营转气，从气达表的演变过程，表明病邪由里达表，由重转轻，这是温病传变的一般规律。

2. 逆传 指温热病邪不循卫气营血表里层次的传变，而是由卫分径直入里，即邪入卫分后，不经过气分阶段而直接深入营分、血分。实际上逆传只是顺传规律中的一种特殊类型，其病情更为急剧、重笃。

由于感受温热病邪的轻重之别和机体反应的特殊性，也有不按上述规律传变的，如起病即见气分证或营分证，而无卫分证候表现；或卫分之邪不解，又兼见气分证，而致“卫气同病”；或气分证候尚存，又出现营分或血分的证候，表现为“气营同病”或“气血两燔”，甚至卫、气、营、血俱病的复杂演变过程。

三、三焦辨证

三焦辨证是清代医家吴瑭创立的一种温热病辨证方法。三焦辨证是根据《内经》三焦所属部位的概念，在六经辨证和卫气营血辨证的基础上，结合温热病的传变规律总结而成。三焦辨证将外感温热病的证候归纳为上焦病证、中焦病证、下焦病证三个阶段。着重阐述了三焦所属脏腑在温病传变过程中的病理变化，并以此为基础概括其不同证候类型，区分病邪所在病位的深浅、病程的不同阶段，并说明证候间的传变规律。

三焦辨证将温病发展过程分成初、中、末三个阶段，上焦病证主要包括手太阴肺和手厥阴心包的病变，属温病的初期阶段；中焦病证主要包括手阳明大肠和足阳明胃和足太阴脾的病变，属温病的中期阶段；下焦病证主要包括足少阴肾和足厥阴肝的病变，属温病的末期阶段。

（一）常见证候

三焦辨证常见证候有上焦病证、中焦病证、下焦病证。

1. 上焦病证 上焦病证是指温热病邪侵袭上焦肺和心包所表现的证候。主要包括手太阴肺和手厥阴心包经的病变。由于肺主气属卫，所以温病初期，肺卫受邪，若感邪重则可逆传心包。

（1）邪犯肺卫证：邪犯肺卫证是指温热病邪侵袭肺卫，肺失宣降所致的证候。

【临床表现】发热，微恶风寒，头痛，微汗出，口干，咳嗽，舌边尖红，脉浮数；或高热，咳喘气粗，口渴，汗出，舌红苔黄，脉数。

【辨证要点】

①本证以温病初期，邪犯肺卫，肺气失宣为主要病机。

②以发热、微恶风寒、咳嗽、舌边尖红、脉浮数为辨证依据。

③可见高热、咳喘口渴、舌红苔黄、脉数等热邪蕴滞于肺的定位之症。

（2）逆传心包证：逆传心包证是指温热病邪侵袭上焦逆传心包，闭阻心窍所致的证候。

【临床表现】身热，神昏谵语，或昏愦不语，舌謇，肢厥，舌红绛，脉细数。

【辨证要点】

①本证以邪传心包，闭阻心窍为主要病机。

②以身热、神昏谵语、肢厥、舌绛、脉细数为辨证依据。

③有身热、舌绛、脉数等热象症状。

④有神昏谵语、舌謇等邪犯心包的定位症状。

2. 中焦病证 中焦病证是指温热病邪侵犯中焦脾胃所表现的证候。主要包括手足阳明和足太阴脾经的病证。脾与胃同居中焦，互为表里，阳明主燥，太阴主湿，若邪从燥化，则导致阳明燥热证；若邪从湿化，则成为太阴湿热证。

（1）阳明燥热证：阳明燥热证是指温热病邪侵入阳明经，阳明燥热，里热炽盛所致的证候。

【临床表现】壮热，不恶寒反恶热，口渴，汗大出，面目俱赤，舌红苔黄，脉洪大；或日晡潮热，腹胀满硬痛，拒按，大便秘结，呼吸气粗，神昏谵语，尿少色黄，舌苔黄燥或焦黑起芒刺，脉沉实有力。

【辨证要点】

①本证以温热病邪侵入阳明，胃肠热结，腑气不通为主要病机。

②有壮热、恶热、面目俱赤、舌红苔黄、脉洪大等实热证的定性症状。

③有日晡潮热、腹满硬痛、拒按、大便秘结等肠胃热结的定位症状。

④本证有燥热在胃和在肠之别，若以壮热、口渴、汗大出、舌红苔黄、脉洪大为主要表现者为胃经热盛证；若有腑气不通，以日晡潮热、腹胀便秘、舌苔黄燥、脉沉实为主要表现

者为肠道热结证。

（2）太阴湿热证：太阴湿热证是指温热病邪侵入足太阴经，湿热郁蒸太阴所表现的证候。

【临床表现】身热不扬，头身重痛，胸脘痞闷，泛恶欲呕，大便不爽或溏泄，舌苔黄腻，脉濡数。

【辨证要点】

①本证以邪入太阴，湿热郁蒸为主要病机。

②以身热不扬、脘腹痞闷、苔黄腻、脉濡数为辨证依据。

③有身热不扬、舌苔黄腻、脉濡数等湿热内盛的定性症状。

④有泛恶欲呕、大便不爽或溏泄等病在中焦的定位症状。

3. 下焦病证 下焦病证是指温热病邪侵犯下焦，劫伤肝肾之阴，导致虚热内扰和虚风内动的证候，主要是足少阴肾和足厥阴肝经的病变。下焦病证多因温热之邪久羁中焦，或阳明燥热，烁劫下焦肝肾之阴，使真阴不足，肝肾两伤，故常见真阴不足证和阴虚风动证。

（1）真阴不足证：真阴不足证是指温病后期温热病邪侵犯下焦，耗损真阴，虚热内扰所导致的证候。

【临床表现】身热，颧红，手足心热，口燥咽干，心烦不寐，神倦，舌红绛，脉虚或细数。

【辨证要点】

①本证以肾阴耗损，虚热内扰为主要病机。

②以身热、颧红、手足心热、舌红绛、脉虚或细数等虚热特点为辨证依据。

③有心烦不寐、神倦等真阴不足之象。

（2）阴虚风动证：阴虚风动证是指温热病邪侵犯下焦，耗伤肝肾之阴，真阴亏乏，虚风内动所导致的证候。

【临床表现】手足蠕动或瘛疭，肌肉瞤动，肢厥，心中憺憺大动，舌绛少苔，脉虚或细数，甚或时时欲脱。

【辨证要点】

①本证以肝肾阴亏，虚风内动为主要病机。

②以手足蠕动，或瘛疭、舌绛少苔、脉虚或细数等风动症状和阴虚特点为辨证依据。

③有心中憺憺大动、时时欲脱等真阴不足的定位症状。

（二）病传规律

三焦辨证将温热病发展过程分成初、中、末三个阶段。其传变有顺传和逆传。

1. 顺传 温热病邪经由上焦、中焦、下焦由上至下的传变，称为顺传，标志着病情由浅入深，由轻到重的病理过程。三焦病证多由上焦手太阴肺经开始，此时病情轻浅，可经治而愈，并不传变；上焦病证不解，则传至中焦脾胃，病深一层；中焦病证不解，则传入下焦肝肾，病邪深入，病情危重。

2. 逆传 温热病邪由肺卫而传入心包者，称为逆传，说明邪热炽盛，病情危重。三焦病证亦可由上焦传入下焦，或初起即见中焦病证；还可上焦中焦、中焦下焦，或上、中、下三焦病证同时出现。

由于人体是一个有机的整体，邪之所感，随处可传，故上焦、中焦、下焦的传变不是截然划分的，有时相互交错，相互重叠。所以对三焦病势的判断，应综合临床资料全面地分析。

思考题

1. 什么是辨证？
2. 表里出入有几种情况？说明了什么？有何意义？
3. 什么是热证？主要病因病机是什么？
4. 临床怎样鉴别寒证与热证？
5. 临床怎样鉴别虚证与实证？
6. 试述何谓表、里、寒、热、虚、实证，其病因病机、临床表现及其相互联系。
7. 试述表寒里热证的病因病机和主要表现。
8. 试述寒热真假的鉴别诊断。
9. 试述表实证和表虚证的鉴别诊断。
10. 试述阳证的主要临床表现。
11. 气虚证的辨证要点是什么？
12. 气陷证的主要临床表现有哪些？
13. 何谓血虚证？临床表现有哪些？
14. 何谓血热证？其临床表现如何？
15. 何谓痰证？其临床表现如何？
16. 试比较气虚血瘀证和气滞血瘀证的临床表现有何异同？
17. 简述阳水、阴水的含义及其辨证要点各是什么？
18. 临床上如何鉴别亡阴证和亡阳证？
19. 简述阳盛证的含义、常见病因及临床表现。
20. 试述阴阳两虚证的常见病因及临床表现。
21. 心气虚证与心阳虚证有何异同？
22. 风寒犯肺证的临床表现有哪些？
23. 燥邪犯肺证与肺阴虚证有何异同？
24. 脾气虚证与胃气虚证的临床表现有何异同？
25. 肝阳上亢证与肝火上炎证的临床表现有何异同？
26. 肾阴虚证与肾精不足证的临床表现有何不同？
27. 试述肺肾阴虚证与肝火犯肺证的临床表现的异同。
28. 试述肝火犯肺证与痰热壅肺证的临床表现的异同。
29. 试述肺气虚证与寒痰阻肺证的临床表现的异同。
30. 试述肺肾阴虚证与肝火犯肺证的临床表现的异同。
31. 简述六经辨证的含义及其临床意义。

32. 六经辨证主要包括哪些内容？
33. 太阳中风与太阳伤寒临床特点有何区别？
34. 阳明经证与腑证病机有何区别？
35. 六经辨证的传遍方式有哪些？
36. 试述气分证的特点和其临床表现特点。
37. 何为卫气营血辨证的传遍规律？
38. 中焦病证的主要辨证要点是什么？
39. 何为三焦辨证的逆传？
40. 如何从病机角度区分血分实证和血分虚证。

第十章 养生·防治·康复

养生、防治、康复，包括养生、预防、治则以及康复等内容。养生是研究人类的生命规律以及各种保养身体的原则和方法。预防是采取各种防护措施，避免疾病的发生与发展。治则是指在中医基本理论指导下制定的对临床立法、处方、用药等具有普遍指导意义的治疗原则。康复是指促进伤残、病残、慢性病、老年病、急性病缓解期等疾病恢复的理论及方法。虽然这四者在研究对象、基本理论、具体方法、适应范围等方面不完全相同，但都是为了维护人体的身心健康，达到提高人类生活质量、延年益寿的目的，因此都是中医学理论体系的重要组成部分。

第一节 养 生

养生，又称道生、摄生、保生等，即保养生命。养生就是采取各种方法保养身体，增强体质，预防疾病，增进健康。中医养生学是以中医理论为指导，研究人类生命的发展规律，探索衰老的机理，寻找增强生命活力以及防病益寿方法的系统理论。

一、养生的重要意义

生命是自然界发展到一定阶段的必然产物，人禀天地之气生，沐四时之气而成，生命过程是按自然规律发展变化的过程。中医养生学是从天人相应的整体观出发，以正气为本，持之以恒地运用正确而科学的养生知识和方法调摄机体，提高身体素质，增强防病抗衰的能力，达到延年益寿的目的。

（一）增强体质

增强体质是养生的重要内容。体质是个体在生命过程中，在先天遗传和后天获得的基础上表现出的在形态结构、生理机能和心理状态方面综合的、相对稳定的特质。体质壮实者，气血阴阳充足，脏腑功能健全，正气充盛而抗御病邪的能力较强；体质虚弱者，气血阴阳不足，脏腑功能低下，正气亏虚而抗御病邪的能力较差。

体质的形成关系到先天和后天两个方面。先天因素取决于父母，父母的体质对后代的体质状况产生直接的影响，是体质形成的第一要素，并在人的一生中都将明显地或潜在地发挥作用。除了在遗传基础上形成的体质以外，母亲在妊娠期间调护是否适当，也将影响胎儿出生后的体质。倘若父母平时注意养生调摄，肾中精气阴阳比较充盛，母亲在怀胎期间，又能重视饮食、起居、心理、劳逸等方面的调养，则子女就能获得较强的生命力，体质也较强壮。

后天因素主要指人出生后饮食营养、生活起居、劳动锻炼等对体质的稳定、巩固或转变所产生的影响。虽然从一定意义上说体质是相对稳定的，一旦形成不易很快改变，但也绝不是一成不变的，是可以通过中医养生调摄的方法进行改善的。尤其是先天禀赋薄弱之人，若后天摄养得当及加强身体锻炼，可促使体质由弱变强，弥补先天之不足而获得长寿。张介宾曾说："人之自生至老，凡先天之有不足者，但得后天培养之力，则补天之功，亦可居其强半"(《景岳全书·杂证谟·脾胃》)。如饮食充足而精良，饥饱适度不偏嗜；生活起居有规律，劳逸结合不妄作；经常锻炼行气血，动静有度不懈怠等，皆可积极主动地改善体质，使体质日益增强，促进人体的身心健康。

（二）预防疾病

疾病可以削弱人体的脏腑机能，耗散体内的精气，缩短人的寿命，对健康的危害是显而易见的。由于人类生存在一定的自然环境和社会环境之中，不可避免地要受到各种致病因素的侵袭，因此如何有效地预防疾病的发生，维护健康，也是养生的意义所在。

疾病的发生是因人体正气相对不足，邪气乘虚而入，破坏了体内的相对平衡状态。所以在未发生疾病之前，一方面应当保养正气，如做到精神愉快、饮食合理、起居有常、劳逸适度等，使正气日渐强盛，提高机体抵御病邪的能力。另一方面也要注意防止邪气侵袭，如"动作以避寒，阴居以避暑"（《素问·移精变气论》），切忌暴怒、大惊、忧愁过度，不吃不洁净和腐烂有毒的食物，防范各种金刃伤、虫兽伤等。只要慎于摄生，扶正避邪，就能够最大限度地防止疾病的发生。正如朱震亨所言："与其救疗于有疾之后，不若摄养于无疾之先……是故已病而后治，所以为医家之法；未病而先治，所以明摄生之理"(《丹溪心法·不治已病治未病》)。

（三）延缓衰老

人的一生要经历生、长、壮、老等不同的生命过程，衰老是生命活动不可抗拒的自然规律，但衰老之迟早、寿命之长短，并非人人相同，究其原因，多与养生有关。

衰老与人的寿命有着密切的关系。早衰会使寿命缩短，迟衰就有长寿的可能。各种生物都有相对稳定的自然寿命，早在《内经》中就认为人的寿命期限，即"天年"可达百年以上，如《素问·上古天真论》说："上古之人，春秋皆度百岁。"但在现实生活中，一般人的寿命仅有六七十岁，离自然寿限相差甚远。这种早衰现象，除了先天禀赋有差异以外，还包括社会因素、自然环境、精神刺激等对人体的不良影响。尽管如此，世上活到高龄乃至百岁的老人也并不鲜见，其关键就在于掌握了养生之道，调摄得当。元代医学家李鹏飞曾在《三元参赞延寿书·饮食》中指出："我命在我不在天，全在人之调适。卿等亦当加意，毋自轻摄养也。"认为长寿与否，盖非天命而全在乎人力也。再纵观古今百岁老人长寿的奥秘，也不外乎是顺应自然界的气候变化，保持乐观开朗的心情，注意饮食和生活起居，适当进行劳动和体育锻炼等。因此只要在日常生活中能够持之以恒地注重自我养生保健，就可延缓衰老，保持健康，尽享其天年。

二、养生的基本原则

中医养生学有着丰富的实践基础，方法颇多，但其基本的原则，大体可归纳为以下几个方面：

（一）顺应自然

人与自然界息息相通，人类生活在自然环境中，大自然是人类生命的源泉，而自然界的各种变化，无论是四时气候、昼夜晨昏的交替，还是日月运行、地理环境的演变等，都会直接或间接地影响人体，产生相应的生理或病理反应，所谓“人与天地相参也，与日月相应也”(《灵枢·岁露论》)。因此人类必须掌握和了解自然环境的特点，顺乎自然界的运动变化来进行护养调摄，与天地阴阳保持协调平衡，使人体内外环境处于和谐的状态，这样才能有益于身心健康。

一年四季有春温、夏热、秋凉、冬寒的变迁，万物随之有春生、夏长、秋收、冬藏的变化，人体阴阳气血的运行也会有相应的改变。根据这一自然规律，中医养生学便提出了“春夏养阳，秋冬养阴”的理论，主张在万物蓬勃生长的春夏季节，要顺应阳气升发的趋势，夜卧早起，多进行户外活动，漫步于空气清新之处，舒展形体，使阳气更加充盛。秋冬季节，气候转凉至寒，风气劲疾，阴气收敛，必须注意防寒保暖，适当调整作息时间，早卧晚起，以避肃杀寒凉之气，使阴精潜藏于内，阳气不致妄泄。这种根据四时气候变化而保健调摄的方法，就是天人相应，顺乎自然养生原则的体现。

（二）形神兼养

形，指人体的脏腑身形；神，主要指人的精神活动。形乃神之宅，神乃形之主。形体物质是生命的基础，只有形体完备，才能产生正常的精神活动；精神活动是生命的主宰，只有精神调畅，才能促进脏腑的生理功能。无神则形无以主，无形则神无以附，形神合一，相辅相成，共同构成了人的生命活动。所以中医养生学非常重视形体和精神的整体调摄，提倡形神兼养，守神全形。

养形，主要是指摄养人体的内脏、肢体、五官九窍及精气血津液等。大凡调饮食、节劳逸、慎起居、避寒暑、勤锻炼等养生的方法，多属养形的重要内容。如调饮食，应做到谨和五味、粗细结合、荤素搭配、寒热适宜等；慎起居，要注意日常生活有规律，与四季相应而起卧有时，节制房事而保养肾精等。

调神，主要指调摄人的精神、意识、思维活动等。由于心为五脏六腑之大主，精神之所舍，故调神又必须要以养心为首务。调神的内容十分丰富，主要要求人们思想上保持安定清净的状态，不贪欲妄想，不为私念而耗神伤正，同时做到精神愉快，心情舒畅，尽量减少不良的精神刺激和过度的情绪波动。另外也可通过练气功而意守入静，以神御气；或通过绘画、书法、音乐、下棋、旅游等有意义的活动，来陶冶情操，修性怡神。

（三）动静结合

动与静，是自然界物质运动的两种形式，有动才有静，动中包含着静，静中蕴伏着动。如形属阴主静，是人体的物质基础，营养的来源；气属阳主动，是人体的生理功能，动力的源泉。又如五脏藏而不泻，主静；六腑泻而不藏，主动。只有动静结合，刚柔相济，才能保持人体阴阳、气血、脏腑等生理活动的协调平衡，人体才能充满旺盛的生命力。因此养生既提倡“养身莫善于动”，又强调“养静为摄生之首务”的原则。

动，包括劳动和运动。“生命在于运动”，“流水不腐，户枢不蠹”。运动可以增强人的体质，促进气机通畅，气血调和，经络通达，九窍和利，提高抗御病邪的能力。运动养生的方法有多种，如散步、打拳、舞蹈、游泳、按摩、气功等，可根据不同的年龄、体质、季节、环境等选择适合于自身状况的运动项目。不过运动养生也要从实际出发，避免过度疲劳和进行过量的运动，否则对身体有害无益，尤其是中老年人更应注意。此即唐·孙思邈《千金要方·养性》中所告诫的“养性之道，常欲小劳，但莫大疲及强所不能堪耳”。

静，主要指保持精神上的清静，还包括形体活动的相对安静状态。心神为一身之统领，任诸物而理万机，具有易动难静的特点，故清静养神十分重要。只有心静方能神凝，神凝方能心定，如此神藏而不妄耗。倘若心神过于躁动，神不内守，就可扰乱脏腑，耗伤精血，招致疾病的发生。另外，还须注意劳逸结合，不妄作劳，无论从事什么工作，都要适度而不宜太过，并保持充足的睡眠，通过静养来消除疲劳，恢复旺盛的精力。再如气功中的静功，也是通过一定的体态姿势、特定的呼吸方法及意念活动，在“入静”的状态下，提高情绪的稳定性，控制自己的心境、感情，进行内部的自我锻炼和调节，从而起到对机体的“调整”、“修复”和“重建”作用。

（四）调养脾肾

中医学认为肾为先天之本，水火之宅，受五脏六腑之精而藏之，是元气、阴精的生发之源，生命活动的调节中心。肾中精气阴阳的盛衰，与人的生长发育以及衰老过程有着直接的关系。肾气充足，则精神健旺，身体健康，寿命延长；肾气衰少，则精神疲惫，体弱多病，寿命短夭。正如明·虞抟《医学正传·医学或问》所说：“肾元盛则寿延，肾元衰则寿夭。”

气血是生命活动最基本的物质基础，五脏六腑、四肢百骸皆赖以营养。脾主运化，为后天之本，气血生化之源，饮食中的精微物质必须依靠脾的吸收和转输，才能化生为气血，营养于周身，维持各脏腑经络等组织器官的功能活动。

人体生命活动的根基是肾，生命活动的重要保障是脾。养生保健，调摄脏腑，应以脾肾为先，既要顾护肾脏，又要调理脾胃，使精髓足以强中，水谷充以御外，各脏腑功能强健，精气血津液充足，从而达到健康长寿之目的。

第二节 预　防

预防是指采取一定的措施，防止疾病的发生与发展。预防工作对于维护人类身心健康，促进民族繁衍昌盛，具有重要的意义。

中医学历来非常重视预防，早在《内经》中就提出了“治未病”的预防思想，指出：“圣人不治已病治未病，不治已乱治未乱……夫病已成而后药之，乱已成而后治之，譬犹渴而穿井，斗而铸锥，不亦晚乎！”（《素问·四气调神大论》），强调了“防患于未然”的重要性。所谓治未病，包括未病先防和既病防变两方面内容。

一、未病先防

未病先防，就是在疾病未发生之前，采取各种预防措施，以防止疾病的发生。

由于正气不足是疾病发生的内在根据，邪气侵犯是疾病发生的重要条件，因此未病先防必须注重邪正双方的盛衰变化。

（一）调养正气，提高机体抗病能力

人体正气的强弱与抗病能力密切相关。《素问·刺法论》说：“正气存内，邪不可干。”正气充足，精气血阴阳旺盛，脏腑功能健全，则机体抗病力强；正气不足，气血阴阳亏乏，脏腑功能低下，则机体抗病力弱。所以调养正气是提高抗病能力的关键。

1. 重视精神调养 人的精神情志活动与脏腑功能、气血运行等有着密切的关系。突然、强烈或持久的精神刺激，可导致脏腑气机紊乱，气血阴阳失调而发生疾病。因此平时要重视精神调养，一是要做到心情舒畅，精神愉快安定，少私心而不贪欲，喜怒而不妄发，修德养性，保持良好的心理状态。二是要尽量避免外界环境对人体的不良刺激，如营造优美的自然环境，和睦的人际关系，幸福的家庭氛围等。这样则人体的气机调畅，气血平和，正气充沛，抗邪有力，可预防疾病的发生。

2. 注意饮食起居 保持身体健康、精力充沛，生活就要有一定的规律性，做到饮食有节、起居有常、劳逸适度等，如在饮食方面要注意饥饱适宜，五味调和，切忌偏嗜，讲究卫生，并控制肥甘厚味的摄入，以免损伤脾胃，导致气血生化乏源，抗病能力下降。在起居方面要顺应四时气候的变化来安排作息时间，培养有规律的起居习惯，如定时睡眠、定时起床、定时工作学习、定时锻炼身体等，提高对自然环境的适应能力。在劳逸方面，既要注意体力劳动与脑力劳动相交替，又要注意劳作与休息相结合，做到量力而行，劳逸适度。

3. 加强身体锻炼 运动是健康之本，经常锻炼身体，能够促使经脉通利，血液畅行，增强体质，从而防病祛病，延年益寿。传统养生学中有形式多样、种类繁多的运动健身方法，如五禽戏、太极拳、八段锦、气功等，其要领是意守、调息、动形三者相统一。其中最关键的是意守，只有精神专注，方可宁神静息，呼吸均匀，导引周身气血运行，正所谓以意领气，以气动形。而现代的运动方法，如健身操、跑步、游泳等，只要动作舒缓协调，全身自如放松即可。不论何种体育运动，健身的基本原则应是形神兼炼，协调统一；循序渐进，有张有弛；常劳恒炼，贵在坚持。

此外调养正气还可采用人工免疫的方法，如施行人痘接种法以预防天花，在我国 16 世纪已很盛行，并被传播到俄罗斯、朝鲜、日本及欧美诸国，这项伟大的发明是人工免疫的先驱，为后世免疫学的发展开辟了道路。通过人工免疫的方法，也能够增强体质，提高抗邪能力，预防某些疾病的发生。

（二）外避病邪，防止邪气侵害

邪气是导致疾病发生的重要条件，故未病先防除了调养正气，提高抗病能力外，还要注意避免各种邪气的侵害。如使用药物杀灭病邪，包括燃烧烟熏法、药囊佩带法、浴敷涂擦法、药物内服法等；讲究卫生，做到居处清洁，空气流通，并防止水源和饮食的污染；避免

病邪侵袭，如顺四时而适寒暑，及时隔离传染病人，在日常生活和劳动中防范跌仆损伤、虫兽咬伤等各种外伤。

二、既病防变

既病防变是指如果疾病已经发生，应争取早期诊断，早期治疗，及时控制疾病的传变，防止病情的进一步发展，以达到早日治愈疾病的目的。

（一）早期诊治

疾病的发展和演变有一个过程，往往是由表入里，由浅入深，逐步加重，因此必须抓住时机，尽早控制病情。一般在疾病的初期阶段，邪气侵犯的部位较浅，病情较轻，对正气的损害也不甚，而机体抗御邪气、抗损伤及康复的能力相对较强，故易治而疗效明显，有利于机体早日痊愈。倘若未及时诊断治疗，病邪就可能步步深入，继续耗损正气，使病情由轻而重，日趋复杂，甚至发展到深入脏腑，病位深沉，故治疗就愈加困难，从而减缓了机体恢复健康的进程。正如《素问·阴阳应象大论》说："故邪风之至，疾如风雨，故善治者治皮毛，其次治肌肤，其次治筋脉，其次治六腑，其次治五脏。治五脏者，半死半生也。"说明早期诊治是防微杜渐的有效方法。既病之后，一定要根据疾病发展变化的规律，争取时间及早诊断，并采取正确的治疗，以顾护正气，缩短病程，这样才能防止其进一步的传变。

（二）控制病传

人体是个有机的整体，内脏之间在功能上互相协调配合，在病理上也必然会互相影响，互相传变。所以在临床诊治疾病的过程中，不仅要掌握早期诊治这一重要原则，针对病位之所进行治疗，还必须了解病情的发展趋势，注意其传变规律，掌握治疗的主动权，对可能被累及之处，及时地给予相应的防治措施，以截断病邪蔓延的途径。任何疾病的发展都有一定规律，如外感病之六经传变、卫气营血传变、三焦传变以及内伤病之五脏传变、脏与腑的表里传变、经络传变等。只要掌握了疾病的传变规律，针对即将要发生的某种病理变化，适时地进行某些预防性的治疗，"先安未受邪之地"，就可主动有效地控制住病情的发展。如张机《金匮要略·脏腑经络先后病脉证》所曰："见肝之病，知肝传脾，当先实脾。"即指临床上治疗肝病时，可配合健脾和胃之法，使脾气旺盛而不致受邪。又如在温热病的发展过程中，由于热为阳邪，最易化燥伤阴，故热邪常常先损伤中焦胃阴，继而克伐下焦肾阴。针对这一传变规律，在胃阴受损时，应于甘寒养胃的方药中，适当加入一些咸寒滋肾之品，以固护肾阴，防止热邪的深入传变。

第三节　治　　则

治则，亦称治疗原则，是治疗疾病时必须遵循的法则，也是在中医基本理论的指导下，对临床治疗立法、处方、用药具有普遍指导意义的治疗学理论。

治疗原则与治疗方法同属于中医学的治疗思想，但两者之间既有联系，又有区别。治则是从整体上把握治疗疾病的规律，以四诊收集的客观资料为依据，对疾病进行全面的分析与比较、综合与判断，从而针对不同的病情制订出不同的治疗原则。例如虚证用补法扶正，实证用泻法祛邪，扶正和祛邪即是治疗疾病的原则之一。治法则是医生对疾病进行辨证之后，根据辨证结果，在治则的指导下，针对具体的病症拟订的直接而有针对性的治疗方法，是对治则的具体体现和实施，如在扶正的治则之下，有益气、补血、滋阴、温阳等不同的治法；在祛邪的治则之下，又有发汗、泻下、清热、祛痰等不同的治法。

中医治则理论体系中最高层次的治疗原则就是“治病求本”。治病求本，是指治疗疾病时必须寻求出病证的本质，然后针对其本质进行治疗。这是中医治疗疾病的根本原则，反映了具有最普遍指导意义的治疗规律，是贯穿于整个治疗过程的基本方针，是任何疾病实施治疗时都必须首先遵循的原则。因此“治病求本”对其他各种治则具有指导作用，其他治则都是从属于这一根本原则的，是“治病求本”的具体体现。

病证的本质是与现象相对而言的。任何疾病在其发生和发展的过程中，都会表现出各种症状和体征，应当运用中医理论，对这些症状和体征进行综合分析，透过现象找出病证的本质，尤其要辨清“证”的本质，再根据其本质进行相应的正确治疗，如咳嗽是临床常见的症状，但引起咳嗽的原因很多，有外感风寒、湿痰阻滞、肝火犯肺、气阴亏虚等，治疗时就要根据其临床表现，寻找出不同的病证本质，在扶正祛邪治则的指导下，分别采用疏风散寒、燥湿化痰、清泄肝火、益气养阴等方法治疗，这就是“治病必求其本”的意义所在。

一、扶正祛邪

扶正与祛邪，是针对虚证和实证所制定的两个基本治疗原则。疾病的过程是正气与邪气之间互相斗争的过程，正盛邪衰则病退，邪盛正衰则病进。由于邪正斗争的消长盛衰变化，便形成了虚证或实证，故治疗疾病的根本目的就是扶助正气，祛除邪气，即所谓“虚则补之”、“实则泻之”。

扶正与祛邪虽是两种不同的治则，但二者之间又是相互为用、相辅相成的。扶正的目的在于增强正气，正气充盛，机体抗御病邪和祛除病邪的能力就会提高，这样更有利于祛邪；而祛邪的目的在于祛除邪气，减少和中止邪气对正气的损害和干扰，这样更有利于正气的恢复。因此扶正即可以祛邪，祛邪有助于扶正，只要运用得当，二者就会相得益彰，促使疾病早日好转和痊愈。

使用扶正与祛邪治则，首先要分清证候虚实。若虚证用攻，会使正气愈加消减衰弱；实证用补，可使邪气愈加鸱张亢盛。其次在用药上要注意轻重缓急。一般而言，扶正之法，药量宜先轻后重，贵在长期坚持，并注意保护脾胃的消化功能，否则会导致机体发生新的病变；祛邪之法，用药应注意中病即止，过用则易损伤人体正气，不利于恢复健康。

扶正与祛邪的具体运用，主要有以下三方面：

（一）扶正与祛邪单独使用

扶正与祛邪治则的单独使用，适用于单纯的虚证或实证。

1. 扶正 扶正，即扶助正气。是指使用扶助正气的药物，或施行针灸、推拿、气功等疗法，或配合精神调摄、饮食调养、体育锻炼等，以增强体质，提高机体的抗病能力，达到战胜疾病、恢复健康的目的。扶正治则，适用于邪气轻微或邪气已除，以正气虚弱为主要矛盾的虚证。临床上常用的补气法、养血法、滋阴法、温阳法等，都是在扶正治则指导下所制定的治疗方法。

2. 祛邪 祛邪，即祛除邪气。是使用祛除邪气的药物，或针灸、推拿、气功、手术等其他措施，以祛逐病邪，达到邪去而正复的目的。祛邪治则，适用于正气未衰，以邪气亢盛为主要矛盾的实证。根据邪气的性质和邪气所在的部位，可以选择不同的祛邪方法，如邪在肌表，用发汗解表法；邪在胃肠，用通腑泻下法。有痰饮者，宜用祛痰蠲饮法；有瘀血者，宜用活血化瘀法等。在使用祛邪治则时要注意因势利导，使邪有出路，并做到祛邪务尽，以免留邪为患。

（二）扶正与祛邪兼用

扶正与祛邪兼用，适用于正虚邪盛的虚实错杂证，根据邪正盛衰变化而决定两者的主次。

1. 扶正兼祛邪 即扶正为主，兼顾祛邪。适用于正虚为主，邪盛为次的虚实错杂证，如肾阳虚弱而水饮内停，治宜温补肾阳为主，兼利水湿之邪。

2. 祛邪兼扶正 即祛邪为主，兼顾扶正。适用于邪盛为主，正虚为次的虚实错杂证，如夏季暑热之邪伤津耗气，治宜清热祛暑为主，兼以生津益气。

扶正与祛邪兼用时，必须以“扶正不致留邪，祛邪不致伤正”为原则。因扶正不当，易使邪气留恋；祛邪欠妥，反易耗伤正气。如高热刚退，便进服大剂补药或厚味食物，常易致余邪留恋，使身热复炽；如体虚兼外感，若过用峻猛发汗之品，也会更加耗伤人体之阴。

（三）扶正与祛邪先后使用

扶正与祛邪分先后使用，适用于正虚邪盛，但不适宜扶正与祛邪兼用的虚实错杂证。此时将扶正与祛邪分先后使用，可以达到既不伤正，又不碍邪，使邪祛而正复的目的。

1. 先祛邪后扶正 在正虚邪盛的虚实错杂证中，若正气虽虚，但尚能耐攻；或邪盛为主，兼顾扶正反会助邪时，可先祛邪后扶正。例如瘀血所致的崩漏，虽有血虚症状，但瘀血不去，崩漏难止，故应先活血化瘀以祛邪，而后再予养血补虚以扶正。

2. 先扶正后祛邪 在正虚邪盛的虚实错杂证中，若正气虚甚，不耐攻邪；或正虚为主，兼以攻邪反会更伤正气时，可先扶正后祛邪。例如某些虫积病人，因病久正气颇衰，若直接驱虫，恐难以耐受，故先用扶正健脾法使正气渐复，然后再予驱虫消积以祛邪。

二、标本先后

标与本是一个相对的概念，常用来说明疾病过程中的各种矛盾关系。标本具有多种涵义，若以疾病的本质与现象而言，本质为本，现象为标；以发病的先后而言，先发之病为本，后发之病为标；以病因与症状而言，病因为本，症状为标，等等。应该注意的是，标本之“本”与治病求本之“本”，不属于同一层次上的概念，前者是相对于“标”而建立的概念，有着多种不同的具体涵义，而后者的涵义则较明确，指的就是病证变化规律的内在本质。

标本先后治则在临床上的运用，是强调了从复杂多变的病证中，分清其标本缓急，然后确定治疗上的先后主次。这一治则体现了处理疾病过程中各种矛盾的灵活方法，体现了重点突出、措施有节的治疗步骤，也是对治病求本原则的补充。

（一）急则治标

急则治标是指标病或标症甚急，有可能危及患者生命或影响对本病治疗时所采用的一种治疗原则。由于此时的标病或标症已成为疾病过程中某一阶段矛盾的主要方面，也往往是疾病的关键所在，因此先治其标也是治本的必要前提。例如大出血的病人，若短时间内出血量很多，甚至危及生命时，无论属于什么原因导致的出血，都应采取紧急措施以止血，待血止病情缓解后，再根据其出血的病因病机予以治本。又如水臌病，当出现大量腹水，呼吸喘促，大小便不利等急重症状时，应即用逐水通便之法先治其标，待大小便通利，腹水减轻或消除后，再调理肝脾以治其本。

（二）缓则治本

缓则治本是指标病或标症缓而不急时所采用的一种治疗原则。这是在治病求本原则指导下常用的治则。由于此时的本病是矛盾的主要方面，所以应当直接治其本，病本去而标自消。例如风寒头痛，风寒之邪阻滞经络的病因病机为本，头痛的症状表现为标，采用疏风散寒法针对本质进行治疗，风寒之邪一除，则头痛自解。又如肺阴虚所致的咳嗽，肺阴虚为本，咳嗽为标，治疗用滋阴润肺之法，肺阴充足，则咳嗽亦随之而愈。

（三）标本兼治

标本兼治是指标病与本病错杂并重时采取的一种治疗原则。此时单治本不治其标，或单治标不治其本，都不能适应治疗病证的要求，故必须标本兼顾而同治，才能取得较好的治疗效果。例如阳热内盛，阴液亏损，出现腹满痛而便结，若单用清热泻下以治标，则进一步伤正；若仅用滋阴生津以治本，则热邪又不得祛除，只有采用滋阴与泻下并举的标本兼治法，才能使正盛邪退而病愈。

三、调整阴阳

调整阴阳是指调整阴阳的偏盛偏衰，以恢复阴阳相对平衡的治疗原则。人体的病理变化虽然复杂，但其根本原因是阴阳失调。调整阴阳，补偏救弊，促进阴平阳秘，就是针对阴阳失调这一基本病理变化而制定的治疗原则。正如《素问·至真要大论》所说：“谨察阴阳所在而调之，以平为期。”在具体运用时，又要以扶正祛邪治则为指导，一方面补益人体阴阳之偏衰，另一方面祛除阴阳偏盛之邪气，从而达到阴阳平衡，使疾病痊愈的目的。

（一）损其有余

损其有余，又称祛其偏盛，是针对阴阳偏盛病理变化所制定的治疗原则。阴阳偏盛是指阴邪或阳邪的亢盛，所谓“邪气盛则实”，故临床上表现为实证，当采用“实则泻之”的原则以损其有余。其中阳邪偏盛导致实热证，应以寒清热，用“热者寒之”的方法祛除阳邪；阴邪偏盛导致实寒证，应以热散寒，用“寒者热之”的方法祛除阴邪。

《素问·阴阳应象大论》指出：“阴胜则阳病，阳胜则阴病。”若阴阳偏盛进一步发展，损及人体正气明显者，则当兼顾其不足，在损其有余的同时，分别配以滋阴或温阳的治法。

（二）补其不足

补其不足，又称补其偏衰，是针对阴阳偏衰病理变化所制定的治疗原则。由于阴阳偏衰是指人体正气之阴阳虚衰，即所谓“精气夺则虚”，故临床上表现为虚证，当采用“虚则补之”的治则以助其不足。其中阳偏衰不能制阴而阴盛，出现虚寒证，当补阳以制阴，又称为“阴病治阳”或“益火之源，以消阴翳”；阴偏衰不能制阳而阳亢，出现虚热证，当养阴以制阳，又称为“阳病治阴”或“壮水之主，以制阳光”。

由于阴阳之间存在着互根互用的关系，所以阴阳偏衰的进一步发展，可以产生“阴阳互损”的病理变化，即阴虚日久可损及阳气而引起阳虚，阳虚日久可损及阴液而引起阴虚，其结果是出现阴阳两虚证。对此应采取阴阳并补的治法。

在治疗阴阳偏衰的病证时，还要注意“阴中求阳”、“阳中求阴”的阴阳相济之法。“阴中求阳”是指在补阳时适当配用补阴药，以此来促进阳气的化生；“阳中求阴”是指在补阴时适当配用补阳药，以此来促进阴液的化生。正如明·张介宾《景岳全书·新方八略引·补略》所言：“善补阳者，必于阴中求阳，则阳得阴助而生化无穷；善补阴者，必于阳中求阴，则阴得阳升而泉源不竭。”

四、正治反治

正治与反治，是在“治病求本”根本原则指导下，针对病证有无假象而制定的两种治疗原则。

各种疾病的性质不同，病证本质所反映的现象亦非常复杂。临床上大多数病证的本质与所表现的现象是一致的，但有些病证，其本质与所表现的现象却不尽一致，即出现假象。正治与反治，就是指所用治法的性质与病证现象之间表现出逆从关系的两种治则，所谓“逆者正治，从者反治”(《素问·至真要大论》)。

（一）正治

正，有常规之意。正治是指治疗用药的性质、作用趋向逆病证表象而治的一种常用治则。这一治则采用与病证性质相反的方药进行治疗，故又称为“逆治”，适用于本质与现象相一致的病证。常用的正治法主要有以下四种。

1. 寒者热之 寒性病证出现寒象，用温热性质的方药进行治疗，就称为“寒者热之”，如表寒证用辛温解表法，里寒证用辛热散寒法等。

2. 热者寒之 热性病证出现热象，用寒凉性质的方药进行治疗，就称为“热者寒之”，如表热证用辛凉解表法，里热证用苦寒清热法等。

3. 虚则补之 虚性病证出现虚象，用补益扶正的方药进行治疗，如阳气虚弱证用温阳益气法，阴血不足证用滋阴养血法等。

4. 实则泻之 实性病证出现实象，用攻逐祛邪的方药进行治疗，如痰热壅滞证用清热化痰法，瘀血内阻证用活血化瘀法等。

（二）反治

反，与“正”相对，具有变异、非常规之意。反治是指所用药物的性质、作用趋向顺从病证的某些表象而治的一种治则。这一治则采用与病证表现的假象性质相一致的方药进行治疗，故又称为“从治”，适用于本质与现象不完全一致的病证。常用的反治法主要有以下四种：

1. 热因热用 用温热性质的方药治疗具有假热现象病证的治法，又称以热治热法。适用于阴寒内盛，格阳于外的真寒假热证，例如病人四肢厥冷、下利清谷、脉微欲绝等，病证本质属阳衰阴盛，但同时又见身热不恶寒、口渴面赤、脉大等阳气浮越于外的假热症状，应用温热的方药顺从假热属性治其真寒，待里寒一散，阳气得复，假热自然消失。

2. 寒因寒用 用寒凉性质的方药治疗具有假寒现象病证的治法，即以寒治寒法。适用于阳热极盛，格阴于外的真热假寒证，例如病人渴喜冷饮、烦躁不安、便干尿黄、舌红苔黄，病证本质属里热炽盛，但同时又见四肢厥冷、脉沉等阳气被遏不能外达的假寒症状，故用寒凉的方药顺从假寒属性治其真热，待里热一清，阳气外达，假寒便会随之解除。

3. 塞因塞用 用补益的方药治疗具有闭塞不通症状之虚性证候的治法，即以补开塞法。适用于真虚假实证。一般实邪内阻时，往往会出现闭塞不通的症状，但在人体气血津液不足，脏腑功能低下时，也会出现因虚而闭塞不通的现象，例如脾气虚运化无力，可出现脘腹胀满；肠腑阴液不足，可导致便秘；胞宫精血亏虚，易引起闭经等，这些病证的本质皆为虚，所以运用“塞因塞用”的反治法，分别给予补气健脾，滋阴润肠以及充养精血等补益的方法治疗，闭塞不通的症状便能缓解。

4. 通因通用 用通利祛邪的方药治疗具有通泄症状之实性证候的治法，即以通治通法。一般气虚无力固摄时，往往会出现通利的症状，但当实邪阻滞，气化失司时，也可出现通泄下利的现象，例如饮食积滞引起的腹泻，瘀血内停出现的崩漏，膀胱湿热导致的尿频等，这些病证的本质皆为实，故运用“通因通用”的反治法，分别给予消导泻下，活血化瘀和清利湿热等祛邪的方法治疗，通泄的症状即会痊愈。

总之，正治与反治，在所用药物性质与病证表象性质上存在着相逆与相从的差异，但对疾病的本质而言，二者都是逆其病证性质而治的法则，均属于治病求本，反治原则是治病求本原则在特殊状态下的体现。

五、因人、因时、因地制宜

因人、因时、因地制宜，是指治疗疾病时，要根据病人、时令、地理等具体情况，制订适宜的治疗方法。疾病的发生和发展变化是由多方面因素所决定的，人的年龄、性别、体质，时令气候变化，以及地理环境差异等，对病变都有一定的影响。因此临床治疗时，除应掌握治疗疾病的一般规律外，还应知常达变，综合考虑以上因素，做到区别对待，灵活处理。

（一）因人制宜

因人制宜，是根据病人的年龄、性别、体质等不同特点，来制订适宜的治法，选用适宜的方药。

人的年龄不同，生理状况和气血盈亏有别，病理变化各异，故治疗用药也应有所区别。特别是小儿和老人，尤当注意用药的宜忌。小儿生机旺盛，但气血未充，脏腑娇嫩，肌肤疏薄，易被邪侵。发生病变后，病情变化较快，常有易寒易热，易虚易实的特点。因此治疗时既要少用补益，亦应忌投峻攻之剂，用药量宜轻，疗程多宜短，并随病情变化而及时调整治疗方案。老年人生机减退，气血阴阳亏虚，脏腑功能衰弱。发生病变后多为虚证或虚实夹杂证。所以治疗要注意扶正，且持重守方，缓而图之；如需攻逐祛邪，也要慎重考虑，用药量应比青壮年轻，并中病即止，防止攻邪过度而损伤正气。

男女性别不同，其生理、病理特点也各有差异，治疗时应加以考虑。特别是女子，必须注意其经、带、胎、产的不同生理阶段，掌握用药的宜忌，如月经期间，慎用破血逐瘀之品，以免造成出血不止；妊娠期间，禁用慎用峻下、破血、滑利、走窜伤胎或有毒的药物，以免对胎儿不利；产褥期间，应考虑气血亏虚，恶露留存的特殊情况，在治疗时兼顾补益、化瘀等等。男子以肾为先天，精气易虚，多劳损内伤，治疗用药亦当顾及。

由于先天禀赋与后天调养的影响，人的体质是不相同的，存在着强弱、寒热等多方面的差异，治疗上就有一定的区别，如体质强者，病证多实，能够耐受攻伐，故用药量宜重；体质弱者，病证多虚或虚实夹杂，不耐攻伐，故治疗宜补，祛邪则药量宜轻。又如偏阳盛或阴虚体质者，用药宜寒凉而慎用温热；偏阴盛或阳虚体质者，用药宜温热而慎用寒凉。

（二）因时制宜

因时制宜，是根据不同季节的气候特点，来制订适宜的治法，选用适宜的方药。四时气候的变化，对人体生理活动、病理变化都会产生一定的影响，所以治疗疾病时必须考虑时令气候的特点，注意治疗宜忌。如春夏季节，气候由温转热，阳气生发，人体腠理疏松开泄，即使外感风寒致病，也不宜过用辛温发散之品，以免开泄太过，耗伤气阴；秋冬季节，气候由凉转寒，阴盛阳衰，人体腠理致密，此时若非大热之证，应当慎用寒凉药物，以免寒凉太过损伤阳气。《素问·六元正纪大论》指出：“用寒远寒，用凉远凉，用温远温，用热远热，食宜同法。”指出治疗用药或选择食物必须根据四季气候变化来加以调整。如“用寒远寒”，即是指运用寒性药物应避开寒凉的季节，饮食调摄也应遵循此理。此外暑热季节，湿气亦重，暑邪常兼夹湿邪致病，形成暑湿夹杂证，所以暑天治病要注意解暑化湿；秋天气候干燥，最易外感燥邪致病，故秋天治病要注意多用滋润生津之品，而慎用辛燥劫津之药。

（三）因地制宜

因地制宜，是根据不同地区的地理环境特点，来制订适宜的治法、选用适宜的方药。不同的地区，由于地势高下、物产差异、气候寒热以及居民饮食习惯不同等因素，导致人的体质和发病后的病理变化不尽相同，因此治疗用药也应有所区别。例如我国西北地区，地处高原，气候寒冷少雨，病多风寒或凉燥，治疗宜温热或润燥；东南地区，地势低下，气候温暖潮湿，病多温热或湿热，治疗宜清热或化湿，即使出现相同的病证，在具体的治疗用药方面，亦应考虑不同地区的特点。如外感风寒表证，西北地区气候严寒，人们腠理多致密，可重用辛温解表药；东南地区气候温热，人们腠理多疏松，选用辛温解表药较轻。

第四节　康　　复

康复，即恢复平安或健康之意。中医康复学，是以中医理论为指导，研究各种有利于疾病康复的方法和手段，使伤残者、慢性病者、老年病者及急性病缓解期病人的身体功能和精神状态最大限度地恢复健康的综合性学科。中医康复学历史悠久，有着完整而独特的理论和丰富多彩、行之有效的康复方法，对于帮助伤残者消除或减轻功能缺陷，帮助慢性病、老年病等患者祛除病魔，恢复身心健康，重返社会，均发挥着极其重要的作用。

一、康复的基本原则

康复的目的，旨在促进和恢复病伤残者的身心健康。其基本原则包括形神结合、内外结合、药食结合、自然康复与治疗康复结合等。

（一）形神结合

形神结合，指形体保养与精神调摄相结合。中医康复理论认为，人体一切疾病的发生和发展变化，都是形神失调的结果。因此康复医疗，必须从形和神两个方面进行调理。养形，一是重在补益精血，所谓“欲治形者，必以精血为先”（《景岳全书·传忠录中·治形论》）；二是注意适当运动，以促进周身气血运行，增强抗御病邪的能力。调神主要是通过语言疏导、以情制情、娱乐等方法，使病人摒除一切有害的情绪，创造良好的心境，保持乐观开朗、心气平和的精神状态，以避免病情恶化。这样以形体健康减轻精神负担，以精神和谐促进形体恢复，使形体安康，精神健旺，两者相互协调，便能达到形与神俱，身心整体康复的目的。

（二）内外结合

内外结合，指内治法与外治法相结合。内治法，主要指药物、饮食等内服的方法；外治法，则包括针灸、推拿、气功、体育锻炼、药物外用等多种方法。人体是个有机的整体，通过经络系统的联系、气血的运行贯通，上下内外各部分之间都保持着相互协调的关系。因此在康复医疗的过程中，应掌握并利用这种关系，将内治与外治诸法灵活地结合运用。内治法可调整脏腑阴阳气血，恢复和改善脏腑组织的功能活动；外治法能通过经络的调节作用，疏通体内阴阳气血的运行，故内外结合并用，综合调治，能促进病人的整体康复。一般来说，病在脏腑者，以内治为主，配合外治；病在经络者，以外治为主，配合内治；若脏腑经络同病者，则内治与外治并重。如高血压病常以药物内治为主，配合针灸、推拿、磁疗等外治之法；颈椎病则多以牵引、针灸、推拿等外治为主，再配合药物进行内治。

（三）药食结合

药食结合，指药物治疗与饮食调养相结合。由于药物治疗具有康复作用强、见效快的特点，故是康复医疗的主要措施。可根据病人的不同病证，分别采用补气养血、温阳滋阴、调整脏腑、疏通经络等各种治法促其康复。但恢复期的病人大多病情复杂，病程较长，服药过久，既难以坚持，又可能会损伤脾胃功能，或出现一些副作用。饮食虽不能直接祛邪，但能通过促进脏腑功能以补偏救弊，达到调整阴阳，促进疾病康复的目的。而且饮食与日常生活相融合，制作简单，味道鲜美，易被病人接受，便于长期服用。因此以辨证论治为基础，有选择地服用某些食物，做到药食结合，不仅能增强疗效，相辅相成，发挥协同作用，也可减少药量，预防药物的副作用，缩短康复所需的时间。张锡纯《医学衷中参西录·治阴虚劳热方》十分重视饮食康复法，他说："病人服之，不但疗病，并可充饥。不但充饥，更可适口。用之对证，病自渐愈。"

（四）自然康复与治疗康复结合

自然康复是借助自然因素对人体的影响，来促进人体身心健康的逐步恢复。大自然中存在着许多有利于机体康复的因素，包括自然之物与自然环境，如日光、空气、泉水、花草、高山、岩洞、森林等。人是依赖自然界而生存的，不同的自然因素必然会对人体产生不同的影响，例如空气疗法可使人头脑清新、心胸开阔，增强神经系统的调节功能；日光疗法可温养体内的阳气，改善血液循环，加速新陈代谢；花卉疗法则可美化环境，使人心情舒畅愉悦等。因此在运用药物、针灸、气功等治疗康复方法的同时，可以有选择性和针对性地结合自然康复法，利用这些自然因素对人体不同的作用，以提高康复的效果。

二、常用的康复方法

中医康复医疗的适应范围，主要是伤残者、慢性病人、老年病人以及急性病缓解期的病人。针对康复医疗的对象，有饮食、药物、针灸、气功、怡情、运动等不同的康复方法。

（一）饮食康复法

饮食康复法，是指有针对性地选择适宜的饮食品种，或药食相配，以调节饮食的质量，促使人体疾病康复的方法，也称食疗。

运用饮食康复法，一是要注意辨证进食。根据病人的体质、平日饮食的喜恶及病情证候的变化，进行科学合理地配膳，利用食物的不同属性来调节人体内部的阴阳气血。如气虚者可服茯苓饼，血虚者可服红枣桂圆汤，阴虚者可服枸杞子饮，阳虚者可服鹿茸酒等。二是要重视饮食禁忌。如疾病初愈，身体虚弱，或久病缠身，元气亏乏，饮食应以清淡调养为要。若恣意多食，或进食肥甘厚腻之品，导致食积内停，反而容易助邪恋邪，使旧病复发，或使疾病更加迁延不已。还有热体热病需忌辛辣煎炸，寒体寒病需忌生冷瓜果，疮疡肿毒忌羊肉、蟹、虾及辛辣刺激性食物等。

（二）药物康复法

药物康复法，是指运用药物进行调理，以减轻或消除病人功能障碍的方法。

药物康复不外乎扶正与祛邪两方面。由于康复病人大多属虚证或虚中夹实证，故以扶正为主，兼顾祛邪，是药物康复法的基本原则。扶正包括滋阴、温阳、补气、养血等，治疗时又要详辨虚在何脏何腑而分别治之。脾为后天之本，气血生化之源，肾为先天之本，脏腑阴阳之根，且久病及肾，故扶正应重在调养脾肾。祛邪当根据邪气的性质和引起的病理变化的不同，而分别予以调畅气机、化痰蠲饮、活血化瘀等方法。

药物康复，不仅可用内服法，也可按病情需要采取外治法。如对于风湿痹痛、筋肉劳损、痿证、瘫证等，可用熏蒸法；对于多种皮肤病、筋骨痹痛及痔疮、妇女阴痒、子宫脱垂等，可用浸洗法；对于慢性咳喘、失眠、眩晕、头痛、腹泻等，可用敷贴法等。

（三）针灸推拿康复法

针灸推拿康复法是指运用针刺、艾灸、推拿等方法来刺激病人某些穴位或特定部位，以激发、疏通经络气血的运行，恢复脏腑经络生理功能的方法。

针刺法是利用不同的针具，刺激人体的经络腧穴或相应部位，以通经活血，行气导滞，镇静止痛，主要用于实证、郁证。常用的针法除了体针以外，还包括近代发展起来的耳针、头针、电针、水针等疗法。艾灸法是对人体一定部位或穴位，利用艾绒或其他药物点燃后的热力和药力来进行刺激，具有温阳扶元，温通经络，行气活血，散寒除湿以及消肿散结的作用。常用的灸法分为艾炷灸和艾条灸两类。无论是针法还是灸法，都要根据病证的寒热虚实，辨证选穴组方，并采取不同的操作手法，补虚泻实。就针、灸两法比较而言，灸法偏重于补虚，针法偏重于泻实。

推拿具有疏通经络，理筋整复，活血祛瘀，调整阴阳的作用，多用于伤残、病残等损伤性疾患，尤宜于陈旧性损伤。其中的自我按摩法，可增强体质，消除疲劳，延缓衰老，对慢性病及老年病人更为适宜。推拿的手法特点包括揉、摩、推、按、搓、拍等多种，并有强刺激和弱刺激之分。如为老弱虚损、小儿疾病等，应用力轻缓，时间稍短；若是痛证、旧伤、实证等，应用力重强，时间较长。

（四）气功康复法

气功康复法是指用意识不断地调整呼吸和姿势，以意引气，循经运行，从而增强体质，协调脏腑功能，使体内气血阴阳复归平衡的方法。

气功是着眼于“精、气、神”进行锻炼的一种健身术，包括动功和静功。动功，指练功时形体要做各种动作进行锻炼，如大雁功、鹤翔桩等；静功，指练功时或坐、或站、或卧而形体不动，如放松功、站桩功、内养功等。练气功的基本要领可概括为调心、调息、调身。调心即意守或练意，是在形神放松的基础上，排除杂念，意守丹田，以达到“入静”的状态。调息即调整呼吸，在口鼻自然呼吸的前提下，逐渐把呼吸练得柔和、细缓、均匀、深长。调身即调整形体，使自己的形体符合练功的要求，同时强调身体自然放松，以使气血运行通畅。如内养功重在调整阴阳，练养精气神；鹤翔桩可宣畅经络，调和气血，锻炼筋骨；各种静坐、禅定等，则有助于健脑益智，增强记忆。静功运动量较小，多适宜于阴虚者；动功运动量较大，多适宜于阳虚者。

（五）怡情康复法

怡情康复法，主要是指医生以某种言行，影响病人的感受、认识、情绪和行为等，以改善和消除病人的不良情志反应，促使其身心康复的方法。

人的情志变化与疾病的发生和发展均有着密切的关系。病人常常伴有不同程度、不同形式的精神情志变化。如初期不了解病情时，或是在疾病过程中病情发生变化时，容易产生紧张、忧愁、消沉、悲伤、烦躁、焦虑、恐惧等心理。这些不良的情绪，极易加重病情，直接影响到康复的治疗效果。因此医生要洞察人情，善于巧妙地运用语言工具，通过耐心细致的说理开导，化解病人思想上的疑虑，减轻或消除其异常的情志反应。尤其是病残者的心理负担较重，情绪波动明显，如果再遭受不良的精神刺激，往往更易使病情加重、恶化，或者引起并发症。素有痼疾的病人、重病缠身的老人，更经不起强烈的精神刺激。因此医务人员及家庭成员等都应给予其生活上的体贴照顾，精神上的安抚劝慰，使之在整个康复过程中处于良好的精神状态，安心养病，安心治疗，并能从心理上积极主动地配合治疗，才能收到较好的疗效，促使机体早日康复。

（六）运动康复法

运动康复法，是指病人通过体育运动的锻炼，调养身心，祛除疾病，促使其身心日渐康复的方法。

体育运动可促进气血运行调畅，增强体质，扶助正气，提高病人抗御病邪及修复病体的能力。不同的运动方法，锻炼强度有别，适应范围各有侧重，再加上康复对象的病情、体质、年龄、兴趣爱好等各不相同，所以运动康复法要因人因病而异，有针对性地选择合理的运动项目，以求获取最佳的效果。如慢性消化系统疾病及高血压病、低血压病、糖尿病等，可选择八段锦、散步等；偏瘫、痹证、痿证、骨质疏松症等，可选择五禽戏、易筋经等；而太极拳由于动作舒缓，刚柔相济，则适宜于神经衰弱、高血压病、冠心病、消化性溃疡、胃下垂、肺结核、慢性支气管炎、糖尿病等多种慢性疾病。进行运动康复时，还应注意：一是要量力而行，合理地安排和调节运动量，使其适度，避免运动量过大而损伤身体；二是要循序渐进，先简后繁，从易到难，有步骤地分阶段练习；三是要行之有素，持之以恒。只要遵循这些原则，就能收到良好的运动康复效果。

（七）自然康复法

自然康复法，亦称环境康复法，是指充分利用自然环境所提供的各种有利因素，以促进疾病的痊愈和身心康复的一类方法。常见的自然康复法有泉水疗法、日光疗法、热砂疗法、泥土疗法等。

泉水疗法是饮用泉水或外浴泉水以康复疾病的方法。其中泉水冷饮法有滋阴、解毒、通淋、通便等作用，常用于肥胖症、眩晕、习惯性便秘、淋证等；泉水热饮法有温阳、解郁等作用，可用于中焦虚寒、寒性头痛、风湿痹痛等。温泉浴不仅可温经通络、调畅气血、祛寒舒筋，还可解毒消肿、杀虫止痒，适用于各种皮肤病、风寒湿痹证、瘫证、痿证、腰痛、失眠、眩晕等证。

日光疗法是根据日光的生物效应原理，科学地利用日光的照射，以促进机体康复的方法，也称日光浴。日光照射可温壮体内阳气，增强机体抗御疾病的能力，同时还可振奋精神，使人心情舒畅，消除抑郁。由于人体背部属阳，督脉行于脊背正中，总督一身之阳经，主持一身之阳气，故古人认为日照当以“朝阳”、“晒背”为好。

热砂疗法是用砂粒盖埋身体，利用砂的温热和按摩作用来促进病体康复的方法，简称“砂疗”。此法的作用是温通经脉，行气活血，适宜于风寒湿痹证、瘫证、痿证、四肢麻木不仁等病人。

泥土疗法是使用天然泥土外敷身体，以达到恢复健康的目的，简称“泥疗”。泥疗多采用矿泉泥、海泥、湖泥等，具有温阳散寒、祛风除湿等功效，适用于各种风湿痹证、外伤后遗症、头痛、失眠及慢性泄泻等。

思考题

1. 如何理解养生的重要意义和基本原则？
2. 何谓“治未病”？试述治未病的主要内容。
3. 你对治病求本的治则如何理解？
4. 试述扶正与祛邪治则的相互关系及临床运用。
5. 怎样理解标本概念？其对临床治疗有何指导作用？
6. 何谓“正治”“反治”？在临床运用上有什么区别？
7. 常用的反治法有哪些？各适用于什么证？
8. 怎样理解因人、因时、因地制宜的治则？
9. 试述康复的基本原则和常用方法。

附：主要参考资料

1. 王新华．中医学基础［M］．上海：上海科学技术出版社，1995
2. 印会河．中医基础理论［M］．上海：上海科学技术出版社，1982
3. 吴敦序．中医基础理论［M］．上海：上海科学技术出版社，1995
4. 张珍玉．中医学基础［M］．北京：中国中医药出版社，1993
5. 金志甲．中医基础理论［M］．西安：陕西科学技术出版社，2001
6. 朱文锋．中医诊断学［M］．上海：上海科学技术出版社，1995
7. 张登本．中医诊法精华［M］．西安：世界图书出版公司，1998
8. 孙广仁．中医基础理论［M］．北京：中国中医药出版社，2002
9. 王 琦．中医体质学［M］．北京：人民卫生出版社，2005

教材与教学配套用书

新世纪全国高等中医药院校规划教材

注：凡标○号者为“普通高等教育‘十五’国家级规划教材”；凡标★号者为“普通高等教育‘十一五’国家级规划教材”

（一）中医学类专业

1 中国医学史（常存库主编）○★
2 医古文（段逸山主编）○★
3 中医各家学说（严世芸主编）○★
4 中医基础理论（孙广仁主编）○★
5 中医诊断学（朱文锋主编）○★
6 内经选读（王庆其主编）○★
7 伤寒学（熊曼琪主编）○★
8 金匮要略（范永升主编）★
9 温病学（林培政主编）○★
10 中药学（高学敏主编）○★
11 方剂学（邓中甲主编）○★
12 中医内科学（周仲瑛主编）○★
13 中医外科学（李曰庆主编）★
14 中医妇科学（张玉珍主编）○★
15 中医儿科学（汪受传主编）○★
16 中医骨伤科学（王和鸣主编）○★
17 中医耳鼻咽喉科学（王士贞主编）○★
18 中医眼科学（曾庆华主编）○★
19 中医急诊学（姜良铎主编）○★
20 针灸学（石学敏主编）○★
21 推拿学（严隽陶主编）○★
22 正常人体解剖学（严振国　杨茂有主编）★
23 组织学与胚胎学（蔡玉文主编）○★
24 生理学（施雪筠主编）○★
生理学实验指导（施雪筠主编）
25 病理学（黄玉芳主编）○★
病理学实验指导（黄玉芳主编）
26 药理学（吕圭源主编）
27 生物化学（王继峰主编）○★
28 免疫学基础与病原生物学（杨黎青主编）○★
免疫学基础与病原生物学实验指导(杨黎青主编)
29 诊断学基础（戴万亨主编）★
诊断学基础实习指导（戴万亨主编）
30 西医外科学（李乃卿主编）★
31 内科学（徐蓉娟主编）○

（二）针灸推拿学专业（与中医学专业相同的课程未列）

1 经络腧穴学（沈雪勇主编）○★
2 刺法灸法学（陆寿康主编）★
3 针灸治疗学（王启才主编）
4 实验针灸学（李忠仁主编）○★
5 推拿手法学（王国才主编）○★
6 针灸医籍选读（吴富东主编）★
7 推拿治疗学（王国才）

（三）中药学类专业

1 药用植物学（姚振生主编）○★
药用植物学实验指导（姚振生主编）
2 中医学基础（张登本主编）
3 中药药理学（侯家玉　方泰惠主编）○★
4 中药化学（匡海学主编）○★
5 中药炮制学（龚千锋主编）○★
中药炮制学实验（龚千锋主编）
6 中药鉴定学（康廷国主编）★
中药鉴定学实验指导（吴德康主编）
7 中药药剂学（张兆旺主编）○★
中药药剂学实验
8 中药制剂分析（梁生旺主编）○
9 中药制药工程原理与设备（刘落宪主编）★
10 高等数学（周　喆主编）

11 中医药统计学（周仁郁主编）
12 物理学（余国建主编）
13 无机化学（铁步荣 贾桂芝主编）★
无机化学实验（铁步荣 贾桂芝主编）
14 有机化学（洪筱坤主编）★
有机化学实验（彭松 林辉主编）
15 物理化学（刘幸平主编）
16 分析化学（黄世德 梁生旺主编）
分析化学实验（黄世德 梁生旺主编）
17 医用物理学（余国建主编）

（四）中西医结合专业

1 中外医学史（张大庆 和中浚主编）
2 中西医结合医学导论（陈士奎主编）★
3 中西医结合内科学（蔡光先 赵玉庸主编）★
4 中西医结合外科学（李乃卿主编）★
5 中西医结合儿科学（王雪峰主编）★
6 中西医结合耳鼻咽喉科学（田道法主编）★
7 中西医结合口腔科学（李元聪主编）
8 中西医结合眼科学（段俊国主编）★
9 中西医结合传染病学（刘金星主编）
10 中西医结合肿瘤病学（刘亚娴主编）
11 中西医结合皮肤性病学（陈德宇主编）
12 中西医结合精神病学（张宏耕主编）★
13 中西医结合妇科学（尤昭玲主编）★
14 中西医结合骨伤科学（石印玉主编）★
15 中西医结合危重病学（熊旭东主编）★
16 中西医结合肛肠病学（陆金根主编）★

（五）护理专业

1 护理学导论（韩丽沙 吴 瑛主编）★
2 护理学基础（吕淑琴 尚少梅主编）
3 中医护理学基础（刘 虹主编）★
4 健康评估（吕探云 王 琦主编）
5 护理科研（肖顺贞 申杰主编）
6 护理心理学（胡永年 刘晓虹主编）
7 护理管理学（关永杰 宫玉花主编）
8 护理教育（孙宏玉 简福爱主编）
9 护理美学（林俊华 刘 宇主编）★
10 内科护理学（徐桂华主编）上册★
11 内科护理学（姚景鹏主编）下册★
12 外科护理学（张燕生 路 潜主编）
13 妇产科护理学（郑修霞 李京枝主编）
14 儿科护理学（汪受传 洪黛玲主编）★
15 骨伤科护理学（陆静波主编）
16 五官科护理学（丁淑华 席淑新主编）
17 急救护理学（牛德群主编）
18 养生康复学（马烈光 李英华主编）★
19 社区护理学（冯正仪 王 珏主编）
20 营养与食疗学（吴翠珍主编）★
21 护理专业英语（黄嘉陵主编）
22 护理伦理学（马家忠 张晨主编）★

（六）七年制

1 中医儿科学（汪受传主编）★
2 临床中药学（张廷模主编）○★
3 中医诊断学（王忆勤主编）○★
4 内经学（王洪图主编）○★
5 中医妇科学（马宝璋主编）○★
6 温病学（杨 进主编）★
7 金匮要略（张家礼主编）○★
8 中医基础理论（曹洪欣主编）○★
9 伤寒论（姜建国主编）★
10 中医养生康复学（王旭东主编）
11 中医哲学基础（张其成主编）★
12 中医古汉语基础（邵冠勇主编）★
13 针灸学（梁繁荣主编）○★
14 中医骨伤科学（施 杞主编）○★
15 中医医家学说及学术思想史（严世芸主编）○★
16 中医外科学（陈红风主编）○★
17 中医内科学（田德禄主编）○★
18 方剂学（李 冀主编）○★

新世纪全国高等中医药院校创新教材（含五、七年制）

1 中医文献学（严季澜主编）★
2 中医临床基础学（熊曼琪主编）
3 中医内科急症学（周仲瑛 金妙文主编）★
4 中医临床护理学（杨少雄主编）★

5 中医临床概论（金国梁主编）
6 中医食疗学（倪世美主编）
7 中医药膳学（谭兴贵主编）
8 中医统计诊断（张启明主编）★
9 中医医院管理学（赵丽娟主编）
10 针刀医学（朱汉章主编）
11 杵针学（钟枢才主编）
12 解剖生理学（严振国 施雪筠主编）★
13 神经解剖学（白丽敏主编）
14 医学免疫学与微生物学（顾立刚主编）
15 人体形态学（李伊为主编）★
人体形态学实验指导（李伊为主编）
16 细胞生物学（赵宗江主编）★
17 神经系统疾病定位诊断学（高玲主编）
18 西医诊断学基础（凌锡森主编）
19 医学分子生物学（唐炳华 王继峰主编）★
20 中西医结合康复医学（高根德主编）
21 人体机能学（张克纯主编）
人体机能学实验指导（李斌主编）
22 病原生物学（伍参荣主编）
病原生物学实验指导（伍参荣主编）
23 生命科学基础（王曼莹主编）
生命科学基础实验指导（洪振丰主编）
24 应用药理学（田育望主编）
25 药事管理学（江海燕主编）
26 卫生管理学（景 琳主编）
27 卫生法学概论（郭进玉主编）
28 中药成分分析（郭 玫主编）
29 中药材鉴定学（李成义主编）
30 中药材加工学（龙全江主编）★
31 中药调剂与养护学（杨梓懿主编）
32 中药药效质量学（张秋菊主编）
33 中药拉丁语（刘春生主编）
34 针灸处方学（李志道主编）
35 中医气功学（刘天君主编）
36 微生物学（袁嘉丽 罗 晶主编）★
37 络病学（吴以岭主编）
38 中医美容学（王海棠主编）
39 线性代数（周仁郁主编）
40 伤寒论思维与辨析（张国骏主编）
41 药用植物生态学（王德群主编）
42 方剂学（顿宝生 周永学主编）
43 中医药统计学与软件应用（刘明芝 周仁郁主编）
44 局部解剖学（严振国主编）
45 中医药数学模型（周仁郁主编）
46 药用植物栽培学（徐 良主编）★
47 中西医学比较概论（张明雪主编）★
48 中药资源学（王文全主编）★
49 中医学概论（樊巧玲主编）★
50 中药化学成分波谱学（张宏桂主编）★
51 中药炮制学（蔡宝昌主编）★
52 人体解剖学（严振国主编）（英文教材）
53 中医内科学（高天舒主编）（英文教材）
54 方剂学（都广礼主编）（英文教材）
55 中医基础理论（张庆荣主编）（英文教材）
56 中医诊断学（张庆宏主编）（英文教材）
57 中药学（赵爱秋主编）（英文教材）
58 组织细胞分子学实验原理与方法
（赵宗江主编）★
59 药理学实验教程（洪 缨主编）
60 医学美学教程（李红阳主编）
61 中医美容学（刘 宁主编）
62 中药化妆品学（刘华钢主编）
63 中药养护学（张西玲主编）
64 医学遗传学（王望九主编）

新世纪全国高等中医药院校规划教材配套教学用书

（一）习题集

1 医古文习题集（许敬生主编）
2 中医基础理论习题集（孙广仁主编）
3 中医诊断学习题集（朱文锋主编）
4 中药学习题集（高学敏主编）
5 中医外科学习题集（李曰庆主编）
6 中医妇科学习题集（张玉珍主编）
7 中医儿科学习题集（汪受传主编）
8 中医骨伤科学习题集（王和鸣主编）

9 针灸学习题集（石学敏主编）
10 方剂学习题集（邓中甲主编）
11 中医内科学习题集（周仲瑛主编）
12 中国医学史习题集（常存库主编）
13 内经选读习题集（王庆其主编）
14 伤寒学习题集（熊曼琪主编）
15 金匮要略选读习题集（范永升主编）
16 温病学习题集（林培政主编）
17 中医耳鼻咽喉科学习题集（王士贞主编）
18 中医眼科学习题集（曾庆华主编）
19 中医急诊学习题集（姜良铎主编）
20 正常人体解剖学习题集（严振国主编）
21 组织学与胚胎学习题集（蔡玉文主编）
22 生理学习题集（施雪筠主编）
23 病理学习题集（黄玉芳主编）
24 药理学习题集（吕圭源主编）
25 生物化学习题集（王继峰主编）
26 免疫学基础与病原生物学习题集（杨黎青主编）
27 诊断学基础习题集（戴万亨主编）
28 内科学习题集（徐蓉娟主编）
29 西医外科学习题集（李乃卿主编）
30 中医各家学说习题集（严世芸主编）
31 中药药理学习题集（黄国钧主编）
32 药用植物学习题集（姚振生主编）
33 中药炮制学习题集（龚千锋主编）
34 中药药剂学习题集（张兆旺主编）
35 中药制剂分析习题集（梁生旺主编）
36 中药化学习题集（匡海学主编）
37 中医学基础习题集（张登本主编）
38 中药制药工程原理与设备习题集（刘落宪主编）
39 经络腧穴学习题集（沈雪勇主编）
40 刺法灸法学习题集（陆寿康主编）
41 针灸治疗学习题集（王启才主编）
42 实验针灸学习题集（李忠仁主编）
43 针灸医籍选读习题集（吴富东主编）
44 推拿学习题集（严隽陶主编）
45 推拿手法学习题集（王国才主编）
46 中医药统计学习题集（周仁郁主编）
47 医用物理学习题集（邵建华　侯俊玲主编）
48 有机化学习题集（洪筱坤主编）
49 物理学习题集（章新友　顾柏平主编）
50 无机化学习题集（铁步荣　贾桂芝主编）
51 高等数学习题集（周　喆主编）
52 物理化学习题集（刘幸平主编）
53 中西医结合危重病学习题集（熊旭东主编）

（二）易学助考口袋丛书

1 中医基础理论（姜　惟主编）
2 中医诊断学（吴承玉主编）
3 中药学（马　红主编）
4 方剂学（倪　诚主编）
5 内经选读（唐雪梅主编）
6 伤寒学（周春祥主编）
7 金匮要略（蒋　明主编）
8 温病学（刘　涛主编）
9 中医内科学（薛博瑜主编）
10 中医外科学（何清湖主编）
11 中医妇科学（谈　勇主编）
12 中医儿科学（郁晓维主编）
13 中药制剂分析（张　梅主编）
14 病理学（黄玉芳主编）
15 中药化学（王　栋主编）
16 中药炮制学（丁安伟主编）
17 生物化学（唐炳华主编）
18 中药药剂学（倪　健主编）
19 药用植物学（刘合刚主编）
20 内科学（徐蓉娟主编）
21 诊断学基础（戴万亨主编）
22 针灸学（方剑乔主编）
23 免疫学基础与病原生物学（袁嘉丽　罗　晶主编）
24 西医外科学（曹　羽　刘家放主编）
25 正常人体解剖学（严振国主编）
26 中药药理学（方泰惠主编）

中医执业医师资格考试用书

1 中医执业医师医师资格考试大纲
2 中医执业医师医师资格考试复习指南
3 中医执业医师医师资格考试习题集